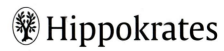

Deutscher Hebammenverband

Geburtsvorbereitung

Kurskonzepte zum Kombinieren

2. aktualisierte Auflage

unter Mitarbeit von

Heidi Bernard
Andrea Birk
Viresha J. Bloemeke
Erika Goyert-Johann
Claudia Knie

Astrid Krahl
Katja Krauß
Sabine Krauss
Ana Schneider
Dagmar Stapper

92 Abbildungen
70 Tabellen

Hippokrates Verlag · Stuttgart

Bibliografische Information
der Deutschen Nationalbibliothek

Die Deutsche Nationalbibliothek verzeichnet diese
Publikation in der Deutschen Nationalbibliografie;
detaillierte bibliografische Daten sind im Internet über
http://dnb.d-nb.d abrufbar.

Anschrift des Herausgebers:
Deutscher Hebammenverband e.V.
Gartenstraße 26
76133 Karlsruhe

1. Auflage 2008

© 2012 Hippokrates Verlag in
MVS Medizinverlage Stuttgart GmbH & Co. KG
Oswald-Hesse-Straße 50, 70469 Stuttgart
Unsere Homepage: www.hippokrates.de

Printed in Germany

Lektorat: Renate Reutter
Zeichnungen: Angelika Kramer, Stuttgart
Umschlaggestaltung: Thieme Verlagsgruppe

Satz: medionet Prepress Services Ltd, 10787 Berlin
Gesetzt in Adobe Indesign CS5
Druck: : Grafisches Centrum Cuno, 39240 Calbe

ISBN 978-3-8304-5518-9   1 2 3 4 5 6

Auch erhältlich als E-Book:
eISBN (PDF) 978-3-8304-5519-6
eISBN (ePub) 978-3-8304-5520-2

Wichtiger Hinweis: Wie jede Wissenschaft ist die Medizin
ständigen Entwicklungen unterworfen. Forschung und
klinische Erfahrung erweitern unsere Erkenntnisse, insbesondere was Behandlung und medikamentöse Therapie
anbelangt. Soweit in diesem Werk eine Dosierung oder
eine Applikation erwähnt wird, darf der Leser zwar darauf
vertrauen, dass Autoren, Herausgeber und Verlag große
Sorgfalt darauf verwandt haben, dass diese Angabe dem
Wissensstand bei Fertigstellung des Werkes entspricht.

Für Angaben über Dosierungsanweisungen und Applika-
tionsformen kann vom Verlag jedoch keine Gewähr übernommen werden. Jeder Benutzer ist angehalten, durch
sorgfältige Prüfung der Beipackzettel der verwendeten
Präparate und gegebenenfalls nach Konsultation eines
Spezialisten festzustellen, ob die dort gegebene Empfehlung
für Dosierungen oder die Beachtung von Kontraindikationen
gegenüber der Angabe in diesem Buch abweicht. Eine solche
Prüfung ist besonders wichtig bei selten verwendeten
Präparaten oder solchen, die neu auf den Markt gebracht
worden sind. Jede Dosierung oder Applikation erfolgt auf
eigene Gefahr des Benutzers. Autoren und Verlag appellieren
an jeden Benutzer, ihm etwa auffallende Ungenauigkeiten
dem Verlag mitzuteilen.

Vorwort zur 1. Auflage

Liebe Kolleginnen,

wir wissen leider nicht genau, wie viele Frauen tatsächlich zur Vorbereitung auf die Geburt und Elternschaft einen Geburtsvorbereitungskurs besuchen. Schätzungen darüber sind allerdings besonders bei Erstgebärenden sehr hoch. Das heißt, eine große Anzahl von schwangeren Frauen und deren Partner werden durch die unterschiedlichsten Kursangebote von Hebammen auf diesen wichtigen Lebensabschnitt „vorbereitet".

Hebammen haben sich in dieser gesundheitsbezogenen Bildungslandschaft mittlerweile einen etablierten und gesellschaftlich anerkannten Platz erarbeitet. Deshalb tragen sie auch eine große Verantwortung, diese Versorgungsleistung mit hoher Qualität auszuüben. Aus Studien zur Wirksamkeit von Geburtsvorbereitung wissen wir, dass Geburtsvorbereitung übergeordnet der Gesundheitsförderung dient bzw. dienen kann. Eine Geburtsvorbereitung, die sich an erwachsenenpädagogischen Grundsätzen orientiert, vermittelt zudem die Fähigkeit zur Erkenntnis eigener Gesundheitsbedürfnisse bei den Frauen und deren Partnern. Dies kann ein Auslöser dafür sein, dass sich Frauen langfristig für eine gesündere Lebensweise entscheiden.

Die Planung, Durchführung und Auswertung eines Geburtsvorbereitungskurses erfordert ein komplexes Wissen und vielfältige Fähigkeiten von der Hebamme. Neben der didaktisch aufgearbeiteten Informationsvermittlung rund um Schwangerschaft, Geburt und Elternwerden benötigen wir die psychosoziale Kompetenz der Leitung von Gruppen sowie die Kompetenz in der Anleitung von komplexer Körperwahrnehmung. Das gute Gelingen eines Kurses ist von sehr unterschiedlichen Aspekten abhängig, die die Kursleiterin beurteilen können und im Blick behalten muss.

Bislang gibt es in der Fachliteratur vor allem Kurskonzepte einzelner Autorinnen. In diesem vom Bund Deutscher Hebammen herausgegebenen Geburtsvorbereitungsbuch stellen wir sechs aktuelle Kurskonzepte für unterschiedliche Gruppen und mit unterschiedlichen Schwerpunkten vor. Mit Hilfe der enthaltenen Zeitpläne, Lernziele und Übersichtstabellen können sie problemlos miteinander kombiniert werden. So kann jede Kursleiterin ihren individuellen Geburtsvorbereitungskurs zusammenstellen – maßgeschneidert auf die Bedürfnisse der betreuten Frauen und Paare und auf die eigenen Schwerpunkte und Begabungen.

Die Idee zu diesem Buch entstand nach der 1. BDH-Weiterbildung „Geburtsvorbereitung – Rückbildung" (2003-2004). Die Erkenntnisse und Ergebnisse dieser 15-monatigen Fortbildung sind in das Buch eingeflossen. Darüber hinaus werden die vorgestellten Kurskonzepte aber auch durch die unterschiedlichen Denkansätze und praktischen Erfahrungen der Autorinnen geprägt. Sabine Krauss hat als damalige HGH-Vorsitzende an der Konzeption dieses Buches die wesentliche Vorarbeit geleistet. Vielen Dank dafür!

Ich wünsche allen Leserinnen eine spannende und bereichernde Lektüre.

Antje Kehrbach, Projektleitung

Inhaltsverzeichnis

Grundlagen

1 Aktueller Forschungsstand zur Bedeutung der Geburtsvorbereitung 2
Astrid Krahl

1.1 Geburtsvorbereitung als Strategie der Gesundheitsförderung 2
1.2 Evidenzbasierte Hebammenarbeit ... 2
1.3 Internationale Studien 4

2 Grundlagen der Erwachsenenbildung 10
Heidi Bernard, Andrea Birk, Dagmar Stapper

2.1 Leitbegriffe der modernen Didaktik .. 10
2.2 Lehrmethoden – Führungsstile 10
2.3 Was bedeutet eigentlich Professionalität? 14
2.4 Aufbereitung der Inhalte 15
2.5 Einsatz von Medien 20
2.6 Die Wirkung der Kursleiterin 21
2.7 Mitverantwortung jedes einzelnen Kursteilnehmers 23
2.8 Teilnehmeraktivierung 24
2.9 Visualisierung 26
2.10 Kursdramaturgie und Moderationsplan 28

3 Die Rolle der Kursleiterin 30
Sabine Krauss-Lembcke

3.1 Wünsche und Erwartungen der KursteilnehmerInnen 30
3.2 Vorbildfunktion und positive Autorität der Kursleiterin 31
3.3 Leitungskompetenz: Gruppen moderieren, Schutz geben, Erlaubnis geben 32
3.4 Reflexion der eigenen Rolle als Kursleiterin 32
3.5 Die Suche nach dem passenden Kurskonzept 33
3.6 Fragebogen zur Selbstkontrolle 33

4 „Schwierige" Situationen und KursteilnehmerInnen 36
Heidi Bernard, Andrea Birk, Dagmar Stapper

4.1 Vorbeugende Maßnahmen 36
4.2 Was sind „schwierige" Situationen? .. 37
4.3 Was heißt eigentlich Arbeitsfähigkeit? 39
4.4 Situationsanalyse 40
4.5 Krisenmanagement 41
4.6 Fallbeispiel für den Umgang mit einer schwierigen Kurssituation 43

5 Kursorganisation, Werbung, Anmeldung und Abrechnung 46
Ana Schneider

5.1 Kursorganisation 46
5.2 Werbung 51
5.3 Anmeldung und Abrechnung 54
5.4 Abrechnung 58

6 Grundlagen der Körperarbeit 60
Viresha J. Bloemeke

6.1 Geschichte der Körperarbeit in der Geburtsvorbereitung 60
6.2 Sinn und Ziele der Körperarbeit 64
6.3 Mittel der körperlichen Selbstregulation bei Schmerz und Stress ... 69
6.4 Einsatz von Lagerungshilfen und anderen Hilfsmitteln 76
6.5 Praktische Tipps zur Anleitung von Übungen 77
6.6 Besondere Situationen 80
6.7 Besonderheiten bei Körperübungen mit Schwangeren 83
6.8 Analyse der Ziele einer Körperübung . 84
6.9 Übungsübersicht 89

Kurskonzepte

7   Wochenend-Paarkurs mit Schwerpunkt Paarbeziehung 100
Heidi Bernard und Dagmar Stapper

7.1   Kurskonzept 100
7.2   Freitagabend: Ankommen und Kennenlernen 104
7.3   Freitagabend: Kurseinheit Grundlagen der Geburt 108
7.4   Samstag: Kurseinheit Atmung 115
7.5   Samstag: Kurseinheit Anatomie des Beckens und Physiologie des Gebärens 125
7.6   Samstag: Kurseinheit Gebärverhalten und weibliche Intuition 130
7.7   Samstag: Spezielle Kurseinheit für Frauen 140
7.8   Samstag: Spezielle Kurseinheit für Männer 149
7.9   Samstag: Gemeinsame Abschlusseinheit 154
7.10   Sonntag: Kurseinheit Leitfaden durch die Geburt und Bonding 157
7.11   Sonntag: Kurseinheit Wochenbett . . . 163
7.12   Sonntag: Kurseinheit Stillen 171
7.13   Sonntag: Kurseinheit Elternsein 178
7.14   Sonntag: Ausklang. 184

8   Paarkurs mit Schwerpunkt Beziehungsaufnahme zum Kind . . . 188
Erika Goyert-Johann und Claudia Knie

8.1   Kurskonzept 188
8.2   Kurseinheit 1: Das Tragen des Kindes . 191
8.3   Kurseinheit 2: Die „Durchlässigkeit" der Wirbelsäule 203
8.4   Kurseinheit 3: Massage und Kontakt zum Kind 214
8.5   Kurseinheit 4: Schwangerschaft – Geburt 226
8.6   Kurseinheit 5: Atmung 235
8.7   Kurseinheit 6: Atmung und Bewegung 246
8.8   Kurseinheit 7: Geburtsphase 259
8.9   Kurseinheit 8: Wiederholung 268
8.10   Kurseinheit 9: Die Zeit nach der Geburt 275

9   Frauen- und Paarkurs mit Schwerpunkt Stillförderung 280
Andrea Birk

9.1   Kurskonzept 280
9.2   Kurseinheit 1: Kennenlernen und Einführung in das Thema 286
9.3   Kurseinheit 2: Letzte Zeit der Schwangerschaft und Geburtsbeginn 295
9.4   Kurseinheit 3: Beckenboden (Frauenabend) 308
9.5   Kurseinheit 4: Wellness und Zeitmanagement (Frauenabend) . . . 318
9.6   Kurseinheit 5: Wehenatmung und Umgang mit Schmerz 327
9.7   Kreißsaalführung 337
9.8   Kurseinheit 6: Bonding und Stillen . . . 338
9.9   Kurseinheit 7: Wochenbett und Eltern sein 356

10   Frauenkurs mit Schwerpunkt Selbstvertrauen fördern 365
Katja Krauß und Sabine Krauss-Lembcke

10.1   Kurskonzept 365
10.2   Kurseinheit 1: Kennenlernen und Einführung in die Körperarbeit 366
10.3   Kurseinheit 2: Beckenbewegung und Geburtsmechanik 376
10.4   Kurseinheit 3: Atemräume und Beckenboden erfahren 382
10.5   Kurseinheit 4: Gebärpositionen 387
10.6   Kurseinheit 5: Sinn des Geburtsschmerzes 391
10.7   Kurseinheit 6: Vertrauensbildung und Atemarbeit 396
10.8   Kurseinheit 7: Stillen und „Generalprobe Geburt" 400

11   Offene Kurse 404
Heidi Bernard

11.1   Die Bedeutung der Gruppengröße . . 404
11.2   Die Stärken offener Kurse 404
11.3   Die Nachteile offener Kurse 407

12 Offener Kurs für Mehrgebärende . . 410
Heidi Bernard

12.1 Kurskonzept 410
12.2 Kurseinheit 1: Freiwerden für die
jetzige Schwangerschaft 412
12.3 Kurseinheit 2: Was ist anders bei
diesem Kind? 418
12.4 Kurseinheit 3: Geschwisterkinder
einbeziehen 423
12.5 Kurseinheit 4: Wohlfühlstunde 430
12.6 Kurseinheit 5: Geburt und
Gebärhaltungen 433
12.7 Kurseinheit 6: Unterstützung bei
der Geburt (1. Partnerabend) 437
12.8 Kurseinheit 7: Schieben versus
Powerpressen 442
12.9 Kurseinheit 8: Beckenboden 445
12.10 Kurseinheit 9: Wohlfühlstunde 453
12.11 Kurseinheit 10: Wochenbett
und Stillen 459
12.12 Kurseinheit 11: Familienleben –
Familie leben (2. Partnerabend) 463

13 Wochenendkurs für Familien 472
Claudia Knie

13.1 Kurskonzept 472
13.2 Freitagabend: Kurseinheit 1:
Rückbesinnung auf die vorangegan-
gene(n) Geburt(en) (Paare) 474
13.3 Samstagvormittag: Kurseinheit 2:
Die ganze Familie 478
13.4 Samstagnachmittag: Kurseinheit 3:
Vorbereitung auf die kommende
Geburt (Paare) 487

Sachverzeichnis 492

Die Autorinnen 500

Anschriften der Autorinnen

Heidi Bernard
Niehler Str. 35
50733 Köln

Andrea Birk
Konrad-Adenauer-Str. 6
67663 Kaiserslautern

Viresha J. Bloemeke
Weckmannweg 8
20257 Hamburg

Erika Goyert-Johann
Holz 11b
42857 Remscheid

Claudia Knie
Merzhauser Str. 28
79100 Freiburg

Astrid Krahl
Lindenstraße 9
48282 Emsdetten

Katja Krauß
Belschner Str. 18
71636 Ludwigsburg

Sabine Krauss-Lembcke
Am Alten Hof 15
27308 Kirchlinteln

Ana Schneider
Heilig-Geist-Str. 8
83022 Rosenheim

Dagmar Stapper
Siebachstr. 76
50733 Köln

Grundlagen

1   Aktueller Forschungsstand zur Bedeutung
    der Geburtsvorbereitung   2

2   Grundlagen der Erwachsenenbildung   10

3   Die Rolle der Kursleiterin   30

4   „Schwierige" Situationen und KursteilnehmerInnen   36

5   Kursorganisation, Werbung, Anmeldung
    und Abrechnung   46

6   Grundlagen der Körperarbeit   60

1 Aktueller Forschungsstand zur Bedeutung der Geburtsvorbereitung

Astrid Krahl

1.1 Geburtsvorbereitung als Strategie der Gesundheitsförderung

Wie in den anderen Bereichen der Hebammenarbeit liegt in der Geburtsvorbereitung ein Potenzial der **Stärkung normaler Prozesse** im Übergang zur Elternschaft (7, 19). Gesundheitsförderung hat zum Ziel, Menschen zu befähigen, im Rahmen ihres kulturellen, sozioökonomischen und biografischen Kontexts Entscheidungen für ihre Gesundheit selbst zu treffen.

> **!** In der Geburtsvorbereitung sollen Frauen und ihre Partner in der Fähigkeit unterstützt werden, ihre individuellen Gesundheitsbedürfnisse im Zusammenhang mit Schwangerschaft, Geburt, Wochenbett und Stillzeit zu erkennen und entsprechende Entscheidungen auf der Basis guter Informationen treffen zu können.

Hebammen befinden sich in der einzigartigen Position, Frauen und ihre Kinder, aber auch ihre Partner, mit einem breiten Spektrum an Angeboten über einen längeren Zeitraum zu erreichen und zu begleiten. Der Tätigkeitsbereich der Geburtsvorbereitung stellt dabei eine **gezielte Bildungsleistung** dar, die sich positiv auf die zukünftige Familiengesundheit auswirken kann (7).

Moderne Kurskonzepte beziehen neben gezielten Entspannungstechniken und Informationsgabe, um den Angst-Spannungs-Schmerz-Kreislauf zu durchbrechen, auch gesundheitsfördernde Auswirkungen auf der physischen und psychosozialen Ebene mit ein und versuchen, die aktive Geburt zu fördern. Dazu gehören nach Enkin et al. (8, 9):

- ein verbessertes Gesundheitsbewusstsein
- Stressmanagement und Angstreduzierung
- die Förderung der Beziehungsfähigkeit innerhalb der Familie
- mehr Selbstbestimmtheit, Selbstwertgefühl und Zufriedenheit
- erfolgreiches Ernähren des Säuglings
- leichtes Einfinden in die neuen Lebensumstände nach der Geburt
- die Beratung zur weiteren Familienplanung
- und die Vermittlung von Selbstvertrauen, sodass die Frauen zuversichtlich in die Geburt gehen.

1.2 Evidenzbasierte Hebammenarbeit

Auch die Forderungen nach Qualitätssicherung im Gesundheitswesen und die Entwicklungen der evidenzbasierten Medizin haben in den letzten Jahren Einfluss auf die Hebammenarbeit genommen. Nach den Hebammenberufsordnungen verschiedener Bundesländer sind Hebammen verpflichtet, ihren Beruf entsprechend dem jeweiligen Stand der medizinischen, psychologischen, soziologischen und geburtshilflichen Erkenntnisse gewissenhaft auszuüben. Hebammen sind damit nicht nur aufgefordert, neueste **Forschungsergebnisse** zu kennen, sondern sie auch – im besten Sinne von evidenzbasierter Medizin – in einem umfassenden Sinn auf die Bedürfnisse der Frau abzustimmen.

Page (17) hat in dem Bemühen, Wissenschaft und Sensibilität in der Praxis miteinander zu vereinen, **5 Schritte einer evidenzbasierten Hebammenarbeit** entwickelt:

1. Herausfinden, was für die Frau und ihre Familie wichtig ist,
2. Einbeziehen der Befunde aus der klinischen Untersuchung und der Anamnese,
3. Suchen und Auswerten der thematisch relevanten Evidenz,
4. Durchsprechen der gesamten Aspekte mit der Frau,
5. Reflektieren der gemeinsam getroffenen Entscheidung, der begleitenden Gefühle, der Resultate und Konsequenzen.

In diesem Prozess wird von dem Grundverständnis ausgegangen, dass es im Hebammenhandeln nicht ausschließlich um die physische Sicherheit geht, sondern auch darum, die Integrität von Mutter und Kind zu schützen.

Evidenzbasierte Geburtsvorbereitung

Ausschlaggebend für eine gute Evidenz bestimmter Interventionen sind zugrunde liegende **prospektive, randomisierte kontrollierte Studien**, sogenannte RCTs. Prospektive Studien haben einen entscheidenden fehlervermeidenden Vorteil gegenüber retrospektiven Studien. Sie verhindern Ergebnisse so zu interpretieren, dass ein scheinbarer Zusammenhang zwischen zwei Parametern entsteht, ohne dass ein tatsächlicher Wirkungszusammenhang vorliegt. Beispiel: Der scheinbare Zusammenhang zwischen der Anzahl der Störche und der Geburtenrate, der sich retrospektiv – also in der Rückschau – ergibt, ist ein landläufig bekanntes Beispiel hierfür. Beide sind im gleichen Zeitraum zurückgegangen.

Ist jedoch eine Grundannahme – z. B. Informationen zum Stillen erhöhen die Stillrate – im Vorhinein festgelegt und wird diese Annahme in einer randomisierten kontrollierten Studie, also prospektiv, untersucht, so ist das Risiko wesentlich geringer, dass sich für diese Hypothese ein scheinbarer Zusammenhang ergibt.

In RCTs werden zudem die **Auswirkungen einer Intervention** (z. B. Informationsgabe zum Stillen) quantitativ gemessen. Die Forscherinnen bilden dazu mindestens zwei Gruppen, die Interventionsgruppe und die Kontrollgruppe. Für die teilnehmenden Probandinnen werden klare Ein- und Ausschlusskriterien festgelegt, um Einflussfaktoren auf das Ergebnis (Bias) herauszufiltern. Geburt vor der 37. SSW oder Erkrankungen während der Schwangerschaft können beispielsweise zum Ausschluss führen, während andererseits das Merkmal „Erstgebärende" notwendig sein kann, um an der Studie teilzunehmen.

Die Probandinnen werden über die Studie genau aufgeklärt und müssen bereit sein, sich randomisieren zu lassen. **Randomisieren** bedeutet, die Probandinnen nach dem Zufallsprinzip einer der beiden Gruppen zuzuordnen. Des Weiteren muss eine bestimmte kalkulierte Menge an Probandinnen an der Studie teilnehmen, damit sie einen repräsentativen Wert hat und eine Verallgemeinerung der Ergebnisse zulässig wird. Diesem **quantitativen Studiendesign** wird die höchste Qualitätsstufe innerhalb der evidenzbasierten Medizin zugeordnet.

Nur wenige Studien zu **Auswirkungen von Geburtsvorbereitungskursen** fallen verständlicherweise in diese Kategorie, da schon aus ethischen Gründen es nicht vertretbar ist, Frauen einen Geburtsvorbereitungskurs vorzuenthalten. Aus diesem Grund sind viele Studien so angelegt, dass sie zusätzlich zum üblichen Geburtsvorbereitungskurs eine bestimmte Intervention anbieten und deren Auswirkungen messen.

Geburtsvorbereitungskurse sind inhaltlich und in ihrer Ausführung stark unterschiedlich und abhängig von persönlichen, programmatischen und auch institutionellen Einflussfaktoren, sodass sie nur schwer miteinander zu vergleichen sind. In der Bewertung der Untersuchungen zur Geburtsvorbereitung ohne gezielte Intervention muss also mit in Betracht gezogen werden, dass nur die Auswirkungen eines allgemeinen Bildungsangebots untersucht werden konnte.

Im Sinne einer evidenzbasierten Hebammenarbeit sind jedoch nicht nur „harte" Evidenzen aus quantitativen Verfahren, sondern auch Ergebnisse aus qualitativen Studien zum Erleben und zu den Wünschen und Erwartungen von Frauen an die Geburtsvorbereitung interessant und können der Reflexion des eigenen Handelns dienen.

1.3   Internationale Studien

Die folgenden ausgewählten Studien entstammen Ländern, die zumindest annähernd ähnliche Voraussetzungen haben in den Bereichen Lebensstil (westlich) und Gesundheitsversorgung. Die Geburtsvorbereitungskurse sind gesellschaftlich gut etabliert und werden unentgeltlich angeboten. In Schweden werden Kurse in einem Umfang von 4–14 Kursabenden angeboten. Es gibt Frauen- sowie Partnerkurse. Inwieweit die Kurse ausschließlich von Hebammen durchgeführt werden, ist nicht immer feststellbar. In den meisten Ländern ist es üblich, dass auch Ärztinnen, Psychologinnen oder speziell ausgebildete Geburtsvorbereiterinnen diese Kurse leiten.

Die meisten Studien zur Geburtsvorbereitung betrachten den Forschungsgegenstand **retrospektiv**, indem sie Frauen nach ihrem subjektiven Gefühl und Erleben befragen und zusätzlich soziodemografische und weitere Daten wie die PDA-Rate oder die Stillrate mit den Daten von Nichtteilnehmerinnen oder den Gesamtdaten

vergleichen. Häufig wird auch ein experimentelles Studiendesign angewendet, bei dem mindestens zwei Gruppen – die Interventions- und die Kontrollgruppe – miteinander verglichen werden.

Profil der Kursteilnehmerinnen

Gut belegt sind das soziodemografische Profil und einige weitere Aspekte von Kursteilnehmerinnen und der Frauengruppe, die keine Kurse besuchen.

Viele Studien berichten von einem recht hohen Anteil an Teilnehmerinnen bei **Erstgebärenden**. In der australischen Studie von Lumley und Brown (14) waren dies knapp 84% und in einer Kohortenstudie aus Schweden 93% der befragten Frauen, die in einem bestimmten Zeitraum Kinder geboren hatten (10). Die italienische Untersuchung von Spinelli et al. (21) verzeichnet mit 23% der Studienteilnehmerinnen die geringste Rate, jedoch nicht differenziert nach erst- und mehrgebärenden Frauen.

Eine aktuelle Umfrage in den USA (4) berichtet davon, dass 56% aller erstgebärenden und 9% der mehrgebärenden Frauen (25% aller Frauen) an einer Geburtsvorbereitung teilgenommen hatten. Bei der Frage nach ihrer **wichtigsten Quelle für Informationen** bezüglich die Schwangerschaft und die Geburt rangiert die Geburtsvorbereitung an fünfter Stelle nach Büchern, Freunden, Internet und Arzt.

Für **Deutschland** kann zwar von einer hohen Akzeptanz ausgegangen werden, doch liegen leider keine Daten über die Teilnahmehäufigkeit vor.

Zahlreiche Studien der letzten zwei Jahrzehnte kommen einheitlich zu dem Schluss, dass insbesondere junge Frauen, Singles, Frauen mit geringerer Schulbildung und geringerem Familieneinkommen, Frauen mit Migrationshintergrund und Raucherinnen weniger häufig an

Kursen teilnehmen (2, 10, 14, 21). Befragt nach den **Gründen der Nichtteilnahme** äußerten die Frauen u. a., sie würden nicht glauben, dass ein Kurs ihnen helfen würde, die Termine seien ungünstig oder der Weg zur Kursstätte zu weit (14).

Frauen, die an einem Kurs teilnehmen, kommen eher aus gut gefestigten sozioökonomischen Zusammenhängen, sind häufiger gut gebildet und verheiratet. Sie beziehen zudem ihre Informationen aus einem breiteren Spektrum an Angeboten. So lesen sie häufiger Bücher zum Thema und befragen außerdem ihren Arzt oder ihre Ärztin sowie die Hebamme.

Erwartungen an die Geburtsvorbereitung

> ❗ Wichtige Aspekte für schwangere Frauen (2, 12, 20) sind vor allem
> - Informationen zur Schwangerschaft und Geburt
> - Informationen zur Gesundheit und Entwicklung des Kindes
> - die Reduzierung der Angst vor der Geburt
> - Austausch und Kontakt mit anderen Frauen/Paaren in derselben Lebensphase.

In einer **repräsentativen Umfrage in Deutschland**, an der sich 5.900 Frauen der Wöchnerinnenstationen von 109 geburtshilflichen Abteilungen beteiligten, zeigte sich, dass weit über 90 % der Frauen die Vorbereitung auf die Geburt als wichtiges Thema der Beratung in der Schwangerschaft ansahen. Ca. 65 % der Frauen gaben an, gesundheitsbezogene Informationen unter anderem über Geburtsvorbereitungskurse bezogen zu haben. Zudem waren die Frauen mit der Beratung durch Geburtsvorbereitungskurse oder die Hebamme im persönlichen Gespräch hoch zufrieden (2).

> ❗ Ein hoher Informationsgrad bei den Frauen scheint in einer Wechselbeziehung mit dem Wunsch nach Mitbestimmung während der Geburt zu stehen.

Zu diesem Ergebnis kommen Ahner et al. (1) anhand einer Studie mit 431 Frauen in Wien. Je besser die Frauen informiert waren, desto wichtiger waren für sie sowohl der maßvolle Umgang mit Medikamenten als auch der wohlüberlegte Einsatz von medizintechnischen Geräten. Frauen, denen zu typischen geburtshilflichen Begriffen wie Presswehen, Blasensprung oder sanfte bzw. natürliche Geburt nur „wenig" bis „gar nichts" einfiel, zeigten kein ausgeprägtes Interesse an Mitbestimmung oder größtmöglicher Bewegungsfreiheit während der Geburt. Die Forderung nach Aspekten einer frauenorientierten Geburtshilfe stieg proportional mit dem Vorwissen.

Untersuchungen von Cronin (3) und Fabian et al. (10) ergaben, dass **sehr junge Schwangere, Raucherinnen, Alleinerziehende und Frauen mit niedrigerem Bildungsniveau oder mit Migrationshintergrund** sich rückblickend nach einer Kursteilnahme nicht ausreichend oder gut auf die Geburt und die frühe Elternschaft vorbereitet gefühlt haben. Die Autorinnen weisen darauf hin, dass diese Klientel anscheinend eine spezifische, ihren Bedürfnissen angepasste Geburtsvorbereitung und andere Methoden der Vermittlung braucht.

Vergleichende Studien

Spinelli et al. (21) führten mit 9.004 Frauen aus unterschiedlichen Regionen Italiens Interviews in einem Zeitraum bis zu vier Monaten nach der Geburt durch, um die **subjektiven Auswirkungen der Geburtsvorbereitung** beschreiben zu können. Zudem wurden weitere Daten, z. B. über den Geburtsmodus, die Stillrate und den Umgang mit dem Baby, aufgenommen. Die

Forschergruppe konnte eine niedrigere Kaiserschnittrate sowie eine höhere Stillrate bei Frauen nachweisen, die an einer Geburtsvorbereitung teilgenommen hatten. Insgesamt verfügten diese Frauen bezüglich der Themenbereiche Kontrazeption, Stillen und Babypflege über mehr Wissen und hatten ein ausgeprägteres Kompetenzgefühl.

Fabian et al. (10) können nur zwei statistisch signifikante Unterschiede zwischen den Gruppen feststellen: die häufigere **Zufriedenheit mit dem Geburtserlebnis** und der häufigere Gebrauch der **Periduralanästhesie** bei den Teilnehmerinnen. (Ein Ergebnis ist statistisch signifikant, wenn nach einer bestimmten Vorgehensweise festgestellt werden kann, dass es mit mindestens 95%iger Sicherheit nicht auf einen Zufall zurückzuführen ist.)

In der schwedischen Kohortenstudie (10) wurden insgesamt 1.197 erstgebärende Frauen zu drei aufeinander folgenden Zeitpunkten (frühe Schwangerschaft, zwei Monate und ein Jahr nach der Geburt) befragt. Der besuchte Kurs wurde von 74% der Frauen als **hilfreich für die Vorbereitung auf die Geburt** bewertet. Als hilfreich für die Vorbereitung auf die Elternschaft erwies er sich für nur mehr 40% der Frauen, doch stieg diese Bewertung mit steigender Anzahl an Kursstunden an. Die **Anzahl der Kursstunden** war zudem ausschlaggebend für die Häufigkeit eines weiteren Kontaktes unter den Kursteilnehmerinnen nach der Geburt.

Die Forscherinnen konnten beim Vergleich der Aussagen von Kursteilnehmerinnen und Nichtteilnehmerinnen **keine Unterschiede** in Bezug auf die Beurteilung des erlebten Schmerzes, der Stilldauer und der eigenen Einschätzung elterlicher Fähigkeiten feststellen. Bis auf eine höhere Rate an Not-Kaiserschnitten in der Gruppe der Nichtteilnehmerinnen ließ sich auch beim Geburtsmodus kein Unterschied feststellen. Mit ihrem **Geburtserlebnis** waren jedoch die Kursteilnehmerinnen signifikant häufiger zufrieden: 55% bewerteten es als positiv (NT: 45%).

Bei diesen Ergebnissen wurde leider nicht weiter nach den soziodemografischen Daten differenziert.

Bezüglich des Gebrauchs von **Möglichkeiten zur Schmerzlinderung** (Bad, Akupunktur, TENS) und von medikamentöser Schmerzbekämpfung fällt auf, dass Kursteilnehmerinnen die Angebote insgesamt etwas häufiger nutzten. Nach einer Adjustierung mit den soziodemografischen Daten blieb jedoch nur eine Schmerzintervention statistisch relevant. Kursteilnehmerinnen nutzten die Periduralanästhesie etwas häufiger als Nichtteilnehmerinnen (T: 50% vs. NT: 41%).

Lumley und Brown (14) haben ebenfalls keinen signifikanten Unterschied bezüglich des **Schmerzerlebens** und des Gebrauchs von Schmerzmitteln zwischen den beiden Frauengruppen feststellen können. Jeweils ein Drittel der Frauen haben die erlebten Schmerzen viel stärker als erwartet empfunden. Dennoch wurden die Kurse in hohem Maße als hilfreich für die Schwangerschaft und die Geburt eingeschätzt. In der australischen Studie wurden die Daten von knapp 300 erstgebärenden Frauen ausgewertet.

Angesichts fehlender messbarer Auswirkungen bezüglich der Vorbereitung auf die Geburt in ihren Studien gehen Lumley und Brown (14) in der Diskussion ihrer Ergebnisse ebenso wie Fabian et al. (10) der Frage nach, inwieweit die hohe Einschätzung des Nutzens der Kurse durch die Eltern mit dem von Porter und Mcintyre (18) beschriebenen **Phänomen „What is, must be best"** zu tun habe. Porter und Mcintyre hatten herausgefunden, dass Frauen dazu tendierten, das selbst erlebte System der Schwangerschafts-, Geburts- und Wochenbettbetreuung positiver als andere mögliche, aber nicht erlebte Arrangements zu beurteilen. Dieses Phänomen konnten Teijlingen et al. (22) bestätigen. Es betraf beispielsweise die Beurteilung von Frauen, die während der Geburt durch eine aus der Schwangerschaft bekannte Hebamme betreut wurden oder durch eine nicht bekannte Hebamme. Frauen, die eine bekannte Hebamme bei der Geburt hatten, fanden diesen Betreuungsstil sehr wichtig, während Frauen, die keine bekannte Hebamme bei der Geburt hatten, dies als nicht so wichtig beurteilten.

Die Ergebnisse beider Studien weisen darauf hin, dass trotz hoher Zufriedenheit mit bestehenden Angeboten eine Veränderung des Konzepts weitere Verbesserung bringen kann. Es könne jedoch auch sein, so die Forscherinnen, dass Kursteilnehmerinnen und ihre Partner nach Aspekten suchten, die in ihren Untersuchungen nicht zum Betrachtungsgegenstand gehört hätten (10, 14).

Studien mit gezielten Interventionen

Die folgenden Studien thematisieren die Auswirkungen spezifischer Bildungsprogramme oder Interventionen, zum Teil innerhalb üblicher Geburtsvorbereitungskurse.

In einer australischen Pilotstudie haben sich **praktische Lehreinheiten zu Stillpositionen** positiv auf das Stillen und die Stilldauer ausgewirkt (6). Innerhalb des Geburtsvorbereitungskurses wurden den Frauen der Interventionsgruppe in praktischen Übungen verschiedene Stillpositionen durch eine geschulte Fachkraft vermittelt und erprobt sowie Informationen zum Stillen gegeben. Eine Kontrollgruppe erhielt die übliche Geburtsvorbereitung. Den Frauen der Interventionsgruppe fiel es während der ersten vier Tage nach der Geburt leichter als den Frauen der Kontrollgruppe, ihr Baby an die Brust anzulegen. Sie hatten zudem signifikant weniger häufig schmerzhafte Brustwarzen und weniger traumatisierte, rissige Haut. Nach sechs Wochen stillten von den 35 Frauen noch 31, bei der Kontrollgruppe waren es nur mehr 10 von 35 Frauen.

Fraser (11) beschäftigte sich mit den Auswirkungen von Bildungsprogrammen und untersuchte eine Intervention zur Steigerung der Rate von **Vaginalgeburten nach vorangegangenem Kaiserschnitt** in Kanada und den USA. Die 641 Frauen der Interventionsgruppe erhielten zweimal eine Stunde lang ein individualisiertes Unterstützungsprogramm, in dem alle für- und widersprechenden Faktoren in Bezug auf den Versuch einer Vaginalgeburt nach Kaiserschnitt mit einer spezifisch geschulten Fachkraft besprochen wurden. Die Frauen der Kontrollgruppe erhielten ein Informationsheftchen zum Lesen. In den beiden Gruppen lagen angestrebte und beendete Vaginalgeburten gleich hoch.

Ein anderes Bildungsprogramm befasste sich mit der **Reduzierung der postpartalen Depression** (13). Eine prospektive randomisierte Studie mit 206 Teilnehmerinnen untersuchte die Auswirkungen eines spezifischen Bildungsangebots zum Thema Wochenbettdepression, das in der Interventionsgruppe zusätzlich zur Geburtsvorbereitung durchgeführt wurde. Die Untersuchung konnte keinen Unterschied in der Häufigkeit von Depressionen nach der Geburt feststellen. Ein interessantes Nebenprodukt ist die Feststellung, dass die Teilnehmerinnen beider Gruppen in der Schwangerschaft stärkere Ausprägungen von depressiven Symptomen aufwiesen als nach der Geburt.

Die **Verhinderung von postpartalem Stress oder Depressionen** durch eine zusätzlich zur üblichen Geburtsvorbereitung abgehaltene Lektion zu postpartalen psychosozialen Aspekten wurde von Matthey et al. (15) untersucht. Die Intervention bestand aus zehn Komponenten; u.a. wurden eine Partnerdiskussion und eine Diskussion in Kleingruppen zum Lösen von „schwere Tage"-Szenarien durchgeführt. Die Forscherinnen berichten von guten Erfolgen bei Frauen mit niedrigerem Selbstbewusstsein für den Befragungszeitraum von sechs Wochen nach der Geburt. Die positiven Auswirkungen der Intervention führen Matthey et al. auf ein stärkeres Bewusstsein der Männer gegenüber den Aspekten und Herausforderungen, die ihre

Frauen in der ersten Zeit nach der Geburt erleben würden zurück.

Fazit

Auch wenn es bislang noch zu wenige Untersuchungen zu den Auswirkungen von Geburtsvorbereitungskursen gibt, können positive Effekte auf die Geburt und die Zeit danach festgehalten werden.

Geburtsvorbereitungskurse fördern:
- das Gefühl, gut auf die Geburt vorbereitet zu sein,
- den Kontaktaufbau zu anderen Eltern,
- die Zufriedenheit mit der Geburt,
- den Wunsch nach Mitbestimmung während der Geburt.

Praktische und gezielte Unterrichtseinheiten vor der Geburt können sich positiv auswirken auf:
- die Stillrate und Stilldauer,
- das Verständnis von Männern für die Situation ihrer Frauen nach der Geburt.

Die Zielsetzungen, die in der Geburtsvorbereitung vermittelt werden, sollten jedoch nicht isoliert bleiben, sondern eine **Fortführung und Unterstützung** in der Schwangerenvorsorge, während der Geburt und im Wochenbett finden.

! Das Ziel der Geburtsvorbereitung, werdende Eltern zu unterstützen, sich aktiv an Entscheidungen zu beteiligen, muss von allen begleitenden und betreuenden Hebammen, dem Pflegepersonal, den Ärztinnen und Ärzten im Krankenhaus weiter aufgenommen, gewünscht und unterstützt werden (19).

Literatur

1. Ahner R., Stokreiter C., Bikas D., Husslein P. (1996). Ansprüche an die Geburtshilfe in der Großstadt: Präpartale Erhebung. In: Geburtshilfe und Frauenheilkunde, 56: 50–54.
2. Bergmann R. L., Kamtsiutcis P., Bergmann K. E., Huber M., Dudenhausen J. W. (2000). Kompetente Eltern. In: Deutsche Hebammenzeitschrift, 10: 577–581.
3. Cronin C. (2003). First-time mothers – identifying their needs, perceptions and experiences. In: Journal of Clinical Nursing, 12: 260–267.
4. Declercq E.R., Sakala C., Corry M.P., Applebaum S. (2006). Listening to Mothers II: Report of the Second National U.S. Survey of Women's Childbearing Experiences, Childbirth Connection, New York.
5. Department of Health (DoH) (1995). Changing childbirth, Part 2: Survey of good communications practice in maternity services, London: HMSO.
6. Duffy E.P., Percival P., Kershaw E. (1997). Positive effects of an antenatal group teaching session on postnatal nipple pain, nipple trauma and breast feeding rates. In: Midwifery 13, 189–196.
7. Dunkley J. (2003): Gesundheitsförderung und Hebammenpraxis. Bern: Verlag Hans Huber.
8. Enkin M.W., Keirse M.J.N.C., Renfrew M.J., Neilson J.P. (Hrsg.). Dt. Ausgabe: Gross M., Dudenhausen J.W. (Hrsg.) (1998). Effektive Betreuung während Schwangerschaft und Geburt. Wiesbaden: Ullstein Medical.
9. Enkin M., Keirse M. J.N.C., Neilson J., Crowther C., Duley L., Hodnett E., Hofmeyr J. (2000). A Guide to Effective Care in Pregnancy and Childbirth, 3rd ed. Oxford, UK: Oxford University Press.
10. Fabian H.M., Rådestad I.J., Waldenstrøm U. (2005). Childbirth and parenthood education classes in Sweden. Women's opinion and possible outcomes. In: Acta Obstetricia et Gynecologica Scandinavica, 84: 436–443.
11. Fraser W., Maunsell E., Hodnett E., Moutquin J.M. (1997). Childbirth Alternatives Post-Cesarean Study Group. Randomised controlled trial of a prenatal vaginal birth after cesarean section education and support program. In: American Journal of Obstetrics and Gynecology, 176 (2): 419–425.
12. Gagnon A. J. (2006). Individual or Group Education for Childbirth/Parenthood. (Cochrane Review). In: The Cochrane Library, Issue 3.
13. Hayes B. A., Muller R., Bradley B. B. (2001). Perinatal depression: a randomised controlled trial of an antenatal education intervention for primiparas. In: Birth, Vol: 28 (1) March, 28–35.

14. Lumley J., Brown S. (1993). Attenders and Nonat-tenders at Childbirth Education Classes in Austra-lia: How Do They and Their Birth Differ? In: Birth 20: 3 September, 123–130.

15. Matthey S., Kavanagh D.J., Howie P., Barnett B., Charles M. (2003). Prevention of postnatal stress or depression: an evaluation of an intervebtion at preparing for parenthood classes. In: Journal of Affective Disorders 79: 113–126.

16. Nolan M. L. (1997). Antenatal education – where next? In: Journal of Advanced Nursing, 25 (6): 1198–1204.

17. Page L.A. (2000). The New Midwifery. Science and Sensitivity in Practice. Edingburgh: Churchill Li-vingstone.

18. Porter M., Mcintyre S. (1984). What is must be best: A research note on conservative or deferen-tial responses to antenatal care provision. In: Social Science and Medicine, 1197–2000.

19. Sayn-Wittgenstein F. zu (Hrsg.). (2007). Geburts-hilfe neu denken. Bericht zur Situation und Zu-kunft des Hebammenwesens in Deutschland. Bern: Verlag Hans Huber.

20. Shearer M.H. (1993). Birth Commentary: Effects of Prenatal Classes Cannot Be Measured by Obstetric Management. In: Birth 20:3 September, 130–131.

21. Spinelli A., Baglio G., Donati S., Grandolfo M. E., Osborn J. (2003). Do antenatal classes benefit the mother and her baby? In: Journal of Maternal-Fetal and Neonatal Medicine Volume 13, Number 2/Feb-ruary 01: 94–101

22. Teijlingen E.R van, Hundley V., Rennie A.-M., Gra-ham W., Fitzmaurice A. (2003). Maternity Satisfac-tion Studies and Their Limitations: „What Is, Must Still Be Best". In: Birth 30 (2), 75–81.

Grundlagen der Erwachsenenbildung

Heidi Bernard, Andrea Birk, Dagmar Stapper

„Erkläre mir und ich werde vergessen.
Zeige mir und ich werde mich erinnern.
Beteilige mich und ich werde verstehen."

(Sprichwort)

2.1 Leitbegriffe der modernen Didaktik

In unserer Arbeit in Geburtsvorbereitungskursen lassen wir uns auf ein interessantes und vielschichtiges Arbeitsfeld im Bereich der **Erwachsenenbildung** ein. Diese Arbeit fordert uns in besonderem Maße, denn Erwachsene sind heute beim Lernen anspruchsvoller als je zuvor.

- Erwachsene möchten effektiv das Erlernen, was sie später wirklich anwenden können.
- Beim Erwerb von Wissen haben sie im Laufe der Jahre einen **individuellen Lernstil** ausgebildet.
- Sie möchten, vor allem in Kursen, die in der Freizeit stattfinden, ohne Langeweile und mit Spaß neues Wissen miteinander und voneinander erwerben.
- Und sie möchten sich natürlich als erwachsene Menschen mit ihren Erfahrungen angenommen und gleichberechtigt fühlen.

Daraus ergeben sich die folgenden Leitbegriffe der modernen Didaktik (s. Abb. 2-**1**).

2.2 Lehrmethoden – Führungsstile

Nach Kurt Lewin (6) gibt es drei unterschiedliche Kategorien von Führungsstilen:

Autoritärer Führungsstil

Der autoritäre Führungsstil bestimmt und lenkt die Aktivitäten einer Gruppe. Die Gruppenmitglieder werden nicht einbezogen, sondern die Leiterin referiert ihre Themen und lässt wenig oder gar keine Gruppengespräche zu. Die Gruppe wird zunehmend passiv, stellt keine Fragen, lässt sich „berieseln". Wenn die Kursleiterin eine sehr erfahrene Frau ist, die durch Berufsjahre und Lebenserfahrung eine große Autorität darstellt, kann es auch sein, dass die KursteilnehmerInnen „ihre Hebamme" sehr bewundern, kritiklos alles hinnehmen, was sie sagt und selbst dabei eher passiv bleiben und die eigenen Bedürfnisse nicht erkennen.

Die Informationsweitergabe geht eher in Richtung Manipulation als in Richtung bewusste persönliche Entscheidungsfindung. Die Gruppe ist eher teilnahmslos, die Kursleiterin ist oft ausgelaugt und erschöpft.

Kooperativer (demokratischer) Führungsstil

Der kooperative oder demokratische Führungsstil fördert die Aktivitäten in der Gruppe. Diskussionen sind erwünscht und werden gezielt

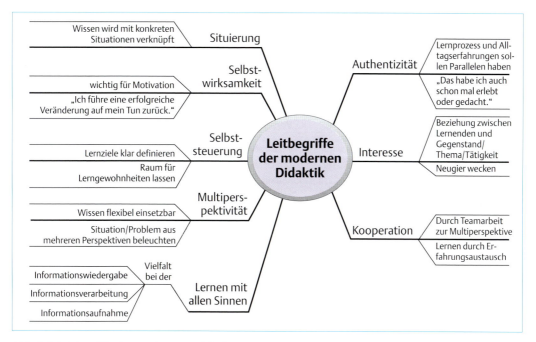

Abb. 2-**1** Leitbegriffe der modernen Didaktik

angeleitet. Die Kompetenzen und Erfahrungen der TeilnehmerInnen können sich entfalten. Kontroverse Diskussionen werden zu gelassen. Ein aktiver Meinungsprozess wird gefördert.

Dieser Führungsstil setzt voraus, dass genügend Zeit für Gespräche eingeräumt wird und dass die Gruppen nicht zu groß sind (die Hebammengebührenordnung sieht maximal 10 TeilnehmerInnen vor). Es werden Gruppenregeln verabredet, die den Schutz des Einzelnen zusichern. Dieser Führungsstil erfordert konzeptionelles und methodisches Wissen zur Arbeit mit Erwachsenen. Unterschiedliche Lernmethoden, Übungen und gruppendynamische Anleitungen bilden das Konzept für diesen Führungsstil.

! Aus heutiger Sicht ist diese Art, Gruppen zu leiten, mit den größten Lernerfolgen verbunden und entspricht den Anforderungen einer modernen, zeitgemäßen Erwachsenenbildung.

Passiver (laissez-faire) Führungsstil

Der Laissez-faire oder passive Führungsstil ist eher eine Art des Nichtleitens. Gesprächsthemen werden dem „Zufall" überlassen und nicht gesteuert, Gruppenprozesse werden nicht gelenkt. Die Kursleiterin setzt keine Strukturen und Rahmenbedingungen. Sie wirkt wie eine Gruppenteilnehmerin. Mit dieser Art des „Nichtleitens" entsteht in der Regel wenig bis gar kein Zusammenhalt in der Gruppe, der Gruppenprozess hat eher den Charakter einer Selbsthilfegruppe. Die Lernerfahrungen sind eher gering.

! Wenn wir wollen, dass die Frauen die Geburt selbst mitbestimmen, sollten wir auch die Geburtsvorbereitungskurse dementsprechend gestalten.

Tab. 2-1 Lehrmethoden im Vergleich

Methode	Autoritärer Stil	Kooperativer, demokratischer Stil	Passiver Stil (Laissez-faire)
	Leiterzentriert Lehrer-Schüler-Verhältnis	Teilnehmerzentriert Berater-Klienten-Verhältnis	Gleichberechtigung
Prinzip	• Wissen wird vermittelt und passiv angenommen	• Unterstützung dabei, sich Wissen selbst anzueignen • Toleranz und Freiwilligkeit **= Selbststeuerung**	• volle Freiheiten für die Teilnehmer • Teilnehmer werden sich selbst überlassen • unsystematische Informationsvermittlung und Kursorganisation
Vorteile für die Kursleiterin	• Respekt, Autorität • Kontrolle • Selbstdarstellung • bessere Planbarkeit • mehr Sicherheit	• **Multiperspektivität** (Bereicherung durch Vielfältigkeit) • Verantwortung für Gelingen wird geteilt, Entlastung im Kurs • Authentizität, dadurch höheres Interesse und mehr Zufriedenheit	• muss kaum eigene Ideen einbringen • wenig Vorbereitungszeit
Nachteile für die Kursleiterin	• alleinige Verantwortung für schlechte Lernerfolge und Unzufriedenheit der Teilnehmer • Stagnation, Kurskonzept wird nicht weiterentwickelt	• mehr Vorbereitungszeit • mehr Flexibilität erforderlich • neben Fachwissen mehr Methodenkompetenz erforderlich	• Teilnehmer verlieren schnell Interesse • kein Raum für Feedback und somit eine Weiterentwicklung möglich • keine Regeln, schlechter Umgang miteinander möglich und somit konfliktträchtig
Vorteile für die KursteilnehmerInnen (TN)	**Bequemlichkeit** • bekommt Entscheidungen abgenommen • kann sich im Kurs fallen lassen • durch Schulzeit vertraute Lernsituation	**Guter Kontakt mit anderen** **= Kooperation** • TN fühlen sich mit ihren Bedürfnissen ernst genommen • sie dürfen aktiv sein **Lernen mit allen Sinnen**	**Absolute Entscheidungsfreiheit** • kein, unter Umständen anstrengender Austausch mit anderen Teilnehmern nötig • keine Eigenreflektion erforderlich

Tab. 2-1 Fortsetzung

Methode	Autoritärer Stil	Kooperativer, demokratischer Stil	Passiver Stil (Laissez-faire)
Nachteile für die Kursteilneh-merInnen	• Erfahrungen der Teilnehmer können nicht mit einfließen • Eigenkompetenz wird nicht beachtet	• mitverantwortlich für den eigenen Lernerfolg	• unpersönliche Lernatmo-sphäre • Leiter geht wenig auf Erwartungen, Probleme und Bedürfnisse ein • Aussagen und Instruk-tionen der Leiterin oft unklar und wenig präzise • kein Wir-Gefühl unter den Teilnehmern
Lernchancen	**Fraglich** • Wissen wird nicht verankert, dadurch geht vieles verloren • praktische Umset-zung fehlt	**Individuelles Wissen, das sofort erlebbar wird** • Situierung und Selbst-wirksamkeit • verbesserte Arbeits-fähigkeit	**Fraglich** • keine konstruktive Auseinandersetzung mit Kursleitung und anderen Teilnehmern möglich. • Resignation und Unzufrie-denheit überwiegen
Mögliche Konflikte	• Expertenstatus der Hebamme wird angezweifelt • Besserwisserei • Langeweile • Passivität • Störenfriede • Verweigerung	• schlechte Lernerfolge durch falsch ausgewähl-te Methoden denkbar • Überforderung der Teil-nehmer möglich	• Kursleitung wird nicht als solche anerkannt. • einzelne TeilnehmerInnen übernehmen die Leitung • Unzufriedenheit wegen fehlender Effizienz • kein geschützter Raum für Einzelne

Die Vorteile des teilnehmer-zentrierten Arbeitens

Ein **flexibles Kurskonzept**, das Veränderungen zulässt, gibt den TeilnehmerInnen, aber auch der Kursleiterin, den Raum für eine persönliche Weitentwicklung. Dadurch werden und bleiben die Kurse zeitgemäß und lebendig.

Die Selbstständigkeit der KursteilnehmerInnen wird gefördert und dies ist im Hinblick auf den späteren Einstieg in die Elternschaft und die da-mit verbundene Übernahme von mehr Verant-wortung auch sinnvoll. Durch das gemeinsame Erarbeiten und Erreichen von Lernzielen wird das „*Wir-Gefühl*" in der Gruppe gefördert.

Obwohl es für die Kursleiterin zunächst mehr Arbeit und großes Umdenken erfordert, sollten die **Wünsche und Bedürfnisse der TeilnehmerIn-nen** über die eigenen Ansichten der Kursleite-rin gestellt werden. Den hohen Ansprüchen der KursteilnehmerInnen können wir nur mit ent-sprechender Professionalität begegnen. Wenn wir möchten, dass Eltern selbstbestimmt und aktiv in die Geburt gehen, sollten wir ihnen be-reits in den Kursen Mut zum Ausprobieren und verantwortungsvollen Entscheiden machen.

PRAXISTIPPS

Auch den TeilnehmerInnen selbst ist diese Art des Lernens zunächst manchmal ungewohnt und neu, bricht sie doch mit alten, während der Schulzeit gemachten Erfahrungen. Sich nicht von der Kursleiterin „berieseln" zu lassen, kann natürlich auch mal anstrengend sein!

Mit der folgenden Übung könnten Sie TeilnehmerInnen auf diese Art der gemeinsamen Arbeit einstimmen:

- Bitten Sie alle TeilnehmerInnen in der Kursbestätigung oder beim Vorgespräch zum ersten Abend einen Stein mitzubringen.
- In der ersten Stunde füllen die Eltern ihre Steine in ein Gefäß, Sie als Kursleiterin füllen nun die Zwischenräume mit feinem Sand.
- Erklären Sie, dass die Steine das bereits vorhandene Wissen der TeilnehmerInnen symbolisieren und ihre Aufgabe als Kursleiterin darin besteht, dieses Wissen zu verknüpfen, zu sortieren und eventuelle Lücken zu füllen.
- Ist das Gefäß am Ende sehr schwer geworden, können Sie die TeilnehmerInnen noch fragen, ob sie glauben, dass sie so viel Wissen mitschleppen müssen oder ob es auch Aufgabe des Kurses sein kann, Überflüssiges auszusortieren?

2.3 Was bedeutet eigentlich Professionalität?

Professionalität bedeutet nicht nur das ständige Erweitern des Fachwissens, sondern auch die Bereitschaft zur persönlichen Weiterentwicklung in den Bereichen Fachkompetenz, Eigenkompetenz, soziale Kompetenz und Methodenkompetenz.

! Es kommt also nicht nur darauf an, **was** wir vermitteln, sondern auch **wie** wir das Wissen vermitteln, damit es effektiv von den KursteilnehmerInnen aufgenommen wird.

Fachkompetenz:
- Wissensstand aktualisieren (Fachliteratur, Fortbildungen)
- Austausch mit Kolleginnen
- Fachzirkel

Eigenkompetenz:
- Freude an der persönlichen Weiterentwicklung
- Eigenreflektion (z.B. Umgang mit eigenen Vorurteilen und Vorbehalten)
- Eigenes Rollenverständnis als Kursleiterin (fülle ich meine Rolle eher lehrend oder beratend aus?)
- Eigene Visionen entwickeln
- Gute Selbstorganisation (gutes Zeitmanagement, Wirtschaftlichkeit)
- Authentizität (passt dieses Kurskonzept zu mir und meinen Vorstellungen?)
- Projektion eigener Erfahrungen aus dem Bereich Sexualität/Geburtshilfe (z.B. „vaginale Untersuchung tut doch nicht weh!")

Soziale Kompetenz:
- Empathie/Toleranz
- Gute Atmosphäre schaffen
- Gute Zusammenarbeit mit Kolleginnen
- Interdisziplinäre Zusammenarbeit
- Umgang mit Konflikten

Methodenkompetenz:
- Durch entsprechende Präsentation
- Durch Moderation als Kommunikationsform
- Didaktischen Aufbau einzelner Kursstunden und eines ganzen Kurses („roter Faden")

! Eine **gelungene Präsentation von Inhalten**
ruht auf drei Säulen
- Aufbereitung der Inhalte
- Einsatz von Medien
- Wirkung der eigenen Person

2.4 Aufbereitung der Inhalte

Bei der **Gestaltung einer Kurseinheit** müssen folgende Punkte bedacht werden:
- Rahmenbedingungen klären
- Aufbau der Lerneinheit mit Einstieg, Inhalt und Ausstieg
- Didaktische Reduktion
- Lernebenen berücksichtigen
- Lehrmethoden

Rahmenbedingungen klären

Um die Lerninhalte für die TeilnehmerInnen angemessen zu präsentieren bzw. moderieren, müssen wir den zu vermittelnden Stoff entsprechend aufbereiten. Bei der Vorbereitung eines Themas ist es sinnvoll, sich einige Gegebenheiten und Bedingungen bewusst zu machen.

Teilnehmer:
- Kennen sich die TeilnehmerInnen schon gut, können sie also schon „eng" zusammenarbeiten und sich auch mit sehr persönlichen Themen beschäftigen? Oder sollten eher Methoden mit mehr Distanz gewählt werden?
- Gibt es bei dem Thema große Informationsunterschiede innerhalb der Gruppe? Müssen alle erst auf einen Informationsstand gebracht werden? Oder kann eine Methode gewählt werden, bei der die Teilnehmer voneinander lernen?
- Die Methodenwahl hängt auch von der Teilnehmerzahl ab. Sollte die Gruppe evtl. in kleinere Gruppen aufgeteilt werden?

Inhalte:
- Soll die Kurseinheit eher informativ, erlebnisorientiert oder sozialintegrativ/kommunikativ sein?
- Wo liegen die inhaltlichen Problemzonen, die schwer zu vermitteln sind, sehr (vielleicht sogar zu) persönlich werden?
- Kann die Kursleiterin die TeilnehmerInnen auffangen, wenn es zu Gefühlsausbrüchen kommt? Wie kann das evtl. vermieden werden?
- Wie können die Erfahrungen der TeilnehmerInnen mit eingebracht werden?
- Die KursteilnehmerInnen müssen keine Experten auf dem Gebiet werden. Deshalb sollten die Informationsvermittlung und der zeitliche Rahmen der Kurseinheit angemessen sein (didaktische Reduktion).

Lernziele:
- Was soll das Lernziel sein?
- Wie kann der Bezug zur Lebenspraxis hergestellt werden?
- Wie können die TeilnehmerInnen die Lernziele mitbestimmen?
- Wo können die Kursteilnehmer bestätigt werden und wo können sie angeregt werden, ihre bisherige Meinung zu überdenken?

Methode(n):
- Wie kann der Methodenwechsel gesichert werden?
- Wie mache ich die Schwangeren/Paare auf das Thema neugierig?
- Wie können die TeilnehmerInnen zur aktiven Mitarbeit motiviert werden? Wie können sie auf mehreren Ebenen/mit mehreren Sinnen angesprochen werden?
- Wie können sie gut aufbereitete Informationen erhalten und dabei untereinander guten Kontakt herstellen?
- Welche Methode passt in den zeitlichen Rahmen?
- Welche methodischen Vorlieben haben die KursteilnehmerInnen? Welche Methoden kommen erfahrungsgemäß gut an?

Organisation:
- Was lassen die räumlichen Gegebenheiten zu?
- Wie lässt sich der Raum gestalten?

Kursleiterin:
- Wie vertraut ist mir das Thema? Muss ich mich selbst erst auf den aktuellen Wissensstand bringen?
- Suche ich mir eine Fachperson, die das Thema mitgestaltet (z. B. frischgebackene Eltern, Stillberaterin)?
- Wie stehe ich als Kursleiterin zu dem Thema?
- In welcher Rolle sehe ich mich als Kursleiterin bei diesem Thema? Eher vortragend, aktivierend oder integrierend?
- Welche Methoden sind mir als Kurleiterin vertraut, welche bevorzuge ich?
- Habe ich Lust, das Thema mal anders anzugehen, Neues auszuprobieren?
- Wie viel Zeit habe ich, um das Thema vorzubereiten? Welche finanziellen Mittel stehen mir dafür zur Verfügung?

Medien:
- Welche Medien habe ich zur Verfügung?
- Gibt es gute Info-Broschüren oder Anschauungsmaterialien zu dem Thema? Wo kann ich sie beziehen? Lohnt sich die Investition?
- Wie kann ich die Medien gut von den TeilnehmernInnen nutzen lassen?

Evaluation:
- Welchen Eindruck hatte ich als Kursleiterin von der Kurseinheit? Ist die Kurseinheit gut angekommen?
- Welche Rückmeldungen kamen von den KursteilnehmerInnen?
- Wurde das Lernziel erreicht?
- Sind methodische Veränderungen in Zukunft bei diesem Thema nötig?

Aufbau einer Lerneinheit

Nachdem die Kursleiterin die Rahmenbedingungen geklärt hat, gilt es die zu vermittelnden Inhalte ansprechend zu präsentieren. Es sollen die wichtigsten Informationen effektiv und überzeugend an die Teilnehmer gebracht werden.

> **!**
> Eine Präsentation kann **wie ein Menü** zusammengestellt werden:
> - Einstieg (= Vorspeise)
> - Inhalt (= Hauptgang)
> - Ausstieg (= Nachspeise)

■ Der Einstieg

Zu Beginn einer Kurseinheit ist es wichtig, alle KursteilnehmerInnen (auch die Kursleiterin) auf das kommende Thema einzustimmen („Appetit machen"). Die Teilnehmer sollen die eigene Stimmung zu dem Thema entdecken, evtl. in irgendeiner Form darstellen (Bild, Assoziationen) oder äußern, und es sollte Raum/Zeit gegeben werden, um sich über bisherige Erfahrungen untereinander auszutauschen. Erst wenn die Schwangeren/Paare sich ihrer individuellen Stellung zum Thema bewusst sind, ist ein lebhafter, offener und produktiver Austausch mit den anderen Kursteilnehmern bzw. der Kursleiterin möglich. Dies ist wünschenswert, um eine positive Weiterentwicklung entsprechend der neuen Lebenssituation zu ermöglichen.

Dazu gibt es eine Vielzahl von **Möglichkeiten:**
- Bilder/Fotos zeigen
- Assoziationen suchen lassen
- einen Text vorlesen
- ein Hörspiel vorspielen
- einen kurzen Film zum Thema zeigen
- Statistiken/Daten und Zahlen
- Metaphern, Märchen, Gedicht, Zitat, Fabeln oder Parabeln zum Thema suchen
- mit einer aktuellen Nachricht beginnen
- eine eigene Anekdote erzählen
- eine wahre Geschichte erzählen

- ein Symbol zum Thema vorstellen und den Bezug erklären
- eine Kurzdiaserie zum Thema zusammenstellen
- ein Bild, Comic, Cartoon zum Thema zeichnen lassen

■ Der Inhalt

In diesem „Hauptgang" des Menüs werden die eigentlichen Informationen vermittelt. Dabei gibt es viele Parallelen zur Nahrungsaufnahme.

Schwer verdauliche und somit tote Informationen wären:
- Plakate mit zu viel und zu klein gedrucktem Text sowie zu vielen verschiedenen Schriftarten und -größen (= unübersichtlich, aus der Ferne nicht erkennbar) – „Kein Augenschmaus!"
- veraltete Informationen (= Kursleiterin wirkt nicht kompetent) – „Keine frischen Zutaten"
- Informationen, die den TeilnehmerInnen ein Gefühl der Ohnmacht vermitteln (= schürt Ängste) – „Wer soll das alles essen?"
- Informationen, die den Leser offen kritisieren (= Lebenserfahrung wird nicht respektiert)
- Informationen, die nicht für die Zielgruppe (Schwangere und ihre Partner) bestimmt sind (= Desinteresse steigt, kein Bezug zur aktuellen Lebenssituation) – „Ich wollte doch etwas Italienisches essen!"
- zu viele Informationen (= TeilnehmerInnen sollen keine Geburtshelfer werden, siehe didaktische Reduktion) – Völlegefühl, Verdauungsprobleme
- zu viele Wiederholungen (= langweilig) – „Nicht schon wieder Spaghetti!"

Der Effekt wäre, dass das Wissen nicht vermittelt wird und die Teilnehmer sich desinteressiert vom Thema abwenden. Stattdessen empfehlen sich folgende Maßnahmen:

Schmackhaft informieren:
- eine Brücke zum Einstieg schlagen – „Appetit wurde bereits angeregt"
- an die Erfahrungen der Teilnehmer anknüpfen (= Spannung/Interesse bleibt erhalten)
- eine passende, attraktive Methode wählen – „Das Auge isst mit" bzw. „Essen mit allen Sinnen"
- von eigenen Vorlieben und Neigungen bei der Medien- und Methodenwahl ausgehen – „Kochen mit Leib und Seele"
- das Interesse der Teilnehmer nicht mit Informationspapieren erschlagen
- Kontakt zur Gruppe herstellen – „gemeinsame Mahlzeiten haben hohen Kommunikationsfaktor"

Leicht Verdauliches servieren:
- kleine Informationsportionen, sonst kommt es zu Verdauungsproblemen
- den Teilnehmern genügend Zeit zum Verarbeiten, Besprechen und Mitgestalten geben, so bleiben Sie mit dem Thema und anderen TeilnehmerInnen in Kontakt – „Verdauung braucht Zeit"
- einen Bezug zu bisherigen Erfahrungen oder der aktuellen Lebenssituation herstellen – Lieblingsessen

Außerdem:
- verschiedene Lernebenen berücksichtigen
- verschiedene Medien einsetzen
- einen klaren Anfang und ein definitives Ende gestalten
- ein roter Faden sollte sich durch die Kurseinheit ziehen, d.h. nachvollziehbare Gliederung – Vor-, Haupt- und Nachspeise sollten zueinander passen
- Dramaturgie/Spannung aufbauen und erhalten
- Siehe auch „Wirkung der eigenen Person", S. 21

■ Der Ausstieg

Um die Lerneinheit abzuschließen, gibt es verschiedene Möglichkeiten, z. B.

- eine kurze Zusammenfassung/Wiederholung, dabei sollte man sich auf das Wesentliche beschränken
- einen Slogan/Appell formulieren, der sich im Laufe der Kurseinheit herauskristallisiert hat
- eine Überleitung zu einer abschließenden Diskussion
- ein Zitat, Märchen oder Gedicht vortragen.

Didaktische Reduktion

Um die wesentlichen Informationen teilnehmergerichtet zu vermitteln, ist eine Reduktion sehr sinnvoll, schließlich sollen die Kursteilnehmer nicht zu Geburtshelfern ausgebildet werden.

Die folgende Checkliste hilft, um den Stoffumfang in angepasstem Umfang zusammenzustellen:

1. **Inhalte sammeln**
2. Ausgewählte Inhalte **auf das Wesentliche reduzieren**, dabei ist zu beachten:
   - Sind aktuelle Informationen enthalten?
   - Wie ist der Wissenstand der TeilnehmerInnen bei diesem Thema?
   - Entsprechen die Informationen der Zielsetzung?
   - Sprechen Inhalte, Vokabular und Formulierungen die Gruppenteilnehmer an?
   - Was kann noch gekürzt werden?
   - Sind die Infos gut zu visualisieren?

! Weniger ist mehr!

Lernebenen berücksichtigen

Um die passende Lehrmethode zu finden, ist es wichtig, die verschiedenen Lernebenen bei Menschen zu berücksichtigen. Wir nehmen Informationen mit unseren Sinnen auf und verarbeiten sie sehr individuell.

Das **Prinzip der drei Lernebenen Kopf-Herz-Hand** hat schon Aristoteles formuliert.

- **Kopf** (Gehirn): kognitiv; der logische Intellekt wird angesprochen.
- **Herz**: affektiv; gefühlsbetont, emotional; kann einen sehr hohen Erinnerungseffekt haben.
- **Hand**: psychomotorisch; körperorientiert, handlungsorientiert.

Wird bei einem Lernprozess nur eine Lernebene angesprochen, ist die Aufnahmefähigkeit sehr beschränkt (der Kanal ist schnell zu) und die Effektivität der Lerneinheit ist gering.

! Nur die Ansprache mehrerer Ebenen und somit der vielfältigen menschlichen Sinne (Hör-, Seh-, Geschmacks-, Geruchs-, Tast-, Bewegungs-, Gleichgewichts-, Sprachsinn) beziehen den lebenserfahrenen Lernenden als Ganzes in den Prozess mit ein.

So wurde z. B. die hohe Effektivität von Exkursionen, Rollenspielen und visualisierten Vorträgen nachgewiesen. Im Gegensatz dazu ist der Lernerfolg bei reinen Vorlesungen/Vorträgen (der Klassiker in der Erwachsenenbildung, siehe Vorlesungen in Universitäten), bei denen nur der Hörsinn angesprochen wird, sehr gering. Beim **multisensorischen Lernen** werden die individuellen Lernvorlieben der Teilnehmer durch die Ansprache unterschiedlicher Sinne insofern berücksichtigt, als dass jeder Teilnehmer seinen bevorzugten (Sinnes-)Zugang zum Thema findet.

Lehrmethoden

Es gibt eine Vielzahl von Möglichkeiten, wie ein Thema ansprechend präsentiert werden kann. Abb. 2-**2** zeigt einen Überblick über die wichtigsten Methoden:

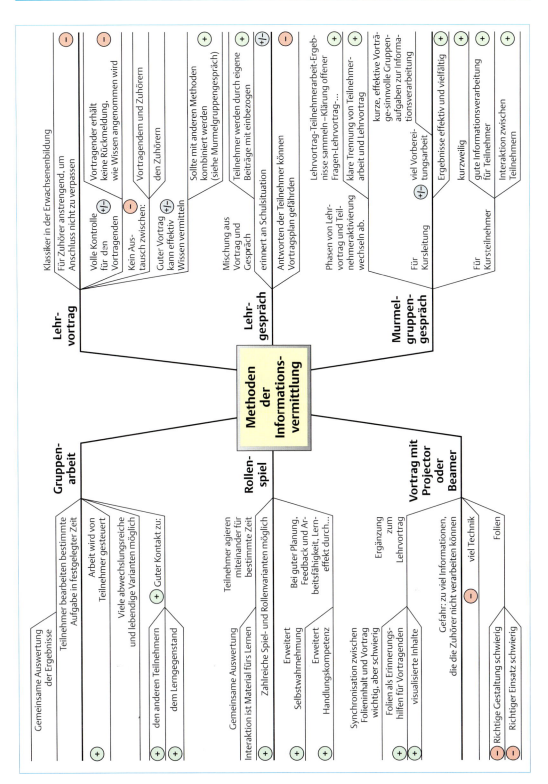

Abb. 2-2 Mind-Map-Lehrmethoden

Welche Methode, als Vehikel für die Informationsvermittlung, dabei die geeignete ist, hängt von verschiedenen Faktoren (z. B. Thema, Gruppengefüge, Rahmenbedingungen, Vorlieben) ab. In den verschiedenen Kurskonzepten, die in diesem Buch vorgestellt werden, finden Sie eine Vielzahl von ausgearbeiteten Kurseinheiten, die eins zu eins von der Kursleiterin übernommen oder je nach Vorlieben, Methodenkompetenz etc. modifiziert werden können.

Nach der Präsentation sollte den Teilnehmern Raum und Zeit gegeben werden, die Informationen durch **eigenes aktives Mitgestalten** annehmbarer zu machen, z. B. durch

- individuelle Ideen und Anmerkungen
- gemeinsames Vergleichen, Austauschen und Ergänzen
- gemeinsames Gestalten und Darstellen der erfahrenen Inhalte

Dies erhöht gleichzeitig die Interaktion und Kommunikation innerhalb der Gruppe.

2.5   Einsatz von Medien

Bei der Präsentation der Lehrinhalte kommt neben der Aufbereitung der Inhalte auch dem Einsatz von Medien eine große Bedeutung zu. Eine der Grundregeln der Moderation lautet:

> **!** Erlernte Inhalte sollten konsequent visualisiert werden.

Um dies umzusetzen, brauchen wir Medien. Hier stehen uns die Pinnwand und das Flipchart zur Verfügung.

■ Pinnwand

- Sie bietet eine große Fläche für vorbereitete Plakate.

- Innerhalb einer Kursstunde lässt sich das Pinnwandpapier beschriften und gestalten.
- Texte, Bilder oder Karten können angebracht und jederzeit verschoben, neu gestaltet oder anders sortiert werden.
- Die TeilnehmerInnen können ihre Beiträge auf Moderationskarten notieren, die dann auf der Pinnwand für die ganze Gruppe sichtbar sind.
- Pinnwände bieten TeilnehmerInnen genügend Platz, um selbst gestaltete Ergebnisse von Gruppenarbeiten zu präsentieren.
- Man kann auch mehrere Pinnwände zusammenstellen und so eine Ausstellung von Bildern zu einem bestimmten Thema vorbereiten.

■ Flipchart

Flipchart nennt man einen auf einem Gestell befestigten großen Papierblock.

- Auf Flipchartbögen können Sie während der Stunde schreiben, aber natürlich auch fertige Grafiken und Texte präsentieren.
- Das Flipchart ist gut geeignet für Zuruf-Fragen, die innerhalb des Kurses visualisiert werden müssen.
- Wenn nur ein kurzer Text visualisiert werden soll, z. B. bei einem Willkommensgruß, ist der Platz auf dem Flipchart ausreichend.
- Das Flipchart hat den Nachteil, dass einmal geschriebene Sachen fest dastehen und nicht mehr, wie bei den Karten der Pinnwand, bewegt werden können.

Natürlich können Sie Pinnwand und Flipchart auch miteinander kombinieren. Suchen Sie sich immer einen Standplatz seitlich davon aus, damit alle Gruppenmitglieder gut sehen können. Pinnwand und Flipchart ermöglichen mit relativ wenig Aufwand eine lebendige Gestaltung der Kursstunden, bei der die Teilnehmer jederzeit einbezogen werden können und eigene Ideen am besten umsetzbar sind.

Nur bedingt sinnvoll für die Geburtsvorbereitung sind folgende technische Gerätschaften:

■ Beamer

- Mit Laptop und Powerpoint können Sie eine Präsentation in perfekter Technik vorbereiten.
- Auch kleine Filmsequenzen sind möglich.
- Unterlegung mit Musik und Text, viele Gestaltungsmöglichkeiten.
- Bei entsprechendem Know-how perfekt animiert.
- Powerpoint-Präsentationen wirken dadurch jedoch schnell „überpowert"!
- Die TeilnehmerInnen haben keine Möglichkeit, sich direkt einzubringen.
- Gut geeignet für Vorträge vor großen Gruppen.

■ Overheadprojektor

- Weckt bei vielen TeilnehmerInnen Erinnerungen an die eigene Schulzeit.
- Präsentationen lassen sich gut vorbereiten.
- Folien sind gut zu transportieren.
- Die Visualisierung ist nur für die Dauer der Projektion sichtbar.
- Die Beteiligung der TeilnehmerInnen ist eher umständlich.

■ Diaprojektor

- Frontalvortrag mit veranschaulichenden Bildern.
- Mögliche Themen: Bilder zum Stillen, über den Geburtsverlauf oder Gebärpositionen.

■ Video/DVD

- Bewegte Bilder sind kurzweilig.
- Geburtsfilm, Stillen.
- Der Konsumhaltung der Teilnehmer wird dadurch jedoch Vorschub geleistet.

2.6 Die Wirkung der Kursleiterin

Innerhalb eines Kurses präsentieren Sie neben den Inhalten auch immer sich selbst. Und auch wenn natürlich das Thema wichtiger ist als die Ausstrahlung der Kursleiterin, haben Sie doch einige Möglichkeiten, die Wirkung Ihrer Person positiv zu beeinflussen.

Sprache und Sprechen

- Achten Sie auf eine klare und deutliche Aussprache. Regionale Sprachfärbungen stören im Kurs jedoch nicht und wirken auf die in der Regel aus der gleichen Region stammenden TeilnehmerInnen eher sympathisch.
- Sprechen Sie nicht zu schnell und achten Sie auf ausreichende Pausen. um der Gruppe Zeit zu lassen, Aussagen aufzunehmen und zu verstehen.
- Versuchen Sie, wenn möglich auf Nebenlaute wie „Äh" und „Hm" zu verzichten, sie wirken auf die TeilnehmerInnen wie akustische Denkanzeigen der Kursleiterin.
- Achten Sie vor allem bei etwas längeren Vorträgen auf die Modulation Ihrer Stimme, variieren Sie in Melodie, Lautstärke und Tempo, denn Monotonie ist langweilig und wirkt einschläfernd.
- Sie können schon mit Ihrer Wortwahl die Gruppe aktivieren, indem Sie die TeilnehmerInnen direkt ansprechen und das indirekte „man …" vermeiden.

Beispiele:
indirekt: *„Man könnte der Frau mit Massagen helfen"*
direkter: *„Sie können Ihrer Frau bei der Geburt mit Massagen helfen."*
indirekt: *„Möchte noch jemand etwas sagen?"*
direkter: *„Wer möchte noch etwas sagen?"*

Körpersprache

Wie Inhalte von TeilnehmerInnen auf- und angenommen werden, hängt auch von der Beziehung und inneren Einstellung ab, die zwischen
der Gruppe und der Kursleiterin, aber auch
dem eigenen Verhältnis zum Thema bestehen.
Dieses Verhältnis wird hörbar im Tonfall und
sichtbar in der Körpersprache. Der Psychologe
Paul Watzlawick sagt es sehr treffend: *„Man
kann sich nicht nicht verhalten!"*

Diese **nonverbalen Signale** werden natürlich
von ihrem Gegenüber auch wahrgenommen
und entsprechend interpretiert. In diesem Zusammenhang ist es wichtig, sich durch stete
Eigenreflektion der eigenen Einstellung zu bestimmten Themen oder auch TeilnehmerInnen
bewusst zu werden (s. Kap. 5).

Gestik

- Suchen Sie einen guten Stand, das gibt Ihnen
  Sicherheit und vermittelt dies auch den Ge-
  sprächspartnern.
- Bewegen Sie sich nicht allzu ausholend, denn
  so vermitteln Sie Unruhe und wirken schnell
  hektisch.
- Wechseln Sie die Gestik, stereotype Bewegungen wirken langweilig und ermüdend.

Mimik

- Versuchen Sie, alle TeilnehmerInnen im Blick
  zu halten, indem Sie Ihren Blick schweifen
  lassen. So fühlt sich jedes Gruppenmitglied
  gleichermaßen wahrgenommen.
- *„Das Lächeln, das Sie aussenden, kehrt zu Ihnen zurück!" (Sprichwort).*

PRAXISTIPPS

- Bereiten Sie sich gut auf Ihren Kurs
  vor. Planen Sie genügend Zeit ein,
  damit Sie nicht abgehetzt zum Kurs
  kommen und selber einen Moment
  abschalten können, bevor Sie starten. Auch die Vorbereitungszeit ist
  Arbeitszeit!
- Falls Sie befürchten, den roten Faden
  zu verlieren, halten Sie zur eigenen
  Sicherheit ruhig ein kleines Stichwort-
  manuskript bereit. Auch hierfür sind
  die Moderationskarten gut geeignet.
- Achten Sie darauf, dass alle TeilnehmerInnen Sie gut sehen können und
  wechseln Sie zwischendurch Ihren
  Standort.
- Starten Sie nicht zwei Aktionen gleichzeitig, das schafft nur Verwirrung.
- Machen Sie sich nichts draus, wenn
  nicht alles so klappt, wie Sie es
  geplant hatten: *„Leben ist, wenn was
  dazwischen kommt!"*

Moderation

! Moderation ist eine Kommunikationsform, die das Ziel hat, Betroffene zu Beteiligten zu machen.

Die **Grundprinzipien** der Moderation sind:
- Mitverantwortung
- Teilnehmeraktivierung
- Visualisierung

2.7 Mitverantwortung jedes einzelnen Kursteilnehmers

Ein effektives und zielgerichtetes Arbeiten in einer Gruppe gelingt besonders gut, wenn wir es schaffen, zunächst einmal eine **gute Arbeitsatmosphäre** zu schaffen. Wichtig ist es hierbei, den TeilnehmerInnen zu verdeutlichen, dass der Kurs durch ihre Vorstellungen und Wünsche mit beeinflusst und gestaltet werden kann. Diese **Wünsche und Fragestellungen** sollten wir bereits zu Beginn des Kurses erfragen, um sie dann in unserem Konzept auch wirklich berücksichtigen zu können.

Im Falle der Geburtsvorbereitung heißt das auch, dass die TeilnehmerInnen ermutigt werden, ihre **eigenen Erfahrungen** mit in die Kursarbeit einfließen zu lassen.

Innerhalb einer Gruppe ist oft ein großer Pool von Wissen vorhanden, denn kaum eine Schwangere kommt in den Kurs, ohne sich zuvor an anderen Stellen über Schwangerschaft und Geburt informiert zu haben. Lassen wir dieses Wissen in die Kursarbeit einfließen, erleben wir dies oft als große Bereicherung für die Gruppe aber auch für uns als Kursleiterin.

Die TeilnehmerInnen machen in der Diskussion mit anderen Betroffenen die Erfahrung, dass es viele unterschiedliche Meinungen und Problemlösungen gibt, die oft auch nebeneinander stehen können, gemäß dem Sprichwort: *Viele Wege führen nach Rom.*

Ein weiterer positiver Effekt ist, dass die TeilnehmerInnen sich als **selbständige und mündige Personen** wahrgenommen und mit ihren Bedürfnissen ernst genommen fühlen.

! Wenn wir so bereits frühzeitig alle TeilnehmerInnen in das Kursgeschehen einbinden und ausreichend am Lernprozess beteiligen, fühlt sich jede einzelne Teilnehmerin auch für das Ergebnis dieses Kurses verantwortlich.

Dies stellt eine enorme Entlastung für uns **Kursleiterinnen** dar. Natürlich trägt die Kursleiterin weiterhin die Verantwortung für die Auswahl der passenden Methoden und auch die Aufbereitung der Inhalte, aber es ist schön, einen Teil der Verantwortung für das Ergebnis an die Gruppe abzugeben.

Ist sich jede Teilnehmerin ihrer Verantwortung bewusst geworden, identifiziert sie sich mehr mit dem Kursgeschehen und wird sich eher bemühen, durch **positive Mitarbeit** die Gruppe weiterzubringen, anstatt durch das Einnehmen einer negativen Rolle, wie der des Störenfriedes, Verweigerers oder Kursclowns, die Gruppe an der Arbeit zu hindern. Ein mögliches Konfliktpotenzial wird also reduziert, und auch das ist für uns als Kursleiterin entlastend und wohltuend.

Wie können wir den TeilnehmerInnen ihre Verantwortung innerhalb des Kurses verdeutlichen?

■ Spielregeln

Wir können mit den TeilnehmerInnen gemeinsam zu Beginn des Kurses Spielregeln aufstellen, die dann während des Kurses für alle verbindlich sein sollten. Hier können sowohl die TeilnehmerInnen als auch die Kursleiterin ihre eigenen Wünsche für eine gute Arbeitsatmosphäre anbringen.

Beispiele:
„Ich möchte die Stunde gerne pünktlich beginnen."

„Ich kann besser arbeiten, wenn die Handys leise oder ausgestellt werden."

„Wir wünschen uns regelmäßige Pausen."

„Fragen sind jederzeit willkommen."

■ Feedback

Regelmäßiges Feedback gibt Ihnen als Kursleiterin die Möglichkeit, zu überprüfen, ob noch alle TeilnehmerInnen „an Bord" sind, d. h. ob die TeilnehmerInnen mit dem Ablauf des Kurses zufrieden sind und sich in der Gruppe wohl fühlen. Dies kann z. B. als Feedbackrunde, Blitzlicht, Fragebogen oder auch bei Zeitmangel durch das Anbringen von Klebepunkten auf einem Lernbarometer (Wie sinnvoll fanden Sie die heutige Kursstunde?) stattfinden.

■ Klagemauer

Das Einrichten einer „Klagemauer" gibt KursteilnehmerInnen auch dann die Möglichkeit, Unmut zu äußern, wenn keine Feedbackrunde vorgesehen ist oder sie sich nicht trauen, ihr Anliegen vor der Gruppe zu äußern. So erfahren Sie als Kursleiterin frühzeitig, wenn etwas nicht in Ordnung ist und haben nicht das Gefühl, dass sich hinter Ihrem Rücken eventuell etwas zusammenbrauen könnte.

PRAXISTIPPS

Sie können dafür z. B. eine Pinnwand einrichten mit der Überschrift:

Ich könnte besser arbeiten, wenn …

an der die TeilnehmerInnen ihre Karten anbringen können.

■ Delegieren von Aufgaben

Keinesfalls muss die Kursleiterin Ihre TeilnehmerInnen wie eine Übermutter rundum versorgen und verwöhnen. Selbständigkeit ist auch hier gefragt. Mitarbeit durch die TeilnehmerIn-

nen ist also bei den **praktischen Aufgaben im Kurs** erwünscht und sinnvoll.

Die Matten wegbringen, den Tisch abräumen, eine Teilnehmerliste erstellen und andere Aufgaben werden verteilt, alle sind verantwortlich. Oft freuen sich gerade teilnehmende Männer, ganz praktisch etwas beitragen zu können. Die Kursleitung profitiert auch hier durch die Entlastung.

2.8   Teilnehmeraktivierung

In der Bildungsarbeit mit Erwachsenen sollten wir uns immer wieder bewusst machen, dass unsere TeilnehmerInnen über Lebenserfahrung und oft großes Vorwissen verfügen. Das heißt, **jeder kann von jedem lernen** und auch wir Kursleiterinnen gewinnen immer wieder neue spannende Ansichten und Aspekte hinzu.

Der klassische Frontalunterricht, in dem die Kursleiterin erklärt und die anderen zuhören, birgt die Gefahr, dass sich die TeilnehmerInnen nach einer gewissen Zeit (meist sind das etwa 20 Minuten!) zu langweilen beginnen und die Aufmerksamkeit und damit auch Aufnahmefähigkeit sinkt. Spätestens dann wird es Zeit, die Gruppe aktiv am Unterricht zu beteiligen, andere Sinne anzusprechen und damit das Erlernte erfahrbar zu machen und zu verfestigen.

Grundlagen für die Teilnehmeraktivierung

Für viele TeilnehmerInnen ist ein teilnehmerzentrierter Unterrichtsstil zunächst ungewohnt und neu. Abseits von der gewohnten Konsumhaltung werden hier die werdenden Eltern gefordert. Damit dies unseren TeilnehmerInnen gut gelingt und sie zwar fordert, aber nicht überfordert, sollten wir zunächst für **ein gutes Ankommen in der neuen Situation** sorgen.

- Die Teilnehmer sollten mit dem Kursort vertraut sein und sich **räumlich** orientieren können.
  Beispiel: Wo geht es zur Toilette?
- Ein erstes **Kennenlernen der andern Kursteilnehmer** baut eventuell vorhandene Scheu und Hemmungen ab.
  Beispiel: Vorstellungsrunden und Kennenlern-Spiele.
- Der **Austausch von Wünschen und Erwartungen** an den Kurs zeigt bereits zu Beginn des Kurses, dass hier die Meinung jedes Teilnehmers zählt.
- Der Ablauf und die Organisation des Kurses sollte für alle klar und bekannt sein.
  Beispiel: Wann beginnt und endet der Kurs? Wann sind Pausen geplant?
- **Klare Regeln** erleichtern den Einstieg in die Kursarbeit und geben Orientierung.
  Beispiel: Innerhalb des Kurses wollen wir uns Siezen oder Duzen.
- Durch eine **angenehme Atmosphäre im Kursraum** können wir Kursleiterinnen viel zum Wohlbefinden unserer KursteilnehmerInnen beitragen.
  Beispiel: Ansprechende Räume, Versorgung mit Getränken

Ist die neue Situation in der Gruppe ein bisschen vertrauter geworden, trauen sich die TeilnehmerInnen schon eher, sich zu öffnen und aktiv zu beteiligen.

Welche Möglichkeiten haben wir, um TeilnehmerInnen aktiv zu beteiligen?

■ Lockerung und Bewegung

„Auch die längste Reise beginnt mit dem ersten Schritt"

(chinesisches Sprichwort)

Bewegungsübungen zum Beginn eines Kurses und als Einstieg in die Stunde geben den TeilnehmerInnen die Möglichkeit, Unsicherheit und Spannungen abzubauen. Zwischen den Übungseinheiten sorgt Bewegung für einen klaren Kopf und erhöht dadurch die Aufmerksamkeit. Das praktische Umsetzen theoretischer Inhalte vertieft und verfestigt das Erlernte und macht Wissen erfahrbar.

Beispiel: Die Vorteile der vertikalen Gebärpositionen zunächst erarbeiten und dann gemeinsam verschiedene Positionen ausprobieren. Was fühlt sich gut an?

■ Themen durch TeilnehmerInnen erarbeiten lassen

Um die Aufmerksamkeit und Betroffenheit für ein Thema zu erhöhen, können wir einzelne Themen in freier Arbeit oder unter Anleitung der Kursleiterin von den TeilnehmerInnen erarbeiten lassen. Dies kann in der ganzen Gruppe, aber auch als Kleingruppen, Paar- oder Einzelarbeit stattfinden.

■ Wechsel von Methoden und Medien

Durch den Wechsel in der Methodik bringen wir Bewegung nicht nur im körperlichen Sinn ins Lernen. Ein Thema aus verschiedenen Blickwinkeln mit unterschiedlichen Methoden bearbeiten zu lassen, bringt jeden Teilnehmer in den Genuss, in seiner bevorzugten Kommunikationsart lernen zu können. Vieles lässt sich gerade in der Geburtsvorbereitung nicht in Worten ausdrücken und wird erst durch die Ergänzung durch Bilder, Spiele oder Körperübungen erfahrbar und damit auch nachvollziehbar.

■ Kontakt und Kommunikation

! Nur wenn die Gruppe aktiv miteinander in Kontakt ist, auch nonverbal, bringen die TeilnehmerInnen sich in die Gruppe ein.

Dies kann in Diskussionen in der ganzen oder in kleinen Gruppen stattfinden. Auch kontrovers geführte Diskussionen stellen eine Bereicherung dar. Die Teilnehmer erfahren, dass es zu vielem eben auch unterschiedliche Ansätze gibt und dass es gilt, einen **eigenen Standpunkt** zu finden.

■ Konzentration erhöhen

Hat die Kursleiterin den Eindruck, dass die Gruppe bei einem sehr kopflastigen, komplexen Thema nicht mehr bei der Sache ist, kann sie durch Wahrnehmungsübungen oder kinesiologische Übungen die Arbeitsfähigkeit verbessern und für Konzentration sorgen.

■ Entspannung

Sind die Teilnehmer entspannt und nicht zu sehr mit ihren Alltagsgedanken beschäftigt, wird die Bereitschaft größer, sich den Themen der Geburtsvorbereitung zuzuwenden. Hierzu stehen uns **Entspannungsübungen** und **Fantasiereisen** zur Verfügung.

Und natürlich sind auch **regelmäßige Pausen** wichtig, in denen sich die TeilnehmerInnen bewegen und miteinander kommunizieren können, um Neues zu verarbeiten und sich zu erholen.

■ Spiele

Zur Aktivierung, als Konzentrationsübung, aber auch zum Energieaufbau können Bewegungs- und Kreativspiele eingesetzt werden. Hier können TeilnehmerInnen ganz spielerisch Inhalte vertiefen, in Bewegung umsetzen oder neu Erlerntes in anderen Situationen ausprobieren.

! Idealerweise beinhaltet eine Unterrichtseinheit mehrere Teilnehmer-aktivierende Methoden und spricht die Frauen/Paare so auf mehreren Ebenen an.

Eine **gute Gruppendynamik** entsteht durch eine ausgewogene Kombination der Methoden und Angebote aus jedem der folgenden Bereiche:
- **Gespräche**: Gruppenarbeit, Diskussion
- **Spiele**: z. B. einem Quiz zum Thema Stillen
- **Arbeiten**: z. B. Gruppenarbeit, Körperarbeit
- **Feiern**: z. B. bei einem gemeinsamen Essen

2.9   Visualisierung

! Ein Bild sagt mehr als tausend Worte.

Informationen nur über das gesprochene Wort weiterzugeben bedeutet, nur einen „Eingangskanal" zu nutzen. Erfassen wir Informationen auch über den visuellen Weg, werden die Informationen besser behalten.

Was ist Visualisierung?

All das, was mit dem Auge erfasst werden kann: Dies können Bilder sein, Fotos, Skizzen, Cartoons, Piktogramme, aber auch Tabellen oder Diagramme. Die Arbeit mit Symbolen oder Gegenständen, die Assoziationen entstehen lassen, ist ebenfalls eine Form der Visualisierung.

Es ist möglich, den Lernprozess durch Visualisierung zu begleiten und damit für die TeilnehmerInnen nachvollziehbarer zu machen. Zu diesem Zweck können z. B. vorbereitete Tafeln, die im Vortrag von der Kursleitung oder der Gruppe mit Stichworten ergänzt werden, eingesetzt werden. Schwerpunkte, Stimmungen und Tiefe können so über die Gestaltung von Tafeln und Papierbögen zum Ausdruck gebracht werden.

Welche Vorteile bringt uns die Visualisierung in der Kursarbeit?

- Innerhalb der Kursstunden erhalten TeilnehmerInnen eine Orientierungshilfe über bereits erarbeitete Zusammenhänge und Inhalte. So kann das Wesentliche verdeutlicht und damit leichter erfasst werden.

- Die Visualisierung bringt zusätzliche Möglichkeiten für die Gestaltung einer Kurseinheit, macht die Einheit interessanter und erhöht dadurch die Aufmerksamkeit unserer KlientInnen.
- Für die schwangeren Frauen und ihre Partner ist es leichter, sich an das Erlernte zu erinnern, wenn sie etwas nicht nur gehört, sondern auch gesehen haben. Gerade die Arbeit mit Symbolen ist sehr einprägsam.
- Werden die Lerninhalte dann noch zusätzlich erfahrbar gemacht und ausprobiert, sind sie wirklich gut verankert und für die TeilnehmerInnen auch in der Praxis abrufbar.
- Aber auch für uns **Kursleiterinnen** bietet die Visualisierung Vorteile. Eine Strukturierung der Kurseinheit fällt uns leichter, wenn wir uns innerhalb der Stunde an unseren vorbereiteten Bögen und Tafeln orientieren können, wir können uns sicher sein, dass wir nichts Wichtiges vergessen.
- Auch Wiederholungen und Redeschleifen werden damit vermieden.
- Aufbau und Struktur sind für die ganze Gruppe nachvollziehbar und sorgen damit für Transparenz.
- Beiträge und Stellungnahmen der KursteilnehmerInnen werden ebenfalls möglichst zeitnah festgehalten. So werden die Eltern in die Stunde einbezogen, eigene Ergebnisse entstehen, die dann wiederum die Identifikation mit dem Geschehen im Kurs erhöhen.

Vorbereitung und Planung

Unerlässlich ist eine **detaillierte Ausarbeitung** als Vorbereitung auf die Kursstunde, was im Vorfeld zwar etwas Mühe macht, dann aber auch gerade am Anfang zu mehr Sicherheit verhilft. So stellen sich eingangs die Fragen:

1. **„Was möchte ich visualisieren und mit welchem Ziel?"**

Möchten wir z. B. als emotionalen Ein- oder Ausstieg in eine Kurseinheit ein stimmungsvolles Bild, ein passendes Zitat oder vielleicht auch eine Provokation einsetzen, können wir dafür eine Pinnwand oder ein Flipchart komplett vorbereiten und gestalten. Diese Vorlagen können natürlich mehrmals verwendet werden, sodass die Vorbereitung nicht in jedem Kurs neu anfällt.

2. **„Sollen die mir wichtigsten Punkte eines Themas verdeutlicht und vertieft werden?"**

Hier können z. B. teilweise vorbereitete Pinnwände und Flipcharts während eines Vortrages durch Beschriften oder Anpinnen von Karten ergänzt werden. Damit ein direkter Bezug zum gesprochenen Wort entsteht, sollte dies zeitnah direkt in der Stunde entstehen. Bei der Ergänzung durch Stichwortkarten wird die Vorlage nicht verändert und kann daher mehrfach eingesetzt werden, dies spart Zeit in der Vorbereitung

3. **„Soll die Gruppe selbst eigene Stichworte zum Inhalt sammeln?**

Hier kann z. B. eine vorbereitete Pinnwand durch die TeilnehmerInnen ergänzt werden. Die vorbereitete Struktur gibt ihnen dabei eine Orientierungshilfe, was die Bearbeitung des Themas erleichtert. Wichtige, noch fehlende Aspekte werden im Anschluss durch die Kursleiterin ergänzt, dieses Vorgehen erfordert allerdings einen gewissen „Mut zu Lücke".

4. **„Welche Medien stehen mir zur Verfügung oder halte ich für sinnvoll?"**

Eine Ausstattung der Kursräume mit Pinnwand und Flipchart ist sinnvoll. Als Zubehör werden Moderationskarten, Filzstifte, Pinnnadeln und Klebepunkte benötigt. Buntstifte und farbige Kreiden geben zusätzliche Gestaltungsmöglichkeiten, und auch wenn man kein ausgeprägtes Zeichentalent besitzt, lassen sich schöne Vorlagen gestalten. Wenn dies aus finanziellen oder anderen Gründen nicht möglich ist, lässt sich auch einfach mit großen Papierbögen an der Wand improvisieren.

2.10 Kursdramaturgie und Moderationsplan

Nachdem die Kursinhalte klar sind, findet die **methodische Vorbereitung** statt. Anhand eines Moderationsplans können inhaltliche Aspekte mit sinnvollen Methoden und einem entsprechende Zeitplan in Beziehung gesetzt werden. Der Plan verhindert keine unvorhergesehenen Situationen, die sich im Kurs spontan ergeben können. Vielmehr ist auch hier eine **gewisse Flexibilität** gefordert. Als Orientierungshilfe kann er aber ein „Sich-Verzetteln" gut verhindern.

Ein **Moderationsplan** ist eine Arbeitshilfe, die folgende **Vorteile** bietet:
- Es entsteht ein Gesamtüberblick über den Kursaufbau (Einstieg/Inhalt/Ausstieg).
- Eine ausgewogenen Methodenwahl fällt leichter (Teilnehmeraktivierung/Frontalvortrag).
- Ein Überblick über die genutzten Lernebenen entsteht (Wahrnehmungsübungen – psychomotorisch, Informationen – affektiv, kognitiv).

- Überblick über die benötigten didaktischen Hilfsmittel.
- Hilft, den roten Faden zu halten.
- Hilft, das Ziel der Kurseinheit zu erreichen.
- Hilft bei der zeitlichen Orientierung und erleichtert eine realistische Zeiteinschätzung.
- Erleichtert den Überblick bei Vertretungsstunden.

Für jeden Schritt erfolgt eine sorgfältige Planung, über Ziel des Abschnittes und welche Methoden eingesetzt werden, um dieses zu erreichen. Bei der **Auswahl der Methode** kann aufgrund der Gruppendynamik kurzfristig umdisponiert werden. Eine unterschiedliche Herangehensweise zu planen, macht durchaus Sinn, da viele Einzelthemen im Voraus bekannt sind.

Im Moderationsplan wird außerdem erfasst, welche **didaktischen Hilfsmittel** vorbereitet und bereitgestellt werden müssen. Das ist eine große praktische Erleichterung, vor allem weil oft die Zeit fehlt, sich lange vor Kursbeginn auf die Stunde einzustimmen. So kann die Kurstasche schon zeitig fertig gepackt bereitstehen.

Tab. 2-**2** Raster zur Erstellung eines Moderationsplans

Nr.	Zeit	Dauer	Lernziel	Inhalt	Methode	Medien
Reihenfolge	Uhrzeit bei Beginn der Übung	Wie viel Zeit ist vorgesehen?	Was sollen die Teilnehmer am Ende der Sequenz gelernt und verstanden und erfahren haben?	• Wie genau gehe ich vor? • Wie erreiche ich dieses Ziel?	• Welche Methode verwende ich? • Teilnehmer aktivieren oder passives Lernen? • Welche Lernebene verwende ich?	• Was muss ich einpacken oder bereitstellen? • Was muss noch vorbereitet werden?
Beispiel	15'	5'	„Sympathische Gebärpositionen wählen"	Jedes Paar erhält 3 Punkte und markiert seine Positionsfavoriten	Mehrpunktfrage	Grüne Klebepunkte

Eine weitere wichtige Funktion des Moderationsplans ist das **Zeitmanagement**: Wie viel Zeit wird pro Lerneinheit veranschlagt und steht diese im sinnvollen Zusammenhang mit der Gewichtung des Inhalts? Muss ich bei Zeitknappheit eine Sequenz kürzen oder ersetzen? Welche ist am ehesten entbehrlich oder kann thematisch verschoben werden? Bleibt die Kurseinheit methodisch „rund"? So kann das Risiko, wegen einer unrealistischen Zeiteinschätzung frustriert aus dem Kurs zugehen, auch für die Kursleitung minimiert werden.

Anfangs ist es zwar etwas gewöhnungsbedürftig, einen Moderationsplan anzulegen. Wenn dies jedoch getan ist, fällt die praktische Kursarbeit dafür umso leichter.

Literatur

1. Nolan, M.: Professionelle Geburtsvorbereitung, 2001 Verlag Hans Huber
2. Weidemann, B.: Erfolgreiche Kurse und Seminare, 2004, Beltz Verlag
3. Weidenmann, B.: 100 Tipps & Tricks für Pinnwand und Flipchart, 2003
4. Rabenstein, Reichel, Thanhoffer: Methoden Set; Ökotopia Verlag
5. Neuland M.: Neuland Moderation, 2003. Gerhard May-Verlag
6. Lewin, K.: Führungsstile, Iowa-Studien (1938–1940)

3 Die Rolle der Kursleiterin

Sabine Krauss-Lembcke

3.1 Wünsche und Erwartungen der KursteilnehmerInnen

Wenn man die Frauen und Paare nach ihren **Wünschen und Erwartungen** an einen Geburtsvorbereitungskurs befragt, werden regelmäßig folgende Punkte genannt:

> **Erwartungen an die Kurse**
> - Gleichgesinnte kennenlernen, Erlebnisse und Erfahrungen austauschen
> - Informationen rund um Geburt und Elternschaft sammeln
> - eine Entscheidungshilfe zur Wahl der Geburtsortes erhalten
> - Ängste abbauen
> - Lernen, „alles richtig" zu machen
> - Atemtechniken lernen, um mit dem Geburtsschmerz besser zurecht zu kommen
> - den Umgang mit dem Kind lernen
> - Der Partner soll erfahren, wie er in der Geburt richtig unterstützen kann.

Die Frauen und ihre Partner kommen in unsere Kurse und bringen zahlreiche **Informationen**, Wissen und Erfahrungsberichte **aus dem Familien- und Bekanntenkreis** und den verschiedenen Medien (Internet, Bücher, Fernsehen) über Schwangerschaft, Geburt und Stillen mit.

Hinzu kommen die **persönlichen Lebenserfahrungen** der KursteilnehmerInnen:
- Wie haben sie bislang Veränderungsprozesse in ihrem Leben bewältigt?
- Welche Erfahrungen haben sie mit Belastungen, körperlichen Anstrengungen und Schmerzzuständen gemacht?
- Haben sie als Paar schon gemeinsame Krisen bewältigt?

Alle diese Erfahrungen betrachten wir als **Ressourcen,** auf denen wir in der Kursarbeit aufbauen können (3, 4). Diese persönlichen Erfahrungen und Strategien bewusst zu machen, sie als konkrete Hilfestellung mit einzubeziehen, um damit die **aktive Hilfe zur Selbsthilfe** zu mobilisieren, sind wichtige Ziele in der Kursarbeit.

Die **Menschen dort abzuholen, wo sie gerade stehen**:

Ihre Sprache zu sprechen und Verständnis für ihre Lebenssituation zu haben, ist ein Ausdruck von professionellem Einfühlungsvermögen (Empathie).

> **!** Diese Empathie ist die Voraussetzung, dass sich im Verlauf der Kursstunden eine Vertrauensbasis entwickeln kann, auf der die TeilnehmerInnen sich zunehmend trauen, über ihre Erlebnisse und über ihre Empfindungen zu sprechen.

3.2 Vorbildfunktion und positive Autorität der Kursleiterin

Die Kursleiterin macht den Gruppenmitgliedern ein **Beziehungsangebot**, schon in der Art, wie sie auf die TeilnehmerInnen zugeht: Sie begrüßt sie persönlich, kennt die Namen, geht auf die Fragen und Bedürfnisse ein. Sie greift aktuelle Ereignisse in der Kursstunde auf und bezieht sie mit ein. Sie nimmt die Beschwerden der Frauen auf und stimmt, wenn notwendig, einen persönlichen Beratungstermin ab. Alles zusammen gibt den Gruppenmitgliedern die **Erfahrung, „gesehen" und ernst genommen** zu werden, in dem, was sie denken und fühlen. (3, 6)

Eine positive Grundhaltung (Ich bin o.k. – Du bist o.k.) (1, 3, 4, 6) der Leitung unterstützt die Entstehung einer vertrauensvollen Gruppenatmosphäre. Die TeilnehmerInnen erfahren Wertschätzung und Anerkennung für ihre Person. So können sich vertrauensvolle Beziehungen entwickeln. Diese Vertrauensbildung ist eine gesunde Basis für die weitere Hebammenbetreuung.

Die Kursleiterin kann ein Vorbild für **angemessene, erwachsene Fürsorglichkeit** (positives Bemuttern) sein. Die werdenden Eltern werden in ihrer neuen Rolle unterstützt, indem ihre eigenen Ressourcen mobilisiert werden. Sie lernen, wie sie belastende Lebenssituationen bewältigen können.

Als Hebamme mit Wissen und Erfahrung im Bereich der Geburtshilfe sind wir für werdende Eltern **Autoritäten**: Wir haben ein Fachwissen über Schwangerschaft und Geburten, wir wissen, wie sich die Veränderungsprozesse im Wochenbett entwickeln können und wir haben persönliche Erfahrungen und Berufserfahrung. Werdende Eltern wenden sich deshalb an uns und möchten aus diesem umfangreichen Wissensschatz profitieren. Wir können Einfluss nehmen und Entwicklungen beeinflussen, fördern und unterstützen.

Werdende Eltern haben heutzutage die Möglichkeit, sich umfassend zu **informieren**. Neben den Erfahrungen im persönlichen Umfeld haben sie Zugang zu Medien, Literatur und unterschiedlichen Kursangeboten. Häufig wirken die Schwangeren Frauen und ihre Partner sehr verunsichert, weil „jeder etwas anderes sagt" Mit dieser Unsicherheit kommen sie in die Geburtsvorbereitungskurse und suchen mit Hilfe der Gruppe und der Kursleiterin einen Weg, der für sie gangbar erscheint.

! Die Kunst der professionellen Hebammenbetreuung besteht darin, jungen Eltern behilflich zu sein, ihre eigenen Stärken und Fähigkeiten zu entdecken, in die Elternrolle hinein zu wachsen und ihr Kind bedingungslos zu lieben.

Fragen zur Selbstreflektion
- Wer hat in Ihrem Leben positive Vorbildfunktionen eingenommen?
- Welche Erfahrungen haben Sie mit Gruppenleitungen gemacht, z. B.: während der Schulzeit oder während der Ausbildung?
- Welchen persönlichen Führungsstil bevorzugen Sie in der Kursleitung?

3.3 Leitungskompetenz: Gruppen moderieren, Schutz geben, Erlaubnis geben

Leitungskompetenz bedeutet:
- einen geschützten Gruppenraum anbieten
- den TeilnehmerInnen die Erlaubnis geben, Gedanken und Gefühle zu äußern
- die Kraft haben, Gruppenprozesse zu steuern.

Es ist die Aufgabe der Kursleiterin, ihre Kursteilnehmerlnnen **wertzuschätzen,** in dem, was sie zum Thema Geburt und Elternschaft wissen, denken und fühlen. In den Gruppen gibt es sehr unterschiedliche Einstellungen und Erfahrungen, die in lebhaften Diskussionen zum Ausdruck kommen können (1, 2).

> **!** Kontroverse Diskussionen so zu moderieren, dass sich keine Frau ausgegrenzt fühlt, ist eine Kunst, die man trainieren kann.

In diesen Diskussionen sollten die Frauen die Erfahrung machen, dass sie über ihre Gedanken und Empfindungen sprechen können, ohne dafür ausgegrenzt zu werden.

Beispiel: Pro- und Contra-Diskussion zum Thema Schmerzmittel oder Kaiserschnitt. Hier ist es die Kunst der Leitung, unterschiedliche Sichtweisen zur Sprache zu bringen und die Meinungsbildung in die Verantwortung der „erwachsenen" TeilnehmerInnen zu geben. Frauen mit großen Ängsten oder sehr stille Frauen im Kurs kann die Kursleiterin auch am Rande der Kursstunde kurz persönlich ansprechen und ggf. einen Beratungstermin vereinbaren.

In jedem Fall haben die Gruppe und einzelne TeilnehmerInnen ein Recht darauf, von der Kursleitung geschützt zu werden. Es gilt zu verhindern, dass Frauen mit traumatischen Erfahrungen bloßgestellt werden oder dass sie als „Sündenbock" vorgeführt werden, weil sie einen exotischen Standpunkt haben.

Zugunsten der gruppendynamischen Entwicklungen (z.B. um Eskalationen oder totales Schweigen zu verhindern) ist es die Aufgabe der Kursleiterin, **Gespräche zu steuern.** Sie stellt Fragen oder stoppt Diskussionen, um wieder den „Roten Faden" der Kursstunde aufzugreifen (s. auch Kap. 4, S. 42 f).

3.4 Reflektion der eigenen Rolle als Kursleiterin

Leiten bedeutet, sich selbst zu kennen, andere zu erkennen, den Rahmen, in dem beide sich bewegen, zu begreifen und eine zielgerichtete Weiterentwicklung des dynamischen Ganzen zu fördern (1–3).

Die Lust, eine Gruppe zu leiten, Wissen, Informationen, eigene Erfahrungen und Erkenntnisse weiterzugeben und zu unterrichten, ist eine Fähigkeit, die einerseits erlernt werden kann und andererseits persönliche Motivation voraussetzt (1). Mit Menschen zu arbeiten, sie zu motivieren, ihre Lebenserfahrungen und ihr Wissen hervorzulocken, macht ein Teil dieser Motivation aus.

Eine Hebamme, die sich entscheidet, Gruppen zu leiten, sollte sich zu allererst fragen: **Was sind meine persönlichen Motive, diese Arbeit zu tun?** Vor einer Gruppe zu stehen, bedeutet „gläsern" zu sein. Die TeilnehmerInnen haben viel Zeit, um die Leiterin in ihrer sozialen und kommunikativen Kompetenz zu beobachten, das Wissen abzufragen und damit vielleicht auch „blinde Flecken" zu entdecken.

Fragen zur Selbstreflektion

- Was ist meine Motivation, Geburtsvorbereitungskurse zu leiten?
- Was bedeutet es für mich, vor einer Gruppe zu stehen, mich mit meinem persönlichen Wissen und meiner Lebenserfahrung darzustellen?
- Was wäre das Schlimmste, was mir in der Kursleitung passieren könnte?

Suchen Sie sich eine erfahrene Kollegin oder eine Supervisorin, mit der Sie diese Fragen reflektieren und Ihren persönlichen Standpunkt klären können. Die Fähigkeit, das eigene Denken, Handeln und Fühlen zu reflektieren, ist eine Grundvoraussetzung, um in der Erwachsenenbildung erfolgreich zu arbeiten. Eine kompetente Kursleiterin zu sein, bedeutet auch, sich mit der eigenen Person auseinanderzusetzen und sich der **eigenen Lebenseinstellung** bewusst zu sein (1, 3, 4, 6, 7).

3.5 Die Suche nach dem passenden Kurskonzept

! Ein Kurskonzept muss zur Persönlichkeit der Kursleiterin passen.

Bislang liegen uns nur wenige Erkenntnisse vor, woran wir festmachen können, welches Kurskonzept das wirkungsvollste ist. In der Hebammengebührenordnung werden die Themen benannt, die behandelt bzw. angesprochen werden sollen. Die Umsetzung dieser Vorgaben ist unterschiedlich.

Das **Ziel dieses Buches ist es**, Sie als Kursleiterin zu unterstützen, aus den vielen Anregungen und unterschiedlichen Konzepten die Teile für sich zu übernehmen, die zu Ihrer Philosophie

und Lebenseinstellung passen. Authentizität hat einen wesentlichen Einfluss darauf, dass Sie als Kursleiterin glaubhaft wirken (1, 2).

Am **Beispiel der Körperarbeit** möchte ich dies verdeutlichen: Die Anleitungen zu den Körperübungen sind hilfreicher, wenn Sie die Übungen regelmäßig für sich selbst durchführen und erspüren, wie sie wirken. Es gilt, ein Gefühl dafür zu entwickeln, wie viel Zeit notwendig ist, damit die Empfindungen wahrgenommen und verarbeitet werden können. Ein langsamer Übungsaufbau trägt dazu bei, intensiver hinzuspüren, welche Muskeln und Gelenke aktiviert werden. Zu schnell angeleitete Körperübungen verfehlen ihre Wirkung und werden deshalb eher als unbedeutend abgetan und vergessen.

! Leiten Sie nur die Übungen im Kurs an, mit denen Sie selbst gute Erfahrungen gesammelt haben und von deren Wirksamkeit Sie überzeugt sind.

Geburt ist eine tief gehende Körpererfahrung. Ansatzweise können wir in den Kursen diese Erfahrungen anbieten. Wie sie tatsächlich wirken, ist schwer nachweisbar und dennoch glaube ich daran: „Du wirfst einen Stein ins Wasser und holst ihn nie wieder raus." Das heißt, unsere Arbeit hat einen bleibenden Einfluss auf die betreuten Frauen und Paare.

3.6 Fragebogen zur Selbstkontrolle

Ein Fragebogen (Beispiel s. S. 35), der beim letzten Treffen von allen KursteilnehmerInnen ausgefüllt wird, und Fragen nach dem Nutzen des Geburtsvorbereitungskurses bei einem Wochenbettbesuch helfen, das eigene Kurskonzept kontinuierlich zu hinterfragen und zu verbessern. So können die Kurse immer wieder neu auf die Wünsche und Bedürfnisse der TeilnehmerInnen abgestimmt werden.

Der folgende **Fragenkatalog** kann helfen, differenzierte Informationen über den eigenen Kurs zu erhalten:

1. Wie sind Sie auf den Kurs aufmerksam geworden?
2. Fühlen Sie sich nach dem Kurs ausreichend informiert?
3. Wurden alle Themen besprochen, die Sie interessiert haben?
4. War die Informationsvermittlung gut verständlich? Wenn nein, warum nicht?
5. Wie bewerten Sie den Medieneinsatz? Zu viel Technik/zu wenig Technik?
6. Fanden Sie es gut, in die Gestaltung des Kurses einbezogen zu werden?
7. Wurde Ihr Partner ausreichend in den Kurs einbezogen?
8. Wie empfanden Sie die Atmosphäre im Kurs – in Bezug auf die Kursleiterin/die anderen TeilnehmerInnen?
9. Wie bewerten Sie die Körperübungen? Haben diese zu neuen Körpererfahrungen geführt? Wenn ja, zu welchen?
10. Wie bewerten Sie die Konzentrationsübungen und die Traumreisen? Haben sie zu neuen Erfahrungen geführt?
11. Ist der Mix aus Informationen, Austausch und Körperübungen gelungen? Was war zu wenig, was war zu viel?
12. Konnten Ängste abgebaut oder gelindert werden?
13. Wurden Ängste verstärkt?
14. Fühlen Sie sich gut auf die Geburt vorbereitet?
15. Fühlen Sie sich gut auf die erste Zeit der Elternschaft vorbereitet?
16. Wurden Ihre Erwartungen an den Kurs getroffen?
17. Was hat Ihnen im Kurs besonders gefallen?
18. Was hat Ihnen nicht gefallen?

Die Fragen, die die Kursleiterin für ihren Feedbackbogen wählt, hängen in der Praxis natürlich auch von den betreuten Frauen und Paaren ab. Paare aus bildungsfernen Schichten haben erfahrungsgemäß Schwierigkeiten, so differenzierte Fragebögen auszufüllen. Einige der Fragen werden auch schon in den mündlichen Feedback-Runden im Kurs beantwortet.

! Aus diesen Gründen sollte sich jede Kursleiterin ihren **eigenen Fragebogen** zusammenstellen, maßgeschneidert auf die Zusammensetzung des Kurses und die eigenen Bedürfnisse.

Eine einfache Version eines Feedbackbogens ist auf S. 35 zu finden, eine Alternative in Kapitel 7 (siehe S. 187).

Literatur

1. Haucke Patrizia u. Krenovsky Annette, 2003, Gelassen und souverän Führen, Kösel Verlag
2. Weiterbildung Psycho-soziale Leitungskompetenz am Institut Inita Hannover e. V., 1997–1999 Auszüge aus persönlichen Skripten
3. Stewart Ian, Joines Vann, 1990, Die Transaktionsanalyse, Herder Verlag
4. Antonowsky, Salutogenesemodell, BZGA, Band 6
5. Gührs Manfred, Nowack Klaus, 1991, Das konstruktive Gespräch, Limmer Verlag
6. Berne Eric, 1990, Was sagen Sie, nachdem Sie „Guten Tag" gesagt haben? Geist u. Psyche, Fischer Verlag
7. Haasen Mele, 2003, Mut zu klaren Worten, Kösel Verlag
8. Enkin M. et al, 1998, Effektive Betreuung in der Schwangerschaft, Ullstein Medical

Rückmeldungsbogen zur Geburtsvorbereitung

vom: . . . . Datum . . . .

- Wie sind Sie auf diesen Kurs aufmerksam geworden?
- ☐   Hebammenliste
- ☐   Auf Empfehlung, Freundin, Bekannte
- ☐   Frauenarzt
- ☐   Krankenhaus, welches?

- Was hat Ihnen am Kurs besonders gut gefallen?

- Womit waren Sie unzufrieden?

- Was kann ich als Kursleiterin besser machen?

- Glauben Sie, dass der Kurs für Sie einen Nutzen hatte?

- Wenn ja, welchen?

- Wenn nein, warum?

„Schwierige" Situationen und KursteilnehmerInnen

Heidi Bernard, Andrea Birk, Dagmar Stapper

Trotz bester Vorbereitung entstehen in einer Gruppe immer wieder Situationen, die uns überraschen und herausfordern.

Manche vermeintlich schwierige Situation kann vielleicht schon umgekehrt werden, indem wir den KursteilnehmerInnen mit Humor und mehr Toleranz begegnen.

Das genügt aber nicht immer.

Oft ist unsere Fähigkeit gefragt, eine Situation zu klären bzw. maßgeblich dazu beizutragen, einen möglichen Konflikt abzuwenden oder zu lösen.

4.1 Vorbeugende Maßnahmen

Klares Kursprofil

Die Kursleiterin sollte ein klares Profil ihres Kurses erstellen, aus dem folgende Basisinformationen hervorgehen:

- Für wen ist der Kurs gedacht, d. h. Frauen- oder Paarkurs, Kombinationsangebot, Kurs für Mehrgebärende etc.?
- Wie ist der Kurs aufgebaut? Wie viele Treffen sind geplant? Handelt es sich um einen Wochenendkurs oder ein fortlaufendes Angebot?
- Welche Inhalte werden in diesem Kurs vermittelt?

> **!** Nur so ist gewährleistet, dass sich motivierte Schwangere (mit oder ohne Partner) zu einem für sie geeigneten Kurs verbindlich anmelden.

Das Angebot kann in Form eines Flyers und/ oder auf der Homepage der Hebamme für die interessierten Frauen/Paare erläutert werden. Diese Erstinformation ersetzt natürlich nicht das persönliche Gespräch und/oder die schriftliche Anmeldebestätigung.

Klare Vertragsbedingungen

Vor Kursbeginn sollten keine Unklarheiten und somit Potenzial für Missverständnisse mehr bestehen. Das bedeutet u. a. auch:

- Eine verbindliche Anmeldung ist wichtig für die Schwangere und die Hebamme.
- Wann finden die Kurseinheiten statt (immer am gleichen Wochentag?)?
- Wann und wo findet der Kurs statt?
- Was ist mitzubringen?
- Was ist im Fall einer Abmeldung vom Kurs zu tun?
- Wie erfolgt die Abrechnung, was übernimmt die Krankenkasse, was ist selbst zu tragen?

Kursgestaltung

Zu einer guten Vorbereitung gehören außerdem die Auswahl und Gestaltung einer **ansprechenden Lernatmosphäre** (z. B. Kursraum, Medieneinsatz, Anschauungsmaterial).

Ein stimmiges Kurskonzept mit der entsprechenden Fach-, Methoden-, Sozial- und Eigenkompetenz sollte zur professionellen Hebammenarbeit gehören. Unterschiedliche Interessen und Lernvorlieben innerhalb einer Gruppe werden durch einen abwechslungsreichen Methoden- und Medieneinsatz bedient (s. Kap. 2).

Mitverantwortung der TeilnehmerInnen

In der ersten Kursstunde sollten mit allen Teilnehmern gemeinsame Ziele, Erwartungen und Regeln für den Kursverlauf festgelegt werden. Somit wird an die Schwangeren/Paare ein Stück Verantwortung für den Kurserfolg abgegeben. Im weiteren Kursverlauf sind Methoden zum besseren Kennenlernen der KursteilnehmerInnen untereinander sowie Kurseinheiten zur Kommunikationsförderung und Erhaltung der Arbeitsfähigkeit unerlässlich.

> **!** Durch eine gute und umsichtige Planung lassen sich viele schwierige Situationen bereits im Vorfeld vermeiden.

4.2   Was sind „schwierige" Situationen?

Typische Beispiele

1. **Von der ersten Stunde an nörgelt ein Teilnehmer am Kurs herum.** Egal welche praktische Übung Sie auch anleiten wollen, der Teilnehmer führt sie nur unter Protest und widerwillig aus. So langsam geht Ihnen die Geduld aus.
2. **Die Gruppe wirkt lustlos und müde.** Auf Ihre Anregungen und Fragen reagieren die TeilnehmerInnen nur gering und zögerlich. Bereits eine halbe Stunde vor dem eigentlichen Kursende sind Sie deshalb mit dem vorgesehenen Programm fertig und nun fällt Ihnen so schnell nichts ein, um die restliche Zeit zu überbrücken.
3. **Ein Teilnehmer fällt Ihnen oder auch anderen TeilnehmerInnen dauernd ins Wort und lässt keinen ausreden.** Meist sind die Kommentare nicht wirklich zum Thema gehörend. Die anderen TeilnehmerInnen beschweren sich nach der Stunde darüber bei Ihnen.
4. **Eine Teilnehmerin redet die ganze Zeit**, und hat zu jedem Thema eine Anekdote bereit, deshalb kommen die anderen kaum zu Wort. Ihnen läuft die Zeit davon, Sie können die Stunde nicht wie vorgesehen beenden und müssen einen Teil auf den nächsten Termin verschieben.
5. **Während der Kursstunde schwatzt und kichert ein Paar ununterbrochen miteinander.** Ihre Konzentration leidet darunter, immer wieder verlieren Sie den roten Faden.
6. Sie halten einen Vortrag über das Stillen. Als Sie in die Runde sehen, bemerken Sie, dass **ein Mann eingeschlafen** ist.
7. **In der Gruppe kommt ein Paar immer wieder zu spät oder erscheint gar nicht.** Sie sprechen das Paar daraufhin an, beim nächsten Mal sind die zwei wieder eine Viertelstunde zu spät.
8. In Ihrem Geburtsvorbereitungskurs sind diesmal ganz unterschiedliche Paare. Von der Akademikerin bis zum ungelernten Arbeiter sind **viele unterschiedliche TeilnehmerInnen** vertreten. Die Paare können nicht viel miteinander anfangen und auch die Erwartungen an den Kurs sind sehr unterschiedlich.
9. Sie haben eine Gruppenarbeit geplant, die Gruppen haben sich gebildet, die Aufgaben sind verteilt. **Eine Kleingruppe weigert sich weiterzuarbeiten**, weil sie meinen, „das Ganze bringt doch nichts".
10. Sie behandeln das Thema Babypflege. Als die Sprache auf die optimale Schlafumgebung für ein Baby kommt ,sprechen Sie auch das Thema Plötzlicher Kindstod an. **Eine Teilnehmerin verlässt daraufhin weinend den Raum.** Der Rest der Gruppe sitzt ganz betreten da.

11. Die Gruppe wünscht sich nähere Informationen zur Konservierung von Nabelschnurblut. Sie haben sich bisher noch nicht sehr intensiv mit dem Thema auseinandergesetzt und sind deshalb mit Ihrem Wissen nicht auf dem neuesten Stand. **Sie müssen bei der Frage also passen.**

12. Schon am ersten Abend **stellt ein Teilnehmer klar, dass er selber vom Fach, das heißt im medizinischen Bereich tätig ist**. Sie fühlen sich unwohl, denn Sie haben das Gefühl, beobachtet und kontrolliert zu werden.

13. In der Kurseinheit „Wochenbett" vertreten Sie die Meinung, das Baby dürfe im elterlichen Bett schlafen. **Eine Kursteilnehmerin widerspricht vehement**: Nach neuesten Erkenntnissen sei das völlig überholt. Die anderen Kursteilnehmer pflichten ihr bei.

Vielleicht haben Sie sich selber schon in solchen oder ähnlichen Situation befunden. Sicher können Sie sich aber vorstellen, dass diese Vorfälle den Ablauf eines Kurses und damit auch Ihr persönliches Wohlbefinden als Kursleiterin ganz erheblich beeinträchtigen können und Sie unter Druck setzen.

Verständliche Reaktionen auf „schwierige" Situationen"

Trotz der verschiedenen Maßnahmen, die wir im Vorfeld zur Prävention schwieriger Situationen ergreifen, können Störungen auftreten, auf die wir als Kursleiterin reagieren:

- weil wir der Meinung sind, besser zu wissen, was richtig ist,
- weil wir es gut meinen,
- weil wir uns für das Gelingen und die Teilnehmer verantwortlich fühlen.
- Wir wollen erfolgreich sein, die Teilnehmer sollen zufrieden sein.
- Wir möchten einen reibungslosen Ablauf und Herausforderungen gewachsen sein.
- Wir finden es vielleicht unhöflich oder undankbar, wenn jemand stört.

- Wir fühlen uns blamiert oder mit dem Rücken an der Wand, wenn sich Teilnehmer gegen uns stellen.
- Wir fühlen uns missverstanden oder nicht ernst genommen.
- Und manchmal sind wir richtig verärgert und sauer.

Wir fühlen uns einfach schlecht! Wie wir auf diese Situationen möglicherweise reagieren, soll exemplarisch an drei Beispielen beschrieben werden:

Beispiel 2:
Die Gruppe wirkt lustlos und müde. Auf Ihre Anregungen und Fragen reagieren die Teilnehmer nur gering und zögerlich. Bereits eine halbe Stunde vor dem eigentlichen Kursende sind Sie deshalb mit dem vorgesehenen Programm fertig und nun fällt Ihnen so schnell nichts ein, um die Zeit zu überbrücken.

Mögliche Reaktion: Sie ärgern sich über das Desinteresse für das Thema, das Sie so wichtig finden und über das die TeilnehmerInnen etwas erfahren wollten. Außerdem waren Sie gut vorbereitet und sind der Meinung, der Gruppe genügend geboten zu haben. Aber Sie fühlen sich auch unter Druck, die Stunde pünktlich und ausgefüllt zu beenden. Sie sind ratlos und treten die Flucht nach vorne an. Sie greifen noch einmal das Thema auf und befragen ganz konkret diejenigen Teilnehmer zu ihrer Meinung, die Sie als besonders unangenehm und ignorant erlebt haben. Eine spitze Bemerkung wie: „Das hätte Ihnen auch gut getan, hätten Sie sich darauf eingelassen" macht klar, wer hier Profi ist.

Beispiel 3:
Ein Teilnehmer fällt Ihnen oder auch anderen TeilnehmerInnen dauernd ins Wort und lässt keinen ausreden. Meist sind die Kommentare nicht wirklich zum Thema gehörend. Die anderen TeilnehmerInnen beschweren sich nach der Stunde darüber bei Ihnen.

Mögliche Reaktion: Als Kursleiterin fühlen Sie sich dafür verantwortlich, den Störenfried zu bremsen. Schließlich erwartet die Mehrheit von Ihnen Entschlossenheit und Souveränität. Unter vier Augen besprechen Sie das Problem mit dem Teilnehmer.

Beispiel 9:
In der Kurseinheit „Wochenbett" vertreten Sie die Meinung, das Baby dürfe im elterlichen Bett schlafen. Eine Kursteilnehmerin widerspricht. Nach neuesten Erkenntnissen sei das überholt. Die anderen Kursteilnehmer pflichten ihr bei.

Mögliche Reaktion: Sie fühlen sich unter Druck, obwohl Sie es besser wissen. Um einem Konflikt auszuweichen, und der Teilnehmerin den Wind aus den Segeln zu nehmen, bitten Sie darum, sie möge die „neuesten Erkenntnisse" zum Thema als Diskussionsgrundlage für alle Teilnehmer kopieren.

Drei Beispiele, drei Lösungsansätze
Das Ziel, die Störung zunächst auszuschalten und die Kursleitung gut wirken zu lassen, ist erreicht. Trotzdem ist die Konfliktlösung nicht gut gelungen. Die Gruppe ist nicht komplett an Bord. Die Arbeitsfähigkeit Einzelner oder der Gruppe bleibt beeinträchtigt.

■ **Was ist hier schief gelaufen?**

Beispiel 2: Bei dem persönlichen Tadel geht es nicht um die Sache, sondern darum, als Kursleitung Dominanz und Autorität zu behalten. Die vorgeführten Teilnehmer werden sich mehr zurückziehen und unsichtbar machen. Die Gruppe wird vermutlich noch weniger bereit sein, sich einzubringen.

Beispiel 3: Das 4-Augen-Gespräch veranlasst die Gruppe zu Fantasien über mögliche Geheimnisse zwischen dem Teilnehmer und Ihnen als Kursleitung. Das vergiftet das Klima! Um den Zusammenhalt der Gruppe zu verbessern und das „schwarze Schaf" ins Boot zu holen, anstatt

es ganz rauszuwerfen, muss die Gruppe auch an der Problemlösung maßgeblich beteiligt werden.

Beispiel 9: Indem Sie der Teilnehmerin eine Sonderposition einräumen, vermischt sich die Leiter- und Teilnehmerrolle. Durch diese Beförderung fühlen sich vielleicht andere benachteiligt, somit kann sich das Gruppenklima verschlechtern.

Worum geht es beim Umgang mit schwierigen Situationen? Die beschriebenen Situationen sind vielfältig. Gemeinsam ist ihnen, dass in irgendeiner Form die **Arbeitsfähigkeit** der Beteiligten gestört ist. Daraus ergibt sich eine übergreifende Herangehensweise.

4.3 Was heißt eigentlich Arbeitsfähigkeit?

! Für Teilnehmer eines gut laufenden Geburtsvorbereitungsvorbereitungskurses passt das Bild: Wir sitzen alle in einem Boot.

Die Teilnehmer sind sich untereinander einig und aufgeschlossen für andere Meinungen und Ansichten. Das Thema ist für alle von Interesse und die Teilnehmer sind mit der Arbeitsweise einverstanden und bereit, sich aktiv zu beteiligen. Es gibt keine Außenseiter in der Gruppe. Die Beteiligten identifizieren sich mit dem Kursgeschehen.

Eine **Störung der Arbeitsfähigkeit** löst bei den Beteiligten das Gefühl aus, nicht mehr mit im Boot zu sein. Das kann am Thema liegen, das von geringem Interesse für die Person ist oder an der Arbeitsweise, die den Teilnehmer langweilt oder überfordert. Liegt die Störung im persönlichen Bereich, so fühlt sich die betroffene Person vielleicht unterlegen oder ausgeschlossen oder ist an den anderen nicht interessiert. Sobald eine Störung vorliegt, hat zumindest eine Person aus der Gruppe das Gefühl, nicht mehr dabei zu sein.

4.4   Situationsanalyse

Haben Sie in Ihrem Kurs das Gefühl, dass die Arbeit nicht effektiv und die Atmosphäre nicht gut ist, sollten Sie zunächst versuchen, anhand der folgenden Fragen das Problem aus verschiedenen Perspektiven zu betrachten. Nicht immer liegt die Wurzel eines Problems nämlich da, wo wir es zunächst vermuten.

> **Drei Fragen zur Situationsanalyse**
>
> 1. Wessen Arbeitsfähigkeit ist gestört? Wer hat hier eigentlich ein Problem?
> 2. Wie fühlen sich die anderen Beteiligten in der Situation?
> 3. Gibt es etwas, das die Situation erklären könnte?

Wessen Arbeitsfähigkeit ist gestört?

Wer hat hier eigentlich ein Problem?

Ein Teilnehmer?
Der Teilnehmer ist „nicht mehr an Bord". Sie oder er fühlt sich bez. Ziel, Thema, Interesse und/oder Methode nicht mehr angesprochen und reagiert in Form von Langeweile oder Überforderung. Die Arbeitsfähigkeit der Gruppe kann, muss aber nicht gestört sein. Typische Einzelaussteiger sind der Nörgler, der Kursclown, der Besserwisser, der Schnarcher auf der Matte, die graue Maus, der Vielredner oder auch der ewig Missverstandene.

Einige Teilnehmer?
Mehrere Teilnehmer sind nicht mehr an Bord. Sie können aus unterschiedlichen Gründen aus-

gestiegen sein. Die Arbeitsfähigkeit der Gruppe kann, muss aber nicht gestört sein. Typische Situationen sind hier z.B. Grüppchenbildung, Plappertanten oder Spannungen zwischen einzelnen Teilnehmern.

Die gesamte Gruppe?
Es ist keiner mehr an Bord. Die Gruppe hat keine Gruppenkultur (Ziel, Interesse am Thema etc.) mehr. Die Arbeitsfähigkeit ist nicht mehr gegeben. Typische Anzeichen sind hier allgemeines Desinteresse und wenn die Gruppe keinen Sinn in der Kurseinheit mehr sieht

Die Kursleiterin?
Die Hebamme sieht sich nicht in der Lage, ihr Konzept umzusetzen und fühlt sich allein auf verlorenem Posten. Ursachen können mangelnde Kompetenzen in einzelnen Bereichen sein, wie z.B. Fachkompetenz, wenn Fragen nicht beantwortet werden können, oder Methodenkompetenz, wenn Aufbau und Gestaltung des Kurses insgesamt nicht stimmig sind

Wie fühlen sich die anderen Beteiligten in der Situation?

Die anderen Kursteilnehmer fühlen sich durch die Störungen vielleicht genervt. Das Verhalten des „schwarzen Schafes" kann auch die Arbeitsfähigkeit der Gruppe insgesamt beeinträchtigen, das muss aber nicht so sein. Letztendlich lassen sich darüber nur Vermutungen anstellen, Klärung bringt allenfalls eine offene Aussprache.

In der Rolle der Kursleitung ist eine solche Situation stark von den eigenen Gefühlen und Gedanken geprägt. Wir haben eine besondere Verantwortung für das Gelingen des Kurses. Gefühle wie Ratlosigkeit und Hilflosigkeit passen nicht zu unserem Bild einer guten Kursleiterin, verursachen deshalb Stress und führen dadurch auch bei uns zu einer Einschränkung der Arbeitsfähigkeit.

Gibt es etwas, das die Situation erklären könnte?

Nicht immer wird die Situation von allen Beteiligten gleichermaßen als störend empfunden. In diesem Fall kann es hilfreich sein, nach Hintergründen für die Missstimmungen zu suchen. Allzu schnell nehmen wir als Kursleiterin nämlich die Verantwortung für vermeintliche Störungen auf unsere eigenen Schultern. So wird der schlafende Mann im Stillvortrag sehr schnell als Kränkung und Missachtung der eigenen Leistung erlebt: *„Ich habe mich doch gut vorbereitet, warum interessiert es diesen Mann nicht, was ich erzähle?"* Genauso gut wäre es doch möglich, dass dieser Mann an diesem Abend nach einem langen Tag ganz einfach besonders müde war.

Es gibt für Sie als Kursleiterin die Möglichkeit, Ihr Problem, nämlich Ihre gestörte Arbeitsfähigkeit, innerhalb der Gruppe zu thematisieren. Beispiel: *„Ich komme mit meinem Stoff nicht zum Ende, wenn die Beiträge aus der Gruppe zu weitschweifend sind …"* Manchmal bringt dies eine Klärung und die KursteilnehmerInnen verstehen besser, warum Sie am Ende der Stunde, die Sie wegen einer übereifrigen Teilnehmerin nicht zum vorgesehenen Schluss bringen konnten, gereizt reagiert haben.

Dies sollten Sie allerdings nur nach guter Überlegung so handhaben, denn erstens können Sie damit einzelne TeilnehmerInnen brüskieren und zweitens sind die Paare gekommen, um sich auf die Geburt vorzubereiten und nicht, um sich mit Problemen der Kursleitung auseinanderzusetzen. In der Regel gibt es andere und bessere Methoden, um die Arbeitsfähigkeit für alle so zu verbessern, dass ein ungestörtes Weiterarbeiten möglich ist.

4.5   Krisenmanagement

Nachdem Sie mit den vorangegangenen Fragen das Problem erkannt und benannt haben, geht es nun darum, die Situation zu klären und zu verbessern. Dabei helfen die folgenden Fragen:

> **Vier Fragen zur Auflösung der Situation und Wiederherstellung der Arbeitsfähigkeit**
>
> 1. Ist es wirklich erforderlich, Einfluss auf die Situation zu nehmen? Oder wird sich die Situation von alleine wieder entspannen?
> 2. Wann muss die Kursleitung aktiv werden? Was ist der richtige Zeitpunkt?
> 3. Was möchten die Kursleiterin und die KursteilnehmerInnen anders haben?
> 4. Was sind geeignete Maßnahmen, um dies zu erreichen?

Ist es wirklich erforderlich, Einfluss auf die Situation zu nehmen?

Oft wird in schwierigen Situationen zu früh reagiert, dann sind Interventionen nicht gut durchdacht und eher emotional geleitet: *„Jetzt reicht es mir aber, das lass ich mir nicht gefallen!"* Dies nimmt zwar für den Moment einen gewissen Druck von der Kursleiterin, wirkt aber auf die Gruppe sicherlich nicht besonders professionell und erschwert in der Folge die Bearbeitung des Problems.

Ratschläge
- Nehmen Sie sich Zeit, manchmal regeln sich Probleme ganz von selbst und die Situation entspannt sich wieder.
- Denken Sie auch hier stets daran, wir arbeiten mit erwachsenen Menschen.
- Unsere TeilnehmerInnen verfügen selber über Strategien im Umgang mit schwierigen Mitmenschen und ein frühes Eingreifen der Kursleitung nimmt der Gruppe die Chance, aus eigener Initiative das Problem zu bewältigen.

- Versuchen Sie, so tolerant wie möglich zu sein. Fragen Sie sich auf jeden Fall, bevor Sie intervenieren, ob das Verhalten eines Teilnehmers oder der Gruppe wirklich so störend ist, dass Sie handeln müssen.

Beispiele:
Ist es wirklich so schlimm, wenn ein Teilnehmer zu spät kommt? Sie können doch trotzdem pünktlich mit dem Kurs anfangen.

Ist die Arbeitsfähigkeit gestört, wenn ein Teilnehmer im Kurs vehement eine andere Meinung vertritt als die Kursleitung? Oder zeigt sich hier in einer kontrovers geführten Diskussion sogar gute Arbeitsfähigkeit mit Raum für andere Meinungen?

! Die Grenze der Toleranz ist erst dann erreicht, wenn die Arbeitsfähigkeit leidet.

Wann muss die Kursleiterin aktiv werden?

Als Kursleiterin müssen Sie dann eingreifen, wenn Sie sehen, dass tatsächlich die Arbeitsfähigkeit Einzelner, der Gruppe oder auch Ihre eigene, nachhaltig gestört ist und ein konstruktives miteinander Arbeiten so nicht möglich ist. Denn Sie tragen als Kursleiterin eine besondere Verantwortung für die Arbeitsfähigkeit aller Gruppenmitglieder.

Diese Verantwortung zu übernehmen, fällt dann besonders schwer, wenn die eigene Arbeitsfähigkeit gestört ist, und so kann eine Krise zum echten Test für eine Kursleiterin werden.

Was möchten Sie und die KursteilnehmerInnen anders haben?

Wenn Sie in eine bestehende Krise eingreifen, verbinden Sie mit Ihrem Handeln eine Absicht. Es soll sich etwas ändern. Nun geht es darum, herauszufinden, was sich ändern soll – ein zentraler Punkt bei der Lösung von Konflikten.
- Was brauchen Sie als Kursleiterin, um gut weiterarbeiten zu können?
- Was brauchen die TeilnehmerInnen, um den Kurs weiterhin entspannt und konstruktiv erleben zu können?

In einem Gespräch können Sie gemeinsam herausfinden, was sich im Kurs ändern soll und dies dann umsetzen.

Mit welchen Maßnahmen kann die Arbeitsfähigkeit wieder hergestellt werden?

Ratschläge
- Vermeintliche **Probleme mit der Disziplin** können Sie oft schon umgehen, indem Sie den Ablauf der Kursstunde nicht bis ins kleinste Detail planen und reglementieren. Kommt es z. B. zu Problemen mit Pausenregelungen oder Zeitangaben für Gruppenarbeiten, lassen Sie die Teilnehmer einfach aktuell selber entscheiden.
- Halten Sie sich nicht zu starr an das von Ihnen vorbereitete Konzept. Versuchen Sie, **flexibel auf unterschiedliche Anforderungen** in der Gruppe zu **reagieren**.
- Spüren Sie in der Gruppe **Widerstände gegen einzelne Lerninhalte**, kann es an der Art liegen, wie Sie den Stoff vermitteln.
- Haben die TeilnehmerInnen das Gefühl, dass die **eigene Meinung zum Thema keine Rolle spielt** oder ihnen ein Entscheidungsprozess abgenommen wird, reagieren erwachsene Teilnehmer zu Recht bisweilen heftig und mit Widerwillen, wie im Fall der vehement

zum Thema Schlafplatz widersprechenden Mutter.

- Unsere Aufgabe ist es, TeilnehmerInnen Informationen, Strategien und Kriterien anzubieten, mit denen sie dann ihren eigenen Weg mit eigenen Entscheidungen antreten können. Es kann also hilfreich sein, den **eigenen Lehrstil zu hinterfragen**.
- Hierbei hilft uns **ehrliche Reflexion** vielleicht mithilfe von Supervision durch eine Kollegin. Eventuell suchen Sie schon im Vorfeld eine Kollegin, die Sie im Notfall als Krisenhelferin anrufen können.
- Zu Beginn des Kurses haben Sie gemeinsam mit den KursteilnehmerInnen **Spielregeln** für das Miteinander aufgestellt. Bei Bedarf können diese Spielregeln während des Kurses erweitert oder verändert werden. Für das Beispiel des ständigen Nörglers oder der rebellischen Kleingruppe könnte die Spielregel heißen: *„Die Teilnahme an Übungen ist freiwillig. Möchten Sie an einer Übung nicht teilnehmen, nutzen Sie die Zeit für eine Pause außerhalb des Kursraumes, um die anderen in der Gruppe nicht zu stören.“*
- Durch **Blitzlichtumfragen nach Übungen** vergewissern Sie sich, ob noch alle Teilnehmer „an Bord“ sind. Geben Sie unzufriedenen TeilnehmerInnen die Möglichkeit, ihren Unmut zu äußern. Wer seine Meinung sagen darf, hat es nicht nötig, zu lästern und zu nörgeln.
- Geeignete Methoden sind neben den Blitzlichtumfragen auch **Lernbarometer oder Klagemauern**. Lenken Sie dabei die Aufmerksamkeit aber auf die Lösung des Problems. Eine geeignete Überschrift für die Klagemauer wäre in diesem Sinne: *„Ich könnte besser arbeiten, wenn …“* statt *„In diesem Kurs stört mich, dass …“* (s. auch Kap. 2, S. 24)
- Probleme mit **sehr passiven Gruppen**, aber auch mit **Vielrednern und Kursstörern** kommen häufiger beim klassischen Lehrvortrag im Schüler–Lehrer-Stil vor. Überprüfen Sie dahingehend die Auswahl der Methoden.

- Lassen Sie die TeilnehmerInnen mehr in Kleingruppen oder als Paar arbeiten. **Teilnehmeraktivierende Maßnahmen** aller Art bringen neuen Schwung in die Situation. Bleierne Stille nach Fragen an die Gruppe lässt sich durch die „Murmelgruppenmethode“ umgehen. Das heißt, dass Sie statt eine Frage an alle Teilnehmer zu stellen, darum bitten, sich jeweils zu zweit zum Thema auszutauschen.

4.6 Fallbeispiel für den Umgang mit einer schwierigen Kurssituation

Mit einer Situationsanalyse und einem Krisenmanagement anhand von **Beispiel 2** wollen wir exemplarisch eine mögliche Herangehensweise darstellen. Situation: Die Gruppe wirkt lustlos und müde. Auf Ihre Anregungen und Fragen reagieren die TeilnehmerInnen nur gering und zögerlich. Bereits eine halbe Stunde vor dem eigentlichen Kursende sind Sie deshalb mit dem vorgesehenen Programm fertig und nun fällt Ihnen so schnell nichts ein, um die Zeit zu überbrücken.

Situationsanalyse

■ Wessen Arbeitsfähigkeit ist gestört?

Die KursteilnehmerInnen sind müde, reagieren kaum auf Fragen und Anregungen, kurz: Sie sind nicht arbeitsfähig, können oder wollen sich nicht aktiv am Kursgeschehen beteiligen. Die Kursleiterin hat nicht wie erwartet Antworten und Mitarbeit von den Kursteilnehmern erhalten. Durch die mangelnden Rückmeldungen sind die Kurseinheiten schneller als geplant fertig und ohne die unzureichende Mitarbeit der Teilnehmer auch noch unvollständig bzw. das Ziel der Lerneinheit wurde nicht erreicht.

■ **Wie fühlen sich die Beteiligten in dieser die Situation?**

Die Schwangeren/Paare sind gelangweilt und müde, einige wollen einfach nur noch nach Hause und/oder sie sind enttäuscht über einen langatmigen Kursabend, bei dem sie nicht viel gelernt haben. Gleichzeitig fühlt sich die Hebamme unter Druck, die restliche Zeit irgendwie doch noch zu füllen, schließlich fühlt sie sich als Dienstleisterin und möchte den TeilnehmerInnen etwas bieten. Vielleicht nimmt sie die mangelnde Teilnahme auch sehr persönlich und ist frustriert, weil sie bzw. ihr Kurs nicht ankommen.

■ **Gibt es etwas, das die Situation erklären könnte?**

Umstände, die die Arbeitsfähigkeit der Gruppe reduziert haben und ursächlich nichts mit Kurskonzept und -gestaltung zu tun haben, können zu Missverständnissen führen. Denkbar wären viele **Faktoren, die zur Müdigkeit der Teilnehmer geführt haben**, z.B.: Ist der Kursraum zu warm? Ist der Zeitpunkt des Kurses zu spät? Waren alle gerade vor dem Kurs bei der Kreißsaalführung? Grippewelle? Fasching? Oder liegt es doch an der Art der Wissensvermittlung? Lange Monologe der Kursleitung ermüden nun mal die passiven Zuhörer.

Krisenmanagement

■ **1. Ist es wirklich erforderlich, Einfluss auf die Situation zu nehmen?**

In diesem Fallbeispiel wäre es gut gewesen, wenn die Kursleiterin schon früher erkannt hätte, dass sie bei vorangegangenen Kurseinheiten aus dem vorgesehenen Zeitrahmen fällt. Teilnehmeraktivierende Maßnahmen wie anregende Körperübungen, Spiele, Frischluft etc. hätten dann zur besseren Arbeitsfähigkeit bei den folgenden Kurseinheiten geführt und der

Abend wäre effektiver verlaufen. Im Moment scheinen sich die Schwangeren und ihre Partner nicht mit dem Kursgeschehen zu identifizieren. Sie haben andere Wünsche und Erwartungen an den Kurs. Die Arbeitsfähigkeit ist in mehrfacher Hinsicht gestört. Die Gruppe hat an diesem Kursabend keine Grundlage mehr für einen effektiven Lernprozess.

■ **2. Wann muss die Kursleiterin aktiv werden?**

Bei diesem Beispiel sollte schnell nach einem alternativen Abschluss des Abends gesucht werden, um so die Unzufriedenheit auf Teilnehmer- und Leiterinnenseite zu beenden.

■ **3. Was möchten die Kursleiterin und die KursteilnehmerInnen anders haben?**

Die Teilnehmer möchten einen lebendigen, effektiven Kurs; die Kursleiterin möchte eine bessere Mitarbeit bei den Kurseinheiten.

■ **4. Was sind geeignete Maßnahmen, um dies zu erreichen?**

● Waren die Anwesenden einfach nur müde? Die Hebamme könnte im Rahmen eines Blitzlichtes **konkret nachfragen**: *„Was könnten wir gegen die allgemeine Müdigkeit tun?"*
● Als Kursleiterin sollte man einen **Trumpf mit hohem Unterhaltungswert** für solche Situationen zur Hand haben, z.B. ein Spiel oder Quiz.
● Vorab scheint es sinnvoll, die Frauen (und Männer) durch **frische Luft** und **anregende Körperübungen** etwas zu aktivieren.
● Nach dem Kursabend sollte die Hebamme **die Gestaltung des Treffens reflektieren** und evaluieren, vor allem dann, wenn es immer bei dem gleichen Thema zu Ermüdungserscheinungen kommt.

- **Können die Inhalte anders aufbereitet werden?** Gibt es genügend teilnehmeraktivierende Elemente im Konzept? War den Teilnehmern der Sinn der Kurseinheiten klar? Entsprach das Thema ihren Wünschen/Zielen? Oder können diese Paare/Frauen einfach schlecht miteinander arbeiten? Sollten deshalb Maßnahmen zur Verbesserung der Gruppendynamik eingebaut werden? (s. auch Kap. 2, S. 15 f).

! Schwierige Situationen gehören zum Kursalltag. Bei der Bewältigung von Krisen haben wir auch die Möglichkeit, viel über uns selbst zu lernen.

In diesem Sinne bietet jede Krise auch die Chance, Neues zu entdecken und die Kurse weiterzuentwickeln.

Literatur

1. Neuland Michèle (2003), Neuland Moderation; Manager Seminare Verlag
2. Nolan, Mary (2001), Professionelle Geburtsvorbereitung, Verlag Hans Huber
3. Reinhold Rabenstein, René Reichel, Michael Thanhoffer (2001), Das Methoden Set; Ökotopia Verlag
4. Rachow, Axel (2004), Ludus Cards; Neuland Verlag
5. Seifert, Josef W.(2005), Visualisieren, Präsentieren, Moderieren; Gabal Verlag
6. Weidemann, Bernd (2002): Erfolgreiche Kurse und Seminare, Beltz Verlag
7. Weidenmann, Bernd (2003), 100 Tipps & Tricks für Pinnwand und Flipchart, Beltz Verlag

Kursorganisation, Werbung, Anmeldung und Abrechnung

Ana Schneider

5.1 Kursorganisation

Wahrscheinlich können Sie es kaum erwarten, all Ihre kreativen Ideen jetzt endlich umzusetzen und diese „an die Frau" zu bringen. Dies wird Ihnen umso besser gelingen, wenn Sie **vorher Zeit und Arbeit in die Organisation und Vorbereitung investieren.** Der größte Berg liegt dabei noch vor Ihrem ersten Kurs. Mit zunehmender Erfahrung bleibt dann ein geringerer zeitlicher Aufwand an wiederkehrenden organisatorischen Tätigkeiten übrig: z.B. Kopieren von Handzetteln, Herrichten, Aufräumen und Saubermachen des Kursraumes, Verteilen von Prospekten und Kursausschreibungen, Anmeldeformalitäten, Besorgen von Keksen oder Getränken, Vor- und Nachbereiten der jeweiligen Stunden usw.

Werfen Sie vorab auch mal wieder einen Blick in die für Sie gültige **Hebammen-Berufsordnung**, um sich die Bestimmungen zu Schweigepflicht, Dokumentation, Datenschutz, Fortbildung, Vertretung etc. ins Gedächtnis zu rufen!

! Und sammeln Sie ab sofort alle Belege, die Ihre Kursarbeit und sonstige beruflichen Tätigkeiten betreffen (z.B. Büromaterial, Raumausstattung und Dekoration, Kekse, Tee, Demonstrationsmaterial usw.), denn sie sind steuerlich absetzbar!

Versicherungen und Meldung beim Gesundheitsamt

Auch wenn Sie vorhaben, nur Geburtsvorbereitungskurse zu halten, sollten Sie sich **haftpflichtversichern**. Warum? Stellen Sie sich folgende Szenarien vor: Die Brille einer Teilnehmerin wird zertreten, Wertgegenstände kommen abhanden, eine Kerze setzt einen Vorhang in Brand, die Toilette ist verstopft, eine Schwangere berichtet Ihnen von verminderten Kindsbewegungen und Sie müssen Ihre Reaktion darauf vor Gericht rechtfertigen, Ihr Dopton wird beschädigt, eine Teilnehmerin rutscht auf dem Flur aus und verletzt sich beim Sturz.

! Um in solchen Situationen nicht persönlich haften zu müssen, empfiehlt sich der Abschluss einer Gruppen-Haftpflicht-Versicherung über den Berufsverband (DHV, BfHD).

Sie selbst versichern sich gegen **Berufsunfälle** bei der BGW (Berufsgenossenschaft für Gesundheitsdienst und Wohlfahrtspflege, Pappelallee 35–37, 22089 Hamburg).

Darüber hinaus müssen Sie sich vor dem freiberuflich Tätigwerden beim **Gesundheitsamt** melden (gemäß den jeweiligen Hebammen-Berufsordnungen und Länderhebammengesetzen).

Kooperationspartner

Zum Einstieg in die Kursarbeit ist es natürlich ideal, wenn Sie sich z.B. als neue Kollegin in einer etablierten Hebammenpraxis quasi „ins gemachte Nest setzen". Vielleicht stehen Sie aber auch allein auf weiter Flur oder wollen neben Ihrer Kreißsaal-Tätigkeit ganz neu und erstmalig vor Ort Geburtsvorbereitungskurse anbieten. Dann schauen Sie sich erst mal um und überlegen, wie Sie von den Gegebenheiten profitieren könnten:

- Gibt es in der Gegend schon eine Kollegin, die sich über eine **Urlaubsvertretung** freuen würde oder Mutterschaftsurlaub machen möchte? (Telefonbuch, Internet, Kliniken, Frauenärzte).
- Vielleicht hat die hiesige **Hausgeburtshebamme** keine Kapazitäten, um in der Dauerbereitschaft auch noch Kurse zu halten, und Sie können „Ihre" Frauen im Kurs vorbereiten.
- Suchen Sie nach **potenziellen Mitarbeiterinnen oder Kooperationspartnern**: z.B. Stillgruppen oder Stillberaterinnen, Schwangerenberatungsstellen der Stadt oder der Kirchen, PhysiotherapeutInnen (die manchmal Geburtsvorbereitung anbieten), Partnerschaftsberatungsstellen (z.B. im Jugendamt). Die Tätigkeiten dieser Berufsgruppen decken sich manchmal mit den Themen eines Geburtsvorbereitungskurses, sodass Sie z.B. zum Thema „partnerschaftliches Leben nach der Geburt" externe Referenten einplanen können. Gleichzeitig können Sie an solchen Stellen nach geeigneten Räumen fragen und Werbung machen.
- Sprechen Sie mit der **Kreißsaalleitung des örtlichen Krankenhauses**, auch wenn Sie dort nicht arbeiten. Informieren Sie sich über die dort übliche Geburtshilfe.
- Auch die **Krankenkassen**, das **Jugend- und das Gesundheitsamt** können geeignete Kooperationspartner sein, wenn Sie auf aufgeschlossene MitarbeiterInnen treffen: manche Kassen informieren ihre Mitglieder speziell über die Leistungen während der Schwangerschaft; das Jugendamt schickt manchmal junge Schwangere gezielt in Geburtsvorbereitungskurse, während Sie bei besonderen Fällen froh um weiterführende Amtshilfe sein werden.
- Generell profitieren Sie am meisten von der **Zusammenarbeit mit einer oder mehreren Kolleginnen**. Auch wenn eingesessene Hebammen Sie möglicherweise als Konkurrenz behandeln, sollten Sie trotzdem zu Beginn Ihrer Tätigkeit den Kontakt herstellen, allein schon um herauszufinden, wo es noch Nischen gibt (z.B. ein Wochentag, an dem niemand sonst Geburtsvorbereitung hält).

> **!** Nach möglichen Kooperationspartnern sollten Sie dort suchen, wo Sie sich selbst platzieren würden, um für Ihre Arbeit Werbung zu machen (Telefonbücher, Internet, lokale Presse, Gemeindebroschüre, öffentliche Stellen im Gesundheitswesen, Ratgeber für Eltern etc.).

Räumlichkeiten und Ausstattung

Nicht wenige Hebammen haben ihre ersten Kurse im eigenen Wohnzimmer oder im Warteraum eines Frauenarztes gehalten. Bevor Ihr Projekt am Raumproblem scheitert, können Sie das gerne auch tun, aber wenn irgend möglich, sollten Sie sich lieber **den idealen Kursraum suchen**:

- Gut erreichbar gelegen (öffentliche Verkehrsmittel, PKW-Parkmöglichkeit)
- Kinderwagen- und Rollstuhl-freundlich
- In ruhiger Umgebung (nicht über einer stark frequentierten Kneipe oder an einer lauten Straße)
- Groß genug für 10–16 Personen: Jeder Teilnehmer und die Leiterin brauchen mindestens je 2 m², dazu noch etwa 10–20 m² für Bewegungsübungen und zum Atmen, also mindestens 30 m². Ab 60 m² beginnt eine Art Turnhallengefühl und es wird langsam ungemütlich.

- Von außen nicht einsehbar (Wahrung der Intimsphäre), am besten dennoch Fenster für Licht und Luft
- Toilette in direkter Nähe
- Gut und flexibel beheizbar
- Überschaubare Mietkosten (z. B. maximal 20 % der Einnahmen). Die Raummiete kann zwar bei der Steuererklärung als Betriebsausgabe abgesetzt werden, aber es soll ja auch etwas übrig bleiben.
- Möglichkeit zum Tee-Kochen
- Platz für eine Pause mit Tee, Wasser, Keksen o. Ä.
- Platz für Schuhe und Garderobe
- Platz für die nötigen Kursmaterialien

Je nachdem, ob Sie nur für einmal pro Woche einen Kursraum suchen oder ob Sie noch weitere Leistungen anbieten wollen, kommen als **geeigneter Ort oder Institution** u. a. infrage:
- Kindergarten
- Schule
- Gemeinde- oder städtische Räume
- Klinik
- Arzt- oder sonstige Praxis
- Volkshochschule
- Krankenkasse
- Beratungsstellen
- Familien-Bildungsstätten (z. B. über die Kirchen)
- Privatwohnung, die als Hebammenpraxis gemietet wird
- Seminarhäuser von Firmen oder Stiftungen

Um den KursteilnehmerInnen eine angenehme Umgebung zu bieten, in der sich jeder wohl fühlt, braucht der Raum eine gewisse **Grundausstattung**.
- Der Boden soll warm und gut sauber zu machen sein: keine Steinfliesen, besser ein Boden aus Holz, Kork oder ein neutraler Teppichboden (dann auf Getränke und Essen im Kursraum besser verzichten).
- Sie brauchen für jede TeilnehmerIn eine Unterlage in ca. Isomatten-Größe, z. B. Yoga- oder Gymnastikmatten, gut abwaschbar oder mit Stoffbezug.

- Pro Person genug Kissen mit waschbarem Bezug: nach Belieben Stillkissen, Sofakissen, Nackenrollen, Keilkissen, Dinkelkissen…
- Wenn genug Platz da ist, eignen sich die großen Gymnastikbälle gut zum Draufsitzen oder Anlehnen.
- Ausreichende Beleuchtung für die Abendkurse ist wichtig, natürlich kein Neon- oder OP-Licht. Schön ist indirektes Licht zum Dimmen.

! Manche Hebammen bitten darum, eine eigene Decke und/oder Kissen mitzubringen. Das spart Wäsche und die TeilnehmerInnen akzeptieren dies gut.

Mit Details wie Duftlampen, Kerzen, Pflanzen oder Bildern können Sie den Raum verschönern, auch die Gestaltung der Vorhänge und Wände gibt dem Raum ein eigenes Gesicht. Warme Farben (Gelb-, Braun- und Rottöne) und entsprechendes Licht tun Schwangeren gut. Zu viel Rosa oder Lila kommt aber wahrscheinlich, vor allem bei Paarkursen, nicht so gut an. Achten Sie darauf, dass der Raum insgesamt neutral und nicht überladen oder voll gestopft wirkt, das bringt zu viel Unruhe in den Kurs. Bei Aroma-Ölen, Pflanzen und Teppichen müssen Sie auch daran denken, dass einzelne TeilnehmerInnen allergisch sein könnten.

Materialien

Welche Praxis- und Arbeitsmaterialien Sie anschaffen wollen, hängt natürlich davon ab, wie Sie den Kurs gestalten. Vielleicht erinnern Sie sich noch an endlos langweilige Schulstunden: So soll es ja nicht werden! Es lohnt sich für Ihre Arbeit und die Gruppe, Übungen oder Informationen mit selbst entworfenen, gebastelten, gekauften oder gefundenen Materialien anschaulich zu machen. Wie viel mehr Eindruck hinterlässt der vom werdenden Vater selbst aufgeblasene Luftballon in Babykopfgröße im

Vergleich zu der lapidaren Aussage „Neugeborene haben einen Kopfumfang von 35 cm"!

Hier also die **top-ten der Geburtsvorbereitungs-kurs-Materialien:**

- Geburtsatlas oder andere Abbildungen zum Geburtsverlauf (Laien-freundliche Darstellungen)
- Modell eines weiblichen Beckens aus Stoff oder Plastik
- Baby-Puppe
- Gestrickte Gebärmutter
- Stoff-Plazenta
- Luftballons (+ Maßbänder)
- Tennisbälle (zum Massieren, für Beckenboden-Übungen)
- Kirschkernkissen (oder mit vergleichbarem Material gefüllte Säckchen)
- Musikanlage mit CDs (für Entspannung, Tanzen u. v. m.)
- Kreativ-Werkzeug: Papier und Stifte aller Art

Darüber hinaus alles, was Ihnen einfällt und womit Sie gut umgehen können: Flipchart, Whiteboard, Overhead-Projektor oder Beamer, Fernseher für DVDs, (Digital-)Kamera, Namensschilder, (selbst verfasste) Handzettel, Broschüren (z. B. vom DHV oder der Bundeszentrale für gesundheitliche Aufklärung), Fotografien und Abbildungen, Beckenboden-Modell aus Filz oder Tüchern, Massageöl, Bauchtanztücher, Klangschalen, Flusskiesel, Handschmeichler, große Bälle, kleine Bälle, Igelbälle …

> **!** Materialien brauchen evtl. viel Platz. Einiges muss von Zeit zu Zeit erneuert werden (z. B. zerbröselte Dinkelkissen), manche Sachen müssen immer wieder nachbestellt oder -gekauft werden (z. B. Broschüren, Papier). Logischerweise sind dies alles Betriebsausgaben!

Planung

Zuerst sollten Sie sich darüber klar werden, was für einen Kurs Sie anbieten wollen:
- Einen Frauenkurs mit oder ohne Partnerstunde
- Einen Paarkurs (der Partner ist jedes Mal dabei)
- Eine Kombination aus Frauen- und Paarkurs
- Ein Wochenende für Paare
- Einen speziellen Mehrgebärendenkurs
- Einen offenen oder einen geschlossenen Kurs
- Einen Familienkurs
- Einen Kurs mit Schwerpunkt Körperarbeit

■ TeilnehmerInnenzahl

In einer Geburtsvorbereitungsgruppe sollten nicht mehr als **zehn Schwangere** sein. In einem Paarkurs wird es ab **acht Paaren** (also 16 TeilnehmerInnen) richtig schwierig, den Überblick zu behalten oder auf jede TeilnehmerIn einzugehen.

Kleinere Gruppen (z. B. acht Schwangere oder fünf bis sechs Paare) bringen zwar weniger Einnahmen, machen aber mehr Spaß, und eine Frau, die sich individuell wahrgenommen fühlt, wendet sich bestimmt mit Fragen oder Schwangerschaftsbeschwerden oder zur Wochenbettbetreuung lieber an Sie, als eine, die sich wie in einer zu großen Schulklasse vorkommt.

■ Wochentag und Tageszeit

Geburtsvorbereitungskurse am Vormittag lassen sich nur unter gewissen Voraussetzungen füllen: etwa eine Gruppe Mehrgebärende, deren Kinder bereits im Kindergartenalter sind, oder auch Erstgebärende, bei denen der Mutterschutz bereits begonnen hat. Allerdings ist bei den meisten Schwangeren die Bereitschaft, zwei Stunden eines sonst „freien" Vormittags für einen Kurs zu verwenden, viel geringer als entsprechend für den Abend.

> **!** Eine Schwangere hat Anspruch auf 14 Stunden Geburtsvorbereitung in der Gruppe. Es hat sich bewährt, sieben Abende à zwei Stunden anzubieten.

Für **Paarkurse** scheint Freitagabend günstig zu sein, weil die meisten Männer dann früher Büroschluss haben, für Frauenkurse bzw. Mehrgebärendenkurse ist dann der Mann eher rechtzeitig daheim, um die Kinder ins Bett zu bringen. Andererseits mögen manche Schwangere den Freitag nicht, weil dann „das Wochenende" nicht ganz frei ist... Sie werden es nie allen recht machen können, probieren Sie aus, was Ihnen selber am ehesten entgegenkommt.

Falls Sie im Dienstplan eines Kreißsaals eingebunden sind: Versuchen Sie trotzdem, Ihren Kurs **regelmäßig** an ein und demselben Wochentag zu halten. Gerade zu Beginn der freiberuflichen Kursarbeit vermittelt ein beständiger äußerer Rahmen Ihnen und den TeilnehmerInnen das Gefühl von Sicherheit. Umgekehrt hinterlassen unregelmäßige Zeiten und komplizierte Organisationsstrukturen einen chaotischen und inkompetenten Eindruck.

Ein zweistündiger Kursabend sollte **nicht später als 20.00 Uhr** beginnen, schließlich haben nicht nur Sie wahrscheinlich schon einen langen Tag hinter sich. Früher als 19.00 Uhr zu beginnen, lässt sich allerdings auch selten realisieren: Viele TeilnehmerInnen schaffen es wegen ihres Jobs dann nicht, pünktlich zu sein bzw. die Männer sind noch nicht da, um Geschwisterkinder zu hüten, oder vielleicht geben Sie vorher noch einen Rückbildungskurs.

Bei einer Kurseinheit von zwei Stunden müssen Sie eine offizielle **Pause von mindestens fünf Minuten** einlegen, in der sich alle über etwas zu trinken und Kekse oder Obst freuen.

▪ Kurskonzept

Den gesamten Kurs zu planen bedeutet, sich ein umfassendes Konzept anzueignen oder zu entwickeln.

Praktisch kann das bedeuten, dass Sie ein Kapitel dieses Buches übernehmen, oder Sie stellen sich ein individuelles Konzept aus den verschiedenen Lerneinheiten zusammen, oder Sie verarbeiten zusätzlich eigene Ideen. Manche Kolleginnen benutzen dazu Karteikarten, andere den Computer oder Schmierzettel. In jedem Fall ist es sinnvoll, **von Kurseinheit zu Kurseinheit zu überprüfen:**

- Was wollte ich erreichen?
- Ist mir das gelungen?
- Wo sind Mängel?
- Was will ich unbedingt noch drannehmen?

Am besten planen Sie **nach jeder Kurseinheit ca. 15 Minuten** ein, um solche Dinge zu reflektieren und zu notieren. Diese Notizen gehören dann mit zur Vorbereitung auf das nächste Treffen. Völlig legitim ist es auch, sich während des Kurses „Memos" zu machen. Besonderheiten im Umgang mit einzelnen Teilnehmern kann man sich z. B. direkt auf der Anwesenheitsliste vermerken (z. B. „Martina kann Entspannung nicht im Liegen machen").

> **!** Am Anfang dauert die Vorbereitung oft genauso lang wie die eigentliche Kursstunde.

▪ Die erste Kursstunde

Eine Sonderstellung nimmt der erste Abend bzw. die erste Stunde ein, nicht nur, was die Gruppendynamik und die Selbstpräsentation der Kursleiterin betrifft. Hier muss noch mal ausreichend Raum sein, um ganz klar die **für alle die geltenden Regeln** und den **organisatorischen Rahmen** abzustecken. Unbedingt gehören folgende Themen hierher:

- Vorstellen der Kursleiterin und der Teilneh-merInnen, Kennenlernen
- Erwartungen und Wünsche
- Ziele und Inhalte des Kurses (in Übereinstim-mung mit der Ausschreibung), und auch, was im Kurs nicht angeboten wird (z.B. Hinweis auf zusätzlich angebotenen Säuglingspflege-Kurs)
- Methoden (Körperübungen, Gruppenarbeit, Information per Vortrag etc.)
- Modalitäten der Abrechnung, sodass alle TeilnehmerInnen dieselben Informationen erhalten
- Anrede: Sie oder Du?
- Wahrung der Privatsphäre durch „Schweigepflicht"-Vereinbarung
- Freiwilligkeit der TeilnehmerInnen (jeder sorgt als erwachsener Mensch für sein Wohlbefinden)
- Wo sind Toilette, Getränke, Parkplätze, Garderobe usw.?
- Telefone aus (auch das eigene?!)
- Der übliche zeitliche Ablauf: pünktlicher Beginn, Pausen, Ende, usw.
- Struktur der heutigen und der kommenden Kurseinheiten
- Wie kann sich eine TeilnehmerIn außerhalb des Kurses an die Leitung wenden: Anwe-senheit vor und nach dem Kurs, Terminab-sprachen, telefonische Erreichbarkeit

Es ist normal und auch gut, dass dieser „Orga-nisations-Teil" in der ersten Kursstunde reich-lich Zeit in Anspruch nimmt, weil das den Teil-nehmerInnen hilft, sich zurechtzufinden und sich sicher zu fühlen. Auch Sie als Kursleiterin müssen dann nicht während der eigentlichen Themen dauernd überlegen, ob Sie nicht was vergessen haben und haben den Kopf frei, um z.B. über die „Geburtsmechanik" zu referieren, und die Leute können dann besser zuhören.

■ Zusätzliche Zeit einplanen

! Abweichungen oder Neuerungen im orga-nisatorischen Bereich sollten immer zum Beginn einer Kurseinheit für alle bekannt gegeben werden, evtl. auch schriftlich (etwa eine Terminänderung oder eine neue Telefon-Nummer der Kursleiterin).

Planen Sie genügend **Zeit vor Kursbeginn** ein, um den Raum herzurichten, evtl. zu lüften oder zu heizen, Tee zu kochen, Materialien heraus-zusuchen, Flipchart oder Videorecorder aufzu-bauen usw., damit Sie alles fertig haben, wenn die ersten TeilnehmerInnen eintreffen. Manche kommen schon 20 Minuten vorher, weil sie „noch schnell was fragen" wollten. Erklären Sie frühzeitig, vielleicht schon bei der Anmel-dung, dass Sie sich für alle Anliegen bei einem **vereinbarten Termin** Zeit nehmen werden, eben ggf. vor Kursbeginn. Wenn es Ihnen oder den Schwangeren nicht zu spät ist (z.B. bei Abend-kursen), kann so ein Termin auch im Anschluss an die Kurseinheit stattfinden, z.B. kurzfristig, um eine Kindslage zu überprüfen, oder nach Vereinbarung, wenn die Teilnehmer einen wei-ten Anfahrtsweg haben oder die Frau tagsüber nicht kommen kann, weil der Mann mit dem gemeinsamen Auto zur Arbeit fährt.

! Nicht vergessen: Zeit für das Aufräumen, evtl. Saubermachen und Nachbereiten einplanen.

5.2 Werbung

Parallel zur Planung müssen Sie „werben"; hier ist wieder der Zeit- und Arbeitsaufwand am An-fang hoch und reduziert sich, wenn die ersten Kurse laufen. Allerdings können Sie sich nie wirklich auf Ihren Lorbeeren ausruhen. **Bestän-dige Öffentlichkeitsarbeit** macht sich bezahlt!

! Übrigens sind Ausgaben für Werbung auch wieder Betriebskosten und damit steuerlich absetzbar!

An dieser Stelle sei daran erinnert, dass Hebammen gemäß den Landesbestimmungen **nicht „in berufsunwürdiger Weise" werben** dürfen! Also keine marktschreierische, neonbunte Reklame, keine Sonderangebote etc. Abgesehen davon werden Sie TeilnehmerInnen, die durch falsche Versprechungen (z.B. „Gebären leicht gemacht") enttäuscht wurden, wahrscheinlich nie wiedersehen.

Handzettel

Wenn Sie Geburtsvorbereitung in einer eigenen Praxis anbieten wollen, dann haben Sie sicher, vielleicht gemeinsam mit Kolleginnen, einen **Praxisnamen mit Logo** und ein **Praxisprospekt** mit Ihrem gesamten Angebot an Hebammenleistungen entworfen. Wollen Sie „nur" Geburtsvorbereitungskurse halten, sollten Sie sich auf jeden Fall einen ansprechenden Flyer, also einen Handzettel zum Mitnehmen und in die Handtasche stecken, ausdenken.

Dieser Flyer ist Ihre Kursausschreibung und muss einige Basics enthalten:
- Um was für einen Kurs handelt es sich? (Für wen ist der Kurs konzipiert und wozu ist er gut?)
- Welche Inhalte kommen auf die TeilnehmerInnen zu?
- Wo findet der Kurs statt? (Adresse, ggf. Einrichtung, wo Sie den Raum gemietet haben)
- Wann findet der Kurs statt? (Wochentag, Uhrzeit)
- Wer leitet den Kurs?
- Wie viel kostet er?
- Wie und wo meldet man sich an? (Telefonnummer, Sprechzeiten, E-Mail-Adresse)
- Was muss mitgebracht werden?

Vielleicht fällt Ihnen ein **hübscher Blickfang** ein, damit der Flyer ein bisschen hervorsticht, z.B. kleine Fußabdrücke oder Freund Adebar. Schwangere haben eine Art Scanner-Blick für alles, was mit Babys zu tun hat. Wenn technisch machbar, sind schöne Fotos von Neugeborenen oder schwangeren Bäuchen prima Hingucker. Versuchen Sie jetzt schon zu berücksichtigen, dass Farbe, Emblem und Aufmachung eines Flyers (ebenso bei Homepage, Inseraten etc.) einen **Wiedererkennungswert** haben und sich also auf Dauer ähneln sollten.

! Da Sie ja wahrscheinlich nicht die einzige Hebamme im Land sind, die Geburtsvorbereitung macht, aber **Ihren** ganz besonderen Kurs anbieten, überlegen Sie doch, was Sie als Kursleiterin unterscheidet von anderen, und was Sie auszeichnet. Ist es Ihre Warmherzigkeit, Ihr Engagement, Ihre unerschütterliche Ruhe, Ihr Temperament, Ihre Kreativität, Ihre Bodenständigkeit, Ihre zusätzliche Ausbildung in bestimmten Bereichen, Ihre Erfahrung (wo auch immer), Ihr frischer Gründergeist ...?

Falls Sie zu bescheiden sind, dann scheuen Sie sich nicht, solche Stärken bei Freunden oder Kolleginnen zu erfragen und in Ihren Ausschreibungen etc. deutlich zu machen.

Jetzt kommen Sie nicht drum herum, Ihre **Handzettel zu verteilen**, was zeitaufwendig und „umsonst" ist. Überlegen Sie, wo Schwangere erreichbar sind: beim Frauenarzt, beim Kinderarzt, in Kindergärten und Cafés, über Krankenkassen, soziale Einrichtungen und das Gesundheitsamt, in Apotheken, Kliniken, Spielzeug- und Babyausstattungsläden, im Biomarkt, bei Frauengruppen, dem Familienverband und Bildungsstätten für Erwachsene, im Supermarkt, im Fitness-Center. Dabei ist die Apotheke neben dem Seniorenheim sicher weniger ergiebig als die Drogerie im Zentrum.

Persönlich vorsprechen

Die meisten Schwangeren suchen schon früh ihren Frauenarzt auf, also ist dessen Praxis die ideale Verteilerstelle für Ihren Flyer. In einem persönliche Gespräch sollten Sie die **Gynäkologen und Kinderärzte vor Ort** über Ihre Arbeit informieren (auch in welcher Schwangerschaftswoche ein Kurs am günstigsten beginnt und dass Geburtsvorbereitung eine Kassenleistung ist) und wegen einer künftigen Zusammenarbeit vorfühlen. Auch ein gutes Verhältnis zu den Sprechstundenhelferinnen ist von Vorteil, sonst landen die Handzettel leicht mal im Papierkorb. Fragen Sie, ob Sie Ihre Kurstermine immer aktuell aushängen dürfen, vielleicht über dem CTG?

Im Hinblick auf ein berufliches Mit- oder zumindest Nebeneinander sprechen Sie am besten selbst mit den **Kolleginnen der örtlichen Klinik** und/oder den **anderen freiberuflichen Hebammen**. Es führt sicher zu weniger Entgegenkommen, wenn diese von Ihren Kursen erstmals in der Zeitung lesen.

Überall, wo Sie Ihre Flyer auslegen und Berührungspunkte zu Ihrer Arbeit bestehen, sollten Sie das Gespräch mit den Menschen suchen, die „Ihre Frauen" auch in Händen haben: Kooperation und Werbung liegen oft nah beieinander (Osteopathen, Kindergruppenleiterinnen, Stillgruppen, Beratungsstellen …)

Telefonbucheintrag

Wenn Sie sich als Hebamme in den Gelben Seiten, im Branchenbuch oder anderen Telefonbüchern eintragen lassen, wird es in der Regel teuer, sobald Sie zusätzliche Informationen über den Grundeintrag hinaus liefern wollen. Die Telefonbücher werden jedes Jahr herausgegeben, sodass Sie jedes Mal einen neuen Auftrag erteilen müssen und bei der Gelegenheit vielleicht sparen können.

Internet

Eine weitere gute Werbemöglichkeit bietet das Internet. Hier können Sie sich sowohl **über die Hebammenverbände** eintragen lassen als auch eine **eigene Homepage** ins Netz stellen. Auch über Telefonbuchverlage, viele Beratungsstellen, Gesundheits- und Jugendamt, Klinikführer oder Krankenkassen ist eine Eintragung möglich, eben überall dort, wo Schwangere und Eltern sich informieren. Allerdings sind nicht alle Einträge kostenlos! Und eine so ausführliche Ausschreibung wie in einem Praxisprogramm oder auf einem Handzettel können Sie wahrscheinlich nur auf Ihrer Homepage unterbringen. Bevor Sie sich allerdings in Unkosten stürzen, indem Sie hierfür einen Profi beauftragen, fragen Sie erst mal im Bekanntenkreis nach, oder verzichten Sie vorerst darauf.

Anzeigen

Anfangs ist es manchmal sogar nötig, über *Inserate* auf den Kurs aufmerksam zu machen. Dran denken: **nicht „berufsunwürdig", sondern sachlich informieren**, z.B. „Es sind noch Plätze frei im Geburtsvorbereitungskurs für Paare am soundsovielten …" Geeignet sind Tageszeitungen, regionale Wochen- und Anzeigenblätter, Gemeindebriefe, Verbrauchermagazine für Eltern. Auf Dauer sind Anzeigen allerdings recht teuer. Sie werden mit der Zeit herausfinden, in welchen Blättern Ihr Inserat gelesen wurde und „Kundschaft" gebracht hat.

! Wenn Sie am Ende eines Kurses Ihre Arbeit evaluieren, etwa durch eine Feedback-Runde oder per Fragebogen, dann versuchen Sie auch herauszufinden, wie und wo die TeilnehmerInnen von Ihnen gehört haben und was sie veranlasst hat, sich ausgerechnet für einen Kurs bei Ihnen zu entscheiden!

Zeitungsartikel

Kostengünstiger kann es sein, mit einem Artikel auf sich aufmerksam zu machen, z. B. anlässlich des bundesweiten Hebammentages am 8. Mai oder nach einem Jahr erfolgreicher Tätigkeit in der Geburtsvorbereitung. Hier heißt es: telefonisch oder persönlich vorsprechen, Zeit investieren, Kontakte nutzen und immer wieder nachfragen.

Zeitschriften, die von Eltern gelesen werden, die regionale Tageszeitung oder Wochenblätter drucken Ihren Artikel je nach Platz auch mal gekürzt ab. Vielleicht können Sie ein Foto mit unterbringen (vom Kursraum, von Ihnen mit Schwangeren, von einem netten Babygesicht).

Informationsveranstaltungen

In all diesen Ausschreibungen und auch beim persönlichen Kontakt mit Kooperationspartnern können Sie auf Ihren **Info-Tag/Info-Abend** hinweisen, sofern Sie so etwas durchführen wollen. Dies sollte ein regelmäßig wiederkehrender Termin sein, etwa einmal pro Monat oder einmal im Quartal, zu dem Sie werdende Eltern und interessierte Schwangere unverbindlich einladen. Wie bei der Kursplanung sollten Sie dabei verträgliche Tageszeiten, Dauer, Konkurrenzveranstaltungen etc. berücksichtigen. Hier können Sie sich und Ihre Arbeit unverbindlich präsentieren und einiges an organisatorischen Informationen vorab weitergeben, sodass bei der Anmeldung oder bei der ersten Kurseinheit manches schon geklärt ist. Vorteilhaft ist dabei, dass die Leute dann den Kursraum, die Toilette, die Parkmöglichkeiten und natürlich Sie schon mal gesehen haben und sich entspannter fühlen, wenn sie dann zum Kurs kommen.

Empfehlungen

! Letztlich ist die beste Werbung eine zufriedene Frau, die ihren Freundinnen und Arbeitskolleginnen von dem tollen Kurs vorschwärmt.

Dennoch dürfen Sie, wenn Ihre Kurse anfangen, sich zu etablieren, nicht aufhören, Flyer zu verteilen und im Kontakt mit Ihren Kooperationspartnern und Werbeträgern zu bleiben, sonst kommt nach ca. drei bis neun Monaten eine Flaute. Leider spricht sich umgekehrt schlechte Arbeit ca. siebenmal so schnell herum wie positive Erfahrungen! Also bleiben Sie in der Kommunikation mit den KursteilnehmerInnen so professionell wie möglich: freundlich, geduldig, sachlich. Aber keine Angst, Sie können davon ausgehen, dass Schwangere und deren Partner in aller Regel positiv gestimmt und gerne zu Ihnen kommen, sonst würden sie nämlich überhaupt nicht kommen. Als Hebamme hat frau meistens schon von vornherein einen Pluspunkt.

5.3 Anmeldung und Abrechnung

Stimmt, wir sind Hebammen (mit Pluspunkt!) und keine Verwaltungsangestellten oder Finanzbeamtinnen, und Sie würden jetzt gern endlich mit der praktischen Arbeit beginnen. Ein paar Formalitäten müssen Sie aber früher oder später sowieso erledigen, um abrechnen und somit letztlich wirtschaftlich existieren zu können. Sie können das aber auch positiv sehen und solche Büroarbeiten als Rituale betrachten, die der Annäherung und dem Vertrautwerden mit Ihren TeilnehmerInnen dienen.

In der Regel können Hebammen es sich einfach nicht leisten, ihre Arbeit zum Schleuderpreis zu verkaufen, indem z. B. die Männer am Paarabend „einfach so" mitkommen dürfen. Das wäre nicht nur unkollegial, auch aus politischer Perspektive ist klar:

! Die Wertschätzung einer Tätigkeit steigt mit einer adäquaten Bezahlung. Für Sie bedeutet das, dass sich die Teilnehmer verbindlich anmelden müssen, und dass die geleisteten Geburtsvorbereitungsstunden bezahlt werden.

Verbindlichkeit herstellen

Der erste Kontakt findet häufig am **Telefon** oder per **E-Mail** statt: Die Schwangere hat Ihren Flyer beim Frauenarzt mitgenommen und meldet sich bei Ihnen. Oder Sie haben mit der Frau (und ihrem Partner) bei Ihrer Informationsveranstaltung ein kürzeres Gespräch unter vier (sechs) Augen geführt. Das kann genügen, um ein Anmeldeformular zuzuschicken oder auszuhändigen und die wichtigsten Daten auszutauschen.

Die besten Voraussetzungen für eine verbindliche Anmeldung haben Sie aber in einem **persönlichen Vorgespräch**, das Sie mit jeder TeilnehmerIn vor Kursbeginn führen. In diesem Gespräch können Sie
- Wünsche, Ängste und Erwartungen kennenlernen und u.U. noch in Ihr Konzept integrieren
- Mitteilen, was im Kurs auf die TeilnehmerInnen zukommt und wie es in solchen Gruppen zugeht (z.B. was mitzubringen ist, etwa eine eigene Decke, welche Kleidung Sie empfehlen)
- Noch mal scheinbar Banales wie Ihren Namen, Ihre Tätigkeitsbereiche (auf welche Hebammenleistungen haben Schwangere Anspruch?) und Ihre Telefonnummer bekannt geben
- Auf separate Veranstaltungen wie Stillvorbereitung oder Säuglingspflege hinweisen
- Die Räumlichkeiten zeigen, sodass sich die TeilnehmerInnen sicherer fühlen

- Schwangerschaftsrisiken und Vorerkrankungen abfragen
- Anamnestische Besonderheiten herausfinden (wenn eine Frau z.B. eine Totgeburt hatte – wie soll in der Gruppe damit umgegangen werden?)
- Beim Partner Vorbehalte ausräumen, falls er zur Teilnahme genötigt wurde oder merkwürdige Vorstellungen vom Kurs hat („alle müssen stundenlang hecheln", „es geht ja doch wieder nur um die Frauen – was soll ich da"). Wenn ein Mann nicht wirklich mitkommen will: Die Teilnahme ist freiwillig!
- Sich den Leuten zeigen – passen wir weit genug zusammen?
- Über die Abrechnung aufklären
- Die Anmeldung vornehmen

Ein **Themenplan mit einer terminlichen und inhaltlichen Übersicht** der Kurseinheiten ist nicht nur für Sie als Kursleiterin nützlich (als grobes Konzept-Gerüst), sondern hilft auch den TeilnehmerInnen: Werden meine Wünsche und Erwartungen berücksichtigt? Was fehlt? Was kommt wann dran? Gleichzeitig kann u.U. mal ein Thema verschoben werden, das jemandem besonders wichtig ist und der aber zu diesem Termin nicht da sein kann (z.B. Partnerabend im Frauenkurs). Den Plan können Sie beim Vorgespräch aushändigen, als (oder mit einer) Anmeldebestätigung zuschicken oder beim ersten Treffen/der ersten Kurseinheit austeilen.

Eine **Unterschrift auf einem Anmeldeformular** macht die Teilnahme dann fest. Allerdings fühlen sich die meisten Leute erst dann wirklich verpflichtet, wenn sie etwas bezahlt haben. Deshalb sollten Sie sich auf jeden Fall eine **Vorauszahlung** geben lassen und zwar je nach Kurs:
- Die gesamte Gebühr (z.B. das, was der Partner beim Paarkurs bezahlen muss)
- Eine Anzahlung
- Eine Art Kaution von 10 oder 20 Euro, die die TeilnehmerIn zurückerhält, wenn sie sämtliche abrechenbare Stunden besucht hat.

Erst mit Eingang der Vorauszahlung ist die Anmeldung verbindlich für die TeilnehmerIn bzw. dieser Kursplatz für sie reserviert. So bleibt fast nie jemand unabgemeldet dem Kurs fern.

Sie können auch eine schriftliche Anmeldebestätigung zurückschicken. Erfahrungsgemäß ist dies aber, wenn die Modalitäten beizeiten besprochen wurden, nicht nötig. Für die Vorauszahlung kommen eine Überweisung, Verrechnungsschecks oder Barzahlung infrage. Letzteres mögen manche nicht auf dem Postweg erledigen, was ein weiteres Argument für das persönliche Anmeldegespräch ist.

Anmeldeformalitäten

Die Anmeldung erfolgt letztlich **schriftlich**. Sie tragen die TeilnehmerIn in Ihre **Kursliste** ein (beachten Sie: mehr als zehn Schwangere in der Gruppe dürfen Sie nicht abrechnen) und lassen sich ein **Anmeldeformular** ausfüllen. Um sich später Ärger beim Abrechnen zu ersparen, weisen Sie hier besonders darauf hin, dass

- die Vorauszahlung einbehalten wird, wenn sich jemand kurzfristig (z. B. zwei Wochen vor Kursbeginn) abmeldet oder unabgemeldet nicht teilnimmt
- Sie nur die tatsächlich besuchten Stunden abrechnen dürfen
- nicht besuchte Stunden durch die Teilnehmerin selbst bezahlt werden müssen
- privat Versicherte die Gebühren nach Rechnungsstellung selbst übernehmen müssen.

Auf der folgenden Seite finden Sie ein Beispiel für ein mögliches Anmeldeformular.

Solche Dinge wären auch Inhalt eines **Behandlungsvertrages**, den Sie mit jeder Frau abschließen können, wenn Sie auf Nummer sicher gehen wollen. Hier listen Sie alle möglichen Hebammen-Tätigkeiten auf, und die Schwangere unterschreibt, dass sie die in Anspruch genommenen Leistungen bezahlt (sofern sie nicht von einer gesetzlichen Kasse übernommen

werden). Der Hebammenverband schickt Ihnen ein Musterexemplar.

Folgende **Angaben** brauchen Sie von der Schwangeren:

- Name und Vorname, bei Paarkursen Name des Partners
- Geburtsdatum
- Adresse und Telefonnummer
- Name und Anschrift der Krankenkasse
- Kassennummer, Versichertennummer, Status, bis wann gültig (diese Daten finden sich auf der Versichertenkarte, die Sie mit einem Chipkartenlesegerät, falls vorhanden, erfassen können)
- Evtl. Hauptversicherter
- Voraussichtlicher Entbindungstermin
- Wievieltes Kind
- Evtl. Frauenarzt; Beruf, Arbeitgeber

Praktisch ist ein **Kursordner** oder ein Schnellhefter, in dem Sie die eingegangenen Anmeldungen bei der jeweiligen Kursliste abheften. Um den Überblick zu behalten, und auch für den Fall, dass eine TeilnehmerIn das Gegenteil behaupten sollte, vermerken Sie auf der Kursliste, ob und in welcher Höhe eine **Vorauszahlung angekommen** ist. Oder Sie notieren es gleich nach dem Öffnen eines Briefes direkt auf dem Anmeldeformular, explizit dann, wenn kein Geld dabei war. Hat der Kurs begonnen, stecken Sie Liste und Anmeldungen zu Ihren Kursunterlagen (Konzept, Themenplan, vorbereitete Kurseinheiten, Karteikarten oder ähnliche Formulare für die Dokumentation von Betreuungsmaßnahmen).

Anmeldungen per Fax oder E-Mail sind auch eine Möglichkeit. Dann sollten Sie sich die Vorauszahlung parallel überweisen lassen. Am „autarksten" bleiben Sie mit der Methode schriftliche Anmeldung + Vorauszahlung persönlich.

Anmeldung

Name und Adresse der Hebamme, Telefon-Nummer, evtl. Fax und E-Mail

Hiermit bestätige ich meine verbindliche Teilnahme an dem/den folgenden Kurs(en):

○ Geburtsvorbereitung Frauen   ○ Geburtsvorbereitung Paare   ○ Paar-Wochenende

○ Geburtsvorbereitung Frauen und Paare kombiniert   ○ Mehrgebärendenkurs

Wochentag, Uhrzeit ....

Kursbeginn .... Kursende .... Kursgebühr ....

Name, Vorname ....

Telefon .... Geburtsdatum ....

Anschrift ....

krankenversichert bei ....

Kassennummer .... Versichertennummer ....

Status .... gültig bis .... Falls nicht selbst versichert: Ehefrau ○   Kind ○

des Mitglieds .... Geburtsdatum ....

(Errechneter) Entbindungstermin .... Wievieltes Kind? ....

Name des Partners (nur bei Paarkurs) ....

Besuch(t)en Sie anderweitig Geburtsvorbereitung?
Nein ○   Ja ○   Sollten Sie dadurch die von der Gebührenverordnung für Hebammen festgelegte Stundenzahl
überschreiten, müssen Sie die anfallenden Gebühren selbst bezahlen.

Hinweis: Da die Unterrichtsstunden aufeinander aufbauen, können die KursteilnehmerInnen während des
laufenden Kurses nicht durch andere ersetzt werden. Die Hebamme behält daher ihren Gebührenanspruch auch
dann, wenn die TeilnehmerInnen einzelne Stunden nicht besuchen: die nicht besuchten Stunden müssen durch
die Teilnehmerin bezahlt werden (Rechnungsstellung nach dem Kurs). Die Gebühren richten sich nach der
Hebammen-Gebührenverordnung; privat Versicherte haben diese Gebühren selbst zu entrichten (und bekommen
sie meistens von ihrer Versicherung erstattet). Die Teilnahme erfolgt freiwillig und auf eigene Verantwortung.
**Ihre Anmeldung wird wirksam mit der Rücksendung dieses Formulars und gleichzeitiger Anzahlung von
Euro 10,-** in bar oder per Verrechnungsscheck. Wir erstatten Ihnen die Euro 10,- bei *Kassenkursen* zu
Kursbeginn selbstverständlich zurück. Bei kurzfristigem Rücktritt (eine Woche vor Kursbeginn) wird der Betrag
einbehalten, falls Ihr Platz nicht durch eine Teilnehmerin von der Warteliste besetzt werden kann. Die restliche
Kursgebühr bezahlen Sie bitte spätestens bei Kursbeginn. Ihre Angaben werden von uns vertraulich behandelt.

....
Ort, Datum   Unterschrift der Teilnehmerin, Unterschrift des Partners (bei Paarkurs)

! Daten und Dokumentation fürfen Sie aus Datenschutzgründen nicht offen herumliegen lassen, genau genommen nicht einmal über Nacht im Auto!

Natürlich können Sie auch alles elektronisch erfassen – wer über das nötige Equipment und die zugehörigen Fertigkeiten verfügt, arbeitet so genauso effizient. Andernfalls kostet es wahrscheinlich zu viel Zeit und Geld, nur für einen Geburtsvorbereitungskurs von der Zettelwirtschaft auf den Laptop umzusteigen.

5.4   Abrechnung

Um Ihre Geburtsvorbereitungsstunden abzurechnen, brauchen Sie

- Die **Hebammenhilfe-Gebührenverordnung** (HebGV). Sie enthält das Gebührenverzeichnis mit den abrechenbaren Leistungen (Ziffer A.0700 für Geburtsvorbereitung in der Gruppe) und regelt die Abrechnung mit den Krankenkassen. Für *Selbstzahler* bzw. privat Versicherte orientieren Sie sich an den hierfür auf Länderebene gültigen *extra* Gebührenverordnungen. Sie bekommen die Verordnungen von den Hebammenverbänden. Hilfreich ist „Das Krankenkassengebührenrecht der Hebamme" von H. Horschitz aus dem Staude-Verlag.
- Ein **Institutionskennzeichen**. Ohne dieses können Sie mit den Trägern der Sozialversicherung, in diesem Fall den Krankenkassen, nicht abrechnen. Bei gesetzlich Versicherten rechnen Sie also nach erbrachter Leistung immer direkt mit der Kasse ab. Die Institutionskennzeichen werden vergeben von der Arbeitsgemeinschaft Institutionskennzeichen, Alte Heerstraße 111 in 53757 Sankt Augustin.
- Ein für Sie praktikables **Verfahren zur Abrechnung**. Entweder Sie kaufen sich ein Abrechnungsprogramm (z.B. Lucky Midwife, HebOffice oder HebRech) zur elektronischen

Rechnungsstellung, oder Sie nutzen eine Abrechnungszentrale (z.B. AZH oder MUC Vorhammer).

! Wenn Sie Papierrechnungen an die Kassen schicken, wird wegen des erhöhten Bearbeitungsaufwandes der Rechnungsbetrag um 5 % gekürzt.

Eine **Anwesenheitsliste** erleichtert Ihnen nach dem Kurs das Rechnungschreiben. Auf dieser können Sie auch kürzere Beratungen vermerken, die Sie außerhalb des Kurses getätigt haben. Für ausführlichere Leistungen (Positionen der HebGV unter A wie Hilfeleistung bei Beschwerden, Blutentnahme, Vorsorge usw.) vor oder nach der Kurseinheit sollten Sie zur Dokumentation Karteikarten oder Tagebuchblätter verwenden. **Alles, was Sie über die Kurseinheiten hinaus tun,** rechnen Sie natürlich zusätzlich ab.

! Generell können Sie den Kassen nur die Geburtsvorbereitungsstunden berechnen, die die Schwangere auch besucht hat. Umgekehrt dürfen Sie den Frauen keine zusätzlichen Gebühren für Positionen und Leistungen in Rechnung stellen, die in der HebGV geregelt sind (also z.B. nicht pro Geburtsvorbereitungsstunde ein selbst zu entrichtender Aufschlag für Miete).

Wenn Sie sicher gehen wollen, die **Partnergebühr** zu erhalten, sollten Sie sich diese bis zu einem bestimmten Termin vor dem Kurs überweisen lassen, wobei es nach einer geleisteten Anzahlung eigentlich gut klappt, sich den Rest bei Kursbeginn bezahlen zu lassen.

Einige Teilnehmer werden erwarten, **Quittungen** zu erhalten für bezahlte Gebühren, was ihnen selbstverständlich zusteht. Bei der „Kaution" ist das im Grunde unnötig, da sie ja oft zurückgegeben wird. Anders bei der Barzahlung von nicht besuchten Stunden und vor allem der Partnergebühr: Es gibt sogar einige wenige

Tab. 5-1 Ratschläge für häufige Abrechnungsprobleme	
Problem	**Maßnahmen/Prophylaxe**
Zur ersten Kurseinheit kommen nicht alle TeilnehmerInnen, die auf Ihrer Liste stehen	Rufen Sie ein paar Tage vorher alle TeilnehmerInnen an, um sie an den Kursbeginn zu erinnern, vor allem diejenigen, von denen nicht alle Angaben und keine Vorauszahlung da sind
Eine Teilnehmerin kommt nicht zum letzten Kursabend und hatte keine „Kaution" vorausbezahlt	Sie schicken ihr eine Privatrechnung über die nicht besuchten Stunden
Eine Kassenrechnung kommt unbezahlt zurück, weil die Frau dort nicht versichert ist	Achten Sie auf vollständige und korrekte Versichertenangaben bei der Anmeldung (Lesegerät!) Stellen Sie die Rechnung zeitnah, weil sich die Versicherungsverhältnisse nach einer Geburt ändern können (z. B. Mitversichern beim Ehemann)
Eine Frau will die Rechnung nicht bezahlen, weil ihre Privatversicherung keine Geburtsvorbereitung übernimmt	Weisen Sie Privatpatientinnen bei der Anmeldung darauf hin, dass nicht alle Versicherungen Geburtsvorbereitung bezahlen Sie haben trotzdem Anspruch auf Bezahlung, evtl. wollen Sie der Frau entgegenkommen und stellen eine neue Rechnung zum Kassensatz aus
Eine privat versicherte Teilnehmerin bezahlt nach dem Paarkurs nicht, weil sie denkt, die Partnergebühr sei für beide gewesen	Weisen Sie die bezahlte Gebühr in einer Quittung explizit als *Partneranteil* aus
Wegen Frühgeburtsbestrebungen liegt eine Teilnehmerin den halben Kurs über stationär	Rein rechtlich haben Sie trotzdem Anspruch, wie vereinbart, die nicht besuchten Stunden bezahlt zu bekommen. Ermessen Sie selbst, ob Sie darauf bestehen wollen

Kassen, die den Männern einen Anteil erstatten. Legen Sie sich also einen Quittungsblock zu oder entwerfen Sie eine Teilnahmebescheinigung für den Partner, auf der Sie auch den Erhalt des Partneranteils quittieren.

Hin und wieder werden Ihnen **„soziale Härtefälle"** begegnen, hier können Sie vielleicht den Partneranteil ermäßigen oder eine Selbstzahler-Rechnung reduzieren. Ganz umsonst tätig zu sein, sollte die absolute Ausnahme darstellen.

Bei der Anmeldung und auch bei Kursbeginn haben Sie hoffentlich die Abrechnungsmodalitäten ausreichend erklärt, trotzdem kommt es immer wieder zu **typischen Problemen.**

Tabelle 5-**1** gibt Ratschläge für solche Situationen.

Grundlagen der Körperarbeit

Viresha J. Bloemeke

„Der Körper ist der Übersetzer der Seele ins Sichtbare."

(Christian Morgenstern)

6.1 Geschichte der Körperarbeit in der Geburtsvorbereitung

Grantley Dick Read

Der Geburtshelfer Grantley Dick Read (1890–1959) entwickelte in den 30er-Jahren in England die Grundlagen der Schwangerschaftsgymnastik: Neben Informationen zum Geburtsverlauf sollten die Gebärenden durch Einüben der tiefen Bauchatmung zur Entspannung und durch leichte Gymnastik befähigt werden, den Angst-Spannung-Schmerz-Teufelskreis bei der Geburtsarbeit zu durchbrechen. Er wollte erreichen, dass die Frauen wieder eine Geburt ohne Angst erleben könnten: „Birth without fear" (1933) wurde in Deutschland mit „Mutter werden ohne Schmerz" übersetzt und fand schnell Verbreitung (1).

Die **Ziele der Körperarbeit** in dieser Zeit waren die Förderung der Durchblutung und der Versorgung mit Sauerstoff, der Aufbau von Muskeln und die Steigerung der Leistungsfähigkeit und das Lösen von Verkrampfungen.

Ferdinand Lamaze

Ferdinand Lamaze (1891–1957) lernte 1951 in Russland eine Form der Geburtsvorbereitung kennen, die dort als **„Psychoprophylaxe"** Anwendung fand (2, 3). Er entwickelte daraus eine Art der Geburtsvorbereitung, die sich schnell über seinen Wirkungskreis als Chef eines geburtshilflichen Krankenhauses in Paris hinaus verbreitete. Gymnastische Übungen für die in der Schwangerschaft und bei der Geburt benötigte Elastizität der Muskeln von Rücken, Beinen und Beckenboden wurden angeleitet, und das Paar erlernte gemeinsam eine Methode zur Entspannung, die **„progressive Relaxation"** nach Jacobson (1885–1976).

Kernstück der Vorbereitung war das Trainieren verschiedener Atemmuster, die an den fortschreitenden Geburtsprozess angepasst wurden. So sollte Anspannung als reflexhafte Antwort auf den Wehenschmerz „umtrainiert" und durch Gegenkonditionierung aufgelöst werden – basierend auf der Lehre von den „konditionierten Reflexen" nach Pawlow (1849–1936) – und die Freude am Gebären durch eine schmerzlose Geburt zurückerobert werden. Ein Nebeneffekt des gemeinsamen Trainings als Paar war der Einzug der werdenden Väter in die Kreißsäle.

Sheila Kitzinger

Sheila Kitzinger (geb. 1929 in Großbritannien) betonte als Anthropologin und Soziologin den kulturellen und psychosexuellen Einfluss auf das Gebärverhalten der Frauen, wovon sie nach

Beobachtungen in anderen Kulturen zu berichten wusste. Sie setzte sich als Geburtsvorbereiterin für eine „Natürliche Geburt" (1980) ein (4–7). Mit dem Einsatz von Berührung und Übungen für die Vorstellungskraft, mit Körperwahrnehmungs- und Atemübungen wollte sie das Zurückerobern der weiblichen Instinkte und der Freude am Gebären fördern.

▪ Frédérick Leboyer

Das Hauptaugenmerk des Geburtshelfers und Poeten Frédérick Leboyer (geb. 1918 in Frankreich) galt zunächst dem Kind. „Geburt ohne Gewalt" (1974) war sein großes Plädoyer für eine „sanfte" Geburt: den liebevollen Empfang des Neugeborenen (8 – 13). Um dieses Ziel zu gewährleisten, setzte er sich für eine Geburtsvorbereitung ein, in der die Schwangere durch Yoga-Übungen und Singen auf die spirituelle Dimension der Geburt eingestimmt wurde.

▪ Ina May Gaskin und Janet Balaskas

Ina May Gaskin (geb. 1941 in den USA) mit „Die Spirituellen Hebammen" (1982) und Janet Balaskas (geb. 1946 in Großbritannien) mit „Die Aktive Geburt" (1989) verbanden den psychosexuellen Ansatz mit dem spirituellen Gedankengut. Sie hoben die Wichtigkeit der Erfahrung mit verschiedenen Gebärhaltungen in Verbindung mit einer inneren geistigen und lustvollen Einstellung zur Gebärfähigkeit der Frauen hervor (14–18, 20, 21).

▪ Michel Odent

Als Geburtshelfer setzte Michel Odent (geb. 1930 in Frankreich) die poetischen Gedanken von Leboyer in seiner Klinik in die Praxis um und beschrieb in „Erfahrungen mit der sanften Geburt" (1986), wie in seiner geburtshilflichen Abteilung entspanntes Beieinandersein und gemeinsames Singen und Lachen von Schwan-

geren und frisch entbundenen Paaren, von Stillenden, Großmüttern, Geschwisterkindern und den in der geburtshilflichen Abteilung tätigen Fachleuten die Seelen öffnete (19, 22–25). Vor allem diese Atmosphäre sollte auf die für die Geburt benötigten Hormone wirken, sodass die Gebärenden entspannen und ihren Fähigkeiten vertrauen würden.

▪ Gesellschaft für Geburtsvorbereitung (GfG)

Unter diesen Einflüssen aus USA, England und Frankreich entwickelte sich in Deutschland Ende der 70er-Jahre eine **Selbsthilfebewegung**: Schwangere Frauen wehrten sich gegen die seit den 60er-Jahren zunehmend technisierten Kreißsäle, gegen die „programmierte Geburt" und die erzwungene Rückenlage. Sogar die damals weitverbreiteten „Lamaze-Kurse" und die damit entstandene Abhängigkeit von der Hilfe des Partners wurden allmählich kritisch betrachtet und die gemeinsam erlernbaren Atem- und Entspannungs-„Techniken" als Fremdbestimmung und Kontrolle empfunden. Auf diesem Weg entstand 1980 die Gesellschaft für Geburtsvorbereitung GfG® (26, 27), ein Zusammenschluss von Fachleuten, Schwangeren, Vätern und Müttern, die zusammen u. a. neue Ziele für die Geburtsvorbereitung entwickelten und entsprechend ihrer Ziele GfG-Geburtsvorbereiterinnen® ausbildeten. Die „Schulung der eigenen Körperwahrnehmung und -regulierung" von Schwangeren, wie Gerlinde Wilberg (geb. 1950) dann in „Natürliche Geburtsvorbereitung" (29) schrieb, entsprach dem Wunsch dieser Zeit.

▪ Fernöstliche Einflüsse

Seit den 80er-Jahren fanden Methoden aus der östlichen Gesundheitserziehung wie Meditation, Yoga, Tai-Chi, Qi-Gong u. a. immer mehr Anhänger bei den stressgeplagten Menschen des Westens (41, 42). Die Geburtsvorbereitung blieb auch davon nicht unberührt. Es entstanden die Angebote des **Schwangeren-Yoga** (30), in denen durch geistige Zentrierung in Kombination mit konzentrierter Bewegung und Atmung die Entspannung von Geist und Körper angestrebt wurden und somit Ausdauerfähigkeit und innere Kraft gestärkt werden sollten.

■ Hebammen und Physiotherapeutinnen

Elemente aus all diesen Richtungen befruchteten allmählich auch die von Hebammen geleiteten Kurse. **Frauke Lippens** (geb. 1955) begann 1981 mit der Entwicklung ihres eigenen Konzeptes für die Geburtsvorbereitung und gab in einer „Arbeitshilfe für die Hebamme" (31) ca. 10 Jahre später ihre Erfahrungen an die Hebammenkolleginnen weiter. Sie hat entscheidend dazu beigetragen, dass in der Hebammen-Ausbildung das Teilgebiet der Geburtsvorbereitung wiederbelebt wurde, welches lange Zeit stiefmütterlich mit ein paar Gymnastikübungen, der tiefen Bauchatmung und der entspannten Seitenlage in einem kurzen Lehrgang abgehandelt worden war.

Die Schweizer Physiotherapeutin und Ethnologin **Liselotte Kuntner** (81) befasste sich intensiv mit den Gebärhaltungen in früheren Jahrhunderten und bei Naturvölkern. Sie war maßgeblich an der „Wiederentdeckung" der vertikalen Gebärhaltungen beteiligt.

Neben den erwähnten Autorinnen und Autoren und vielen Neuauflagen ihrer frühen Werke, findet man heute zahlreiche weitere Veröffentlichungen zu Konzepten der Geburtsvorbereitung voller Anregungen für Körperübungen, z. B. auch von **Ruth Menne**, der Physiotherapeutin **Angela Heller** (32), und von den Hebammen **Margarita Klein** (34), **Marion Stüwe** (33) und **Hanna Fischer** (35–37).

Der lange Weg von einer relativen Körperferne in Deutschland führte über Körperertüchtigung und Erlernen von Atemtechniken weiter zu dem Bestreben, die lust- und kraftvolle Verbindung zur natürlichen Gebärfähigkeit wieder im Körper der Frauen zu erwecken. Heute gibt es eine auf ca. 30 Jahre zurückblickende Erfahrung mit der **Körperwahrnehmungsschulung in der Geburtsvorbereitung** und mit deren Einfluss auf die Zufriedenheit mit dem Geburtserlebnis (s. Kap. 1). Es gibt Forschung, die den Effekt aufrechter Gebärhaltungen belegt (38), die betont, wie das Bereitstellen einer intimen Atmosphäre beim Gebären (39) und die Anwesenheit einer vertrauten Person (40) die Ausschüttung der Hormone, sprich den Geburtsverlauf, positiv beeinflusst.

■ Einflüsse der Körperpsychotherapie

Auch die Körperpsychotherapie (43) hat sich allmählich einen anerkannten Platz erarbeitet. Ihr liegen meist die Forschungen von **Wilhelm Reich** (1897–1957) zugrunde. Er beschrieb in „Die Funktion des Orgasmus" (44–46), dass der **Körper Ausdruck von Lebensgeschichte** ist, und dass wiederholte, schmerzhafte Ereignisse die lebendige Pulsation und das Strömen der Lebensenergie blockieren, wodurch nicht nur körperliche Beschwerden, sondern auch Begrenzungen bei der Lebensbewältigung entstehen.

Während der Schwangerschaft – dieser Zeit der großen Ausdehnung und des Weicherwerdens – werden Frauen häufig empfindsamer, Gefühle fließen ungehinderter und das Erfüllen von Bedürfnissen wird dringlicher. Das innere Wachstum löst nicht nur auf der körperlichen Ebene Festgehaltenes. Vergangenes wird neu betrachtet, während der Körper mehr Hitze entwickelt, seine Form verändert und seine „Panzerungen" lockert. So bereitet die Natur ganz ohne unser Zutun uns Frauen auf das große Ereignis der Geburt vor und beseitigt alte Begrenzungen.

Gibt es in der Lebensgeschichte einer Schwangeren allerdings **Erfahrungen mit Gewalt oder andere schwer zu verarbeitende Erlebnisse,** so werden die dafür hilfreichen Schutzmechanismen nicht so leicht von allein weichen können (47–52). Eventuell verstärken sich sogar Spannungen und erschweren die Lebensbewältigung, wenn die unkontrollierbaren Veränderungen durch das wachsende Kind im Leib bedrohlich erlebt werden.

> ❗ Das Äußern von starken Ängsten oder gar Panikattacken sollte für die Hebamme ein Hinweis sein, dass eine individuelle Geburtsvorbereitung für diese Frau angemessener und effektiver ist als eine reguläre Gruppe. Auch das Vermitteln einer Traumatherapie, um vermehrt an der Fähigkeit zur eigenen Stabilisierung zu arbeiten, kann angeraten sein.

■ Erkenntnisse der Hirnforschung

Für den **Umgang mit Belastungsreaktionen** oder -störungen nach lebensbedrohlichen Erschütterungen bietet die Hirnforschung hilfreiche Erkenntnisse. Die gewonnenen Einsichten in die Stoffwechselvorgänge bei Menschen, die z. B. durch traumatische Erlebnisse vermehrt in Angst und Schrecken leben, erklären ihre verstärkte Erregbarkeit. Die Veröffentlichungen der Traumatherapeutin Babette Rothschild und des Neurobiologen Gerald Hüther (54–58, 82, 83) verdeutlichen: „Der Körper erinnert sich" (53), und es gibt ein lebenslanges Lernen, d. h. auch alte, eingeprägte Reaktionsmuster im Hirnstoffwechsel und im Nervennetz des Gehirns können durch neue neuronale Verschaltungen abgelöst werden. Dazu bedarf es nach Hüther jedoch einer tiefen Wahrnehmung und intensiven Empfindung der eigenen Begrenzung auf dem bisherigen Weg, eines dringlich erlebten Wunsches nach Veränderung, eines deutlichen und sinnhaften Zieles und der Unterstützung von Menschen, die an einem solchen Wachstum interessiert sind.

Wichtig ist auch das Anerkennen und **Nutzen aller schon vorhandenen positiven Fähigkeiten** der Lebensbewältigung, der „Ressourcen", und die Bereitschaft, Erfolge als solche zu benennen – und seien sie auch noch so klein – und diese zu feiern. So entsteht die nötige Ausdauer, sich behutsam auf einen unbequemen Weg der Veränderung zu begeben, von Fehlern betroffen zu sein, zu zweifeln, daraus zu lernen und weiter zu wachsen.

> ❗ Bei Schwangeren ist im Idealfall ein dringlicher Wunsch nach einer Stärkung der Eigenkompetenz vorhanden für das Wagnis, das Neuland Geburt und Mutterschaft zu betreten.

So sind alle Körperübungen als sinnvolle Bewältigungshilfen für die Geburt zu verstehen. Die Frauen könnten die Angebote aus der Geburtsvorbereitung auch zur Linderung von Schmerzen und Stress im Alltag nutzen. Intensive Gefühle von wachsendem Wohlgefühl und Selbstvertrauen in die eigene „Gebärkompetenz" wären die Folge. So könnte ein **Lerneffekt** entstehen, bekannte Verhaltensweisen der Lebensbewältigung würden erweitert und neue für den Umgang mit den ungeahnten Herausforderungen einer Geburt angenommen und angewandt.

Odent beschreibt in „Geburt und Stillen" (39, 59), wie der Umgang mit der Zeit um die Geburt des Menschen mit der Gesundheitsentwicklung des Menschen und unserer Umwelt im Zusammenhang gesehen werden muss. Er betont die Wichtigkeit von **Intimität** („privacy") bei den natürlichen Vorgängen der Reproduktion und Sexualität und zeigt **Analogien zu anderen Säugetieren** auf. Wenn der **Neokortex** (ein spezifischer Bereich im menschlichen Gehirn, Teil der Großhirnrinde, der unser „zivilisiertes", vernünftiges, nicht „primitives" Verhalten beeinflusst) nicht angesprochen wird, können die für die Geburt benötigten Hormone besser wirken. Der Parasympathikus, der im Zustand der Entspannung aktiv wird und Stoffwechselvorgänge, Sexualität, Ruhe und Erholung fördert, kann so ungehindert den Geburtsfortschritt unterstützen. Es resultiert eine größere Hingabefähigkeit der Frau an die biologischen Vorgänge der Mutterschaft.

> **!** Körperübungen zur Geburtsvorbereitung sollten demnach der Langsamkeit und Weichheit und dem Vertrauen in die biologische Kompetenz des Frauenkörpers Raum geben, sodass sich Hingabefähigkeit, Lust und Sinnlichkeit spürbar und wohltuend entfalten können.

6.2 Sinn und Ziele der Körperarbeit

Wenn wir die Ziele von verschiedenen körperorientierten Ansätzen betrachten und auf die Geburtsvorbereitung übertragen, ergibt sich eine große Aufgabe für uns Hebammen und eine enorme Chance für die werdenden Eltern, ihre **Selbstregulationskräfte** und damit ihre **Lebensqualität** zu steigern. Wenn die Lebensenergie kraftvoller fließen kann, wenn die in der Lebensgeschichte erworbenen Blockaden sich lockern, wenn besondere Ängste individuell bearbeitet werden können und wenn der Hirnstoffwechsel durch positive Erfahrungen der Stressbewältigung entspannt zur Verfügung steht, hat geburtsvorbereitende Körperarbeit ihr Ziel erreicht.

Dafür ist **Zeit nötig** und von allen Beteiligten die Bereitschaft neue, gefühlsintensive Wege zu gehen. Mit einem „Crash-Kurs" am Wochenende oder mit ausschließlich intellektuell zu verarbeitenden Informationen über den Geburtsverlauf oder den Einsatz von Atem, Bewegung und Gebärhaltungen ist dieses Ziel schwer zu erreichen. Ein Wochenend-Kurs sollte daher durch ein längerfristiges, körperbezogenes Angebot wie Schwangeren-Yoga o.Ä. ergänzt werden.

Denn für jede Schwangere müsste es optimalerweise möglich sein, sich mit folgenden Aspekten auseinanderzusetzen und dabei **Bestärkung und positive Veränderungen** zu erfahren:

- mit ihrem jeweils eigenen, während der psychosexuellen Entwicklung entstandenen Umgang mit Körperfunktionen und ihrer Haltung zur eigenen Körperlichkeit
- mit ihren persönlichen Blockaden und Ängsten, die einem Geburtsprozess evtl. entgegen wirken könnten, und mit dem daraus entstehenden speziellen Bedürfnis nach Information und Begleitung für Schwangerschaft und Geburt
- mit ihren automatischen Schutzreaktionen beim Bewältigen von Herausforderungen und auch mit ihrer Bereitschaft, neue Verhaltensweisen zu entwickeln
- mit ihren einzigartigen Kraftquellen und Ressourcen
- mit ihrem vorhandenen Unterstützungsnetz

Wenn wir nun für unsere schwangeren Frauen heute das Ganze bitte „instant", planbar und hübsch verpackt anbieten sollen, müssen wir versuchen, uns auf das Wesentliche zu beschränken, ohne selbst die Bedeutsamkeit und die große Chance eines körperbezogenen Lernens dabei aus den Augen zu verlieren. Dabei können wir die Resultate von Studien zu Rate ziehen, die eine Aussage über die Zufriedenheit von Frauen mit ihrem Geburtserlebnis treffen und worauf sie diese zurückführen (60, 61):

> **!** Die entscheidende Einflussgröße auf die Zufriedenheit mit dem Geburtserlebnis ist **die Erfahrung der eigenen Kompetenz** beim Bewältigen des Geburtsprozesses – von vertrauten Fachleuten kontaktvoll und kompetent betreut.

Auch die Erkenntnisse von **A. Antonowsky** und der **Gesundheitsforschung** bestätigen (62):

Bei einschneidenden Veränderungen im Lebenslauf, bei Schicksalsschlägen und Krisen oder bei körperlichem Leid erweist sich als hilfreich bei der Bewältigung:

- Wenn der **Sinn und die Bedeutsamkeit** der Krise erkennbar wird
- wenn **verstehbar** ist, was einem widerfährt
- wenn die Person ihre eigenen Möglichkeiten der Bewältigung ausschöpfen kann, wenn also die Krise oder das Leid **handhabbar** ist und
- wenn sie dabei **Unterstützung** erfährt.

> **!** Das Übergeordnete Ziel der Körperarbeit in der Geburtsvorbereitung muss also sein: Stärken und Erweitern der Fähigkeiten zur aktiven Regulation des Wohlgefühls von Körper und Seele.

Die eigenen Möglichkeiten der Bewältigung ausschöpfen lernen

Damit Schmerz handhabbar werden kann und die Gebärende sich besser vor Überwältigung schützen kann, muss sie sich zunächst ihrer Körpersensationen bewusst werden: ihre damit verbundenen Gefühle und Bedürfnisse wahrnehmen, Unwohlsein und Einschränkungen erkennen, um diese dann in mehr Wohlgefühl verwandeln zu können.

> **!** **Wahrnehmung steigern =** Selbst-Bewusstsein fördern!

Bei jeder Körperübung, ja sogar beim sich Niederlassen zum Gespräch, können Sie die Wahrnehmung der Frau auf ihre Gefühle und Bedürfnisse lenken und darauf, was sie vielleicht davon abhält, ihren Gefühlen Ausdruck zu verleihen oder ihren Bedürfnissen nachzukommen, um

Tab. 6-1 Ziele der Körperarbeit in der Geburtsvorbereitung

Körperarbeit in der Geburtsvorbereitung	**Ziel:** **Stärken und Erweitern der Fähigkeiten zur aktiven Regulation des Wohlgefühls von Körper und Geist**			
	Wahrnehmung steigern	**Beschwerden** verringern	**Unterstützung** annehmen	**Wohlgefühl** genießen
	Gefühle und Bedürfnisse wahrnehmen, deren Begrenzung erkennen.	Gefühle ausdrücken, Bedürfnisse befriedigen, aktiv Unwohlsein und Beschwerden verringern.	Gefühle und Bedürfnisse mitteilen, um Hilfe bitten, Hilfe annehmen.	Wiederholt positive Erfahrungen auf dem Weg zu mehr Selbstregulation werden gespeichert, Kompetenz gestärkt.
Beispiele:				
Haltung	„Wurzel – Schale – Stern"(80): Im Stehen bewusstes Aufrichten von den Füßen bis zum Hinterkopf. Wo ist Halt, Kraft, Belastung?	Im Stehen „Becken kreisen" oder als Haltungskorrektur Becken vor und zurück kippen oder „Kreuzbein reiben" bei Kreuzschmerzen.	„Skulptur": Partner korrigiert behutsam die Haltung wie beim Gestalten einer Statue. Was entlastet?	„Baum im Wind": Im Stehen gut verwurzelt mit Körper und Armen frei schwingen und tanzen.

Tab. 6-1 Fortsetzung

	Wahrnehmung steigern	Beschwerden verringern	Unterstützung annehmen	Wohlgefühl genießen
Bewegung	„Katze und Kuh": Im Vierfüßler-Stand Rücken rund – Rücken gerade, in Zeitlupe. Wo ist Geschmeidigkeit, wo Festigkeit?	„Vierfüßlerstand mit Beinschwung": bei Ischias-Beschwerden.	„Katze und Kuh mit Partner": Hand des Partners auf dem Kreuzbein folgt der Bewegung mit Druck oder Wärme.	„Becken kreisen": Im Vierfüßlerstand in alle Richtungen kreiseln und Geschmeidigkeit genießen.
Atem und Töne	„Schritte zählen" für Ein- und Ausatmen; ebenso zählen beim Pusten, Summen, Tönen. Was verlängert die Ausatmung?	„Arme Halten": dabei langes Ausatmen, Pusten, Stöhnen, Summen, Singen, Tönen... einsetzen zum Stärken der Ausdauer.	„Rücken an Rücken und tönen": Mit dem Partner sitzend oder auch stehend beim „Arme Halten".	„Klangmassage": Im Liegen Summen und Vibrationen im Körper genießen.
Entspannung	„Körperreise": Die Wahrnehmung lenken. Wo ist Anspannung, wo ist Wohlgefühl?	„Sich betten": Verändern von Lage/Haltung und Lenken des Atems zum Lösen von Anspannung.	„Wiggeling" oder „Glieder Führen": Lockern der Gelenke und sanftes Ausstreichen.	„Stille": Am Ende einer Entspannungsübung zum Nachklingen.
Berührung	„Hand auflegen": Die eigene oder die Hand des Partners an verschiedenen Körperzonen auflegen. Was passiert?	„Massage": Selbst oder mit Partner, sanft oder fest, Ganzkörper oder Teilbereiche, zum Lindern von Beschwerden.	„Rückmeldung geben": Berührung aktiv mitgestalten und die Hände des Partners bei Bedarf lenken.	„Austausch von Liebe": Berühren und Berührtwerden fördert das Ausschütten von Oxytocin, dem „Liebeshormon" (39).

ihr Wohlgefühl in diesem Moment für sich zu verbessern. Die Bedeutsamkeit, sogar Notwendigkeit, für sich selbst gut zu sorgen, kann darin zum Ausdruck kommen, dass Sie auch in einer Gruppe **individuellen Bedürfnissen Raum lassen** (z.B. bei Lagerung, Position, Augen auf oder geschlossen). Selbst der Platz im Raum – stehend, sitzend, auf allen vieren – kann bewusst unter dem Blickwinkel gesucht werden, dem Wunsch nach Sicherheit besonders auch im Zusammensein mit allen anderen TeilnehmerInnen nachzukommen (z.B. Scham, Wunsch nach mehr Abstand etc.).

Stellen Sie den TeilnehmerInnen immer wieder die Frage: „Was tun Sie, wenn Ihnen bei einer angeleiteten Übung oder Situation unbehaglich ist, wenn Sie lieber weglaufen würden, wenn im Moment alles so gar nicht Ihren Wünschen entspricht? Halten Sie aus? Emigrieren Sie nach innen oder sind Sie im Geist weit weg? Trotzen Sie oder werden Sie verärgert?"

Geben Sie den Frauen Zeit, ihre bereits vertrauten Methoden zu erkennen und dann bewusst einzusetzen. Geben Sie Zeit und Gelegenheit, auch neue Möglichkeiten auszuprobieren bei der ständigen Abwechslung zwischen Verlust des Wohlgefühls und dem Wiedererlangen, beim Spüren von Einengung und Weite, von Hingabe und Wunsch nach Kontrolle, von Schutzbedürfnis und Vertrauen. So kann mehr und mehr die **eigene Einflussnahme auf das innere Gleichgewicht** als Stärke verbucht und genutzt werden.

> **!** **Beschwerden verringern:**
> Gefühle auszudrücken und auftauchende Bedürfnisse zufrieden zu stellen ist ein aktiver Weg, um Unwohlsein und Beschwerden zu verringern.

Lenken Sie bei jeder Übung, die Sie anleiten – gelegentlich ruhig auch einmal Bewegungsabläufe aus dem Fitnesscenter, um für die Frauen an Vertrautem anzuknüpfen – die Wahrnehmung der TeilnehmerInnen auf **eventuell empfundene Enge, Schmerz oder Unbehagen** und fordern Sie sie auf, etwas dagegen zu unternehmen und die Steigerung ihres Wohlgefühls aktiv in die Hand zu nehmen. Lassen Sie die TeilnehmerInnen aufspüren, wo im Körper sie Anspannung spüren oder wo Stress und was ihnen hilft, um das Unbehagen zu verscheuchen. Geben Sie immer wieder Gelegenheit, Gefühle auszudrücken und momentane Bedürfnisse zu befriedigen.

Seien Sie den **begrenzenden inneren Stimmen**, die Tapferkeit fordern oder Anstand, ein kämpferisches Gegenüber, damit sich die Paare später trauen, nach der Hebamme zu klingeln oder ihre Nöte und Bedürfnisse auszudrücken. Bestärken Sie die Vielfalt von Bewältigungsstrategien in der Gruppe und die überraschend kreativen Lösungen, auf dem Weg, sich immer besser selbst zu helfen und mehr Selbsbewusstsein zu erlangen.

Regen Sie dazu an, mit den Methoden, die entlastend erlebt werden, **auch im Alltag in Stresssituationen** zu experimentieren. Das Speichern von Erfahrungen im Langzeitgedächtnis geschieht durch Wiederholungen und lässt

sich noch optimieren, wenn sie mit Erfolg und starken positiven Gefühlen verbunden sind. So steht dann bei der Geburtsarbeit das Erlernte zur Verfügung.

Kontaktvoll und kompetent betreut werden

Betonen Sie die achtsame Wahl des Geburtsortes und die noch größere Bedeutsamkeit der menschlichen und kompetenten Begleitung durch (möglichst vertraute) Fachleute.

Schwangerschaft, Geburt und Wochenbett bieten die wunderbare Gelegenheit, der vorher gelebten Autonomie mal eine Pause zu gönnen und **Abhängigkeit als eine Form der Liebe**, der Nähe und des sich gegenseitig Brauchens und Unterstützens in positiver Weise zu erleben. Besonders das Baby ist noch lange nach der Geburt lebensnotwendig abhängig von Liebe und Versorgung. Wie soll sich ein neuer Mensch fühlen, wenn er auf einer Welt landet, in der Abhängigkeit am besten nicht vorkommen sollte? Beide Eltern und das Kind sind aufeinander angewiesen, müssen sich ihre Gefühle und Bedürfnisse mitteilen dürfen, müssen es wagen, um Hilfe zu bitten und auch Hilfe anzunehmen.

> **!** **Unterstützung annehmen:**
> Gefühle und Bedürfnisse mitteilen, um Hilfe bitten und Hilfe annehmen bedeuten nicht Verlust von Autonomie.

Da bietet die **Körperarbeit** in der Geburtsvorbereitung ein schönes **Übungsfeld**: „Ich mag die Übungen heute gar nicht mitmachen, der Rücken tut mir so weh und ich bin ganz k.o.!" Diese oder eine entsprechende Aussage kann den Partner, die Gruppenleiterin oder andere TeilnehmerInnen dazu bewegen, das eigentliche Bedürfnis der Frau zu erfragen und es ihr mit den zur Verfügung stehenden Mitteln zu erfüllen, bevor die Gruppe weiter ihre Übungen macht.

Auch die **Übung „sich betten"** eignet sich gut dafür: Das Paar sucht jeweils für den anderen abwechselnd Möglichkeiten (Decke, Kissen, Wand, eigener Körper als Stütze…), die eingenommene Position des Partners noch zu optimieren, sodass dieser sich für einige Minuten ganz seiner Erholung hingeben kann.

! Ein Gefühl mitteilen, das dazu gehörige Bedürfnis äußern, um Hilfe bitten, Hilfe bekommen, sich verstanden und wohler fühlen – diesen Ablauf wiederholt zu erleben, wird als positiver Erfahrungsschatz abgespeichert und steht dann während der Geburtswehen als Kraft zur Verfügung.

Handhabungen und Verläufe verstehen

! Sie sind beim Anleiten von Körperübungen ein Vorbild für die spätere Situation im Kreißsaal.

Erwarten Sie Konformität und Anpassung? Sind Sie hier „Chef" oder begleiten Sie mit Ihren Kenntnissen die Entwicklung von Eigenkompetenz? Werden die Frauen/Paare bei Ihnen daran gewöhnt, Sinn und Zweck der vorgeschlagenen Übungen zu verstehen, bevor sie sich darauf einlassen? Erhalten sie die Möglichkeit, Fragen zu stellen und ihre Widerstände zu benennen? Bekommen sie bei Bedarf Alternativen angeboten und werden aber auch einmal aufgefordert, etwas mitzumachen, was ihre Überwindung herausfordert?

Überdenken Sie jede Übung, die Sie anbieten wollen, damit Ihnen deren Sinn und Ziel selbst einleuchtet. Verwenden Sie beim Erklären eine einfache Sprache, um mehr die „Säugetiernatur" des Menschen als den Intellekt zu erreichen. Fördern Sie die Kommunikation der Paare

und der gesamten Gruppe, damit alle präsent sind und in ihrer Kraft bleiben, sich ausdrücken und für sich selbst so wie für die anderen sorgen können.

Die Erfahrungen mit der Fähigkeit zur Selbstregulation als Schatz speichern

Vielleicht schleicht sich bei Ihnen langsam Unbehagen ein, weil Sie wissen, dass die Situation während der Geburt von vielen Paaren nicht als Unterstützung der eigenen Selbstkompetenz erlebt wird. Aber ist es nicht umso wichtiger, dass die werdenden Eltern mit einem starken Gefühl diese Herausforderung anpacken? Die TeilnehmerInnen sollten wissen, dass ihnen während der Geburt eventuell von Schmerzen, vom Schicksal oder aber auch vom betreuenden geburtshilflichen Team viel abverlangt werden könnte! Im Märchen müssen die Helden oft erst viele Prüfungen bestehen, bevor sie an ihr ersehntes Ziel gelangen, das sie sich selbst gesteckt haben. Sie sind dabei immer auch vorbereitet und mit besonderen Kräften für ihre Aufgaben ausgestattet, was ihnen hilft, den Mut zu behalten, Hindernisse zu überwinden und am Ende ihr Glück zu erreichen.

! **Wohlgefühl genießen**
Wiederholte positive Erfahrungen auf dem Weg zu mehr Selbstregulation werden in der Erinnerung und im Körpergedächtnis gespeichert. Die Kompetenz, mit Herausforderungen umzugehen, wird so gestärkt.

Wenn jedes Treffen der TeilnehmerInnen eine zu bewältigende, von Mal zu Mal sich steigernde, körperliche Herausforderung bereithält, gibt es immer auch „zur Belohnung" die Gelegenheit, sich köstlich zu entspannen und den Erfolg beim Nachklingen zu verankern.

Auf diese Weise kann das Zutrauen wachsen, auch in der weit extremeren Situation der Geburtsarbeit die Methoden anwenden zu können, um den großen Spannungsbogen des Geburtsprozesses zu durchleben und am Ende glücklich anzukommen.

Ob dabei Hingabe hilft oder Kampf nötig ist, ob Vertrauen möglich wird oder Kontrolle besser schützt, ob der Partner fürsorglich sein kann oder überfordert ist, ob über große Strecken keine fachliche Hilfe da ist oder eine umsichtige und kompetente Begleitung im Raum – immer wird die Gebärende einen Weg finden, das ihr Mögliche einzusetzen. Selbst wenn sie am Ende doch überwältigt ist von „der Gewalt des Gebärens" (63) und die Prüfungen des Lebens noch nicht überstanden sind, gibt es weiter in ihr eigene Möglichkeiten und auch Unterstützung (64–70, 73, 74, 84), um ihre Kraft zurückzugewinnen und ihre Lebensbewältigung wieder in ihre Hände zu nehmen.

6.3 Mittel der körperlichen Selbstregulation bei Schmerz und Stress

Schon als Neugeborenes bringen wir einfachste körperliche Wege zur Selbstregulation gegen Schmerzen und Stress mit auf diese Welt durch:

- die Korrektur von Haltung oder Lagerung
- entlastende Bewegungen
- stimmlichen Ausdruck von Leid und Vertiefen des Atems
- Loslassen von Muskelspannung
- Berührung mit den eigenen Händen
- und das Verlangen, berührt zu werden, Unterstützung zu bekommen.

! Diese automatischen Hilfen mit Übungen in Verbindung zu bringen, belebt die Instinkte und vertieft so die Gewissheit, der Herausforderung Geburt gewachsen zu sein.

Wenn Körperübungen außerdem noch möglichst oft mit Gebärhaltungen (Stehen, Sitzen, Vierfüßlerstand, Hocke, Seitenlage) kombiniert werden, entstehen innere Selbstbilder von Gebärfähigkeit.

Auch für eine Geburt, bei der die Hilfe eines Kaiserschnitts nötig ist, sind alle diese Fähigkeiten nutzbar und hilfreich, denn in jedem Fall geht eine Geburt mit einem hohen Niveau von Aufregung einher, die als Herausforderung aller Kräfte erlebt wird.

Übungen zur Haltungsänderung

Die Korrektur der Haltung oder Lagerung nehmen wir spätestens dann vor, wenn uns körperliche Symptome dazu aufrufen. Die Art, wie wir uns halten, ist in jedem Moment aber auch Seelenausdruck. Bei Übungen, die unsere Wahrnehmung zur Körperhaltung hin lenken, können wir dies einerseits bemerken, wir können aber auch entdecken, wie wir über eine achtsame Korrektur unserer Körperaufrichtung Einfluss auf die momentane Stimmung nehmen können.

Wir können feststellen, wo wir „aus dem Lot" geraten sind, und den Schwerpunkt wieder mehr in die Mitte verlagern, wir können Bereiche entlasten, auf denen zu viel Gewicht liegt, wir können unsere Vorstellungskraft einsetzen und z. B. Himmel und Erde als Kraftquellen erfahren, wir können das Becken wiegen und dabei die Gefühle im Beckenboden, unserer energetischen Basis, erwecken, wir können die Berührung des Partners als Unterstützung erleben und uns einer vorgestellten Wehe mit vertieftem Atem hingeben.

Tab. 6-2 Beispiele für Übungen mit Haltungsänderung

Wahrnehmung steigern	Beschwerden verringern	Unterstützung annehmen	Wohlgefühl genießen
„Wurzel – Schale – Stern" (80): Im Stehen bewusstes Aufrichten von den Füßen bis zum Hinterkopf. Wo ist Halt, Kraft, Belastung?	Im Stehen „Becken kreisen" oder als Haltungskorrektur, das Becken vor und zurück kippen oder „Kreuzbein reiben" bei Kreuzschmerzen.	„Skulptur": Partner korrigiert behutsam die Haltung wie beim Gestalten einer Statue. Was entlastet?	„Baum im Wind": Im Stehen gut verwurzelt mit Körper und Armen frei schwingen und tanzen.

Bewegungsübungen

Entlastende Bewegungen für Körperbereiche, in denen Spannungen zu spüren sind, werden **zunächst langsam und achtsam**, wie in Zeitlupe ausgeführt. Es gibt für sie kein richtig oder falsch, entscheidend ist das ganz eigene Erleben von zunehmender Geschmeidigkeit und sich lösender Anspannung. Das zunächst vorsichtige Herantasten an die Begrenzungen beim sich wiederholenden Bewegungsablauf kann mit Wiegen, Kreiseln oder Schunkeln erfolgen und kann in einem Moment genug und genau das Richtige sein, um sich wieder mehr im Körper zu Hause zu fühlen.

Ein anderes Mal bedarf es vielleicht eines größeren Aufwandes und mehr Energie, und das Lösen entsteht erst durch Räkeln, Dehnen, Gähnen, betontes Anspannen und Strecken von Muskelpartien, durch große oder kleine Bewegungen des gesamten Körpers, durch Schütteln der Gelenke, Übertreiben einer Haltung oder des Gesichtsausdrucks, eventuell noch begleitet von Stöhnen und Ächzen, Lachen oder Schimpfen (76).

Neben dem positiven Effekt von Bewegungsübungen auf schwangerschaftsbedingte Beschwerden (z.B. Rückenschmerzen, Schulterverspannungen, Kurzatmigkeit) ist das Ziel, den **körperlichen Genuss** und den **Spaß an der Bewegung** zu steigern und **Lust** darin zu entdecken, **„ungezogen" zu sein** – die Kräfte unseres inneren Kindes zu wecken und unsere gesunden Instinkte zu befreien. Selbst so kleine innere, rhythmische Bewegungsabläufe, wie sie bei den Beckenbodenübungen vorkommen, können entsprechend lustvoll ausgeführt werden (80).

Suchen Sie **Bewegungsübungen** aus, **die in den üblichen Gebärpositionen auszuführen sind**, damit die Antwort auf den Wehenschmerz eines Tages nicht Erstarrung ist, sondern die Frau sich an kraftvolle, aktive Wege erinnern kann.

Auch **Partnerübungen** wie gemeinsames Beckenkreisen im Stehen, mit dem Rücken der Frau an die Vorderseite des Mannes gelehnt, mit den Händen gemeinsam um den Bauch oder an die Hüften der Frau gelegt, ermöglicht das Lösen von Spannungen und die Chance, ein eingespieltes Team zu werden. Musik (z.B. Elvis Presley!) steigert das Vergnügen und es können dabei noch Beobachtungen gemacht werden, wer von beiden Partnern denn die Bewegungen anführt, wer sich lieber führen lässt, wie die zwei sich dabei einigen oder auch nicht.

Gut geeignet zum Wahrnehmen und Weichwerden sind z.B. Übungen aus folgenden Schulen: Stretching, Yoga, Feldenkrais, Qi-Gong.

Tab. 6-3 Beispiele für Bewegungsübungen

Wahrnehmung steigern	Beschwerden verringern	Unterstützung annehmen	Wohlgefühl genießen
„Katze und Kuh": Im Vierfüßler-Stand Rücken rund – Rücken gerade, in Zeitlupe. Wo ist Geschmeidigkeit, wo ist Festigkeit?	„Vierfüßlerstand mit Beinschwung": bei Ischias-Beschwerden.	„Katze und Kuh mit Partner": Hand des Partners auf dem Kreuzbein folgt der Bewegung mit Druck oder Wärme.	„Becken kreisen": Im Vierfüßlerstand in alle Richtungen kreiseln und Geschmeidigkeit genießen.

Übungen mit Atem und Tönen

Stimmlicher Ausdruck von Leid – mit dieser Fähigkeit zur Selbstregulation, dem Schreien oder Weinen, beginnt jedes Leben. Die Vertiefung der Ausatmung ist dabei ein Begleiteffekt. Ebenso bringt die Entladung der intensiven Gefühle, die beim Baby meistens dazu führt, dass die Bedürfnisse nach Halt und Wärme erfüllt werden, eine wohlige und entlastende Entspannung mit sich. Diese Kompetenz haben wir im Laufe unseres Lebens nicht in Richtung Verstärkung „verfeinert", sondern eher im wörtlichen Sinne: Unser Ausdruck von Leid und anderer Gefühle wurde immer „feiner", zivilisierter, weniger hörbar. Offenbar hatten wir mit der Methode doch keinen nachhaltigen Erfolg, liebevolle Aufmerksamkeit zu erhalten. Bei der Geburtsvorbereitung nennen wir die Methode dann entsprechend vornehm „**Tönen**" und wollen auf diesem Wege die ursprüngliche Kraft dieser selbstregulativen Fähigkeit wieder befreien.

Durch Töne vertieft sich der Atem. Wie hilft aber **vertiefter Atem**, Schmerz bei der Geburt zu verarbeiten? Eine Antwort liefert der vermehrte Stoffaustausch: die gesteigerte Aufnahme von Sauerstoff als Energiequelle für alle Körperfunktionen (die ja bei Schmerz und Stress auf Hochtouren laufen) und mehr Abgabe von Kohlendioxyd als Schlackenabtransport.

Eine weitere Erklärung bietet die Beobachtung des automatischen Ablaufs von Ein- und Aus-

atem bei einem Schrecken: Schnell und spontan wird eingeatmet und die Luft angehalten – bereit zum Weglaufen oder zum Angriff. Der **Einatem** stellt also energetisch eher Spannung zur Verfügung, die in Aktivität umgesetzt werden kann. Der **Ausatem** löst sich anschließend entweder bei der notwendig werdenden Aktion – vielleicht in einem Schrei – oder mit einem erleichterten Seufzer, wenn die Gefahr vorüber ist, und geht dann mit dem Gefühl von Entspannung einher.

> **!** Wenn wir also für die Vorbereitung auf eine Geburt bewusst die Phase der Ausatmung vertiefen und „betonen", unterstützen wir die darin enthaltene Kraft, aktiv zu werden und überflüssige Spannung abzubauen.

Der Prozess der sich steigernden Geburtswehen von der Eröffnung bis zur Austreibungsphase ist an sich schon ein wachsender Aufbau von ungeheurer Spannung bis hin zur großen Entladung beim Auftauchen des Kindes. Diesen Spannungsaufbau noch mit zusätzlicher Anspannung zu verstärken und damit die Schmerzen zu vergrößern, wollen wir mit dem **Betonen des Ausatems** verhindern.

Ein weiterer Effekt ist das Öffnen der Schleusen für den **stimmlichen Ausdruck**, für die nonverbale Ebene, sich von intensiven Gefühlen zu entlasten. Das Aushalten oder gar Zähne Zu-

Tab. 6-4 Beispiele für Übungen mit Atem und Tönen

Wahrnehmung steigern	Beschwerden verringern	Unterstützung annehmen	Wohlgefühl genießen
„Schritte zählen" für Ein- und Ausatmen; ebenso zählen beim Pusten, Summen, Tönen. Was verlängert die Ausatmung?	„Arme Halten" dabei langes Ausatmen, Pusten, Stöhnen, Summen, Singen, Tönen … einsetzen zum Stärken der Ausdauer.	„Rücken an Rücken und tönen": Mit dem Partner sitzend oder auch stehend beim „Arme Halten".	„Klangmassage": Im Liegen Summen und Vibrationen im Körper genießen.

sammenbeißen bringt zusätzliche Anspannung in den Körper und das Gefühl, „nichts zu melden zu haben" und die eigenen Kräfte nicht zum Einsatz und zum Ausdruck bringen zu können.

! Übungen mit Atem und Tönen müssen langsam aufgebaut werden.

Vielleicht vom „Schritte zählen" über einfache Atemwahrnehmung in entspannter Haltung, bei der zusätzlich die Wahrnehmung zum Kind gelenkt werden kann: Welche Körperbereiche heben sich beim Einatmen und senken sich beim Ausatmen bei mir? Kann ich darauf Einfluss nehmen? Was passiert, wenn ich daran etwas ändere? Was fühlt sich für mich am meisten entspannend an? Worauf und wie reagiert mein Kind im Bauch?

Bei allen Bewegungsübungen wird ein sich wiederholender Bewegungsablauf bewusst dem Auf und Ab des Atemrhythmus angepasst. Dabei kann die Verbindung von dem runden unteren Rücken (Kreuzbereich) und der Ausatmung eingeprägt werden als Parallele zum sich Öffnen und zum Herausschieben des Kindes, was im Kurs oft genug wiederholt, später dann bei der Geburt als automatisches Wissen im Körper zur Verfügung steht (siehe auch S. 84).

In **Paarkursen** kann zu den Händen des Partners geatmet werden, die unterschiedliche Atembewegung beim Rücken an Rücken Sitzen ent-

deckt werden, auch ein gemeinsamer Rhythmus gefunden und wieder verlassen werden. Den Rücken des Partners mit Summ- und Brummtönen zu erreichen und seine Vibrationen wie eine Massage zu empfangen, kann ein besonderes Vergnügen sein. Oder die Schwangere lehnt sich mit ihrem Rücken im Schoß ihres Mannes sitzend an ihn, der bequem an die Wand gelehnt sitzt. Dabei können beide mit ihren Händen beim Kind den Wellen des Atems folgen und vielleicht der Reaktion des Kindes lauschen.

Ausdauer- oder Wehensimulationsübungen folgen erst, wenn alle TeilnehmerInnen mit der Korrektur der Haltung, mit lösenden Bewegungen, betontem Ausatem und den Entspannungsübungen genug Erfahrung gesammelt haben.

Das konkrete, **vertiefte, ruhige Wehenatmen für die Eröffnungsphase** (1 Minute vorgeben) kann bald schon an viele der Bewegungsübungen angehängt werden. Das Üben von **Hecheln** und Herausschieben des Kindes verbindet sich gut mit dem Ausprobieren der Gebärhaltungen mehr gegen Ende des Kurses.

Entspannungsübungen

Das **Loslassen von Muskelspannung** kennen alle Menschen als Methode: Da gibt es das „Relaxen" oder „Abhängen" vor dem Fernseher, den (meist eher genervten) Rat: „Nun entspann Dich mal!", das Ausruhen auf dem Sofa mit

Tab. 6-5 Beispiele für Entspannungsübungen

Wahrnehmung steigern	Beschwerden verringern	Unterstützung annehmen	Wohlgefühl genießen
„Körperreise": Die Wahrnehmung lenken. Wo ist Anspannung, wo ist Wohlgefühl?	„Sich betten": Verändern von Lage/Haltung und Lenken des Atems zum Lösen von Anspannung.	„Wiggeling" oder „Glieder Führen": Lockern der Gelenke und sanftes Ausstreichen.	„Stille": Am Ende einer Entspannungsübung zum Nachklingen.

einem schönen Buch, die Beine hoch im Sessel beim Musik Hören oder die Erfahrung mit autogenem Training. Doch nicht in jeder Lebenslage helfen die bekannten Wege, weil die innere Anspannung einfach nicht weichen will. Da würden „Korrektur der Haltung", „lösende Bewegungen" oder „Ausdruck von Gefühlen" vorweg – vielleicht sogar ein langer Spaziergang, in dem alles dies enthalten wäre – die nötige Entladung bringen, um überhaupt Entspannung genießen zu können.

So brauchen wir auch **im Verlauf eines Kursabends einen Spannungsbogen**, in dem nach spannenden Themen, in denen vielleicht Ängste auftauchen, und nach aufregenden neuen Erfahrungen mit Methoden, diese zu bewältigen, am Ende eine ruhige Phase folgen kann.

Also sind nicht nur die üblichen Entspannungsübungen im Liegen wohltuend für die Muskeln und die Seele, sondern auch die immer wieder spürbare Auflösung einer angespannten Stimmung im Verlauf des Kurses.

Auch beim **Vermitteln von Informationen** oder Gesprächen über ein Thema kann das Gewahrsein auf die Körpersensationen gelenkt werden: Wo im Körper macht sich jetzt die Aufregung (Angst, Spannung, Vorfreude...) breit? Und später dann: „Wodurch hat das Körpergefühl sich wieder verändert? Was haben Sie/Du dazu beigetragen, was hat von außen wohltuend gewirkt?"

! Bei jeder Bewegungsübung können für die gestellte Aufgabe Kräfte freigesetzt und dadurch der Genuss gesteigert werden. Geben Sie den Hinweis, diejenigen Körperbereiche bewusst zu entspannen, in denen Anspannung für die Ausführung der Übung überflüssig ist.

Eine gezielte Anleitung zur Entspannung – immer in selbst gewählter Lage! – sind **Körperreisen**, in denen die Wahrnehmung durch den Körper gelenkt wird mit dem Ziel, Spannung aufzuspüren und so gut wie möglich bewusst loszulassen. Ein immer wiederkehrender Ablauf dieser Suchbewegung mit der Aufmerksamkeit bewirkt ein deutliches Verankern im Gedächtnis. Auf diese Weise Geübtes kann während der Wehen herangezogen werden, weil die TeilnehmerInnen diese Methode als sinnvoll und hilfreich am eigenen Leibe erlebt haben. Die **häufigsten Blockaden** sind nach Wilhelm Reich (44) in sieben quer verlaufenden Segmenten zu finden (Abb. 6-1). Daher eignen sich diese Körperzonen gut für Körperreisen, die die Wahrnehmung der Reihe nach (von oben nach unten) durch die Segmente lenken.

Geleitete Imaginationen oder **Fantasiereisen** (67) – wieder in selbst gewählter Haltung und mit der Möglichkeit, die Augen leicht geöffnet oder geschlossen zu halten – haben dagegen einen unbewussten, indirekten Einfluss auf das Lösen von Anspannung im Körper. Mit dem Hinweis, dass jede die Meisterin ihrer Fantasie ist

Bei Körperreisen können Spannungen in jedem Segment wahrgenommen, übertrieben und bewusst wieder gelöst werden.

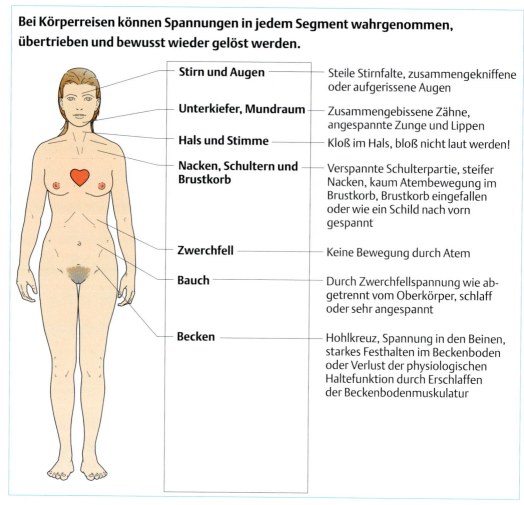

Stirn und Augen	Steile Stirnfalte, zusammengekniffene oder aufgerissene Augen
Unterkiefer, Mundraum	Zusammengebissene Zähne, angespannte Zunge und Lippen
Hals und Stimme	Kloß im Hals, bloß nicht laut werden!
Nacken, Schultern und Brustkorb	Verspannte Schulterpartie, steifer Nacken, kaum Atembewegung im Brustkorb, Brustkorb eingefallen oder wie ein Schild nach vorn gespannt
Zwerchfell	Keine Bewegung durch Atem
Bauch	Durch Zwerchfellspannung wie abgetrennt vom Oberkörper, schlaff oder sehr angespannt
Becken	Hohlkreuz, Spannung in den Beinen, starkes Festhalten im Beckenboden oder Verlust der physiologischen Haltefunktion durch Erschlaffen der Beckenbodenmuskulatur

Abb. 6-1 Lokalisation der häufigsten Verspannungen und Blockaden

und alle Vorgaben für sich passend umgestalten kann, werden die TeilnehmerInnen angeleitet, in ihrer Vorstellung wohltuende oder Kraft spendende Orte aufzusuchen. Dabei werden alle Sinne angesprochen, um das innere Bild deutlich erlebbar zu gestalten. Am Ende wird die Aufmerksamkeit wieder zum Hier und Jetzt zurückgeführt und die Auswirkungen der Reise auf das momentane Körpergefühl erfragt.

Die Fähigkeit, Fantasiereisen für sich zu nutzen, ist bei den Menschen unterschiedlich entwickelt. Die Kraft des Geistes ist aber gerade in auswegmeslosen oder überwältigenden Situationen eine besonders große Hilfe, da sie eine automatische Reaktion des Hirnstoffwechsels aufgreift, die von Menschen in lebensbedrohlichen Lebenssituationen wie ein Von-oben-Betrachten oder „Aussteigen" beschrieben wird.

Beim Thema Entspannung ist die persönliche Suche jeder Teilnehmerin nach der ihr **angenehmen Lagerung** und ein eher großes Angebot von Lagerungshilfen (s. S. 76) besonders wichtig, um dieser Schulung der Fähigkeit, gut für sich zu sorgen, einen deutlichen Platz einzuräumen.

Anleitung zu Berührungen

Sich selbst bei Schmerzen zu berühren, kennt jede von uns: Druck dort, wo es wehtut, Reiben, Streichen oder Festhalten … lindert den sich ausbreitenden Schmerz. Auch beim Umgang mit anderen Menschen ist diese Form der Ersten Hilfe schnell „zur Hand", wenn wir ohne viel nachzudenken unsere Hände beruhigend einsetzen.

Das Verlangen, berührt zu werden, ist ein Grundbedürfnis wie Nahrung bei Hunger oder eine wärmende Hülle bei Kälte. Wenn sich mit Berührung keiner um uns kümmert, verkümmern wir, werden wir bekümmert, betrübt. Am Körper berührt zu werden, lässt auch die Seele berührt sein. Es ist einerseits ein Weg, um Halt zu finden, sich anzuvertrauen, sich zu trauen, Angst und Spannung zu verlieren und wohltuend mit Gefühlen, Gedanken und Erinnerungen in Berührung zu kommen. Es kann andererseits aber auch mit schlechten Erinnerungen verbunden sein und daher Angst auslösen. Deshalb ist Berührung nicht für jeden Menschen leicht anzunehmen.

! Bei angeleiteten Berührungen müssen wir immer auch mit „Widerstand" rechnen – einer Form für sich selbst zu sorgen bei auftauchender Angst oder Unbehagen.

Wieder lässt der Hinweis auf **viel Selbstbestimmung** (Lagerung, Augen auf oder zu, Übung verändert oder gar nicht mitmachen …) allen Beteiligten die Möglichkeit, mit Emotionen so umzugehen, dass sie in diesem Rahmen des Geburtsvorbereitungskurses zu bewältigen sind. Das **Angebot von Partnerübungen** mit Berührung ist entsprechend nichts für die ersten Stunden und vielleicht auch eher etwas für vertraute Partner als für Frauen miteinander, die sich noch wenig kennen.

Das Thema erfordert zwar große Achtsamkeit, was aber unsere Motivation, Berührungsangebote in die Kursarbeit einzubringen, nicht schmälern sollte. Die vielen positiven Effekte von Berührung und die relative Untersättigung dieses Grundbedürfnisses von vielen Menschen heute sind gute Gründe!

Durch das Auflegen der eigenen Hände oder der Hände eines Partners nehmen wir unsere **Körpergrenze** wahr und kommen darüber **in Berührung mit dem Außen und dem Innen:** Wir spüren die Wärme, Kälte, den Druck oder die Sanftheit von außen und unsere innere Reaktion darauf. Wir können den eigenen Wunsch nach Verschmelzen spüren oder das Bedürfnis nach Abgrenzung. Wir bemerken unsere Begrenztheit oder unser Vertrauen – unser berührter Körper antwortet. Berührung ist wie ein **Gespräch ohne Worte**, eine Form der nonverbalen Kommunikation.

Tab. 6-6 Anleitung zu Berührungen (Beispiele)

Wahrnehmung steigern	Beschwerden verringern	Unterstützung annehmen	Wohlgefühl genießen
„Hand auflegen": Die eigene oder die Hand des Partners an verschiedenen Körperzonen auflegen. Was passiert?	„Massage": Selbst oder mit Partner, sanft oder fest, Ganzkörper oder Teilbereiche, zum Lindern von Beschwerden.	„Rückmeldung geben": Berührung aktiv mitgestalten und die Hände des Partners bei Bedarf lenken.	„Austausch von Liebe": Berühren und Berührtwerden fördert das Ausschütten von Oxytocin, dem „Liebeshormon" (39).

! Da Neugeborene ausschließlich auf dieser Ebene kommunizieren, sind Erfahrungen mit angeleiteter Berührung für werdende Eltern neben dem eigenen wohltuenden Effekt auch eine gute Gelegenheit, eine im Alltag der Erwachsenen wenig genutzte Sprache wieder aufzufrischen. Nach so einem „Intensivkurs in Körpersprache" wird es leichter sein, die Signale des Kindes zu verstehen.

Forschungen in Schweden (71) ergaben, dass eine zarte Massage zur **Ausschüttung von Oxytocin** führt und zwar sowohl bei der gestreichelten Person als auch – und sogar mehr! – bei dem Menschen, der die liebevolle Zuwendung gibt. Diesen Effekt auf ihre Liebe kennen alle Paare aus der Phase der Verliebtheit und sie können ihn immer wieder neu spüren, wenn sie sich auf eine zärtliche Massage einlassen. Der bewusste Einsatz dieses Wissens kann wichtig werden, wenn der Bonding-Prozess nach der Geburt gestört wurde und die Eltern dem „Liebeshormon" auf die Sprünge helfen wollen (72–74).

In **Frauenkursen** oder auch zum Einführen von Berührungsübungen gibt es verschiedene Bücher mit Anleitungen von Selbstmassagen (75), z. B. von Kopf, Hand oder Fuß. Auch die Art der Ausführung von Berührung wird sehr unterschiedlich gehandhabt und von jedem Menschen unterschiedlich angenommen: Hand auflegen, Meridianpunkte drücken, Ausstreichen, Ölmassagen, Druck, Kneten, Streicheln, Gelenke lockern … eine bunte Vielfalt.

! Suchen Sie sich die Anleitungen zum Weitergeben heraus, mit denen Sie an sich selbst gute Erfahrungen gemacht haben.

6.4 Einsatz von Lagerungshilfen und anderen Hilfsmitteln

Grundsätzlich können die Hilfsmittel **möglichst einfach** sein, um die TeilnehmerInnen nicht von speziellen Lagerungshilfen etc., die sie vielleicht dann bei der Geburt nicht vorfinden werden, abhängig zu machen. Decken und Kissen gibt es z. B. überall.

In Ihrem Kursraum sollten genug Lagerungshilfen für alle da sein, damit die TeilnehmerInnen wirklich die Bedeutung der Lagerung für die Selbstregulation am eigenen Leibe erfahren können.

Lagerungshilfen

Alle Hilfen dienen dem Erlangen von Wohlgefühl, der Möglichkeit, Unterstützung zu bekommen und anzunehmen und sich durch das Ändern der Lagerung selbst Entlastung zu schaffen und zum Ausprobieren der Geburtspositionen.

Zum Liegen: Matten (oder Teppich-Fußboden mit Wolldecken), Kissen verschiedener Größe (große Variationsbreite: große, pralle, feste, kleine, weiche, flache, formbare, Stillkissen)

Zum Sitzen und zum Aufstützen für den Vierfüßler-Stand: Wände zum Anlehnen beim Sitzen auf dem Boden, Hocker oder Stühle ohne Armlehnen, Meditations- oder Sitzkissen. Luxus-Ausführung: Pezzi-Bälle, Gebärhocker.

Zum Verhüllen: verschiedene Decken oder große Tücher (ermöglichen Wärme und Schutz der Intimität).

Hilfen für Selbst- oder Partnermassagen

Auch hier gilt der Rat: Möglichst einfache Mittel einsetzen, um die Unabhängigkeit zu fördern!

Massagehilfen wie Noppenbälle oder Kirschkernkissen werden vor allem für die Selbstmassage genutzt, um einen fehlenden Partner – einen Impuls von außen – zu ersetzen, oder um einen gewissen Abstand zur berührenden Hand zu schaffen, damit von weniger vertrauten Personen eine Massage leichter angenommen werden kann.

Der Einsatz von Öl oder Puder setzt eine wenigstens teilweise Entblößung der Haut voraus, was in einer vertrauten Gruppe möglich ist. Öl beim Massieren wirkt tiefer auf das Gewebe ein, Puder hingegen gleicht einem samtigen Streichen und bleibt oberflächlich. Daher ist z. B. eine Bauchmassage mit Öl für den Bauch der Wöchnerin angebracht, da sie förderlich für Rückbildung und Verdauung ist, für den schwangeren Bauch aber eventuell Wehen anregend und daher nicht zur Entspannung geeignet, was wiederum mit Puder angenehm möglich wäre. Zu bedenken ist beim Einsatz von Öl und Puder auch der Schutz der Kleidung der Teilnehmerin durch Stoff- oder Papiertücher und die Waschbarkeit von Unterlagen und Kissen im Kursraum. Öl kippt in kleinen Schälchen oder Untertassen weniger leicht um als in Flaschen und lässt sich auch in kleinen Mengen besser auf der Heizung vorwärmen.

Musik

Der Einsatz von Musik wird meist gewählt, um über den Hörsinn ein befreiendes **Mitschwingen im ganzen Körper** zu erreichen. Dabei kann je nach Situation eine anregende, die Bewegung belebende Musik gewählt werden, beruhigende oder schwelgende, gefühlsbetonte, meditative oder zum Tanzen und Mitsingen animierende.

Wieder gibt es weitere Nebeneffekte: Ein Musikstück kann **für eine Übung eine Zeitvorgabe** sein, damit alle gleichzeitig fertig werden und keine Störungen und Unruhe zu erwarten sind. Ebenso **überdeckt Musik Geräusche** wie das leise Murmeln miteinander bei Rückmeldungen beim Massieren, Schnarchen und andere der Entspannung entspringende Töne und schafft dadurch mehr Intimsphäre. Bei Ausdauerübungen kann Musik als Beigabe den **Mut zum Tönen** erhöhen.

Stimmungsmacher

Weitere Sinne können durch Düfte, gedämpftes Licht oder Kerzen, Farben oder Kräutertees angeregt werden. Die Schwangeren können ihren Erfahrungsschatz erweitern, wie ihr Körper **über die Sinne in einen lustvollen, mit ihren Instinkten verbundenen Zustand** versetzt werden kann. Damit können die KursteilnehmerInnen auch zu Hause experimentieren und ihren ganz persönlichen Weg entdecken, der als vertrauter Impuls in Form von Badezusatz, Massageöl, „Riechfläschchen", Kerze oder Thermoskanne und Teebeutel leicht mit ins Geburtszimmer genommen werden kann.

6.5 Praktische Tipps zur Anleitung von Übungen

Der **Selbstfürsorge jeder Teilnehmerin** sollte ein großes Gewicht eingeräumt werden, damit sie in der Geburtssituation ihre Eigenkompetenz bei der Regulation ihres Wohlbefindens zur Verfügung hat. Dieser Hinweis kann auch als sich wiederholender Satz **in den einleitenden Worten vor jeder Übungssequenz** vorkommen, z. B.: „Ich möchte jetzt ein paar Körperübungen mit Ihnen machen. Bitte bedenken Sie, dass jede die Meisterin ihres eigenen Wohlgefühls ist. Wann immer Unbehagen oder gar Schmerzen auftreten, finden Sie Ihren eigenen Weg, die Übung für sich angemessen zu verändern oder in anderer Form für Ihr Wohlgefühl zu sorgen. Diese Freiheit wird eine Ihrer stärksten Kompetenzen im Umgang mit den Wehen sein!"

Anschließend werden **Sinn und Ziel der geplanten Übungen** erklärt und die Frage gestellt, ob alles verstanden ist oder noch Fragen zu beantworten sind.

„Vorturnen"

Es ist sinnvoll, nach oder bei der Erklärung eine Bewegungsabfolge selbst vorzustellen und sie dann auch mit den Frauen zusammen weiter auszuführen. Selten ist es nötig, durch den Raum zu gehen und die Ausführung bei den TeilnehmerInnen zu kontrollieren oder zu korrigieren.

> **!** Wenn der Schwerpunkt nicht auf Muskelaufbau und Fitness liegt, geht es wenig um richtig und falsch, sondern vielmehr um die Gelegenheit, sich auf die Körperwahrnehmung zu konzentrieren und eigene Wege zu finden, sein Wohlgefühl beim Ausführen der Übung zu steigern.

Dabei hilft eher **Ihr Vorbild**, indem Sie sich auch sehr auf sich konzentrieren und mit Atem (und zunehmend auch mit Stimme) hörbar werden. Eine „brav" und korrekt ausgeführte Katze-und-Kuh-Übung kann zwar den Rücken geschmeidig halten, hat aber alle beschriebenen Nebeneffekte nicht: das Hineinhorchen, das den individuellen Bedürfnissen entsprechende Verändern der Bewegung, die Parallele zur Gebärhaltung und zum Atmen bei der Geburt, das Erfahren von Körperverbundenheit durch den tiefen gelenkten Atem und das Wohlgefühl, das der Selbstregulation entspringt.

Übungen an einer Teilnehmerin zeigen

Wollen Sie eine Partnerübung an einer Teilnehmerin zeigen, so fragen Sie diese natürlich um Erlaubnis oder bitten darum, dass sich eine Frau selbst zur Verfügung stellt. Gut ist in jedem Fall, wenn diese ungefähr weiß, was auf sie zukommen wird. Bringen Sie die **Parallele zur Geburtssituation** zur Sprache, in der es sich viel besser anfühlt, wenn man weiß, was mit einem gemacht wird und warum.

Weisen Sie aber ebenso darauf hin, dass die Frauen beim Gebären auch gegenteilige Erfahrungen machen können, und dass es für ihr entscheidendes Gefühl von Eigenkompetenz wichtig ist, dass sie (oder ihr Partner) **Unbehagen äußern und Fragen stellen** zu nicht verstandenen Handhabungen und Eingriffen. Auch nachträgliche Erklärungen helfen noch beim Verarbeiten des Erlebten. Wenn die Gebärende etwas Zeit braucht, um sich auf eine Untersuchung einzulassen, kann mit der Hebamme ein Zeichen ausgemacht werden – auch dies kann bei Partnerübungen immer vor Beginn der Berührung eingeübt werden.

Umgang mit Scham

In Gruppen und in unbekannten Situationen gibt es das Phänomen, eigene Schamgrenzen zu übergehen, um dazu zu gehören. **Scham schützt unsere verletzlichsten Seiten**, die wir eher innen verborgen halten, mit denen wir uns auf der Welt zu leicht preisgegeben fühlen (77). Wir machen deshalb lieber in einer neuen Gruppe erst einmal etwas mit, als uns „bloßzustellen", auch wenn es uns eigentlich peinlich ist, und übergehen die Scham, die uns bremsen würde. Auch ein flotter Spruch kann helfen, dieses Unbehagen zu übertönen. So fühlt es sich sicherer an, auch wenn Begegnungen dann nicht wirklich berührend sind.

Da aber Scham – und vielleicht sogar noch mehr das Verleugnen der Scham – für das große Sich-Zeigen bei der Geburt ein kräftiges Hindernis ist, gibt auch für dieses Thema der Geburtsvorbereitungskurs durch die Körperübungen ein gutes Experimentierfeld! Bevor ich bereit bin, andere näher an mich heran zu lassen und mich mehr und mehr zu zeigen, möchte ich erfahren haben, dass ich mit dem **respektvollen Umgang mit meinen Grenzen** rechnen kann, und dass ich mit Scham besetzten Gefühlen nicht allein bin.

Die **Kursleiterin** kann also ansprechen, dass es am Anfang solcher Kurse – und besonders bei den Körperübungen – ganz natürlich immer etwas Unbehagen gibt, und kann darauf achten, dass die Atmosphäre in der neu beginnenden Gruppe nicht gleich mit zu vielen „ungewöhnlichen Anweisungen" überfordernd ist.

Eine gute Portion **Humor** in der für die TeilnehmerInnen nicht gerade alltäglichen Situation eines Geburtsvorbereitungskurses (vor allem mit anwesenden Männern) fördert auch das **langsame Erweichen der Schutzmauern**. Hinter diesen erst beginnen die Gebiete, in denen wir uns unseren Ängsten und Aufregungen stellen können, um eines Tages ganz die Grenzen zu öffnen und uns dem Geburtsgeschehen hingeben zu können.

Paare gleichzeitig anleiten

! Bei entspannenden Partnerübungen ist eine gemeinsame Zeitvorgabe hilfreich. Damit wird zwar die Individualität behindert, jedoch die **Intimität und Ruhe geschützt**.

Wenn Sie den Ablauf einer Massage erst zeigen würden, und dann die Paare damit allein beginnen lassen, wäre das eine Pärchen sehr schnell fertig, ein anderes würde sich gern inniglich Zeit lassen und würde durch die beginnenden Gespräche oder andere Formen von Unruhe der anderen gestört. Auch würde das langsame Paar die bereits fertigen TeilnehmerInnen leicht als Zuschauer erleben. Eine gemeinsame Zeit vorzugeben erreichen Sie z.B. durch die Dauer eines Musikstückes oder indem Sie die Anweisungen während der gesamten Dauer der Übung mitsprechen.

Eine weitere Möglichkeit ist, dass sich alle Paare so lagern, dass die massierenden Partner **mit dem Blick in Ihre Richtung** sitzen, sodass Sie alle Bewegungen an einer Teilnehmerin ohne Partner oder an einer imaginierten Person oder an Ihrem eigenen Körper zeigen können.

Das individuelle Tempo kann in diesem vorgegebenen Rahmen zwar nicht ausgelebt werden, aber die Paare können wahrnehmen, ob sie mehr Zeit genossen hätten oder es ihnen zu lang gedauert hat. Sie können sich darüber nach der Übung gegenseitig Feedback geben, sich austauschen über ihre Bedürfnisse und Wünsche aneinander. Und zu Hause wäre ja eigentlich so oft Gelegenheit, eine schöne Übung noch einmal zu wiederholen ganz im eigenen Rhythmus!

Die werdenden Väter angemessen in die Körperarbeit einbeziehen

! Alle Körperübungen, die in einem Partnerkurs angeleitet werden, müssen in ihrer **Bedeutung für die Männer** überdacht sein!

Wenn Sie etwas für alle anleiten, muss auch allen der Sinn einleuchten. Unbehagen oder verdrängte Scham können eine sehr unangenehme Stimmung im Kurs verbreiten. In Rollenspielen zum Thema „störende Kursteilnehmer" wird immer wieder deutlich, dass ein „Störenfried" einfach nur darauf aufmerksam macht, nicht seinen Bedürfnissen entsprechend bedacht zu sein.

Werdende Väter kommen in erster Linie in die Gruppen, um Informationen und Anregungen für ihre Aufgaben bei der Geburt zu bekommen. Wenn Sie nun einen Kurs anbieten, der jedes Mal mit den Partnern stattfindet, muss den männlichen Teilnehmern von Anfang an und bei jedem Treffen deutlich werden, dass dieses Anliegen gesehen und beantwortet wird. Wenn Sie diesem Bedürfnis gerecht werden und die Väter viel in ihrer **Rolle als Unterstützer** ansprechen und anleiten, werden diese sich vielleicht auch auf die Chance einlassen, ein paar wunderbare Wahrnehmungsübungen bei Ihnen kennen zu lernen.

Denn auch der werdende Vater hat neben seiner Aufgabe, die Frau zu begleiten, das ganz eigene **Erlebnis der Geburt seines Kindes** vor sich. Um seinen Umgang mit den beteiligten Gefühlen, um seine Kompetenz, sich aus Unbehagen und Ängsten zu befreien, um seine Präsenz und Kraft geht es ebenso. So könnte er wie die Frau auch davon profitieren, sich durch Körperarbeit seiner Bedürfnisse bewusst zu werden und für sein Wohlbefinden zu sorgen. Denn ohne diese Fähigkeiten kann er weniger gut für sich sorgen und auch seiner Frau weniger gut zur Seite stehen.

Die **Herausforderung an uns als Kursleiterinnen** besteht darin, die Methoden der Körperarbeit in ihrer Bedeutung für alle verständlich zu machen und auch ein Einverständnis von möglichst vielen TeilnehmerInnen zu erhalten, sich auf diese Methode einzulassen. Wir müssen aber auch hinnehmen, dass Körperarbeit nicht von allen in unseren Gruppen gern ausprobiert wird, und dass diese vielleicht andere, für sich erprobte Bewältigungsstrategien gefunden haben.

Prüfen Sie also genau, ob die Körperübungen, die Sie für die Frauen wertvoll finden, wirklich auch für die Männer ein sinnvolles Angebot sind und warum. Prüfen Sie, ob die Anwesenheit der Männer für Sie selbst oder die Frauen die Schamschwelle in den Kursen erhöht oder ob die Frauen mit ihren Partnern sogar besser

in eine gelöste Stimmung eintauchen können. Gestalten Sie danach Ihr Angebot.

6.6   Besondere Situationen

Schwierigkeiten bei der Akzeptanz von TeilnehmerInnen

Welches **Verhalten von KursteilnehmerInnen** fällt Ihnen besonders schwer zu akzeptieren: Sind es die Angepassten, die Dauerrednerinnen, die Kritiker, die Viel-Forderinnen, die Ängstlichen, die Schweigsam-Vorwurfsvollen, die Streitsucherinnen, die Sprücheklopper, die Nicht-Mitmacherinnen, die Lauten …? (siehe auch Kap. 4).

Oft haben wir zu diesen Themen besondere Reglementierungen an uns selbst erfahren: „Es ist ordinär, laut zu sein!" „Bescheidenheit ist eine Zier!" „Nur die Harten kommen in den Garten!" „Die Welt ist schlecht!" „Pass bloß auf, alle suchen nur ihren eigenen Vorteil!" „Beklagen hilft Dir auch nicht weiter!" … und was da noch so alles an angeblichen Lebensweisheiten herumschwirrt auf unserem inneren Gedankenkarussell!

Und dann kommt da eine daher und tut genau das, was Sie sich immer verwehrt haben, um akzeptiert zu sein. Wen wundert es da, dass Sie mit großer innerer Revolte reagieren und vielleicht unbewusst aggressiv, ablehnend oder mit Flucht aus dem Kontakt reagieren. Haben Sie schon mal im Fasching oder auf einer verrückten Party genau das gespielt, was Sie so gar nicht mögen an anderen? Meist steckt darin eine unglaubliche Kraft und Lust, und hinterher ist mehr Humor und Verständnis zur Verfügung für Begegnungen mit diesem Verhalten bei anderen. Letztlich ist das Verhalten in Krisen und der Umgang miteinander bei jedem Menschen daraus entstanden, was sich für jede Person vor allem am Anfang ihres Lebens als die beste Lösung erwiesen hat, um gesehen zu werden und ihre Grundbedürfnisse befriedigt zu bekommen oder sogar um auf diese Weise ihre Haut zu retten.

! Es ist also vieles gar nicht persönlich an Sie als betreuende Hebamme adressiert, sondern einfach die beste Art der Frau, die Sie begleiten, sich mitzuteilen und für sich zu sorgen.

Experimentieren Sie einmal damit, dieses Verhalten in einer unbeobachteten Situation zu imitieren (zu Hause in der Badewanne, allein im Auto oder beim Spaziergang im Wald) oder dies für eine verabredete Zeit in verteilten Rollen mit einer Freundin oder Ihrem Partner zu spielen: Stimmen Sie ein übertriebenes Klagelied an, werden Sie laut – ja, LAUT! –, mutieren Sie zum bescheidenen Mauerblümchen oder meckern Sie sich über alles und nichts die Seele aus dem Leib, fordern Sie wie im Märchen „Buttje Buttje Timpeté" immer noch mehr oder verweigern Sie sich allen freundlichen Ansprachen mit einem finsteren Gesicht, seien Sie Prinzessin auf der Erbse oder arrogant, ekelhaft, ordinär, eine Zumutung …! Spüren Sie nach, was das eigentliche Bedürfnis hinter dem „nervigen" Verhalten sein könnte, und was durch die Reaktionen anderer in Ihnen ausgelöst wird. Gibt es Ideen, was Sie sich von einem Gegenüber wünschen würden? Könnten Sie das Verhalten als „Widerstand" begreifen und wenn ja, wogegen? – Vielleicht wird Ihnen auf diese Weise deutlich, wie Sie Widerstände reduzieren können.

! Die meisten TeilnehmerInnen werden aktiv und präsent in einer Gruppe sein, wenn ihre Bedürfnisse Gehör finden und wenn sie verstehen, dass hier ihre Eigenkompetenz geschätzt wird.

Da es sich im Miteinander von Menschen viel darum dreht, gesehen und akzeptiert zu werden, ist das Kennenlernen, Benennen und **Einbeziehen der besonderen Fähigkeiten Ihrer**

TeilnehmerInnen ein weiterer guter Weg, ein positives Klima in der Gruppe mit zu gestalten. Ärztinnen, Ärzte, Kolleginnen, Physiotherapeuten etc. können Sie bei Themen aus deren Wissensbereich ansprechen und um Ergänzung bitten, statt ängstlich auf eigene Fehler bedacht zu sein. Ein Paar, das schon ein Kind geboren hat, kann Tipps fürs Wochenbett geben, eine Musikerin kann vielleicht einmal ein Lieblings-Musikstück zum Entspannen empfehlen oder ein Kunstliebhaber Bilder zu einem Thema mitbringen.

! Mobilisieren Sie die vorhandenen Ressourcen!

■ Auftauchen von Emotionen

Tränen bedeuten für viele Menschen Erleichterung und sind überhaupt kein Drama! Eine Packung Taschentücher und ein liebevoller Blick reichen da meist völlig aus. Ob Sie die Betroffene gleich noch in der Gruppe oder lieber am Ende allein ansprechen und nach ihrem Befinden befragen, müssen Sie in der Situation entscheiden.

Weit mehr eine Herausforderung an Ihr Gruppenleiterinnen-Geschick sind **Spannungen eines Paares** miteinander oder **Konflikte innerhalb der Gruppe**. Wenn Sie mehr als Moderatorin fungieren als sich mit Lösungsbemühungen zwischen die Fronten zu begeben, können Sie auch diese unangenehmen Gefühle als Gelegenheit nutzen, um die Eigenkompetenz Ihrer TeilnehmerInnen zu stärken. Sie könnten z.B. sagen: „Stellen Sie sich vor, während der Geburt mit Ärger auf Ihren Partner oder einer angespannten Atmosphäre mit dem geburtshilflichen Team in Berührung zu kommen! Was würden Sie tun? Was ließe sich beispielhaft für solche Momente jetzt an Ärger in der Gruppe klären, indem wir über solche Gefühle sprechen, unsere Bedürfnisse mitteilen und nach einer gemeinsamen Lösung suchen?" … „Oder wie kann jeder von Ihnen in sich nach einer Haltung und Methode suchen, die Sie unabhängiger machen könnte von äußeren Begebenheiten und vom Verhalten anderer Menschen?" ...

■ Extreme Ängste

Bei auftauchenden extremen Ängsten empfiehlt sich als erste Hilfe:

- **Eine klare, direkte Ansprache**: „Frau X, schauen Sie mich einmal kurz an und richten Sie sich auf!" Augenkontakt abwarten und halten; die Haltung selbst verändern lassen.
- **Das Benennen von gegenwärtigen Gegebenheiten**: „Wir sind jetzt hier in der Geburtsvorbereitung und ich habe noch ein kleines Nebenzimmer. Wir gehen jetzt mal kurz hier raus aus der Situation, und Sie können sich dort eine Pause zum Durchatmen nehmen."
- **Das Verdeutlichen Ihrer Möglichkeiten der Unterstützung**: „Ich werde auch kurz bei Ihnen bleiben, bis Sie wieder mehr Ruhe gefunden haben. Die Gruppe wird die kleine Pause nutzen, um sich über ... auszutauschen." (Für den Rest der Gruppe können Sie ein Thema vorgeben oder die TeilnehmerInnen zum Austausch und Fragensammeln bezüglich des gerade unterbrochenen Themas anregen.)
- **Die Frage nach dem momentanen Bedürfnis**: „Was würde Ihnen jetzt Entlastung bedeuten? Möchten Sie, dass jemand bei Ihnen bleibt?"
- **Das Angebot einer Einzelstunde**: „ Am Ende der Kursstunde schauen wir mal zusammen nach einem Termin für eine Einzelberatung, wenn Sie mögen. Dabei hätten Sie Gelegenheit, Ihre Gefühle mitzuteilen und wir könnten genauer betrachten, was Sie brauchen, um mit mehr Zuversicht auf die Geburt (oder womit auch immer die Angst zu tun hatte) zuzugehen." Eine solche Einzelberatung können Sie als Besuch bei Schwangerschaftsbeschwerden abrechnen und eventuell dazu nutzen, der Frau weitere Fachleute zu empfehlen (78, 79).

Schwierige Schwangerschaften

! Nutzen Sie die Möglichkeit von Einzel-Geburtsvorbereitung mit ärztlicher Anordnung und die Abrechnungsziffer „Besuch bei Schwangerschaftsbeschwerden"! Sie ermöglicht den Frauen und Ihnen die besonders heilsame Erfahrung von persönlicher Begleitung.

Sie können dies in der eigenen Hebammenpraxis oder aufsuchend im häuslichen Umfeld oder aber auch – nach Absprache – im Krankenhaus bei besonderen Problemen anbieten, z. B.

- für Schwangere, die mit vorzeitigen Wehen oder Zervixinsuffizienz liegen müssen
- bei extremer Ängstlichkeit und eventuell bei der Suche nach Entscheidungshilfe, ob der Kaiserschnitt ein Ausweg aus der Angst sein würde
- bei Schwangerschaftsbeschwerden wie Ischias u. a. Rückenbeschwerden
- bei Beckenendlage

Meist werden Ihre Hebammenfähigkeiten ausreichen: Zuhören, Informieren und Entspannungs- und Atemübungen zur Stabilisierung. Wenn Sie Ihre Grenzen spüren und fachliche Unterstützung brauchen, ziehen Sie ergänzend Fachleute mit naturheilkundlichen oder körperorientierten Verfahren (41) oder die Gynäkologin hinzu.

6.7 Besonderheiten bei Körperübungen mit Schwangeren

Das seitliche Abrollen

Der Weg vom Liegen zum Sich-Aufrichten und vom Sitzen zum Sich-wieder-Hinlegen sollte in einer über die Seite rollenden Bewegung ausgeführt werden, um Rücken- und Bauchmuskulatur zu entlasten.

Die Rektusdiastase

Das beschriebene seitliche Abrollen zum Aufstehen soll das zu weite Auseinanderweichen der geraden Bauchmuskeln (M. rectus abdominis) verhindern und den Rücken schonen. Bei Bewegungsübungen in der Rückenlage weisen Sie aus den gleichen Gründen darauf hin, dass die Frauen nie beide Beine gleichzeitig anheben, sondern nur eins nach dem anderen. Auch das Anheben des Kopfes aus dieser Lage empfiehlt sich weder für die Bauchmuskeln noch für den Nacken.

Das Vena-cava-Syndrom

Da viele Körperübungen in Rückenlage beschrieben werden, ist oft ein Umdenken nötig, wenn die Frauen nicht mehr auf dem Rücken liegen können oder wollen. Mit einem dicken Kissen unter dem Oberkörper (fast schon wie angelehntes Sitzen) und zwei Polstern unter den Knien (wie in einem bequemen Liegestuhl) tritt weniger leicht das Vena-cava-Syndrom auf, der Brustkorb fühlt sich für entspanntes Atmen freier an und das Gefühl der Hingabe stellt sich leichter ein.

Die **Seitenlage** eignet sich mit einer entsprechenden Umrandung mit Kissen eigentlich für alle Übungen im Liegen ebenso gut und fühlt sich in einer Gruppe für manche Menschen auch geschützter an.

! Es ist zu überdenken, ob überhaupt Körperübungen in Rückenlage in der Geburtsvorbereitung angeboten werden sollten, damit sich gar nicht erst das Bild einer Gebärenden in Rückenlage im Körpergedächtnis verfestigen kann.

Ein- und Ausatem

Ein Thema, bei dem große Verwirrung herrscht, ist die Verbindung von Ein- und Ausatem mit Anspannung bzw. Entspannung und warum es mal auf die eine Weise kombiniert wird und ein anderes Mal genau gegenteilig. Abgesehen davon, dass es immer die Möglichkeit gibt, die TeilnehmerInnen ausprobieren zu lassen, was sich für sie besser anfühlt, gibt es Gründe für beide Kombinationen.

Besonders bezüglich der Anspannung oder Entspannung der Beckenbodenmuskulatur in Kombination mit Ein- oder Ausatmung unterscheiden sich die Methoden der Geburtsvorbereitung von den Übungen nach der Geburt (Tab. 6-**7**).

Beckenbodenübungen

Alle Anregungen für die Beckenbodenmuskulatur brauchen, um effektiv zu sein, ein vertrautes Umfeld, in dem Scham keine große Rolle spielt. Das Anleiten dieser lustvollen Übungen im Sitzen mit den Rücken aller TeilnehmerInnen zur Kreismitte oder in Seitenlage kann dabei unterstützen. Der Fokus liegt in der Geburtsvorbereitung – natürlich ganz konträr zur Arbeit in der Rückbildungsgymnastik – auf **Wahrnehmung der Weichheit** und der **Fähigkeit sich zu öffnen**. Das Spannen und Lösen und Bewegen soll eher einem Pulsieren gleichen als einem Muskeltraining.

Tab. 6-7 Unterschiede bei der An- und Entspannung des Beckenbodens in Verbindung mit der Atmung

Geburtsvorbereitung	Rückbildungsgymnastik
Bewusste Anspannung beim Einatmen greift die physiologische Funktion der Einatmung vor einer Handlung auf: Spannung/Energie im Körper wird erhöht für Aktion, Schmerzbewältigung oder im Extremfall für Flucht und Kampf. Zusätzliche Anspannung in Verbindung mit dem Einatem verstärkt den Effekt einer bewussten Entspannung beim Ausatmen.	**Bewusste Anspannung beim Ausatmen** greift das physiologische Hochsteigen der beiden Querstrukturen Zwerchfell und Beckenboden beim Ausatmen auf: Bei einer großen Anstrengung werden diese beiden Segel durch Anspannung im Körper in der gehobenen Position stabilisiert. Bewusst eingesetzte Anspannung beim Ausatmen soll einem sonst abwärts gerichteten Druck auf Bauch- und Beckenbodenmuskulatur, der schwächend wirken würde, entgegenwirken.
Bewusste Entspannung beim Ausatmen verstärkt die physiologische Funktion der Ausatmung nach einer Handlung: Spannung wird abgegeben, Erleichterung breitet sich aus, Ruhe und Regeneration ist möglich. Dieser Effekt wird genutzt, um überflüssige Anspannung beim Bewältigen von Schmerzen und Angst zu verhindern, um aktiv die Hingabefähigkeit zu vergrößern.	**Bewusste Entspannung beim Einatmen** greift den physiologischen Tiefstand der beiden parallelen Querstrukturen Zwerchfell und Beckenboden auf: Der passive Druck auf den Beckenboden durch die mit der Einatemluft gefüllten Lungen führt zu einer größeren Ausdehnung dieser Muskulatur. Diese Tatsache wird genutzt für eine verbesserte Wahrnehmung bei der aktiven Anspannung des Beckenbodens mit der Ausatmung.

! **Für alle Übungen gilt:**
Jede Frau und jeder Mann achtet auf die eigenen Körpersignale und die persönlichen Grenzen. Im Vordergrund stehen das Wohlgefühl und die Selbstregulation!

6.8 Analyse der Ziele einer Körperübung

Um Ihre vertrauten Übungen einmal mit Sinn und Zielen zu überdenken, können Sie Tabelle 6-**8** (s. S. 86) zu Hilfe nehmen.

ÜBUNG **Schritte zählen** _____

Übungsziele:
Der **Effekt der Übung** besteht meist darin, dass den TeilnehmerInnen ganz einfach deutlich wird, wie eine geführte Ausatmung (pusten) oder noch stärker sogar das Verwenden von Tönen die Ausatemphase verlängert und dadurch die Atmung vertieft.

Anleitung:
- **Gehen mit bewusster Atmung:** Lassen Sie die TeilnehmerInnen Ihres Kurses im Raum umhergehen und dabei die Anzahl der Schritte zählen, die sie bei ganz normaler Atmung jeweils während des Ein- bzw. Ausatmens brauchen.
- Im gleichen Schritttempo weitergehend, beginnen die Teilnehmenden dann **mit geschürzten Lippen auszuatmen, zu pusten.** Wie groß ist jetzt die Schrittzahl pro Einatem-

Analyse der Ziele einer Körperübung

Übung: ....

Säugetiernatur entdecken (Großhirnrinde bremsen)	Energiefluss fördern, Blockaden lösen	Hirnstoffwechsel erreichen: Stresshormone in erfolgreiche Handlung umsetzen	Fähigkeiten zur Stressbewältigung steigern und verankern
Basics	**Sinn und Ziel für die Geburt**	**Erinnerung an Gebärposition**	**Wahl der Übung**
	Frau:		Im Kontext der Kurseinheit
	Mann:		im Kontext des gesamten Kurses

phase und Ausatemphase? Ist die Anzahl der Schritte beim Ausatmen größer als beim Einatmen? Wie groß ist diese Zahl im Vergleich zur vorherigen, normalen Atmung?

- Weitergehend zählen sie wieder die Anzahl der Schritte **beim Summen** und als Steigerung noch **mit lauten Tönen.**

Tab. 6-8 Analyse der Übung „Schritte zählen"

Übung „Schritte zählen"

Säugetiernatur entdecken (Großhirnrinde bremsen)	Energiefluss fördern, Blockaden lösen	Hirnstoffwechsel erreichen: Stresshormone in erfolgreiche Handlung umsetzen	Fähigkeiten zur Stressbewältigung steigern und verankern
Wenig Erklärungen nötig, Erfahrung eingängig.	In innere und äußere Bewegung kommen.	Aufgabe erfolgreich zu lösen, Effekt einprägsam, Atemvertiefung wirkt entspannend, Atembewegung wird mit aktiver Bewegung begleitet – Meldung im Hirn: Flucht ist möglich, also keine Lebensgefahr!	Erlebter Effekt, den Atem zu vertiefen, durch einfache, bekannte Mittel.
Basics	**Sinn und Ziel für die Geburt**	**Erinnerung an Gebärposition**	**Wahl der Übung**
Erfordert keine Vorkenntnis, ist leicht anzuleiten, bringt die Gruppe in Bewegung, gibt grundlegendes Verständnis zum Sinn der Konzentration auf den Atem während der Geburt und erleichtert das Erklären.	**Frau:** Betonen des Ausatmens vertieft den Atem (vermehrte Sauerstoff- und Energiezufuhr für Mutter und Kind während der Wehen) und verlängert die physiologische Phase der Spannungsauflösung, den Ausatem. Das Tönen kann außerdem entlastend wirken, als Hilfe beim Ausdruck von Gefühlen. **Mann:** Hauptmethode der Wehenverarbeitung nachvollziehbar erlebt, zur eigenen Beruhigung einsetzbar und als Möglichkeit der Unterstützung seiner Frau bei den Wehen (zusammen atmen und tönen).	Laufen und Atmen.	im Kontext der Kurseinheit: Relativ zu Beginn einer Kurseinheit, in der noch weitere Erfahrungen mit dem Atem und dem Tönen gesammelt werden sollen. Im Kontext des gesamten Kurses: Zu Beginn des Kurses zum einfachen, grundlegenden Verstehen und Erfahren des Sinnes von betonter Ausatmung für die Geburtsarbeit.

ÜBUNG **Arme halten** _____

Übungsziele:
- Ausdauer fördern
- Methode der Schmerzbewältigung erproben
- Eigenkompetenz stärken

Anleitung:
- „In der folgenden Übung aus dem Yoga bekommen Sie die Aufgabe, Ihre Arme lang zur Seite auszubreiten und sie dort zu halten (Abb. 6-**2**). Das wird nach einer Weile ungemütlich werden.
- Wenn Sie dann ausprobieren, was Ihnen alles helfen könnte, noch länger dabeizubleiben, werden Sie erstaunliche Erfahrungen machen, die Sie in der Geburtssituation gebrauchen können. Sie können aufstehen, Ihren Körper schwingend oder tanzend bewegen. Sie können schimpfen oder singen, lachen oder ganz still konzentriert bleiben.
- Sie können in der Vorstellung Schwingen wie ein Adler entwickeln, die auf einer Luftsäule ruhen und Sie tragen.
- Sie können die Augen geschlossen lassen und für sich bleiben, Sie können die Augen öffnen und Blickkontakt mit Ihrem Partner suchen …
- Sie können alles tun, was Ihnen die Aufgabe erleichtert.
- Nach zwei Minuten hat jede/r schon ein paar Erfahrungen gemacht. Sie bestimmen, wann Sie für sich genug mit dieser Übung erlebt haben und sie beenden wollen. Ich werde Musik dazu anstellen, die uns ca. 10 Minuten begleiten kann."

Zu dieser Übung kann im Hintergrund die Musik **„Bolero" von Ravel** spielen, die sich langsam in Lautstärke und Intensität steigert. Auch andere musikalische Untermalung hilft den TeilnehmerInnen der Geburtsvorbereitungsgruppe, sich freier zu fühlen beim selber Töne von sich Geben und beim laut Werden. Die Musik beginnt bei den folgenden einleitenden Sätzen und läuft dann weiter, wenn die Schwangeren – und ihre Partner – ihre Arme gehoben haben

und nur noch in ½-minütigen Abständen die Zeitansagen von der Leiterin bekommen.

- „Setzen Sie sich bequem mit einem Sitzkissen auf den Boden, sodass Sie ein Weilchen aufrecht entspannt sein können. Lassen Sie Ihr Becken sich ein wenig so kippen, als würden Sie ein bisschen in Richtung Hohlkreuz gehen, denn so lässt sich die Wirbelsäule leichter aufrechthalten.
- Seufzen Sie einige Male tief und verbinden Sie sich mit jeder seufzenden Ausatmung mehr mit der Erdanziehungskraft, die Sie auf Ihrem Sitzkissen landen lässt. Fühlen Sie gleichzeitig einen goldenen Faden, der Sie vom Hinterkopf aufwärts in Richtung Himmel hält.
- Entspannen Sie sich in dieser Haltung, getragen von den Kräften der Erde und des Himmels."

Jetzt kann noch eine Anleitung entsprechend einer „Reise durch den Körper" folgen und anschließend werden die TeilnehmerInnen aufgefordert, ihre Arme weit zur Seite auszubreiten. Jede halbe Minute wird die Zeit angesagt. Die Leiterin beginnt selbst nach etwa zwei Minuten mit erst leisen und dann kräftigeren Tönen, um zu ermuntern und die Hemmschwelle niedriger zu halten. Wiederum nach etwa einer Minute kann sie auch aufstehen und sich im Raum bewegen, um die Erlaubnis zu geben, selbst erfin-

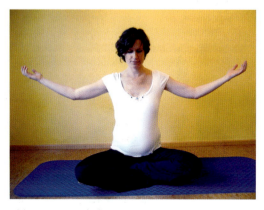

Abb. 6-**2** Arme halten

derisch zu werden. Dazwischen immer wieder die Zeitansagen.

- „Wenn Sie für heute genug über Ihre Möglichkeiten erfahren haben, wie Sie sich in den Momenten weiterhelfen können, in denen Sie denken: ‚Ich kann nicht mehr', dann strecken Sie Ihre Arme nach oben über den Kopf und drücken Sie dort Ihre Handflächen einmal kräftig aufeinander zu, senken Sie dann die Arme wieder ab und lockern Sie sie und finden Sie eine bequeme Haltung, um dem Erlebten nachzuspüren."

Wenn alle die Übung beendet haben, spricht jede einzelne Teilnehmerin von ihren Erfahrungen mit der Übung und die Leiterin setzt diese Erkenntnisse in **Beziehung zum Verhalten von Frauen unter den Wehen.** Sagt z.B. eine Frau, ihr hätte das Bewegen gut getan, dann kann die Kursleiterin von Frauen erzählen, die während der Geburt am liebsten die ganze Zeit hin und her laufen. Spricht eine andere davon, wie sie immer wieder ein Stück weitermachen konnte, wenn sie angefangen hat, Töne zu machen, so erfährt sie von Frauen, die nach der Geburt begeistert erzählten, wie laut sie waren, und die sich das nie im Leben vorher hätten vorstellen können, und wie es sie erleichtert hat im Umgang mit den Wehen. Äußert eine, sie hätte die Lautstärke der Gruppe gestört, denn das hätte sie abgelenkt und sie wäre lieber still und würde sich lieber nur auf sich konzentrieren, dann kann sie durch diese Selbsterfahrung Ideen entwickeln, was sie vielleicht tun kann, wenn etwas sie aus ihrer Ruhe bringt. Dazu passen Geschichten über Kreißsaalsituationen, in denen Störungen auftreten können, wie z.B. bei lauten Tönen aus einem Nachbarkreißsaal.

Am Ende können alle TeilnehmerInnen entspannt und kraftvoll nach Hause gehen, denn

Tab. 6-**9** Analyse der Übung „Arme halten"

Übung „Arme halten"			
Säugetiernatur entdecken (Großhirnrinde bremsen)	**Energiefluss fördern, Blockaden lösen**	**Hirnstoffwechsel erreichen: Stresshormone in erfolgreiche Handlung umsetzen**	**Fähigkeiten zur Stressbewältigung steigern und verankern**
Töne machen, Schmerz nonverbal äußern, Einsatz des ganzen Körpers, Beziehung aufnehmen ohne Worte	Stressposition der Arme bewirkt Spannung im Schulterbereich, durch den Prozess des Atmens und Tönens löst sich gehaltene Anspannung auf, anschließendes Gefühl von Wärme und Kraft	Erfolg erleben, aktiv bleiben und nicht erstarren	Erproben vielfältiger Möglichkeiten, die Ausdauer zu steigern: Haltung verändern, lösende Bewegungen, Atem vertiefen, Tönen, bewusstes Entspannen der Hilfsmuskeln und Erleben von Unterstützung durch Partner oder Gruppenmitglieder oder Rückzug auf sich selbst. Anschließendes Verankern beim Austausch über die erfolgreichen Momente und die möglichen Parallelen zur Geburt.

Tab. 6-**9** Fortsetzung

Basics	Sinn und Ziel für die Geburt	Erinnerung an Gebärposition	Wahl der Übung
Vorausgehen sollte der langsame Aufbau der Kompetenzen der Selbstregulation. Hinweis auch hier auf den Respekt vor den eigenen Grenzen.	**Frau**: Stärken der Ausdauer und Entwickeln von Schmerzbewältigungsstrategien. Eventuell Nutzen der Präsenz des Partners. **Mann**: Stärken der Ausdauer, Präsenz während der Arbeit der Frau, achtsame Wahrnehmung ihrer Körpersprache, Angebot von Begleitung	Aufrechtstehende und sitzende Positionen sind möglich, evtl. Pezziball, Sitzkissen, Hocker einsetzen. Auch Partnerhilfen wie miteinander Stehen oder Rücken an Rücken sitzen sind anwendbar.	Im Kontext der Kurseinheit: Vorbereitend evtl. Gespräch über Schmerzverarbeitung und Schmerzmittel. Übung als Höhepunkt des Abends, anschließende Entspannung zur weiteren Verankerung. Im Kontext des gesamten Kurses: Eher am Ende des Kurses, damit viele Fähigkeiten zur Verfügung stehen und die Gruppe miteinander vertraut geworden ist.

sie haben „Handwerkszeug" ausprobiert und wissen, dass sie und wie sie schwierige Zustände überwinden können.

6.9 Übungsübersicht

Die folgenden Übersichtstabellen sind als Orientierungshilfe beim Zusammenstellen des individuellen Kurskonzeptes gedacht.

Bei allen Körperübungen gelten folgende **Grundsätze**:
- Jede Kursleiterin sollte die von ihr angebotenen Übungen vorher selbst ausprobieren.
- Alle Zeitangaben sind Durchschnittswerte, sie hängen immer auch vom Sprechtempo, von Zwischenfragen und Störungen im Kurs ab.

Atemübungen		
Übung	**Kapitel**	**Dauer (ca.)**
Schritte zählen	6.8, s. S. 84	5 Min.
Atembeobachtung im Sitzen	7.4, s. S. 119	10 Min.
Wehenatmung mit Karten	7.4, s. S. 120	10 Min.
Tönen	7.4, s. S. 122	5 Min.
Atmung in der Wehe	7.4, s. S. 122 8.6, s. S. 242 8.8, s. S. 265 9.6, s. S. 331 9.8, s. S. 340	10 Min.
Atemfluss spüren	8.6, s. S. 237	3 Min.
Flankenatmung	8.6, s. S. 238	3 Min.
Atmung zur Lungenspitze	8.6, s. S. 238	3 Min.

Atemübungen, Fortsetzung		
Übung	**Kapitel**	**Dauer (ca.)**
Verbindung der 3 Atemräume	8.6, s. S. 239	5 Min.
„Fell abziehen"	8.6, s. S. 239	5 Min.
Den Atemraum am Rücken spüren	8.6, s. S. 240	10 Min.
Gemeinsam den Atem spüren	8.6, s. S. 242	5 Min.
Hecheln (Flügelatmung)	8.6, s. S. 244	3 Min.
Pferdeatmung	8.6, s. S. 245	2 Min.
Singen/Tönen	8.6, s. S. 245	2 Min.
Wehenatmung im Vierfüßlerstand	8.7, s. S. 256	2 Min.
Wehenatmung im Stehen	8.7, s. S. 256	2 Min.
Atmung beim Mitschieben	8.7, s. S. 264	5 Min.
Rausatmen der Wehe – Stöhnen	8.8, s. S. 264	3 Min.
Überatmen, Überfliegen	8.8, s. S. 266	3 Min.
Atmung mit Luftanhalten	8.8, s. S. 266	3 Min.
Wahrnehmung der Atmung	9.3, s. S. 298	30 Min.
Phonetische Atmung	9.4, s. S. 313	5 Min.

Atemübungen, Fortsetzung		
Übung	**Kapitel**	**Dauer (ca.)**
Kerzenatmung	9.6, s. S. 332	15 Min.
Wehenzirkel AP	9.8, s. S. 341	10 Min.
Geführte Atemübung	10.3, s. S. 381	15 Min.
Atem und Beckenboden	10.5, s. S. 387	10 Min.
Atem zum Kreuzbein leiten	10.7, s. S. 398	10 Min.
Kreuzbeinatem als Belastungsübung	10.7, s. S. 398	10 Min.
Generalprobe Geburt	10.8, s. S. 402	20 Min.
Anleitung zur tiefen Atmung als Vorbereitung auf Fantasiereise	12.2, s. S. 416	5 Min.
Bewusstes Atmen zur Konzentrationsförderung	12.3, s. S. 421	5 Min.
Bewusstes Atmen für die Geburt mit Spickzettel	12.3, s. S. 422 12.7, s. S. 441	20 Min.
Anleitung zur tiefen Atmung und Hinführen zum Kind	12.7, s. S. 441	15 Min.
Atem zum Kind leiten	12.10, s. S. 458	10 Min.

Becken		
Übung	**Kapitel**	**Dauer (ca.)**
2-Euro-Übung	7.5, s. S. 18	3 Min.
An der Wand stehend	7.5, s. S. 128	3 Min.
Orientierung am knöchernen Becken	7.7, s. S. 143	3 Min.
Orientierung im Becken	7.7, s. S. 144	5 Min.
Das Kind in der Beckenschale	8.2, s. S. 198	56 Min.
Becken in Bewegung	8.2, s. S. 198	3 Min.
Beckenuhr nach Feldenkrais	8.3, s. S. 208	25 Min.
Beckendrehung auf dem Ball	8.3, s. S. 210	4 Min.
Becken ausstreichen	8.4, s. S. 220	10 Min.
Michaelische Raute	8.7, s. S. 249	5 Min.
Beckenkreisen	8.7, s. S. 251	10 Min.
Schuckeln im Vierfüßlerstand	8.7, s. S. 252	2 Min.
Becken erkunden	10.2, s. S. 370	15 Min.
Kuh – Katze	10.2, s. S. 372	5 Min.
Kamelritt	10.2, s. S. 373	5 Min.
Becken bewegen mit Musik	10.3, s. S. 377	10 Min.
Hocken üben	10.3, s. S. 377	5 Min.
Becken und Beine dehnen	10.3, s. S. 378	10 Min.

Beckenboden		
Übung	**Kapitel**	**Dauer (ca.)**
Wahrnehmung des Beckenbodens mit Softball	7.7, s. S. 144	5 Min.
Zwinkern mit dem Beckenboden	7.7, s. S. 145 8.4, s. S. 224	2 Min.
Aufzugsübung	8.4, s. S. 225	2 Min.
Einen großen, schweren Schwamm auswringen	7.7, s. S. 145	2 Min.
Ein Band lang und kurz werden lassen	7.7, s. S. 145	2 Min.
Perlen einsammeln	7.7, s. S. 145	1 Min.
Übung für die mittlere Beckenbodenschicht	8.4, s. S. 225	3 Min.
Worte spüren: Pressen, drücken, schieben, aaaa	8.8, s. S. 262	5 Min.
Wahrnehmungsübung mit Kirschkernsäckchen	9.4, s. S. 311	10 Min.
Sensibilisierung des Beckenbodens	9.4, s. S. 312	15 Min.
Dehnung des Beckenbodens	9.6, s. S. 328	12 Min.
Pressen contra Schieben	10.7, s. S. 399 12.8, s. S. 444	10 Min.
Gesicht und Beckenboden	12.9, s. S. 448	5 Min.
Lokalisation des Beckenbodens ertasten	12.9, s. S. 449	10 Min.
Entspannung im Becken: Mund ausstreichen, bewusste Atmung	12.9, s. S. 449	10 Min.

Entspannung (s. auch Massagen)		
Übung	**Kapitel**	**Dauer (ca.)**
Die Last von den Schultern nehmen	7.12, s. S. 176	20 Min.
Entspannungs-übung Lächeln	7.13, s. S. 182	15 Min.
Äpfel schütteln	8.7, s. S. 253	5 Min.
Schuckeln	8.3, s. S. 213 8.7, s. S. 252, 254	15 Min.
Ruckeln alleine auf dem Stuhl	8.7, s. S. 253	2 Min.
Rückendehnung	9.3, s. S. 308	12 Min.
Entspannung des Mundraums	9.4, s. S. 312	5 Min.
Aktive Entspannung	9.6, s. S. 336	15 Min.
Berührungs-entspannung	9.8, s. S. 355	10 Min.
Progressive Muskel-Relaxation	12.4, s. S. 428	20 Min.
Meine eigene Quelle der Ruhe und der Kraft	12.10, s. S. 455	30 Min.

Förderung des Kontaktes zum Kind		
Übung	**Kapitel**	**Dauer (ca.)**
Fantasiereise „Mein Kind ist da"	7.10, s. S. 159	10 Min.
Das Tragen des Kindes	8.2, s. S. 197	10 Min.
Wiegen des Kindes	8.4, s. S. 221	15 Min.
Haptonomisch die Oberschenkel ausziehen	8.7, s. S. 255	5 Min.

Übung	**Kapitel**	**Dauer (ca.)**
Visualisierung „Die Geburt aus kindlicher Sicht"	8.9, s. S. 273	30 Min. plus Feed-back-runde
Das Kind vorstellen	9.6, s. S. 329	10 Min.
Das Kind im Bauch ertasten	9.6, s. S. 330	10 Min.
Wünsche für das Kind	9.6, s. S. 331	10 Min.
Die Sinne des Neu-geborenen	9.8, s. S. 341	10 Min.
Urvertrauen	9.8, s. S. 346	15 Min.
Fantasiereise „Mein Weg durch die Geburt"	12.2, s. S. 417	20 Min.
Metaphern zum Thema „Das Baby zum ersten Mal sehen"	12.2, s. S. 418	10 Min.
Den Atem zum Kind lenken	12.10, s. S. 458	10 Min.
Kinder wahrnehmen	12.12, s. S. 466	10 Min.
Visualisierung zur letzten Geburt	13.1, s. S. 475	30 Min. plus Feed-back-runde
Kinder bemalen den Bauch der Mutter	13.3, s. S. 485	50 Min

Gebärhaltungen

Übung	Kapitel	Dauer (ca.)
Stehende Positionen	7.6, s. S. 134	5 Min.
Sitzende Positionen auf hohem Kissen oder Pezziball	7.6, s. S. 134	5 Min.
Vierfüßlerstand	7.6, s. S. 135	5 Min.
Tiefe Hocke in der Austreibungsphase	7.6, s. S. 137	5 Min.
Abgestützte Seitenlage	7.6, s. S. 138	5 Min.
Beine anziehen und Druck auf den Oberschenkel	7.6, s. S. 139	3 Min.
Gebärhaltungen in der Eröffnungsphase	9.3, s. S. 302	15 Min.
Wehenzirkel AP	9.8, s. S. 341	15 Min.
Übungen für Frauen	10.5, s. S. 389	15 Min.
Mitschieben üben	10.6, s. S. 399	10 Min.
Serpentine oder Rutsche	12.6, s. S. 436	15 Min.

Kennenlernspiele – Kontaktförderung

Übung	Kapitel	Dauer (ca.)
Soziometrische Reihungen	7.2, s. S. 106 10.2, s. S. 368	5 Min.
Brainstorming	7.8, s. S. 150	30 Min.
Partner-Interview	8.2, s. S. 193	6 Min.
Warming-up: Aufstehen – Setzen	9.2, s. S. 289 12.2, s. S. 415	5 Min.
Partner-Interview mit Memory-Karten	9.2, s. S. 289	15 Min.

Übung	Kapitel	Dauer (ca.)
Haufenweise Wünsche gewichten	9.2, s. S. 289	10 Min.
Scrabble zum Thema Wellness	9.5, s. S. 32	5 Min.
Grüppchen bilden	10.2, s. S. 368	15 Min.
Rücken rubbeln	10.4, s. S. 383	5 Min.
Cocktailparty	12.3, s. S. 420	5 Min.
Bilderkatalog	13.1, s. S. 476	20 – 30 Min.

Körperhaltung und Wirbelsäule

Übung	Kapitel	Dauer (ca.)
Die Bedeutung der Haltung	7.7, s. S. 146	5 Min.
Das richtige Stehen	8.2, s. S. 199	5 Min.
Wie sitze ich?	8.2, s. S. 201	2 Min.
Schräge Dehnung der Wirbelsäule	8.3, s. S. 211	4 Min.
Die Perlenkette	8.3, s. S. 212	5 Min.
Körperwahrnehmung guter Stand	9.2, s. S. 291	5 Min.
Fußübung mit Kirschkernsäckchen	9.2, s. S. 291	5 Min.
Beweglichkeit der Wirbelsäule fördern	9.5, s. S. 322	10 Min.
Linderung von Ischias- und Kreuzbeinbeschwerden	9.5, s. S. 323	5 Min.
Dehnung der Wirbelsäule	9.5, s. S. 323	5 Min.
Knie lockern	10.2, s. S. 369	3 Min.
Füße im Boden „verschrauben"	10.2, s. S. 377	5 Min.

Körperhaltung und Wirbelsäule, Fortsetzung

Übung	Kapitel	Dauer (ca.)
Mobile (Schlangen-tanz)	12.4, s. S. 429	5 Min.
Fußmassage mit Igel- oder Tennisball	12.5, s. S. 432	5 Min.
Rücken- und knie-schonendes Auf-stehen	12.5, s. S. 433	3 Min.
Stand aufbauen	12.9, s. S. 452	3 Min.

Körperwahrnehmung

Übung	Kapitel	Dauer (ca.)
Steine klopfen	7.4, s. S. 117	5 Min.
Beckenfühlübung	7.5, s. S. 126	10 Min.
Wahrnehmung des Beckenbodens mit Softball	7.7, s. S. 144	5 Min.
Spürübung: Die engste Stelle bei der Geburt	8.2, s. S. 196	
Richtiges Stehen	8.2, s. S. 199	10 Min.
Wie stehe ich auf meinen Füßen?	8.2, s. S. 200	7 Min.
Wie sitze ich?	8.2, s. S. 201	3 Min.
Rücken an Rücken	8.2, s. S. 202	10 Min.
Übungskomplex „Beckenuhr" nach Feldenkrais	8.3, s. S. 208	25 Min.
Schuckeln	8.3, s. S. 213	5 Min.
Beckenboden-zwinkern	8.4, s. S. 224	2 Min.
Aufzugsübung	8.4, s. S. 225	2 Min.

Übung	Kapitel	Dauer (ca.)
Atemräume: Bauch, Flanken, Lunge	8.6, s. S. 238	5 Min.
Den Atemfluss spüren	8.6, s. S. 237	10 Min.
Worte spüren: Pressen, drücken, schieben, aah	8.8, s. S. 262	5 Min.
Den Geburtsweg des Kindes spüren	8.8, s. S. 263	7 Min.
Guter Stand	9.2, s. S. 291	5 Min.
Beckenbodenwahr-nehmung mit Kirsch-kernsäckchen	9.4, s. S. 311	10 Min.
Igelballmassage für die Füße	10.2, s. S. 369	10 Min.
Zusammenhang zwischen Füßen und Beckenboden spüren	10.2, s. S. 371	5 Min.
Atem und Becken-boden	10.5, s. S. 387	15 Min.
Pressen contra Schieben	10.7, s. S. 399 12.8, s. S. 444	10 Min.
Zusammenhang zwischen Gesicht und Beckenboden	12.9, s. S. 448	5 Min.

Kreislaufanregung/Aktivierung

Übung	Kapitel	Dauer (ca.)
Der begossene Pudel	7.13, s. S. 181	5 Min.
Stoffwechselanre-gung und Entstau-ung der Beine	9.2, s. S. 292	5 Min.
Aufwärmen	9.5, s. S. 322	3 Min.

Übung	Kapitel	Dauer (ca.)
Venenentlastungs-übungen	10.3, s. S. 379	10 Min.
Rückenrubbeln	10.4, s. S. 383	5 Min.
Atemübung mit Armekreisen	10.7, s. S. 400	5 Min.
Mobile oder Schlangentanz	12.4, s. S. 429	5 Min.

Massagen

Übung	Kapitel	Dauer (ca.)
Kirschkernwäsche (Rücken)	7.3, s. S. 114	5 Min.
Rückenmassage	7.3, s. S. 113 9.2, s. S. 294	10 Min.
Handmassage	7.11, s. S. 164	10 Min.
Fußmassage	8.2, s. S. 200	2 Min.
Massagetechnik	8.4, s. S. 217	10 Min.
Die Perlenkette (Wirbelsäule)	8.3, s. S. 212	5 Min.
Innenseite der Oberschenkel	8.4, s. S. 218	10 Min.
Ausstreichen der Beine und des Rückens	8.4, s. S. 219	10 Min.
Becken aus-streichen	8.4, s. S. 220	1 Min.
Michaelische Raute	8.7, s. S. 250 9.6, s. S. 335	5 Min.
Haptonomisch die Oberschenkel ausziehen	8.7, s. S. 255	2 Min.
Dammmassage	8.8, s. S. 261	10 Min.

Übung	Kapitel	Dauer (ca.)
Selbstmassage	9.5, s. S. 325	10 Min.
Fußmassage mit Igelball	10.2, s. S. 369	10 Min.
Kreuzbeinmassage	10.2, s. S. 375	10 Min.

Fantasiereisen/Visualisierungen

Übung	Kapitel	Dauer (ca.)
Mein Kind ist da	7.10, s. S. 159	10 Min.
Körperreise	8.5, s. S. 233	10 Min.
Körperreise	8.7, s. S. 257	20 Min.
Körperreise „Beckenblüte"	8.8, s. S. 266	20 Min. plus Feed-back-runde
Die Geburt aus kindlicher Sicht	8.9, s. S. 273	30 Min. plus Feed-back-runde
Auftanken	9.5, s. S. 326	15 Min.
Reise zum Becken	10.4, s. S. 386	15 Min.
Mein Weg durch die Geburt für Mehrgebärende	12.2, s. S. 417	20 Min.
Meine eigene Quel-le der Ruhe und der Kraft	12.10, s. S. 455	30 Min.
Visualisierung zur letzten Geburt	13.2, s. S. 475	30 Min. plus Feed-back-runde

Stillförderung

Übung	Kapitel	Dauer (ca.)
Saugverwirrung erfahren	7.12, s. S. 173	5 Min.
Stillpositionen erlernen	7.12, s. S. 175	15 Min.
Stillquiz	9.3, s. S. 305	15 Min.
Gebrauchsanleitung Stillen	9.8, s. S. 351	45 Min.
Nutella-Test	9.8, s. S. 352	5 Min.

Vertrauensbildung

Übung	Kapitel	Dauer (ca.)
Arme halten	6.8, s. S. 87	30 Min.
Frequently Asked Questions	7.7, s. S. 148	60 Min.
Gegensätze zulassen	7.8, s. S. 151	50 Min.
Erdung	8.2, s. S. 301	3 Min.
Urvertrauen	9.8, s. S. 346	15 Min.
Rückenrubbeln, Paarübung	10.4, s. S. 383	5 Min.
Schmerzbewältigungsstrategien	10.6, s. S. 392	15 Min.
Paarübung „Sich überlassen"	10.7, s. S. 396	30 Min.

Vorbereitung auf die Zeit nach der Geburt

Übung	Kapitel	Dauer (ca.)
Wochenbettkorb	7.11, s. S. 164	45 Min.
Solution Line (Skalierung im Raum)	7.13, s. S. 179	10 Min.

Übung	Kapitel	Dauer (ca.)
Zeitkuchen	7.13, s. S. 180	10 Min.
Arbeit mit Situationskarten	7.13, s. S. 181	20 Min.
Wunschzettel	7.13, s. S. 183	15 Min.
Zeitkorridor	12.12, s. S. 466	5 Min.
Briefe schreiben	12.12, s. S. 467	20 Min.

Kopiervorlagen zur Beratung der Eltern

Thema	Kapitel
Atmung und Wehen	7.4, s. S. 124
Beckenbodenschonendes Verhalten nach der Geburt	7.7, s. S. 147
Bonding	7.10, s. S. 161 9.8, s. S. 344
Und so beginnt der Tanz der Liebe	7.11, s. S. 168
Basics zum Stillen	7.12, s. S. 174
Pflanzliche Mittel in der Schwangerschaft	8.2, s. S. 194
Wie fängt die Geburt an?	8.9, s. S. 270
Kliniktasche	9.3, s. S. 299
Vorteile der aufrechten Gebärhaltungen und der Bewegungsfreiheit der Gebärenden	9.3, s. S. 303
Checkliste: Vorbereitung auf das Stillen	9.4, s. S. 316
Massagen während der Geburt	9.7, s. S. 333
Wegweiser durch die Geburt	9.8, s. S. 348
Richtiges Anlegen des Kindes beim Stillen	9.8, s. S. 353
Gebote für die Zeit des Wochenbetts	9.9, s. S. 359

Thema	Kapitel
Ein guter Stillbeginn	9.9, s. S. 362
Wir bekommen ein Baby	12.4, s. S. 425
Starthilfe für die erste Zeit mit dem Baby (für Geschwister)	12.4, s. S. 426
Beckenbodenschonendes Verhalten in der Schwangerschaft	12.9, s. S. 451
Entspannungshilfe: Kraft tanken an meinem Ort	12.10, s. S. 457
Entlastende Übungen für das Frühwochenbett	12.11, s. S. 462
Zeitkorridor (Die Zeit erfassen)	12.12, s. S. 469

Literatur

1. Read, Grantley Dick (1989), Mutter werden ohne Schmerz, Hoffmann & Campe
2. Ewy, Donna & Rodger (1987), Die Lamaze-Methode, Goldmann
3. Mitchell, Ingrid, (1994), Wir bekommen ein Baby, rororo
4. Kitzinger, Sheila (1994), Natürliche Geburt, Kösel
5. Kitzinger, Sheila (1980), Frauen als Mütter – Mutterschaft in verschiedenen Kulturen, Kösel
6. Kitzinger, Sheila (2000), Schwangerschaft und Geburt, Kösel
7. Kitzinger, Sheila (1994), Geburtsvorbereitung, Kösel
8. Leboyer, Frédérick (2008), Das Fest der Geburt, Kösel
9. Leboyer, Frédérick (1983), Die Kunst zu atmen, Kösel
10. Leboyer, Frédérick (2007), Weg des Lichts, Schirner Verlag
11. Leboyer, Frédérick (2006), Atmen und Singen, Patmos Verlag
12. Leboyer, Frédérick (2007) Sanfte Hände, Kösel
13. Leboyer, Frédérick (1995) Geburt ohne Gewalt, Kösel
14. Balaskas, Janet (2000), Aktive Geburt, Kösel
15. Balaskas, Janet (1996), Alles über die Wasser Geburt, Kösel
16. Balaskas, Janet (1997), Yoga für werdende Mütter, Kösel
17. Balaskas, Janet (1997), Fit durch die neun Monate – Fit durch die Geburt, Kösel
18. Balaskas, Janet (1998), Yoga für Schwangere (MC), Kösel
19. Odent, Michael (2010), Im Einklang mit der Natur, Mabuse
20. Gaskin, Ina May (1990), Spirituelle Hebammen, Hugendubel
21. Gaskin, Ina May (2004), Die selbstbestimmte Geburt, Kösel
22. Odent, Michel (1979), Die sanfte Geburt, Kösel
23. Odent, Michel (1989), Die Geburt des Menschen, Kösel
24. Odent, Michel (1986), Erfahrungen mit der sanften Geburt, Kösel
25. Odent, Michel (1994), Von Geburt an gesund, Kösel
26. GfG-Festschriften zum 10- (1991) und 20-jährigen (2000) Bestehen, www.gfg-bv.de
27. Albrecht-Engel, Ines (1993), Geburtsvorbereitung, Rowohlt
28. Wilberg, Gerlinde M. (2000), Zeit für uns, Kunstmann
29. Wilberg, Gerlinde und Hujber, Karlo (1991), Natürliche Geburtsvorbereitung und Geburtshilfe, Kösel
30. Khalsa, T. Taran Kaur (1994), Yoga für werdende Eltern, Hugendubel
31. Lippens, Frauke (2006), Geburtsvorbereitung – eine Arbeitshilfe für Hebammen, E. Staude
32. Heller, Angela (1998), Die Methode Menne-Heller, Thieme
33. Stüwe, Marion (2003), Gymnastik und Yoga in der Geburtsvorbereitung, Hippokrates
34. Klein, Margarita (2002), Ich bin schwanger ganz entspannt, Rowohlt
35. Fischer, Hanna (2007), Atlas der Gebärhaltungen, Hippokrates
36. Fischer, Hanna (2006), Lehrfilm (DVD) Geburtsvorbereitung und Gebären, Mabuse
37. Fischer, Hanna (2011), Praxisbuch Geburtsvorbereitung, Hippokrates
38. Enkin, Keirse, Renfrew, Neilson (1998), Effektive Betreuung während Schwangerschaft und Geburt, Ullstein Medical
39. Odent, Michael (2010), Geburt und Stillen, Beck
40. Klaus, M. und Kennell, J. und Klaus, P. (1995), Doula – Der neue Weg der Geburtsbegleitung, Mosaik Verlag
41. Adamaszek, K. u. a. (2002), Naturheilverfahren in der Hebammenarbeit, Hippokrates
42. Olvedi, U. (2011) Yi Qi Gong – Das stille Qi-Gong nach Meister Li, Knaur
43. Geuter, Ulfried in Psychotherapeutenjournal 2/2006 und 3/2006, Körperpsychotherapie
44. Reich, Wilhelm (1969), Die Funktion des Orgasmus, Kiepenheuer u. Witsch
45. Reich, Wilhelm (2010), Charakteranalyse, Anaconda

46. Reich, Wilhelm (1982), Ausgewählte Schriften, Kiepenheuer & Witsch

47. Erfmann, Anja (1998), Auswirkungen Sexualisierter Gewalt auf Schwangerschaft und Geburt, Diplomarbeit Kiel

48. Hartmann, Linda (6/2005), Auch in der Geburtshilfe nachgewiesen – Posttraumatische Belastungsstörung, Schweizer Hebammenzeitung Hebamme.ch

49. Hartmann, Linda (6/2005), Das traumatische Geburtserlebnis – Präventionsmöglichkeiten der Hebamme, Schweizer Hebammenzeitung Hebamme.ch

50. Pantel (1998), Forschungsergebnisse zur subjektiven Bedrohungen sub partu, Schweizer Hebammenzeitung Hebamme.ch 6/2005

51. Czarnocka und Slade (2000), Forschungsergebnisse zu Prävalenzen der PTBS nach einer Geburt, Schweizer Hebammenzeitung Hebamme.ch 6/2005

52. Dorn (2003), Forschungsergebnisse zu subjektiven und objektiven Einflussfaktoren beim Geburtserleben, Schweizer Hebammenzeitung Hebamme.ch 6/2005

53. Rothschild, Babette (2011), Der Körper erinnert sich, Synthesis

54. Hüther, Gerald (2001), Bedienungsanleitung für ein menschliches Gehirn, Vandenhoeck & Ruprecht

55. Hüther, Gerald (2003), Die Evolution der Liebe, Vandenhoeck & Ruprecht

56. Hüther, Gerald (2005), Wie aus Stress Gefühle werden, Vandenhoeck & Ruprecht

57. Hüther, Gerald (2005), Biologie der Angst, Vandenhoeck & Ruprecht

58. Hüther, Gerald (2006), Die Macht der inneren Bilder, Vandenhoeck & Ruprecht

59. Odent, Michel (2005), Es ist nicht egal, wie wir geboren werden – Risiko Kaiserschnitt, Walter

60. Lütje, W.M. und Schneider, K.T.M. (2004), Einflussgrößen auf Zufriedenheit und Erleben in der Geburtshilfe, Dissertation Frauenklinik der TU München

61. Weimer, Dagmar (1998),Verarbeitung des Geburtserlebnisses, Diplomarbeit

62. Hrsg. Franke, A. (1997), Antonowsky, Aaron: Salutogenese – Zur Entmystifizierung der Gesundheit, dgvt

63. Azoulay, Isabelle (1998), Die Gewalt des Gebärens, List

64. Bloemeke, Viresha J. (2003), Es war eine schwere Geburt, Kösel

65. Preisig, Ruth-Nunzia (2001), Geburt und Kreativität – den Übergang malend und gestaltend erleben, Selbstverlag Chur (CH)

66. Wizemann, Cornelia (2002), Wie Frauen eine belastende Entbindung erleben und bewältigen, Diplomarbeit, Hamburg

67. Reddemann, Luise (2002), Imagination als heilsame Kraft, Pfeiffer bei Klett-Cotta

68. Reddemann, Luise (2004), Eine Reise von 1.000 Meilen beginnt mit dem ersten Schritt, Herder spektrum, Freiburg

69. Levine, Peter A. (1998), Trauma-Heilung – Das Erwachen des Tigers, Synthesis

70. Davaa, Byambasuren und Falorni, Luigi, Die Geschichte vom weinenden Kamel (Film)

71. Uvnas-Moberg, Kerstin und Iliste, Airi (2003), The Oxytocin Factor – Trapping the Hormone of Calm, Love and Healing, Merloyd Lawrence Books

72. Klein, Margarita (2000), Schmetterling und Katzenpfoten, Ökotopia

73. Meissner, Brigitte (2006), Geburt. Ein schwerer Anfang leichter gemacht, Eigenverlag

74. Meissner, Brigitte (2004), Die drei Ebenen der Geburt – kompetente Begleitung bei und nach schweren oder unnatürlichen Geburten, Österreichische Hebammenzeitschrift 6/04

75. Brunner, Uschi und Wicjlein, Heike (1997), Die Kunst der Ayurvedischen Massage, Kösel

76. Henderson, Julie (2001), Embodying Well-Being oder wie man sich trotz allem wohl fühlen kann, AJZ Druck & Verlag

77. Chu, Victor und de las Heras, Brigitta (1995), Scham und Leidenschaft, Kreuz

78. BDH Hrsg. (2006), Psychologie und Psychopathologie für die Hebamme, Hippokrates

79. www.schatten-und-licht.de

80. Margarita, Klein (2003), Beckenboden – deine geheime Kraft. Wohlfühlen. Entspannen. Genießen, Rowohlt

81. Kuntner, Liselotte (1994), Die Gebärhaltungen der Frau, Hans Marseille Verlag

82. Hüther, Gerald (2010), Das Geheimnis der ersten neun Monate, Beltz

83. Hüther, Gerald (2011), Was wir sind und was wir sein könnten, Fischer Verlag

84. Reddemann, Luise (2011), Der Weg entsteht unter Deinen Füßen, Kreuz Verlag

Kurskonzepte

7   Wochenend-Paarkurs mit Schwerpunkt Paarbeziehung . . .   100

8   Paarkurs mit Schwerpunkt Beziehungsaufbau zum Kind . . .   188

9   Frauen- und Paarkurs mit Schwerpunkt Stillförderung   280

10 Frauenkurs mit Schwerpunkt Selbstvertrauen fördern   365

11 Offene Kurse   404

12 Offener Kurs für Mehrgebärende   410

13 Wochenendkurs für Familien   472

7 Wochenend-Paarkurs mit Schwerpunkt Paarbeziehung

Heidi Bernard und Dagmar Stapper

7.1   Kurskonzept

Wenn Partner Eltern werden

In der landläufigen Vorstellung ist die Geburt eines Kindes die Krönung des Beziehungsglücks – die aktuellen Ergebnisse wissenschaftlicher Studien zeichnen hier allerdings leider ein etwas weniger rosiges Bild!

Tatsächlich scheint es so, als stelle die Geburt eines Kindes eher eine Belastung für das Beziehungsglück der Eltern dar. Partnerschaften sind in den letzten Jahren insgesamt instabiler geworden, überproportional häufig sind von der hohen Fragilität der Beziehungen aber Paare mit Kindern betroffen. – Woran liegt das? Und haben wir Hebammen vielleicht die Möglichkeit, in unseren Kursen bereits präventiv auf einige Stolperfallen in der ersten Zeit mit einem Baby aufmerksam zu machen?

> **!** Dieses Kurskonzept steht deshalb unter dem Motto: „Die partnerschaftlich gemeisterte Geburt als positiver Start in einen neuen Lebensabschnitt".

Unabhängig vom Temperament des Kindes löst die Geburt eines Babys immer eine Fülle von Veränderungen aus. Diese Veränderungen sind nicht nur kurzfristig, sondern werden lang anhaltend und tief greifend die Beziehung des Paares zueinander verändern.

Wie gut ein Paar mit dieser Herausforderung umgeht, hängt vor allem auch davon ab, welche Ausgangsvoraussetzungen dieses Paar mitbringt. Oder wie die Hebamme Erika Pichler es ausgedrückt hat: *„Die Geburt eines Kindes wirft ein helles Licht auf eine Beziehung."*

Veränderungen finden vor allem auf **zwei Ebenen** statt.

1. Autonomie

Die Eigenständigkeit (Autonomie) der Eltern als Einzelperson wird durch ein Baby mit all der Aufmerksamkeit, die es fordert, stark eingeschränkt. Dies gilt in besonderem Maße für das Elternteil, das sich hauptsächlich um das Baby kümmert, also meist für die Mütter. Denn trotz aller guten Vorsätze und gegenseitiger Absprachen kommt es nach der Geburt in vielen Beziehungen zu einer Traditionalisierung der Geschlechterrollen mit der bekannten Arbeitsteilung.

Diese Einschränkung der Freiräume kann für den hauptsächlich Betreuenden zu Unzufriedenheit bis hin zu Überforderung führen, die dann den Partner oft ganz unvorbereitet treffen.

2. Zugewandtheit

Um eine Beziehung für beide Partner befriedigend zu erhalten, muss sie gepflegt werden. Der Paartherapeut Hans Jellouschek drückt es so aus: *„Eine Paarbeziehung wird von selber schlechter."* Um sie so zu erhalten, dass beide Partner sich wohl fühlen, braucht es also Zeit und Energie.

Beides ist in Haushalten mit einem Baby bisweilen Mangelware. Und so lässt die Bereitschaft und auch die Möglichkeiten, für einander als Paar da zu sein und sich gegenseitig Gutes zu tun, manchmal nach. Betroffen sind davon auch die Zärtlichkeit für einander und die Sexualität. Die Zugewandtheit der Partner leidet unter dieser Entwicklung. Dadurch können Beziehungen emotional brüchig und damit instabil werden. Auch bei kinderlosen Paaren tritt nach der ersten Verliebtheit ein Rückgang der Zugewandtheit ein. Doch nach der Geburt eines Kindes fällt dieser Rückgang deutlich stärker aus. Und dies hat natürlich Auswirkungen auf die Beziehungszufriedenheit beider Partner!

■ Väter

Nach Schätzungen des Deutschen Hebammenverbandes besuchen ca. 40 % der werdenden Väter einen Geburtsvorbereitungskurs. Auch wenn nicht immer alle Väter aus eigener Initiative da sind, erschließt sich doch ein großes Potenzial an motivierten werdenden Vätern. Innerhalb des Kurses einen Rahmen zu schaffen, der Vätern die Möglichkeit gibt, sich mit der neuen Rolle auseinander zu setzen, ist eine schöne Möglichkeit, die Väter frühzeitig „ins Boot" zu locken.

Machen die Männer dagegen schon hier die Erfahrung, in einer reinen Frauenwelt gelandet zu sein, in der es nur darum geht, das Wohlbefinden der Partnerin zu optimieren, sind sie zur Annahme weiterer Angebote aus dem Bereich der Familienbildung oft nicht mehr bereit.

> **!** Das Ziel unseres Kurses ist es, unterschiedliche Lebenssituationen und Interessen von Männern und Frauen zu berücksichtigen und die Angebote so zu gestalten, dass sie sowohl Männer als auch Frauen ansprechen.

Nicht bei allen Themen ist dies in der gesamten Gruppe möglich. Aus diesem Grund bieten wir ein **Kursmodul** in geschlechtshomogenen Gruppen **mit männlichem Co-Leiter** an.

■ Mütter

Die werdende Mutter steht natürlich bei unseren Bemühungen als Hebamme gemeinsam mit dem Baby an zentraler Stelle. Bei allem Bemühen, die Väter einzubeziehen, ist es ja zunächst einmal unsere Aufgabe, Frauen in ihrer natürlichen Kompetenz, zu gebären und Leben zu schenken, zu stärken und zu unterstützen oder wie die Hebamme Hanna Fischer es sehr schön formuliert hat: „... den Gebärcode zu wecken." Bei dieser Aufgabe können wir auf die Unterstützung der werdenden Väter hoffen, wenn wir es geschafft haben, sie zuvor von den Kompetenzen ihrer Frauen zu überzeugen.

Doch wir brauchen auch Zeit mit den Schwangeren, um in Ruhe auf Themen eingehen zu können, die in der gemischten Gruppe keinen Raum finden. Hier bietet uns wiederum die Arbeit mit geschlechtshomogenen Gruppen die Möglichkeit, auch bei eher frauenspezifischen Themen in die Tiefe zu gehen.

■ Die Paar-Beziehung

Partnerschaftliche Zugewandtheit und zugestandene Autonomie zu fördern und die Paare für diese Themen zu sensibilisieren, ist eine Doppelaufgabe der Kurse.

Wie wählen wir unter diesem Aspekt Übungen aus?
- Gegenseitige Massagen und Wohlfühlübungen für beide Partner lenken das Augenmerk auf das Geben und Nehmen in einer Partnerschaft.
- Die klare Definition der Rollen bei und nach der Geburt hilft dem Paar, als Team aufzutreten und Sicherheit im Gefühlswirrwarr zu behalten.

- Die Auswahl der Themen endet bewusst nicht mit Geburt und Wochenbett, sondern bezieht die Zeit danach mit ein, wie wird es dem Paar gehen, wenn das Baby da ist, wie fühlt es sich an, eine Familie zu sein? Welche Konflikte können entstehen, und wie könnte ein konstruktiver Umgang damit aussehen?

Nicht alle Paare verfügen über soziale Netze und Möglichkeiten, sich sowohl ihre persönliche Autonomie als auch Raum für das Leben als einander zugewandtes Paar zu erhalten. Auch hier kann ein Vorbereitungskurs von Nutzen sein.

Nicht selten entstehen nämlich schon hier erste **Kontakte für spätere Spielgruppen oder Netzwerke** gegenseitiger Hilfe. Deshalb sehen wir es als unsere Aufgabe an, TeilnehmerInnen während des Kurses gut miteinander in Kontakt zu bringen und viele Möglichkeiten für den Austausch miteinander und das Kennenlernen zu schaffen.

Und letztlich fungiert Geburtsvorbereitung auch als Türöffner für weitere Angebote aus dem Bereich der Familienbildung. Diese können für junge Eltern eine wertvolle Bereicherung sein, eine Hilfe bei Problemen mit dem Baby, Erziehungsunstimmigkeiten oder Turbulenzen in der Partnerschaft. Frühzeitig auf diese Hilfsangebote hinzuweisen, selber Angebote zu schaffen oder interdisziplinär mit anderen Berufsgruppen zusammen zu arbeiten, bietet jungen Eltern ein Netzwerk, in dem sie auch in schwierigen Zeiten wissen, wo sie Hilfe bekommen können.

Organisation der Kurse

Warum besuchen Paare einen Wochenendkurs?
- Berufliche Gründe
- Ein regelmäßiger Abendtermin wird nicht gewünscht.
- Der Wochenendkurs ist schneller „erledigt".

Warum bieten wir Geburtsvorbereitung am Wochenende an?
- Es besteht eine große Nachfrage nach solchen Kursen, d. h. die Kurse sind gut gefüllt.
- Oft sind sie auch für die Kursleiterin neben anderen beruflichen Verpflichtungen leichter zu organisieren.
- Die Betreuung der eigenen Kinder der Kursleiterin ist leichter zu lösen.

Besonderheiten im didaktischen Aufbau des Kurses

Durch die hohe Stundenzahl ist es besonders wichtig, den Kurs **abwechslungsreich** und interessant zu gestalten. Der Präsentation einzelner Lerneinheiten kommt eine besondere Bedeutung zu.

Verschiedene Lehrmethoden, die Vermittlung von Inhalten auf unterschiedlichen Ebenen und ausreichend Gelegenheit, das Erlernte im Gespräch zu verarbeiten und zu vertiefen, sollten geschaffen werden.

Wir können dabei viel Zeit sparen, wenn wir uns auf die Vermittlung von Lerninhalten konzentrieren, die den TeilnehmerInnen noch nicht bekannt sind.

Meist sind bis zu 90 % des Lehrstoffes bereits in der Gruppe vorhanden, dieses Potenzial können wir nutzen!

Wenn es die Räumlichkeiten zulassen, sollte **möglichst viel Bewegung** im Spiel sein. Zum einen beim praktischen Ausprobieren der Übungen, aber auch, indem wir zwischen Matten, Stuhlkreis und Tisch wechseln. Dies können wir schon bei der Planung des Kurses berücksichtigen, aber auch spontan im Kurs einsetzen, wenn wir spüren, dass die Aufmerksamkeit der TeilnehmerInnen nachlässt.

Geeignete Kursunterlagen helfen den TeilnehmerInnen später, das im Kurs Erlernte auch in der Praxis umzusetzen.

Darüber hinaus gelten auch hier natürlich die Grundsätze der Erwachsenenbildung und Moderation (s. Kap. 2).

Zeitplan

> **Kurszeit insgesamt:** 14 Std. 15 Min.
>
> Freitag: 18.30 Uhr bis 20.45 Uhr
> Samstag: 9.30 Uhr bis 17 Uhr (Mittags-
>   pause: 13 – 14 Uhr)
> Sonntag: 9.30 Uhr bis 16 Uhr (Mittags-
>   pause: 13 – 14 Uhr)

Die Zeitangaben beziehen sich auf eine Gruppe mit 7 Paaren. Bei größeren oder kleineren Gruppen können sich die Zeiten verschieben.

■ Die Räumlichkeiten

- Da die TeilnehmerInnen sich nun viele Stunden im Kursraum aufhalten werden, ist es wichtig, den Raum behaglich herzurichten. Angenehmes Licht, frische Luft, vielleicht ein Strauß Blumen und Musik schaffen ein angenehmes Ambiente. Wir sollten aber darauf achten, den Raum nicht zu „feminin" herzurichten, wenn wir möchten, dass sich auch die Männer wohl fühlen!
- Wenn möglich, sollte der Raum so beschaffen sein, dass sowohl am Tisch als auch auf der Matte gearbeitet werden kann. Kleingruppenarbeit sollte ebenso möglich sein wie Zweiergespräche und Arbeit in der ganzen Gruppe.
- Beginnen Sie den Kurs nicht gleich auf der Matte! Gerade Männer fühlen sich am Anfang oft wohler, wenn sie auf einem Stuhl sitzen können, eine Tischkante gibt zusätzlichen „Halt".
- Für die Pausen ist es schön, wenn Getränke angeboten werden können und der Raum gut gelüftet werden kann.

■ Situation der TeilnehmerInnen

- Die Paare kommen nach einer Arbeitswoche oft ziemlich geschafft in den Kurs, Erholungsmomente sollten also nicht fehlen.
- Um einen vertrauten Rahmen für Gespräche und Übungen zu schaffen ist es wichtig, die TeilnehmerInnen untereinander möglichst schnell und gut in Kontakt bringen.
- Weil nun viele Stunden am Stück miteinander gearbeitet wird, ist eine gute Arbeitsatmosphäre sowohl für die KursteilnehmerInnen als auch für die Leiterin wichtig.

7.2   Freitagabend: Ankommen und Kennenlernen

Tab. 7-**1** Kurseinheit Ankommen und Kennenlernen

Zeit	Dauer	Lernziele	Inhalt	Methode	Medien
18.30	Vor Kursbeginn 5 Min.	• Beschäftigung der TN, bis alle da sind • Kennenlernen • Guter Start	• Kennenlern-Matrix • Begrüßung • Kurze Vorstellung der Kursleiterin	*Strukturierte Frage?* Vortrag	Musik Pinnwand Flipchart
18.35	10 Min.	Rahmen schaffen, in dem die TN sich orientieren können	Fragen klären • Räumlichkeiten, z. B. Wo ist das WC? • Zeitrahmen, z. B. Wann sind Pausen vorgesehen? • Organisation, z. B. Bezahlung • Fragen der TN Zuruffrage	Vortrag	Flipchart

18.45	30 Min.	Kennenlernen der TN untereinander
		
		Namen
			• Nach verschiedenen Kriterien stellen sich die TN im Raum auf
			  1. Wohnort
			  2. ET des Kindes
			  3. Alphabetisch nach Vornamen
			• Partner-Interview
			• Namenschilder
				• Soziometrische Reihung
				
				• Zweiergespräch
					Requisiten, um Stadtbild zu symbolisieren
					
					Klebeschilder

19.15	20 Min.	Erwartungen an den Kurs klären	Was möchte ich aus diesem Kurs mitnehmen? Was möchte ich hier auf keinen Fall erleben?	Gruppenarbeit Männer/Frauen getrennt Kartenfrage	Pinnwand selbstklebende Moderationskarten
19.35	15 Min.	Arbeitsfähigkeit verbessern	Spielregeln für den Kurs werden erstellt • Was ist den TN wichtig? • Was brauche ich als Kursleiterin, um gut arbeiten zu können?	Zuruffrage	Flipchart
19.50	10 Min.		Pause		

Vor Kursbeginn

Beschäftigen Sie früh eintreffende TeilnehmerInnen bis zum Kursbeginn, so
haben Sie Zeit, um Ihre Vorbereitungen
in Ruhe abzuschließen.

Beispiel:
- In einer Kursliste eintragen lassen
- Flyer und Broschüren zum Lesen
  auslegen
- Kennenlern-Matrix ausfüllen lassen

Bitten Sie die KursteilnehmerInnen, sich in der Kennenlern-Matrix auf der vorbereiteten Pinnwand einzutragen. Füllen Sie als Kursleiterin schon die erste Reihe aus (s. auch Tab. 12-**2**, S. 411)

Kennenlern-Matrix:
- Name
- ET
- Warum sind Sie hier?
- Was haben Sie bisher zur Vorbereitung auf die Geburt Ihres Kindes gemacht?

Begrüßung

Die Begrüßung und die Vorstellung der eigenen Person sollte möglichst nicht allzu viel Zeit in Anspruch nehmen, denn wir möchten ja die TeilnehmerInnen ermutigen, viel von sich selbst zu erzählen. Beginnen Sie den Kurs möglichst nicht mit einem langen Monolog, sonst machen es sich die TeilnehmerInnen als Zuhörer bequem und Sie haben dann größere Mühe, sie anschließend wieder zu aktivieren.

Organisatorisches und Zeiten sollten unbedingt visualisiert werden und während des Kurses gut sichtbar hängen bleiben.

Eine gestaltete Pinnwand und Flipchart-Blätter (z. B. Kennenlern-Matrix) im Kursraum aufhängen. So können wir kahle Kursräume verschönern und halten wichtige Infos für die TeilnehmerInnen präsent.

Kennenlernen

Lernziele:
- Die TeilnehmerInnen sollen sich in der neuen Situation wohlfühlen.
- Sie können sich innerhalb des Kurses orientieren.
- Sie lernen sich gegenseitig kennen.
- Die Männer erfahren, dass auch ihre Meinung hier gefragt ist.
- Die Erwartungen aller TeilnehmerInnen an den Kurs werden geklärt.
- Die Arbeitsfähigkeit innerhalb der Gruppe wird hergestellt.

Einerseits möchten wir als Kursleiterinnen unsere TeilnehmerInnen in guten Kontakt miteinander bringen, andererseits sind sogenannte „Kennenlern-Spiele" nicht bei allen TeilnehmerInnen besonders beliebt. Als Alternative bietet sich eine **Soziometrische Reihung** an. Sie bringt gleich zu Anfang Bewegung in die Gruppe und lockert die zunächst immer etwas steife Atmosphäre auf. Sie bietet auch schüchternen Frauen oder Männern die Möglichkeit, ganz einfach Kontakt zu den anderen herzustellen und funktioniert auch bei größeren Gruppen sehr gut.

ÜBUNG ## Soziometrische Reihungen

Anleitung:

Nach vorher festgelegten Kriterien stellen sich die TeilnehmerInnen im Raum auf.

Beispiel 1: Wohngegend

- Die Kursleiterin baut mit einfachen Requisiten einige prägnante Stellen der Stadt auf.
- Beispiel Köln: Ein blaues Tuch symbolisiert den Rhein, ein kleiner Plastik-Dom ergänzt das Stadtbild.
- Bitten Sie nun die Paare, sich so im Stadtbild aufzustellen, wie sie in Relation zu diesen Angaben wohnen.
- Um sich richtig einordnen zu können, müssen die TeilnehmerInnen miteinander ins Gespräch kommen. Stehen alle an der richtigen Stelle, sagt jedes Paar, wo es wohnt.
- Das Paar kann bei dieser Aufstellung zusammen bleiben.

Beispiel 2: ET

- Bitten Sie nun die Paare, sich in einer Reihe nach dem errechneten Termin ihres Kindes aufzustellen.
- Jedes Paar nennt nun den voraussichtlichen Geburtstermin seines Kindes. Die Kursleiterin weist darauf hin, dass diese Reihe vielleicht ganz anders aussieht, wenn alle Kinder tatsächlich geboren worden sind.
- Auch bei dieser Aufstellung bleiben die Paare noch zusammen.

PRAXISTIPPS

Als kleiner Eisbrecher bietet es sich an zu fragen:

Wer von den TeilnehmerInnen weiß, wie viele Kinder genau am Termin geboren werden?

Und wissen Sie, in welchem Zeitraum die restlichen Kinder meist geboren werden?

Beispiel 3: ABC

- Bei der dritten und letzten Aufstellung stellen sich die TeilnehmerInnen alphabetisch geordnet nach ihren Vornamen in einer Reihe auf. Hier müssen sich nun die Paare kurz voneinander trennen, um einen eigenen Platz in der Reihe zu finden.
- Nacheinander nennt nun jede Frau und jeder Mann seinen Namen.

ÜBUNG ## Partner-Interview

Anschließend werden Zweiergruppen gebildet, dazu kann man ganz einfach ausgehend von der letzten Reihung jeweils zwei TeilnehmerInnen abzählen.

s. S. 193

Und weil es trotzdem noch schwierig ist, sich alle Namen zu merken, bieten wir nun noch **Namensschilder** an.

Erwartungen an den Kurs klären

Um eine bessere Identifikation mit dem Kursgeschehen zu erreichen, ist es ratsam, die Vorstellungen und Wünsche in die Kursgestaltung mit ein zu beziehen (s. auch Kap. 2).

In einem Paarkurs ist es besonders wichtig, die Partner bereits am Anfang gut in das Kursgeschehen einzubinden. Deshalb teilen wir zu diesem Zweck die Gruppe in eine **Männer**- und eine **Frauengruppe**, verteilen Moderationskarten in zwei Farben und lassen die Gruppe sammeln, was sich die Mitglieder von diesem Kurs wünschen und auch, was sie ganz und gar nicht möchten, gemäß der Devise: *Wenn ich nicht weiß, wohin ich möchte, darf ich mich nicht wundern, wenn ich ganz woanders hinkomme* (Abb. 7-**1**).

Die Gruppe muss keinen Konsens finden, Ideen und Fragestellungen werden zunächst ein-

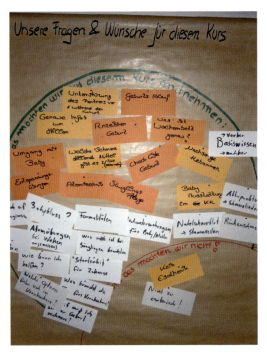

Abb. 7-**1** Die Fragen und Wünsche werden in Gruppenarbeit erfasst und auf der Pinwand visualisiert.

fach gesammelt und auf Karten geschrieben. Nach etwa 15 Minuten hängen dann die TeilnehmerInnen ihre Karten in eine vorbereitete Pinnwand. Durch die unterschiedlichen Farben lassen sich die Wünsche den zwei Gruppen zuordnen, dies ist für uns als Kursleiterinnen oft sehr interessant.

Nun werden die Karten gemeinsam besprochen, geordnet und mit eigenen Vorstellungen abgeglichen.

Dieses Verfahren ist bei einem Wochenendkurs nicht immer ganz einfach umzusetzen, denn in der Regel haben wir in weiten Teilen den Kurs und die einzelnen Lerneinheiten mit den benötigten Materialien bereits vorbereitet. Schön ist es, wenn wir einige Einheiten zusätzlich vorbereitet haben und diese dann flexibel auf Wunsch der TeilnehmerInnen mit einbringen können. Bei anderen Wünschen, die sich nicht

so einfach umsetzen lassen, können Sie auf zusätzliche Angebote verweisen.

Der Wunsch einer Gruppe, z. B. auf Bauchtanz oder Bäuche bemalen zu verzichten, sollte von der Kursleiterin natürlich respektiert werden.

Arbeitsfähigkeit herstellen

Um in den nächsten zwei Tagen gut und entspannt arbeiten zu können, sollten wir versuchen, möglichst viele Störquellen im Vorfeld auszuschalten.
- Was brauchen Sie, um gut arbeiten zu können?
- Welche Regeln sind Ihnen wichtig?
- Was ist Ihnen beim Ablauf des Kurses wichtig?

Die Ergebnisse werden auf einem Flipchart visualisiert und bleiben gut sichtbar während des gesamten Kurses hängen.

PRAXISTIPPS

Klagemauer

Gerade bei Wochenendkursen können einzelne unzufriedene KursteilnehmerInnen die Atmosphäre empfindlich stören. Nicht immer liegt die Ursache für die Unzufriedenheit am Kurs selbst, so sind gerade die Männer nicht immer ganz freiwillig da und hadern noch ein wenig mit ihrem Schicksal.

Um aber den TeilnehmerInnen die Möglichkeit zu geben, ihren eventuell vorhandenen Unmut zu äußern, können Sie einen Bogen Flipchart-Papier in eine ruhige Ecke des Kursraumes hängen und die TeilnehmerInnen auffordern, Verbesserungsvorschläge direkt aufzuschreiben.

Überschrift:
- Ich könnte besser arbeiten, wenn..
- Der Kurs würde mir mehr Spaß machen, wenn ...

7.3 Freitagabend: Kurseinheit Grundlagen der Geburt

Tab. 7-**2** Grundlagen der Geburt – „Was sind eigentlich Wehen?"

Zeit	Dauer	Lernziele	Inhalt	Methode	Medien
20.00	5 Min.	Vorwissen der TN auf einen Stand bringen	• „Was sind eigentlich Wehen?" • „Was machen Wehen?", verschiedene Wehenarten werden vorgestellt • Wirkung der Eröffnungswehen wird am Strickmodell gezeigt	Frontalvortrag „Frage-Antwort"	Gestrickte Gebärmutter mit Puppe
20.05	5 Min.	Veranschaulichen durch Vergleich mit Meereswellen	• Vergleich Welle – Wehe • Welle baut sich auf, erreicht Höhepunkt, klingt ab • Mittelmeer und Atlantik je nach Wehenstärke • Pausen zwischen den Wellen • Strategien entwickeln, um die Welle „richtig" zu nehmen • „Widerstand zwecklos" • „Übung macht den Meister"	Frontalvortrag „Frage-Antwort"	Pinnwand mit Welle
20.10	5 Min.	Positive Betrachtungsweise und Zuversicht fördern Das Kind ist trotz aufrechtem Gang sicher getragen, nun soll sich die Mutter öffnen, das Kind gebären; das ist anstrengend, aber mithilfe der Wehen aus eigener Kraft möglich	• Jede Wehe bringt uns dem Ziel, das Baby im Arm zu halten, näher • Keine Wehe ist umsonst • Jede Wehe ist eine weniger • Zu jeder Wehe gehört eine Verschnaufpause für Mutter und Kind • Die Wehen helfen dem Kind, sich auf das Leben nach der Geburt vorzubereiten	Frontalvortrag	
20.15	5 Min.	Der Weg durch die Geburt heißt für die Frau Mutter zu werden. Die Arbeit und Verfassung ist ihr ins Gesicht geschrieben	• „Der Wehe ein Gesicht geben" • Phasen der Geburt werden in Beziehung mit Wehen und Verfassung/Gesichtsausdruck der Frau gesetzt	Frontalvortrag	Vorbereitetes Flipchart
20.20	20 Min.	• Unterstützende Maßnahme durch den Partner kennenlernen • Wohltuende Zuwendung durch den Partner erfahren	Rückenmassage mit Massageöl	Wahrnehmungsübung	Entspannungsmusik, weiches Licht

Tab. 7-2 Fortsetzung

Zeit	Dauer	Lernziele	Inhalt	Methode	Medien
20.40	5 Min.	Abschluss des ersten Kurstages	Ausblick auf morgen: • Atmung und Wehen • Was macht das Baby bei der Geburt und wie können wir ihm helfen? • Gebärpositionen • Aufteilung in Frauen – und Männergruppen • Spezielle Wünsche der Gruppe	Frontalvortrag	Vorbereitetes Flipchart
20.45			Gemeinsames Aufräumen	Teilnehmeraktivierung und Mitverantwortung der Einzelnen	

Wehen tun weh und dieser besondere Schmerz bleibt ansonsten unbeschreiblich. Erfahrungsberichte schüren die Angst vor Kontrollverlust und Überforderung. Die Frage, ob ein Kaiserschnitt da nicht besser sei, ist unter diesen Voraussetzungen legitim, zumal wir ein Leben lang gelernt haben, die Kontrolle zu behalten, auf jeden Fall über die eigenen Körperfunktionen.

> **Lernziele:**
> • Vorwissen der KursteilnehmerInnen auf einen Stand bringen
> • Positive Einstellung und Zuversicht anstatt Angst vor Kontrollverlust und Überforderung
> • Erleben der Gebärenden nachvollziehbar machen

Zielführend sollten **Antworten auf folgende Fragen** gefunden werden:
• Was sind Wehen?
• Was machen Wehen?
• Welche Bilder sind hilfreich?

• Wie kann eine positive Einstellung zu den Wehen entstehen?
• Wie verändern sich Verfassung und Verhalten der Gebärenden?

Grundlagen der Geburt

Eine eher rationale Herangehensweise kann hier den Einstieg ganz zu Beginn des Kurses erleichtern. Anschauliche Fantasiebilder beziehen die affektive Ebene mit ein und die gestrickte Gebärmutter als Anschauungsmodell lockert die Runde auf und verdeutlicht das Gesagte.

Folgende Abfolge hat sich bewährt: Die Gruppe sitzt zusammen, wenn möglich auf Stühlen. Da es sich um einen Vortrag handelt und nicht um eine Wahrnehmungsübung, halten wir ein Mattenlager für weniger geeignet.

■ Vorwissen der TeilnehmerInnen auf einen Stand bringen

„Was sind eigentlich Wehen?"
- Einige TeilnehmerInnen wissen: „Kontraktionen", „Wie Krämpfe"
- Daraus ergibt sich, dass die Gebärmutter ein Muskel sein muss, der sich auch schon in der Schwangerschaft kontrahiert, als Hartwerden des Bauches spürbar, aber nicht schmerzhaft.
- Typisch an der Wehe ist die Wehenpause, sie ist länger als die Wehe.

„Was machen die Wehen?"
- Vorwehen sind nicht umsonst, sondern bringen das Baby in die „Poleposition".
- „Falsche Wehen" hören durch ein Entspannungsbad häufig auf.
- Unangenehm wird es, wenn die Kontraktion am Muttermund ankommt und dieser beginnt, sich zu öffnen (Eröffnungswehen), was vielen Frauen durch Menstruationsbeschwerden andeutungsweise bekannt und somit ein vertrautes Gefühl ist.
- Im Vergleich zu einer leichten Kontraktion fordert eine Wehe die volle Aufmerksamkeit und kommt regelmäßig alle 5 Minuten.
- Schmerzhaft ist die Dehnung des Muttermundes, zu spüren in den Leisten, in die Beine ausstrahlend oder im Rücken.
- Wehenabstände und Intensität verändern sich.

┌─ **PRAXISTIPPS** ──────────────

Vergleich der Zervix mit einem Rollkragen:
Anhand der gestrickten Gebärmutter lässt sich sehr anschaulich zeigen, wie die Wehe das Köpfchen gegen den Muttermund drückt, wie der Gebärmutterhals sich verkürzt, ähnlich einem Rollkragen, bei dem die Öffnung zunächst verschlossen bleibt. Hat sich das Köpfchen durch den Rollkragen geschoben, kann der Muttermund sich öffnen, der Weg ist frei.

■ Bilder zum besseren Verständnis

„Die Wehe ist wie eine Meereswelle".
- Sie baut sich wie eine Welle auf, erreicht einen Höhepunkt und geht wieder.
- Zu Beginn sind die Wellen klein, wie im Mittelmeer, am Ende stehen wir im Atlantik in ordentlicher Brandung.
- Zwischen den Wellen gibt es eine Pause von unterschiedlicher Länge, aber länger als die Welle selbst.

„Was können Sie tun, um von der Welle nicht umgeworfen zu werden?"
- Folgende Antworten sind zu erwarten: „Hineintauchen" „darauf surfen", „Hochspringen".
- Der Versuch sich dagegen zu stellen, führt jedoch zu der Erkenntnis, „die Welle ist stärker, mit voller Wucht schlägt sie mir entgegen, zieht mir den Boden unter den Füßen weg und wirft mich um. Kontrolle hilft hier nicht weiter, im Gegenteil. Gelingt es mir, die Welle so zu nehmen wie sie kommt, trägt sie mich und bringt mich weiter."
- **Bezogen auf die Wehenarbeit heißt das**: Die kleinen Wehen zu Beginn machen uns mit der Situation vertraut und machen das Geschehen überschaubar. Werden die Wehen stärker, hat eine gewisse Gewöhnung stattgefunden und die Gebärende ist geübt, kennt ihren Atemrhythmus und eine hilfreiche Position.

■ Die Geburt als ein überschaubares Projekt

„Wie kann ich mich positiv auf die Wehen einstimmen?"
Trotz aufrechtem Gang war der Muttermund 10 Monate gut verschlossen, sodass das Baby die ganze Zeit sicher aufgehoben war. Nun wird mithilfe der Wehen, also aus eigener Kraft, der Weg frei für die Geburt und das in einem relativ überschaubaren Zeitraum.

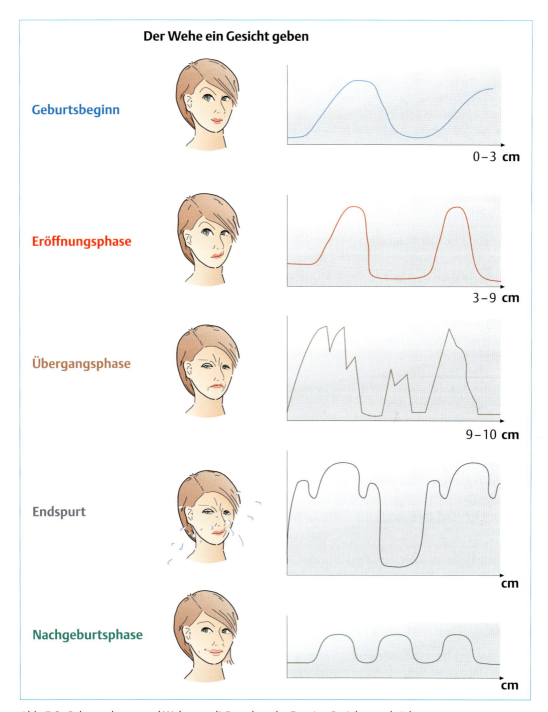

Abb. 7-**2** Geburtsphasen und Wehenqualität stehen der Frau ins Gesicht geschrieben.

Der Wehe ein Gesicht geben

Die letzten Tage/Stunden vor Geburtsbeginn

- Wehen unregelmäßig
- Die Frau ist freudig erregt und gespannt: Es geht los, aha so fühlen sich Wehen an.

4–6 Stunden vor der Geburt: frühe Eröffnungsphase

- Wehen kommen regelmäßig alle 5–7 Min, mittlere Amplitude
- Muttermund öffnet sich 1–3 cm
- Die Frau kommt gut zurecht, Ablenkung noch machbar
- Gesichtsausdruck: freundlich motiviert

2–4 Stunden vorher: späte Eröffnungsphase

- Wehen kommen alle 3–5 Minuten, hohe Amplitude
- Muttermund öffnet sich bis auf 7 cm
- Die Frau ist angestrengt, begleitet die Wehe mit bewusstem Atem und entlastender Position
- Gesichtsausdruck: ernüchtert, angestrengt

1–2 Stunden vorher: Übergangsphase

- Wehen kommen alle 3 Minuten, hohe, zackige Amplitude
- Muttermund „bis auf Saum"
- Die Frau ist sehr belastet, will aufgeben, hat das Gefühl, sie könne nicht mehr, will vielleicht Schmerzmittel
- Gesichtausdruck: mutlos, erschöpft

0,5–2 Stunden vorher: Endspurt mit Zielgerade

- Wehen kommen alle 2–3 Minuten, hohe, zackige, breite Amplitude
- Muttermund ist offen, das Kind drückt
- Die Frau hilft aktiv mit
- Gesichtsausdruck: hart arbeitend, schwitzend, kraftvoll

Anschließend: Happy End

- Wehe zur Plazentalösung wird kaum gespürt
- Die Mutter hält Baby im Arm, ist erleichtert und glücklich
- Gesichtsausdruck: strahlend

- Die Wehen helfen dem Kind, sich auf das Leben außerhalb der Gebärmutter vorzubereiten.
- Jede Wehe bringt Sie dem Ziel, das Baby in den Armen zu halten, ein Stück näher.
- Keine Wehe ist umsonst.
- Jede Wehe ist eine weniger.
- Zu jeder Wehe gehört eine Verschnaufpause für Mutter und Kind.

„Übergangsphase" ist eine aussagekräftige Bezeichnung in zweierlei Hinsicht: Einerseits beschreibt sie den Übergang zwischen Eröffnungsphase und „Endspurt", andererseits wird der Gebärenden hier klar, dass die Geburt nun tatsächlich ansteht, es gibt keinen Weg zurück, sondern nur noch „die Flucht nach vorne". Ist sie noch nicht bereit, wird die Geburt hier erst einmal stagnieren, schließlich wird sie alle Kräfte mobilisieren für die Zielgerade.

Der Ausdruck „**Endspurt mit Zielgerade**" klingt nicht so aggressiv wie Austreibungsperiode und Pressphase. Ebenso vermeiden wir Begriffe wie z. B. Blasensprengung. Diese antiquierten Fachausdrücke beschreiben Phasen der „normalen Geburt", wohingegen mittlerweile bei einer Sectio von einem „sanften Kaiserschnitt" gesprochen wird.

Die Diskussion **pro und contra Kaiserschnitt** wird hier nicht geführt, kann aber, je nachdem wie die Wunschabfrage der TeilnehmerInnen ausfiel, in der offenen Fragerunde Platz finden. Vor der anschließenden Entspannungsübung haben die Teilnehmer Gelegenheit, **Fragen zum Thema** zu stellen.

ÜBUNG Wehenentlastende Rückenmassage durch den Partner

Übungsziele:
- Unterstützende Maßnahme durch den Partner kennenlernen
- Wohltuende Zuwendung durch den Partner erfahren

Anleitung:
Die Paare begeben sich nun auf die Matten, wobei die Frauen eine Position einnehmen, in der der Partner die Kreuzbeingegend massieren kann. Die Frau macht ihren Rücken frei. Um Ölflecken zu vermeiden, werden Papiertücher im Hosenbund eingeschlagen.

Die Kursleiterin gibt den Teilnehmern etwas Massageöl auf die Hände, dazu läuft entspannende Musik, warmes Licht oder Kerzen sorgen für eine angenehme Atmosphäre
- Verteilen Sie das Öl in Ihren Händen und wärmen Sie es so etwas an.
- Nun streichen Sie das Öl auf den unteren Rücken, ungefähr eine Handbreit oberhalb des Poschlitzes, dort wo die Wehen häufig gespürt werden.
- Probieren Sie aus, was für Ihre Partnerin am angenehmsten ist.
- Variieren Sie Tempo und Intensität …
- Machen Sie streichende Bewegungen quer über den Rücken oder kreisend …
- Beschreiben Sie eine liegende Acht …
- Massieren Sie punktuell, indem Sie kleine Kreise auf der Stelle mit den Handballen beschreiben …
- Legen Sie abschließend beide Hände flach auf den unteren Rücken, sodass die Fingerspitzen in Richtung Taille zeigen und geben Sie Druck auf die Hände.

Die Massage wird in der Schwangerschaft als sehr angenehm empfunden. Während der Wehen ist ein fester Gegendruck oft angenehmer. Vielleicht möchte Ihre Frau mit Wehen auch gar keine Berührung.

Bringen Sie ein Massageöl Ihres Geschmacks mit in den Kreißsaal. Arnika ist schön wärmend und weniger intensiv als Rosenöl. Mandelöl ist sehr dezent.

Die Anleitung kann auch als Kopiervorlage für einen Handzettel verwendet werden.

Abschließend wird darauf hingewiesen, dass diese Massage beliebig erweiterbar ist und auch schon jetzt in der Schwangerschaft bei Rückenschmerzen sehr wohltuend ist.

Die Angst, Geburtswehen auszulösen, ist unbegründet.

ÜBUNG **Kirschkernwäsche als „Puffer"**

Übungsziele:
- Wohlbefinden auch für den Partner
- Entspannung zum Abschluss

Anleitung:
Haben Sie noch 5 Minuten Zeit, kann als „Puffer" eine „Kirschkernwäsche" mit Kirschkernsäckchen angeboten werden.
- Dazu legt sich der Partner auf den Bauch und wird fest von unten nach oben mit einem Kirschkernsäckchen abgeschrubbt.
- Zum Schluss wird der Rücken mit beiden flachen Händen vom Becken nach oben über die Arme, die Hände und darüber hinweg ausgestrichen.

PRAXISTIPPS

Kirschkernwäsche als Alternative zur Rückenmassage:
Haben Sie den Eindruck, dass die vorher beschriebene Rückenmassage zu intim für den ersten Abend ist, bieten Sie eine wechselseitige Massage an, die weniger körperliche Nähe erfordert, sondern eine gewisse Distanz ermöglicht. Dazu eignet sich eine Tennis- oder Igelballmassage oder die „Kirschkernwäsche". Dann fällt die Massage entsprechend ausführlicher aus.

Abschluss des ersten Tages

Abschließend gibt es einen Ausblick auf den folgenden Tag. Nach dem gemeinsamen Aufräumen werden die TeilnehmerInnen verabschiedet.

7.4   Samstag: Kurseinheit Atmung

Tab. 7-**3** Kurseinheit Atmung

Zeit	Dauer	Lernziele	Inhalt	Methode	Medien
9.30	5 Min.	Gutes Ankommen	• Begrüßung • Überblick über das Tages- programm • Zeitüberblick	Vortrag	Vorbereite- tes Flipchart
9.35	5 Min.	• Jede(r) hat seinen eigenen Rhythmus	• Steineklopfen	Wahrneh- mungsübung	Pro TN 2 Steine
9.40	5 Min.	• Hinführen zum Thema • Vorbehalte lösen	• Den Rhythmus finden für Atmung und Wehen • Kurze Einführung	Vortrag	Flipchart
9.45	10 Min.	• Angst-Spannung- Schmerz-Kreislauf verstehen	• Was passiert bei Schmerzen im Körper? • Warum reagieren wir normalerweise mit Angst/ Stress auf Schmerzen? • Wie wirkt sich Angst/Stress im Körper aus? • Wie verändern sich Schmer- zen bei Anspannung?	Vortrag	Pinnwand
9.55	15 Min.	• Erfahrung mit Schmerzen bei allen vorhandenen und eigene Strategien im Umgang damit bereits erlernt	• Drei Kleingruppen bilden und Themenkarten vertei- len • Was hilft Ihnen bei Schmer- zen? • Was hilft Ihnen, wenn Sie verspannt sind? • Was hilft Ihnen, wenn Sie Angst haben?	Gruppen- arbeit, 3 Gruppen	Themen- karten Modera- tionskarten, Stifte
10.10	15 Min.	• Es gibt viele Möglich- keiten, um aus dem Kreislauf auszustei- gen • Atmung hilft sowohl bei Schmerzen als auch bei Angst und Spannung	• TN pinnen die Karten in den Angst-Spannung-Schmerz- Kreislauf auf der Pinnwand • Atmung wird fast immer in allen Gruppen genannt • Gespräch über die einzelnen Punkte • Bezug zur Situation im Kreißsaal schaffen • Atmungskarten werden in die Mitte des Kreislaufs gehängt	Gespräch	Pinnwand, von TN beschriftete Karten

Tab. 7-**3** Fortsetzung

Zeit	Dauer	Lernziele	Inhalt	Methode	Medien
10.25	5 Min.	• Wirkung tiefer Atmung spüren	• Atembeobachtung im bequemen Schneidersitz oder auf dem Hocker • Danach Erfahrungsaustausch mit dem Partner	Körperwahrnehmungsübung	CD mit Meeresrauschen
10.30	15 Min.	• Transfer in die Praxis • Wehen beatmen theoretisch verstehen	• Wie sollen wir bei Wehen atmen? • Verdeckte runde Karten werden der Reihe nach aufgedeckt und besprochen • Tönen direkt ausprobieren	Vortrag Übung	Pinnwand, Wellen mit Rettungsreifen
10.45	10 Min.	• Anwendung in der Praxis • Atmung als etwas Individuelles erleben	Atmung ausprobieren • mit Zählschema • mit angesagter Wehe • mit Wehensimulation	Körper-/ Wahrnehmungsübung	Pinnwand bleibt, evtl. Uhr mit Sekundenzeiger zum Wehenansagen
10.55	5 Min.	• Vertiefung	Hausaufgabe: • Atmung sollte trainiert werden • z. B. immer bei Übungswehen		
11.00	10 Min.		Pause		

Besonderheiten im Wochenendkurs

- Das Wissen muss sehr kompakt vermittelt werden.
- Das Wiederholen einzelner Wahrnehmungsübungen an mehreren Kursabenden entfällt.

Für das Thema Atmen ist ein **etwas intimerer Rahmen** förderlich, d. h. sich mit Atmung zu beschäftigen, zu beobachten, vielleicht zu tönen und zu stöhnen fällt im vertrauten Rahmen mit bereits bekannten Kursteilnehmern leichter. Deshalb bieten wir bei fortlaufenden Kursen das Modul Atmung nicht direkt zum Kursbeginn an. Dies ist aber bei Wochenendkursen aufgrund des engen Zeitrahmens nicht möglich.

> **Lernziele:**
> - Angst-Spannung-Schmerz-Kreislauf verstehen
> - Atmung als eine Möglichkeit, aus diesem Kreislauf auszubrechen
> - Wirkung tiefer Bauchatmung gespürt und verstanden haben
> - Atmung als etwas Individuelles erlebt haben

- Verstehen, warum ein Atemmuster nicht für alle Frauen passt
- Wehenbeatmung kennen lernen und ausprobieren
- Atmung mit Wehensimulation ausprobieren
- Zusammenhang zwischen Mund, Kehle, Zwerchfell und Beckenboden verstehen

Mögliche Schwierigkeiten in diesem Modul

Fallbeispiel: Herr K. sitzt mit verschränkten Armen und Beinen auf der Matte und macht die Übungen nicht mit. Ziemlich offensichtlich findet er die angebotenen Übungen albern und spart auch nicht mit entsprechenden Kommentaren.

Gerade das Thema Atmen ist für viele Paare und insbesondere für Männer äußerst suspekt. Die Vorstellung, gemeinsam mit ihren Frauen Wehen veratmen zu sollen, ist für viele Männer eher lächerlich. Dies findet Ausdruck in Titulierungen wie „Hechelkurs". Insgesamt ist die Notwendigkeit, sich mit der Atmung zu beschäftigen, nicht für alle Teilnehmer ersichtlich, schließlich atmen wir ja alle von Anfang an und das ganz ohne Kurs.

Hier zunächst einen **Einstieg über die rationale Ebene** zu bieten, erleichtert vielen TeilnehmerInnen den Anfang. Unsere Aufgabe ist es, die TeilnehmerInnen neugierig zu machen und mit der Einheit Atmung bereits erlebte Erfahrungen zu berücksichtigen und darauf aufzubauen.

Aber letztendlich gilt auch hier wie in allen anderen Bereichen der Erwachsenenbildung: **Die Teilnahme an den Übungen ist freiwillig.**

Zu Beginn des Kurses haben wir bereits **Spielregeln** erstellt. Diese könnten in diesem Fall lauten: „*Die Teilnahme an Übungen ist freiwillig. Möchten Sie eine Übung nicht mitmachen, war-*

ten Sie bitte so lange draußen, damit die anderen TeilnehmerInnen nicht gestört werden.

Den eigenen Rhythmus finden

Zu Beginn werden die TeilnehmerInnen begrüßt. Danach erfolgt ein Ausblick auf den Tag.

ÜBUNG **Steine klopfen** ————————

Übungsziele:
- Dem eigenen Rhythmus lauschen
- Diese kurze Übung verdeutlicht die Verschiedenheit der Temperamente unter der Geburt sowie die Tempounterschiede, und kann auch als Vergleich für die Unterschiedlichkeit der Wehenstärke, des Wehen- sowie des Atemrhythmus herangezogen werden.

Anleitung:
- Die KursteilnehmerInnen werden gebeten, sich zwei Steine (Vorrat) auszusuchen und sich in einen eher engen Kreis zu setzen.
- Bei geschlossenen Augen werden sie zweimal von der Kursleiterin an der Schulter berührt.
- Beim ersten Mal beginnen sie, die Steine aneinander zu schlagen. Dabei sollen sie dem eigenen Impuls folgen (5 Min.).
- Beim zweiten Mal stellen sie das aneinander klopfen ein.

PRAXISTIPPS

Zunächst jede zweite Person antippen. Wenn alle ihre Steine aneinander klopfen, einen Moment dem Rhythmus lauschen. Beim zweiten Antippen kann der hörbare Rhythmus beeinflusst werden Stereotypisch klingende TeilnehmerInnen zuerst antippen, sodass eine größere Vielfalt in Tempo und Lautstärke länger erhalten bleibt.

■ Mögliche Vorbehalte aussprechen

In der Einleitung zum Thema Atmen geht es uns zunächst einmal darum, Vorbehalte gegen diese Unterrichtseinheit zu nehmen. Zuzugestehen, dass sich vielleicht erstmal alle etwas komisch vorkommen, hilft schon so manchem Teilnehmer. Natürlich wissen wir, dass wir alle normalerweise gut atmen können, aber nun geht es ja eher darum, herauszuarbeiten, warum die Atmung manchmal bei der Geburt problematisch werden kann. Zunächst einmal theoretisch das Problem erkannt und verstanden zu haben, hilft dann in der Regel, sich dem Thema auch behutsam in der Praxis zuzuwenden.

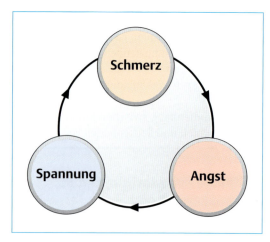

Abb. 7-**3** Angst-Spannung-Schmerz-Kreislauf

Angst-Spannung-Schmerz-Kreislauf (10 Minuten)

Anhand der gestalteten Pinnwand erklären wir zunächst den Umgang mit **Schmerzen**, wie er normalerweise im Körper abläuft. Schmerzen bedeuten Stress für den Körper, weil sie normalerweise anzeigen, dass irgendetwas im Körper nicht in Ordnung ist.

In diesem Sinne können Schmerzen auch als **Alarmsignal des Körpers** verstanden werden, das natürlich Angst auslöst: Was ist da los, warum reagiert mein Körper so?

Angst führt dazu, dass der Körper in einen angespannten Zustand gerät: Schwitzen, verkrampfte Muskulatur und beschleunigte Atmung sind deutlich sichtbare Zeichen dafür. Im **angespannten Zustand** werden Schmerzen stärker wahrgenommen, die Angst nimmt zu, die Anspannung verstärkt sich, der Kreis schließt sich. Auch ursprünglich leichte Schmerzen können so als unerträglich empfunden werden (Abb. 7-**3**).

Strategien im Umgang mit Schmerzen (10 Minuten)

Alle TeilnehmerInnen in unseren Kursen haben irgendwann in ihrem Leben bereits Erfahrungen mit Schmerzen gemacht und dabei eigene Strategien im Umgang damit erlernt. Diese Erfahrungen können wir als Ressource im Kurs nutzen.

Wir teilen die Gruppe nun in **drei Kleingruppen** auf. Jeweils ein Mitglied der Gruppe zieht eine vorbereitete Themenkarte:
- Was hilft Ihnen, wenn Sie Schmerzen haben?
- Was hilft Ihnen, wenn Sie verspannt sind?
- Was hilft Ihnen, wenn Sie Angst haben?

Etwa 10 Minuten sammeln die TeilnehmerInnen nun alles, was ihnen zu ihrem Thema einfällt und notieren die Ideen auf farblich abgestimmte Moderationskarten. Danach bitten Sie die TeilnehmerInnen, ihre Karten an der Pinnwand dem jeweiligen Begriff zuzuordnen.

Nun sieht unser Angst-Spannung-Schmerz-Kreislauf schon viel weniger bedrohlich aus, denn die TeilnehmerInnen sehen, dass es viele Möglichkeiten gibt, aus diesem Kreislauf auszusteigen (s. Abb. 7-**4**).

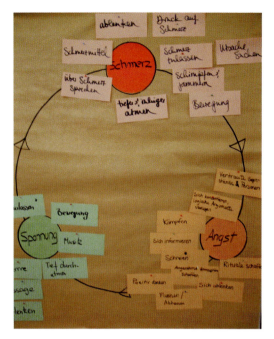

Abb. 7-**4** Wie lässt sich der Angst-Spannung-Schmerz-Kreislauf unterbrechen? Ideensammlung der TeilnehmerInnen

Transfer auf die Geburtsituation – Den Kreislauf unterbrechen

Bevor wir die einzelnen Karten besprechen, sollten wir noch erklären, dass der Angst-Spannung-Schmerz-Kreislauf natürlich so auch bei der Geburt gilt, obwohl der Schmerz in diesem Fall nicht anzeigt, dass etwas nicht in Ordnung ist, sondern ganz genau das Gegenteil. Der Schmerz zeigt,

- dass die Geburt nun begonnen hat
- wie weit die Geburt bereits vorangeschritten ist
- wann der Endspurt beginnt und das Kind heraus geschoben werden kann
- und dass der Körper der Frau seine Arbeit gut macht!

Im Gespräch werden nun die einzelnen Karten erläutert und ein Bezug zur Situation bei der Geburt geschaffen. Bei dieser Gelegenheit können wir bereits auf weitere Hilfsmöglichkeiten

und auch Medikamente bei der Geburt eingehen.

Schön ist es für die Partner zu sehen, wie viele Möglichkeiten es für sie gibt, ihre Partnerin bei der Geburt zu unterstützen. Dies gibt uns Kursleiterinnen noch mal die Gelegenheit, auf die **Bedeutung des Partners** bei der Begleitung der Geburt hinzuweisen.

Tiefe Atmung wird in der Regel in allen drei Gruppen als Hilfsmittel genannt und die Karten werden nun in die Mitte der Pinnwand gehängt. Sie bieten uns damit eine gute Überleitung zu unserem Thema:

! Bewusste und tiefe Atmung

- als eine Möglichkeit, mit Schmerzen umzugehen
- zur besseren Sauerstoffversorgung für das Baby
- zur Entspannung der drei Ebenen Kiefer-Zwerchfell-Beckenboden

Atemübungen

ÜBUNG **Atembeobachtung im Sitzen (10 Minuten)**

Nach der relativ langen theoretischen Einleitung wird es nun Zeit für die Praxis.

Die inneren Widerstände, sich mit dem Thema zu beschäftigen, sind hoffentlich mittlerweile einer gewissen Neugier gewichen.

Übungsziel:
- Die TeilnehmerInnen erhalten die Möglichkeit, die Wirkung der tiefen Atmung am eigenen Körper zu spüren.

PRAXISTIPPS

Als Hintergrund passt sehr gut eine CD mit Meeresrauschen, hier wird der Vergleich Wehen/Wellen wieder aufgegriffen.

Anleitung:

- Setzen Sie sich bequem auf Ihre Matte oder einen Hocker.
- Richten Sie den Rücken auf und lassen Sie die Schultern fallen.
- Schließen Sie die Augen.
- Achten Sie darauf, dass der Unterkiefer leicht geöffnet ist und die Zunge unten im Unterkiefer liegt.
- Gehen Sie nun mit der Aufmerksamkeit zu Ihrer Atmung.
- Beginnen Sie, durch die Nase ein und den Mund wieder aus zu atmen.
- Spüren Sie beim Einatmen, wie die Luft durch die Nasenlöcher strömt.
- Spüren Sie beim Ausatmen einen leichten Luftzug auf Ihren Lippen.
- Spüren Sie beim nächsten Einatmen, wie die Kehle ganz weit wird, wie ein breiter Strom.
- ...und lassen Sie mit dem Ausatmen noch einmal die Schultern fallen.
- Nun lassen Sie Ihre Atemzüge etwas tiefer werden. Spüren Sie beim Einatmen, wie sich die Rippen heben und dem Brustkorb mehr Weite geben. Mit dem Ausatmen senken sich die Rippen und der Brustkorb wird wieder schmaler.
- Nun werden die Atemzüge noch tiefer und Sie spüren, wie sich beim Einatmen der Bauch vorwölbt, und beim Ausatmen wird der Bauch wieder kleiner.
- Nach dem nächsten Ausatmen finden Sie zurück zu Ihrem normalen Atemrhythmus.
- Wie fühlen Sie sich nun? Eher entspannt und müde? Oder erfrischt und wach? Wie geht es Ihnen?
- Nach dem nächsten Ausatmen lassen Sie die Augen langsam aufgehen und kommen wieder hier in der Gruppe an.

Murmelgruppe: Wer schon Erfahrung in der Gruppenarbeit hat, kennt das Problem, dass nach der Frage: „Wie ging es Ihnen mit der Übung?" manchmal zunächst **bleierne Stille** herrscht. In diesem Fall können Sie die TeilnehmerInnen bitten, sich mit dem Partner auszutauschen, wie die Übung erlebt wurde oder welche Beobachtungen sie gemacht haben. So fällt es den meisten TeilnehmerInnen am Anfang leichter und meist erfüllt sofort ein **leises Gemurmel** den Raum.

Nachdem die TeilnehmerInnen nun selbst die Erfahrung gemacht haben, dass die tiefe und langsame Atmung den Körper entspannt und müde macht, wenden wir uns nun der Wehenbeatmung zu.

Wie können wir bei einer Wehe atmen? (10 Minuten)

Das Bild der Wellen im Meer symbolisiert sehr schön das Kommen und Gehen der Wehen. Stellen Sie sich vor, Sie stehen am Strand, eine Welle kommt auf Sie zu. Stemmen Sie sich dagegen, wirft die Welle Sie wahrscheinlich um. Besser geht es, wenn Sie sich mit der Welle ein Stück weitertreiben lassen, genauso ist es auch bei den Wehen.

ÜBUNG ## Wehenatmung mit Karten

Anleitung:
Nacheinander werden nun die runden, zuvor beschrifteten Karten umgedreht und erläutert (Abb. 7-**5**).

Bilder untermalen das Gesagte und schaffen Assoziationen zu bereits Bekanntem.

- Atmen Sie durch die Nase ein, als würde es gut riechen.
- Atmen Sie mit weichen Lippen aus.

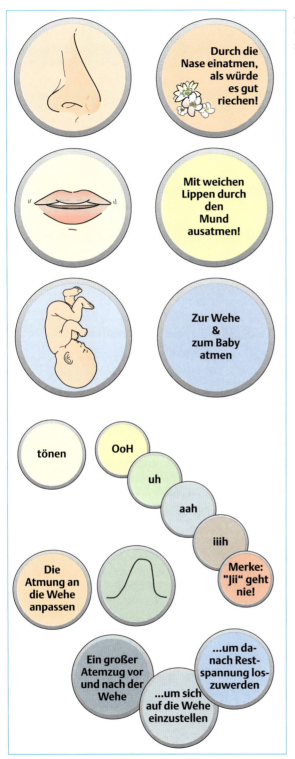

Abb. 7-**5** Symbole und vorbereitete Karten machen die Informationen einprägsam und sichern den roten Faden.

- Wenn Sie in den Bauch atmen, stellen Sie sich vor, Sie atmen zum Baby und machen Seifenblasen für Ihr Kind.
- Stellen Sie sich die Wehe wie eine Welle vor und passen Sie Ihre Atmung an.
- Betonen Sie das Ausatmen. Ausatmen bringt die Kraft, das ist bereits bekannt vom Sport, Beispiel: Kugelstoßer.
- Vor und nach jeder Wehe nehmen Sie einen tiefen Atemzug, um sich auf die Wehe einzustellen und um Restspannung zu lösen.

ÜBUNG **Tönen** _____

Anleitung:
- Bitten Sie nun die TeilnehmerInnen, eine Hand an die Kehle zu legen.
- Zusammen bilden die TeilnehmerInnen nun beim Ausatmen nacheinander die Töne *Ooh – Uuh – Aah – Iih*.
- Fragen Sie die TeilnehmerInnen, bei welchem Ton die Kehle weit und wann sie eng war.

Die TeilnehmerInnen machen die Erfahrung, dass die Kehle bei *Aaah* weit wird.

Die Kehle wird schon weit, wenn man nur an das *AAAh* denkt. Beim *Iiih* verschließt sich die Kehle dagegen und wird eng.

> **!** Beim Ausatmen Aaaaah tönen wie in Jaaa, Iiiih geht nie!

Den Zusammenhang zwischen Mund und Beckenboden verstehen die TeilnehmerInnen besser, wenn auch hier **an bereits bekannte Erfahrungen angeknüpft** wird.

Beispiel: Möchte ein Paar miteinander schlafen, so beginnen die Paare oft damit, sich intensiv

zu küssen. Durch die Stimulation und Entspannung des Mundraumes beim Küssen entspannt und weitet sich auch die Scheide der Frau. Oder wie Hanna Fischer es ausdrückte: *„Der Zungenkuss ist die Anfrage im Oberstübchen, ob im Unterstübchen was läuft ...“*

Bei der Geburt ist es nicht anders: Ein entspannter Mund führt zu einer besseren Entspannung des Beckenbodens und damit zu weniger Widerstand gegen die Geburt des Babys.

Wir erwähnen dieses Beispiel auch deshalb gerne, weil es noch einmal verdeutlicht, wie wichtig eine entspannte und vor allem liebevolle Atmosphäre für die Geburt ist. Und wer könnte besser für eine liebevolle Umgebung sorgen als der begleitende Partner?

ÜBUNG **Atmen bei Wehen (15 Minuten)** _____

Anleitung:
Die erste Wehe leiten wir mit einem Zählschema an (Abb. 7-**6**).

Die TeilnehmerInnen machen dabei die Erfahrung, was für den einen zu schnell ist, ist für die andere zu langsam. Atmung ist etwas Individuelles, jeder Mensch hat seinen eigenen Rhythmus, in dem er sich wohlfühlt.

> **!** **Fazit:**
> Kein Schema für Wehenbeatmung passt für alle Frauen!
> Der Partner hilft der Frau, ihren **eigenen** Rhythmus zu finden

- Nun folgen einige Wehen, in denen die TeilnehmerInnen versuchen, im eigenen Takt das Erlernte umzusetzen. Die Wehen können dabei angesagt werden: *Die Wehe beginnt, wird nun langsam stärker, kommt langsam zum Höhepunkt und wird nun wieder schwächer.*

Das Zählschema

Die Wehe beginnt leicht und steigert sich, um dann wieder nachzulassen.
Sie atmen ein, solange ich zähle und haben zwischen den Atemzügen ca. 5 – 6 Sekunden
Zeit zum Ausatmen.

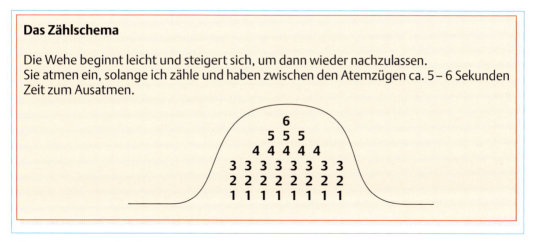

Abb. 7-**6** Atmung nach Zählschema in der Wehe

- Und wenn das bei allen TeilnehmerInnen gut klappt, bitten wir nun darum, einige Wehen **im Reiterstand** zu beatmen. Die Paare stehen sich gegenüber und halten sich locker an den Händen. Wenn die „Wehe" anfängt, beugen alle die Knie, bis sie eine kräftige Spannung in den Oberschenkeln spüren, als würden sie auf einem Pferd sitzen. Nach dem Höhepunkt der Wehe können die Paare die Beine ein wenig aufrichten. Danach die Beine ordentlich ausschütteln.

Die TeilnehmerInnen machen jetzt die Erfahrung, dass in diesem Fall das tiefe, entspannte Atmen einer gewissen Konzentration bedarf, schnell werden doch die Schultern hoch gezogen, der Kiefer zusammengepresst oder die Stirn gerunzelt. In diesem Zusammenhang können wir auf die **Aufgabe des begleitenden Partners** aufmerksam machen, nämlich immer wieder Entspannungshilfe zu geben, so oft es auch nötig ist

Nach dem Hinweis, dass immer dann, wenn die Frauen spüren, dass der Bauch hart wird, eine gute Gelegenheit ist, diese Atmung zu wiederholen und zu üben, haben die KursteilnehmerInnen sich eine **Pause** redlich verdient.

Atmung und Wehen

Es ist nicht nötig, bei der Geburt nach einem festen Schema zu atmen. Aber vielen Müttern hilft die langsame und tiefe Atmung dabei, ruhiger durch die Geburt zu gehen und die Muskeln zu entspannen.

Probieren Sie aus, welcher Atemrhythmus Ihnen guttut.

Vielleicht dauert es eine Weile, bis Sie auch mit Wehen einen passenden Rhythmus gefunden haben. Das ist nicht schlimm, lassen Sie sich Zeit, um sich langsam hineinzufinden.

Lassen Sie sich ruhig von Ihrem Partner dabei helfen, er kann Sie in Ihrem Rhythmus unterstützen.

Wenn es Ihnen hilft, stellen Sie sich dabei die Bilder aus dem Kurs vor.

Mutter:

- Atmen Sie durch die Nase ein, als würde es gut riechen.
- Atmen Sie mit weichen Lippen aus.
- Wenn Sie in den Bauch atmen, stellen Sie sich vor, Sie atmen zum Baby und machen beim Ausatmen Seifenblasen für Ihr Kind.
- Stellen Sie sich die Wehe wie eine Welle am Strand vor, die auf Sie zukommt. Stemmen Sie sich dagegen, wirft die Welle Sie wahrscheinlich um.
- Besser geht es, wenn Sie sich mit der Welle ein Stück weitertreiben lassen, genauso ist es auch bei den Wehen.
- Betonen Sie das Ausatmen. Ausatmen bringt die Kraft, das kennen Sie vielleicht vom Sport.
- Tönen Sie, wenn es Ihnen gut tut. Das Aah wie beim JAAA macht die Kehle weit. Denken Sie daran: IIIh geht nie!
- Vor und nach jeder Wehe nehmen Sie einen tiefen Atemzug. Vorher, damit Sie sich auf die Wehe einstellen, und danach, um Restspannung zu lösen und sich während Wehenpause entspannt erholen zu können.

Vater:

- Erinnern Sie als begleitender Partner Ihre Frau immer wieder daran, langsam zu atmen und mit dem Ausatmen den Körper zu entspannen.
- Achten Sie auf die Stirn, den Unterkiefer, die Schultern und das Becken bzw. die Beine.
- Geben Sie ggf. Entspannungshilfe.
- Sorgen Sie gut für sich selbst, auch helfen ist anstrengend!

„Schenke der schwangeren Frau Aufmerksamkeit!
Sie ist am allerwichtigsten."

(Sprichwort der Chagga, Uganda)

7.5 Samstag: Kurseinheit Anatomie des Beckens und Physiologie des Gebärens

Tab. 7-**4** Kurseinheit Anatomie des Beckens und Physiologie des Gebärens

Zeit	Dauer	Lernziele	Inhalt	Methode	Medien
11.10	10 Min.	• Einstieg ins Thema • Gefühl für Raumverhältnisse im Becken bekommen	• Beckenräume fühlen mithilfe des Partners	• Partnerübung • Wahrnehmungsübung • Affektive Ebene	Evtl. mit ruhiger Musik
11.20	20 Min.	• Theoretische Grundlagen verstehen • Anatomie des Beckens in Beziehung zum kindlichen Kopf verstehen • Das Baby hilft bei der Geburt mit **Ein genialer Plan der Natur wird erkennbar**	• Aufbau des Beckens erklären und zeigen • Rotation, Flexion und Deflexion des Köpfchens erklären und zeigen	• Vortrag • Kognitive Lernebene	Beckenmodell und Puppe
11.40	10 Min.	• Geburtsverlauf kann durch aktive Unterstützung positiv beeinflusst werden Dies geschieht intuitiv. Eine positive und tatkräftige Unterstützung durch den Partner ist hilfreich	„Serpentine oder Rutsche" „Wie wir dem Baby helfen können" • „ 2 € und Zifferblatt" für günstige Beckenstellung ohne unnötige Anspannung • „Omega" für geöffnete Knie • „Weinflasche mit Korken" für Bewegung von Mutter und Kind mit Unterstützung durch Wehenkraft und Atmung	• Partnerübung • Wahrnehmungsübung • psychomotorische Lernebene	Flipchart gestaltet

Was macht das Baby bei der Geburt und wie können wir ihm helfen? Zunächst versuchen die Paare, mithilfe einer Wahrnehmungsübung ein Gefühl für die Raumverhältnisse im Becken zu bekommen. Anhand des Beckenmodells mit Puppe wird dann die Geburtsmechanik erklärt und verdeutlicht. Anschließend werden verschiedene Positionen vorgestellt und in Beziehung gesetzt zu mütterlicher Intuition, Geburtsphase und entsprechender Haltung des Kindes. Dabei können sehr gut **alle Lernebe-**

nen **kombiniert** werden, was diese Einheit sehr „rund" macht:

- Physikalische Kräfte und Gesetze wirken: z. B. Weg des geringsten Widerstandes und Hebelgesetz bei der Kopfbeugung, Schubkraft beim Tiefertreten des Kopfes und Schwerkraft **(kognitive Lernebene)**;
- Intuitives Verhalten der Gebärenden durch Positionswahl und Atem unterstützt den Geburtsverlauf **(psychomotorische Lernebene)**;
- Zusammenarbeit von Mutter und Kind und mögliche Unterstützung durch den Partner bei den Positionen **(kognitive und psychomotorische Lernebene)**;
- Platzreserven werden sichtbar **(affektive Lernebene)**.

Lernziele:
- Gefühl für die Raumverhältnisse im Becken bekommen
- Geburtsmechanik verstehen
- Ermutigung, die Geburt aktiv zu gestalten

ÜBUNG **Körperwahrnehmung: Beckenfühlübung** ——————

Übungsziele:
Diese Wahrnehmungsübung dient als Einstieg in das Thema. Dabei geht es darum, einen Eindruck von der Beckengröße zu bekommen.

Anleitung:
Die Teilnehmer stehen im Kreis, die Partner stehen hinter den Frauen. Bitten Sie zunächst die Frauen, sich bequem hinzustellen, die Beine hüftbreit geöffnet und die Augen geschlossen.

Die Männer reiben nun die Handflächen aneinander, bis die Hände schön warm geworden sind. Nun legen die Männer ihre Hände auf die Hüften der Partnerin.
- Wie fühlt es sich nun an, die Hände Ihres Partners dort zu spüren?

- Stellen Sie sich nun einmal den Abstand zwischen den Händen vor, kommt Ihnen das Becken an dieser Stelle eher groß oder klein, eng oder weit vor?
- Wie ist Ihr Empfinden?
- Nun stellen Sie sich vor, dass zwischen den Händen Ihres Mannes ein warmer heller Strom fließt.
- Wenn die Frauen nun ihre Zähne aufeinanderbeißen, können Sie dann eine Veränderung an diesem warmen hellen Strom im Becken spüren?
- Nun entspannen Sie den Kiefer wieder.

Die Männer machen nun eine Vierteldrehung und stellen sich seitlich neben ihre Frauen. Wieder fordern Sie die Männer auf, die Hände zu reiben, bis sie schön warm geworden sind. Diesmal legen die Partner ihre Hände auf Kreuz- und Schambein.
- Und nun fühlen die Schwangeren erneut den Abstand der Hände, stellen sich den warmen hellen Strom zwischen den Händen vor und beobachten die Veränderung im Becken beim Anspannen der Kiefer.
- Bitten Sie nun die Frauen, die Augen langsam aufgehen zu lassen und sich mit ihrem Partner über ihre Beobachtungen auszutauschen.

PRAXISTIPPS ————

Weisen Sie vor Beginn der Übung darauf hin, dass die gestellten Fragen nicht direkt beantwortet werden sollen, sondern zunächst einfach nur gefühlt werden soll. Zum Mitteilen ist nach der Übung Zeit. Bei den direkt an die Frauen gestellten Fragen geht sonst schon der Austausch während der Übung los.

Theoretische Grundlagen verstehen

Dieser Vortrag ist mithilfe eines **Beckenmodells** und einer passenden **Puppe** sehr plastisch.

Durch Betrachten des Beckenmodells wird die **ovale Beckeneingangsebene** in Höhe der Trochanter erkennbar.

Die Kopfform der Puppe dazu in Beziehung gesetzt, macht klar, wieso das Kind bei Wehenbeginn mit dem Rücken seitlich liegt. (Die Frage nach einer Lieblingsseite der Frau beim Schlafen erleichtert den praktischen Bezug).

Durch Betrachten des **Beckenausgangs** und Erkennen der **längsovalen Form** wird klar, warum sich das Kind drehen muss.

Der Platz in der **Beckenmitte** bietet Bewegungsfreiraum, das Gesicht begibt sich in die Kreuzbeinhöhle, im Profil gezeigt ist erkennbar, wie gut es dort hinein passt.

Im weiteren Verlauf wird das Kind tiefer geschoben, da das Gesicht mehr Widerstand bietet und durch die **Hebelarmwirkung** kommt das Köpfchen in die Beugung (s. Abb. 7-**7**). Somit wird der kleinste Umfang als erstes sichtbar. (Der Puppenkopf wird zur Verdeutlichung in verschiedenen Haltungen umfasst.)

„...drei Schritte vor, zwei zurück", um sich dann zu strecken, der Kopf ist geboren.

Nun passen die **Schultern** quer in den Beckeneingang, und die Teilnehmer staunen über die eigene Vermutung, das Kind müsse sich ja nun wieder drehen, damit die Schultern besser passen.

! Auch die letzten Skeptiker können so von der Genialität der Natur überzeugt werden.

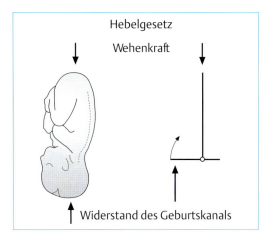

Abb. 7-**7** Die Hebelarmwirkung ist ausschlaggebend für die Beugung des Köpfchens.
(aus: H. Fischer, Atlas der Gebärhaltungen, Hippokrates Verlag, 2. Aufl. 2007)

Wie können wir dem Baby den Weg durch das Becken erleichtern?

Nun werden maßgebliche Grundlagen erarbeitet, die auf alle Positionen übertragbar sind.

▪ Omega: Symbol für geöffnete Knie

Dabei geht es darum, die Beckenbodenspannung über die eingenommene Position zu verringern und so für weniger Widerstand zu sorgen bzw. für mehr Platz.

! Geöffnete Knie, egal in welcher Geburtsphase, vermindern die Beckenbodenspannung.

Dabei gilt: **Füße etwas mehr als hüftbreit, Knie weiter als fußbreit**.

PRAXISTIPPS

Die Intuition zeigt sich im Alltag, deshalb ist folgender Vergleich hilfreich:

- „Stellen Sie sich vor, Sie sind unterwegs, die Harnblase ist voll. Sie müssen niesen oder husten. Wie verändern Sie Ihre Position, Ihre Körperhaltung?"
- „Können Sie sich vorstellen, die Knie weit zu öffnen, sich mit den Händen auf den Oberschenkel abzustützen, bei leicht gebeugten Knien, gerundetem Rücken und dann zu husten?"

■ „Den Weg abkürzen"

Hier soll den KursteilnehmerInnen der Weg durch das Becken klarer werden. Was bei frei wählbarer Position in der Regel automatisch geschieht, soll verstanden und nachvollziehbar sein.

Betrachten die Schwangeren gegenseitig ihre Silhouette, so ist unschwer festzustellen, dass der Schwerpunkt des Rumpfes vor der Symphyse liegt, die Frau im Hohlkreuz steht. Die Lendenwirbelsäule ist gestreckt. Während der Geburtsarbeit kommt die Lendenwirbelsäule in Beugestellung, wird also rund. Um dies zu erreichen, müssen die Oberschenkel leicht gebeugt, die Knie also locker sein.

Ziel der folgenden Übungen ist es, in diese Position zu kommen.

ÜBUNG ## 2-€-Übung (nach Erika Pichler)

Anleitung:
- Hüftbreiter Stand mit leicht gebeugten Knien.
- Vorstellung, eine 2-€-Münze in der Poritze zu halten.
- Dabei kommt das Steißbein nach vorne, die Lendenwirbelsäule ist gebeugt. Allerdings sind die Pobacken angespannt.
- Nun in der Position bleibend die Münze fallen lassen, also den Po entspannen.

ÜBUNG ## Feldenkrais-Uhr auf dem Ball

s. Kap. 8.3, S. 210

ÜBUNG ## An der Wand stehend

Anleitung:
- Im Reiterstand an der Wand stehend, haben Becken und Schultern Kontakt mit der Wand, die Lendenwirbelsäule hat keinen Kontakt.
- Der Partner steht seitlich, legt eine Hand auf die Lendenwirbelsäule, die andere auf den Bauch.
- Nun aktiv, ohne den Kontakt der Schultern zu lösen, die Lendenwirbelsäule in die Hand des Partners oder gegen die Wand bringen.
- Wieder kommt das Steißbein nach vorne, die Lendenwirbelsäule wird gebeugt.

Für die Männer spürbar, verändert der Bauch seine Form, scheint etwas flacher zu werden, fester. Das Kind nimmt dabei eine andere Beziehung zum Becken auf, „so, als würde das Ei in den Eierbecher rutschen".

■ Was hat die Weinflasche mit der Geburt zu tun?

Was tun Sie, um eine Weinflasche wieder mit dem Korken zu verschließen? – Ich drehe den Korken unter leichtem Druck in die Flasche. Das heißt, **Kraft und Bewegung** sind nötig.

Bezogen auf die **Geburt** bedeutet das: Das Kind dreht sich unter Mithilfe der Wehenkraft sowie der aktiven Unterstützung der Mutter durch das Becken.

Hier schließt sich der Kreis:
- Geburtsmechanik und Haltung des kindlichen Kopfes

- Wehenkraft, Bauchmuskulatur
- Beweglichkeit des Beckens unterstützt die Bewegungen des Kindes
- durch gebeugte Lendenwirbelsäule und Position der Beine verändern sich die Beckenräume, Platz entsteht im knöchernen Becken
- der muskuläre Widerstand des Beckenbodens wird verringert.

7.6   Samstag: Kurseinheit Gebärverhalten und weibliche Intuition

Tab. 7-**5** Kurseinheit Gebärverhalten und weibliche Intuition

Zeit	Dauer	Lernziele	Inhalt	Methode	Medien
11.50	10 Min.	Frauen wählen intuitiv die Position, <ul><li>in der das Kind den leichtesten Weg findet</li><li>in der die Atmung erleichtert ist</li><li>in der eine aktive Unterstützung der Geburt möglich ist</li></ul> Tatkräftige Unterstützung durch den Partner ist hilfreich	<ul><li>Erfahrungsschatz; Anekdote aus dem Kreißsaal „geholfen hat mir, mich festzuhalten, mich abzustützen, zu stöhnen."</li><li>„Punctum fixum – Punctum mobile"</li><li>„autonome Atmung"</li><li>Tanzpaar als Symbol für Teamarbeit und Hingabe</li></ul>	Vortrag mit Moderationskarten, die ergänzend zu den Positionsdarstellungen parallel zum Vortrag angebracht werden	Vorbereitete Pinnwand mit Positionsdarstellungen
12.00	5 Min.	<ul><li>„Sympathische Positionen wählen"</li></ul>	<ul><li>Jedes Paar erhält 3 Punkte und markiert seine Positionsfavoriten</li></ul>	Mehrpunktfrage	Grüne Klebepunkte
12.05	5 Min.	<ul><li>Wie fühlt sich eine aufrechte Position an?</li><li>Worauf ist zu achten?</li><li>Gibt es Vorlieben für eine Seite?</li><li>Wie kann der Partner helfen?</li></ul>	<ul><li>Stehende Position wird eingenommen, die Frau steht mit dem Rücken vor ihrem Partner</li><li>Zusammenarbeit des Paares wird unterstützt</li><li>Ggf. Korrektur durch Kursleitung</li></ul>	Wahrnehmungsübung	
12.10	5 Min.	<ul><li>Wie fühlt sich eine halbaufrechte Position an?</li><li>Sonst wie oben</li></ul>	<ul><li>Partner sitzt auf Pezziball, Frau auf Kissenerhöhung vor ihm</li><li>Sonst wie oben</li></ul>		Matte, Pezziball, Kissen
12.15	5 Min.	<ul><li>Wie fühlt sich eine entlastende Position an, ohne Schwerkraft?</li><li>Positionswahl hängt von Geburtsphasen ab</li><li>Sonst wie oben</li></ul>	<ul><li>Vierfüßler</li><li>Partner sitzt auf Pezziball, Frau kniet davor und lehnt sich über einen seiner Oberschenkel</li><li>Sonst wie oben</li></ul>	Wahrnehmungsübung	Matte, Pezziball, Kissen

Tab. 7-**5** Fortsetzung

Zeit	Dauer	Lernziele	Inhalt	Methode	Medien
12.20	5 Min.	• Wie können die favorisierten Positionen umgesetzt werden? • Wie fühlen sich diese Positionen an?	• Paare probieren Positionen aus • Ggf. Korrektur durch Kursleitung	Wahrnehmungsübung	Matte, Pezziball, Kissen
12.25	5 Min.	• „Neue Wahl treffen" • Nach dem Üben kann die Wahl anders ausfallen • Flexibilität ist gefragt	• Jedes Paar erhält erneut 3 Klebepunkte und trifft erneut eine Auswahl, die den gewonnen Erfahrungen entspricht	Mehrpunktfrage	3 rote Punkte (erleichtert die Unterscheidung)
12.30	5 Min.	• Unterschied zwischen „Schieben und Pressen" verstehen und erfahren	• Wie wirkt Kraft beim Schieben und beim Pressen? • „Schubkarre oder Fruchtpresse"	Frage/Antwort Vortrag	
12.35	5 Min.	• Schwerkraft wirkt unterstützend • Ausatmen bringt Kraft • Entlastung kann gut tun	• Tiefe Hocke (Vorsicht bei Zervixinsuffizienz) • Abgestützte Seitenlage	Wahrnehmungsübung	Matte, Pezziball, Kissen
12.40	5 Min.	• Unterschiede erfahren zwischen Beine anziehen oder festen Stand finden	• Ausprobieren in halbsitzender Position	Wahrnehmungsübung	Matte, Pezziball, Kissen
12.45	5 Min.	• Powerpressen anwenden • Richtige Atemmenge finden • Luft anhalten	• Einatmen wie zum Tauchgang • Fingerhut voll einatmen	Wahrnehmungsübung	Matte, Pezziball, Kissen
12.50	10 Min.	• Was war hilfreich? • Wie kam Paar zurecht	• Paare tauschen sich aus • Erfahrungsaustausch in der Gruppe	„Murmelrunde", Plenum	
13.00	60 Min.		Mittagspause		

In dieser Kurseinheit werden verschiedene Gebärpositionen geübt. Da es sich um „Trockenübungen" handelt, ist hier die Ermutigung, auf Befindlichkeiten einzugehen und herauszufinden, welche Position vielleicht bequemer sein kann, oder was verändert werden sollte, hilfreich. Schon beim Üben spüren die Frauen oft Vorlieben für eine Seite bei asymmetrischen Positionen, oder werden wegen anderer Unbequemlichkeiten vielleicht Schwierigkeiten haben, sich auf die eine oder andere Position einzulassen.

Die Eltern wissen von der aktiven Mitarbeit des Kindes und können nachvollziehen, dass sich die Vorlieben für Positionen während der Geburt verändern werden und erfahren, dass eine gewissen **Flexibilität hilfreich** und der Geburtsverlauf nicht planbar ist.

Lernziele:
- Sich der eigenen Intuition klar werden
- Sich der eigenen Kraft klar werden
- Sich des eigenen Tempos klar werden
- Tatkräftige Unterstützung durch den Partner möglich machen
- Sich als Begleitung gebraucht fühlen
- Eltern als Team stärken

Einstieg ins Thema

Als Einstieg kann hier eine **Anekdote aus dem Kreißsaal** gewählt werden. Hierdurch fällt der praktische Bezug leichter: „Fragt man Frauen nach der Geburt, was ihnen unabhängig von der Geburtsposition gut getan hat, antworten sie – geholfen hat mir, mich festzuhalten, mich abzustützen, zu stöhnen."

Aus dieser Antwort lassen sich wichtige Aspekte und Beweise für das intuitive Gebärverhalten ableiten.

! Der wichtigste Hinweis ist, dass die Frauen die für sie richtige Position **intuitiv** wählen,
- in der das Kind den leichtesten Weg findet,
- in der die Atmung erleichtert ist,
- in der eine aktive Unterstützung der Geburt möglich ist.

Die Aufgabe der betreuenden Fachkräfte ist es, die Gebärende darin zu unterstützen.

Eine konkrete **Anleitung** und **ggf. Korrektur der Gebärpositionen** erfolgt auf diesen Grundlagen sowie aufgrund den zuvor vermittelten Basisinformationen.

„Punctum fixum – Punctum mobile"
- Voraussetzung für Beweglichkeit einzelner Körperteile, ist die Stabilisierung anderer Körperteile.
- Durch das „Haltsuchen" und Druck über die Hände ableiten wird der Schultergürtel fixiert (= Punctum fixum), dadurch wird Bewegung im Becken erst möglich (= Punctum mobile).

„Autonome Atmung"
- In Zusammenarbeit mit dem Ausatmen bei geöffneter Stimmritze (Stöhnen) baut sich Bauchspannung auf, die Kraft wird in Richtung Becken gelenkt.
- Je intensiver die Wehen und je weiter fortgeschritten die Geburt, desto hörbarer wird die Kraft bzw. das Ausatmen.
- Automatisch wird eine Position gesucht, in der die Atmung erleichtert wird. Dazu wird der Schultergürtel wiederum stabilisiert, indem die Arme angespannt werden, z. B. ist der Oberkörper etwas vorne übergebeugt abgestützt oder hängend.

Dieses Verhalten unterstützt das Kind beim Eintritt in das Becken und während der Austreibungsphase. Es ist der Beweis für die Logik einer aufrechten und halbaufrechten Gebärhaltung und ermutigt die Eltern zum Mitmachen.

Unterstützung durch den Partner
Nachdem die Männer den theoretischen Ablauf unter physikalischen Bedingungen verstanden haben, ist jetzt die tatkräftige Unterstützung gefragt. Hier können auch sie aktiv sein und spüren, dass sie gebraucht werden.

Praktisch heißt das, dass der Partner nicht das ganze Gewicht der Gebärenden halten muss, weil sie sich nicht an ihn hängt, sondern sich vielmehr aktiv an ihm festhält. Die Vorstellung eines Tanzpaares als bildlicher Vergleich ist passend.

> **!** Nicht Passivität, sondern Hingabe – „sich führen lassen vom Kind", ist hilfreich.

Zusammenfassend ergibt sich durch dieses **intuitive Verhalten**:„Haltsuchen und ausatmen bei geöffneter Stimmritze in einer aufrechten oder halbaufrechten Position."
- mehr Beckenbeweglichkeit und somit Unterstützung der Geburtsmechanik
- das Steißbein kommt automatisch nach vorne, die Symphyse zum Bauchnabel, der Rücken wird rund.
- Bauchspannung als unterstützende und richtungsgebende Muskelkraft

- Unterstützung durch die Schwerkraft bzw. das Eigengewicht des Kindes.
- durch die autonome Atmung der Gebärenden bleibt der Beckenboden elastisch.
- das Verhalten der Gebärenden verändert sich je nach Geburtsphase: Halten und Stabilisieren in der frühen Eröffnungsphase, hängende Position werden gewählt, wenn der vorausgehende Kindsteil in Beckenmitte ist.

Gebärpositionen üben

An einer Pinwand sind mehrere Positionsfotos befestigt. Jedes Paar erhält 3 Punkte, mit denen es seine Favoriten markiert. Exemplarisch werden davon zunächst folgende Positionen ausprobiert. Diese Basisarbeit lässt sich auf alle anderen Positionen übertragen (Abb. 7-**8**).

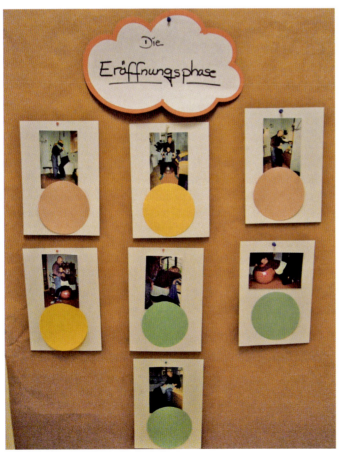

Abb. 7-**8** Mithilfe einer Mehrpunktfrage werden „sympathische" Positionen erfasst.

ÜBUNG **Stehende Positionen** _____

Anleitung:
- Der Partner steht stabil in Schrittstellung, das vordere Bein ist leicht gebeugt.
- Die Gebärende stellt sich davor mit gut hüftbreit geöffneten Beinen und leicht gebeugten Knien und lehnt sich an.
- Ihre Hände legt sie so in die Hände des Partners, dass sie den Druck nach unten in seine Hände abgeben kann (Abb. 7-**9**).
- Nun erfolgt die Aufforderung, durch den geöffneten Mund auszuatmen, möglichst bei geöffneter Stimmritze und dabei den Druck in die Hände abzugeben und das Steißbein etwas nach vorne zu bringen.

Da es den Frauen anfangs etwas peinlich ist, laut zu stöhnen, erscheint es uns hier wichtiger, zunächst auf die richtige Position zu achten.

Häufige Fehlerquellen:
- Die Gebärende setzt sich auf den Oberschenkel des Partners. Dabei funktioniert die Statik nicht. Das Gewicht hängt auf den Beinen, subjektiv ist diese Haltung für beide unbequem.
- Die Gebärende zieht die Schultern hoch und traut sich nicht, den Druck nach unten abzugeben. Das Gewicht hängt an den Schultern. Subjektiv ist diese Haltung für beide unbequem, die Beckenbeweglichkeit ist eingeschränkt, keine helfende Bauchmuskulatur.

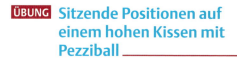

ÜBUNG **Sitzende Positionen auf einem hohen Kissen mit Pezziball** _____

Anleitung:
Der Partner sitzt auf dem Pezziball, die Frau sitzt etwas erhöht auf einem Kissen davor.
- Ein Bein ist geöffnet abgelegt, der andere Fuß hat guten Kontakt mit dem Boden.

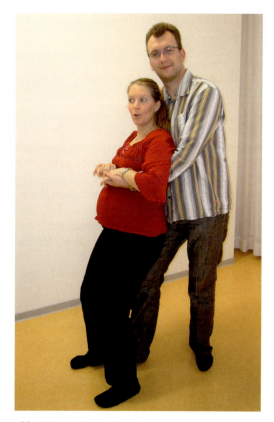

Abb. 7-**9** Position stehend

- Die Hände der Frau liegen so in denen des Partners, dass sie die Kraft nach unten in seine Hände abgeben kann.
- Zunächst gibt die Frau ausatmend durch den Mund den Druck in die Hände des Partners.
- Nach einigen Wiederholungen sind die Frauen etwas sicherer und experimentierfreudiger.
- Das Ausatmen wird nun mit geöffneter Stimmritze geübt, d. h. stöhnend auf ein lautes „AAAHHH".

Hierbei wird erfahrbar, dass das Becken automatisch nach vorne kommt, der Rücken also runder wird und die „Rutsche" entsteht. Außerdem sind die Schwerkraft und der lockere Beckenboden spürbar (Abb. 7-**10** und 7-**11**).

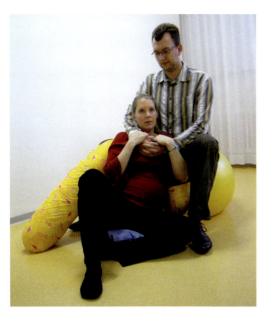

Abb. 7-**10** Sitzende Position, Druck wird in die Hände des Partners gegeben

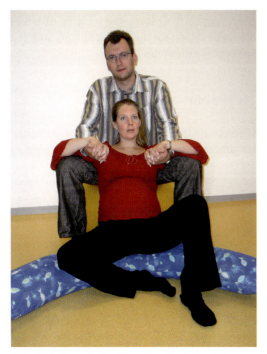

Abb. 7-**11** Sitzende Position, Druck wird auf die Oberschenkel des Partners gegeben.

PRAXISTIPPS

Die Frauen probieren aus, ob es einen Unterschied macht, auf welcher Pobacke sie sitzen. Oft bevorzugen sie eine Seite. Hier wird deutlich, dass ähnlich der Vorliebe, sich in Seitenlage auf die Seite des kindlichen Rückens zu legen, die Position gewählt wird, die der Situation zuträglich ist.

ÜBUNG **Vierfüßlerstand**

Anleitung:
- Der Partner sitzt auf dem vorderen Drittel des Pezziballs, so hat die Frau genügend Platz, um sich über einen Oberschenkel zu lehnen
- Knie sind geöffnet, kein Hohlkreuz
- Leichte kreisende Bewegungen des Partners bewegen die Frau leicht mit.
- Er kann seine Hand oder Hände auf den unteren Rücken der Frau legen und ggf. leicht massieren.
- Entlastende Position, um Schwerkraft wegzunehmen (s. Abb. 7-**12**).

PRAXISTIPPS

Die Frage, in welche Position sich das Baby jetzt wohl begibt und zu welcher Phase der Geburt diese Position am besten passt, fordert die Teilnehmer zum Mitdenken heraus und fördert die räumliche Vorstellungskraft.

■ **Abschluss der Positionsübungen**

Nun werden die vorab favorisierten Positionen ausprobiert.

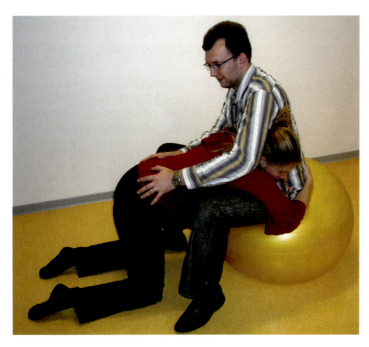

Abb. 7-**12** Position Vierfüßlerstand mit Partnerhilfe

Die Frauen wählen erneut ihre Favoriten und kleben 3 Punkte einer anderen Farbe auf die Positionstafeln (Abb. 7-**13**).

Bei richtiger Anleitung unter Berücksichtigung der oben erarbeiteten Grundinformationen, fällt die Wahl jetzt oft ganz anders aus.

Dies dient auch als Hinweis darauf, flexibel und offen zu bleiben für die vielleicht ganz anderen Bedürfnisse unter der Geburt.

„Schieben oder Pressen?"

Werden die Paare nicht von der kursleitenden Hebamme unter der Geburt betreut, scheint es

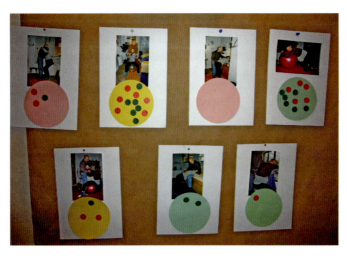

Abb. 7-**13** Zweite Mehrpunktfrage: Nach dem Üben werden die Favo-riten erneut erfasst.

sinnvoll, sie auf verschiedene Möglichkeiten vorzubereiten. Der Vergleich mit Alltäglichem veranschaulicht den Unterschied zwischen Schieben und Pressen.

Schieben bedeutet, die Kraft ist in eine Richtung gelenkt (z. B. Schubkarre). Das Kind wird aus dem Bauch, durch das Becken nach draußen geschoben, die Wehenkraft wirkt in eine Richtung. Die Frau unterstützt mit ihrer Bauchmuskulatur, indem sie die Hände einsetzt. Die Stimmritze bleibt geöffnet, so bleibt der Beckenboden weich.

Anders ist dies beim **Pressen**. Ein Beispiel aus dem Alltag kann dies verdeutlichen. Die Früchte in einer Fruchtpresse werden ausgedrückt. Bei der Frage in die Gruppe, wie diese Kräfte denn wohl wirken, antwortete ein Teilnehmer: „zerstörerisch". Passender kann die Antwort nicht ausfallen! Auf die Geburt übertragen bedeutet das: Die Frau wird zusammengefaltet; sie zieht die Beine weit gespreizt an den Oberkörper, beugt den Kopf nach vorne, hält die Luft an (atmen ist so auch gar nicht möglich) und presst.

Dass letztere Methode relativ zügig zur Geburt führt, wissen wir. **Aber um welchen Preis?** Die Belastungen für Mutter und Kind sind groß. Sich durch diese Position ergebende Widerstände der Beckenbodenmuskulatur werden mit Gewalt gebrochen. Verletzungen sind vorprogrammiert, ganz abgesehen davon, dass diese Herangehensweise ebenso massiv und gewalttätig erlebt werden kann. Der Druck auf den kindlichen Kopf ist groß, die Sauerstoffversorgung ist unterbrochen.

Je nach Geburtsklinik kann die Gebärende mit verschiedenen Anleitungen bei den Presswehen konfrontiert werden, die wir nicht beeinflussen können. Wir können den KursteilnehmerInnen aber die Vorgänge nahe bringen, ihnen verschiedene Möglichkeiten vorstellen, sie einerseits auf verschiedene Kreißsaalsituationen vorbereiten und vor allem sie **in ihrem Selbstbewusstsein stärken.**

ÜBUNG ## Tiefe Hocke in der Austreibungsphase

Übungsziele:
- Die unterstützende Wirkung der Schwerkraft kennenlernen

Anleitung:
- Der Partner sitzt sicher auf dem Ball, die Frau sitzt in tiefer Hocke davor.
- Dazu haben beide Füße festen Stand, der Rücken ist angelehnt, die Schultern sind weg von den Ohren
- Ihre Hände liegen wieder so in seinen, dass sie den Druck in seine Hände ableiten kann.
- Die Frauen atmen nun durch den Mund aus, wobei sie die Hände jetzt (in der Geburtsvorbereitung) nur leicht nach unten drücken.

Allein diese aufrechte Position verdeutlicht sehr eindrucksvoll die unterstützende Wirkung der Schwerkraft (Abb. 7-**14**).

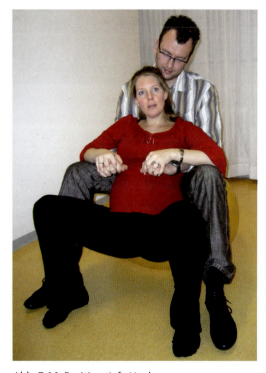

Abb. 7-**14** Position tiefe Hocke

! Diese Übung ist nicht empfehlenswert für Frauen mit Zervixinsuffizienz.

ÜBUNG   **Abgestützte Seitenlage** ——

Übungsziele:

- Eine Position, die der Gebärenden einen großen Überblick gewährt.

Anleitung:

- Der Partner kann das Bein stützen und der Frau Halt für die Hand geben.
- Während die Frau ausatmend die Hand des Partners oder ein an der Decke befestigtes Seil an sich zieht, schiebt sie das Becken nach vorne und atmet tönend aus.

Diese Position ist weniger anstrengend und verringert den Druck nach unten etwas (Abb. 7-**15** und 7-**16**).

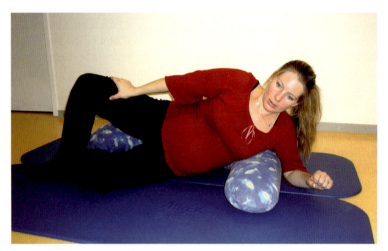

Abb. 7-**15** Position abgestützte Seitenlage

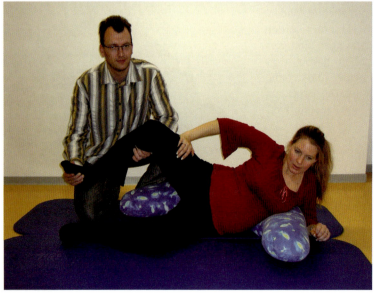

Abb. 7-**16** Position abgestützte Seitenlage mit Einbeziehung des Partners.

`ÜBUNG` ## Beine anziehen oder Druck auf den Oberschenkel geben _____

Übungsziele:
- Weitere Gebärhaltungen kennenlernen

Anleitung:
Die Frau sitzt im Schoß des Partners, die Beine sind angehockt.
- Sie gibt ausatmend mit ihren Händen Druck auf die Oberschenkel,
  - die Bauchmuskulatur wird angespannt
  - die Füße haben festen Kontakt mit der Erde
  - der Damm wird entlastet.
- Sie zieht die Beine heran
  - keine Unterstützung durch die Bauchmuskulatur
  - weiterer Beckenausgang durch Positionsverlagerung der Symphyse
  - der Damm ist straff.

Die TeilnehmerInnen sind meist geteilter Meinung, was besser bzw. weniger unangenehm ist.

_____

■ Abschließender Erfahrungsaustausch

Anschließend werden die Erfahrungen zunächst mit dem Partner ausgetauscht und dann in die Gruppe getragen. Für viele Frauen scheint eine „klare Ansage" hilfreich zu sein, andere brauchen das Gegenteil, so wie wir es im Kreißsaal erleben.

Wichtig scheint das Resümee: **Viele Wege führen nach Rom**, aber es sollte nicht unbedingt der Weg der Hebamme und Geburtshelfer sein, sondern **der Weg der Gebärenden.**

7.7   Samstag: Spezielle Kurseinheit für Frauen

Tab. 7-**6** Spezielle Kurseinheit für Frauen

Zeit	Dauer	Lernziele	Inhalt	Methode	Medien
14.00	15 Min.	• Funktionen des Beckenbodens verstehen • Beckenboden und Weiblichkeit • Dammverletzung vermeiden helfen	Anatomie anhand der Modelle erklären und Teil-nehmerInnen mit Fragen einbeziehen Beckenboden in Beziehung zu Sexualität setzen „Gebären und Sexualität heißt auch Hingabe und braucht die Bereitschaft, sich zu öffnen" Dammmassage mit exem-plarischer Übung an der Hand	Vortrag mit Gegenfragen (kognitive Lernebene) Vortrag (affektive Ebene) Wahrneh-mungsübung	1. Flipchart Zuruffrage Beckenboden-modell Beckenmodell 2. Flipchart Lotusblüte, an-deres Symbol
14.15	10 Min.	• Beckenboden lokalisieren • Reflexpunkte verstehen	• Knöchernes Becken ertasten • Beckenboden wahrneh-men • Gesicht und Becken-boden gleichzeitig und getrennt anspannen und lockerlassen	Wahrneh-mungsübun-gen	Matten-Kissen, Entspannungs-musik Softball
14.25	10 Min.	• Sensibilität für Räumlichkeit des Beckens schaffen • Tiefes Atmen bringt Weite	• Vorbereitungsübung „Mundausstreichen" • „Atem in Richtung Be-cken schicken" –„Orientierung im Be-ckenraum" –„einatmend Weite spüren"	Spürübung/ Entspannung (psycho-motorische Ebene)	Matten, Kis-sen, Entspan-nungsmusik
14.35	10 Min.	• Bewusstes Anspannen und Entspannen des Beckenbodens	• „Schamlippen zwinkern" • „Schwerer/kleiner Schwamm" • „Band kurz/lang" • „Perlen sammeln"	Spürübung (psycho-motorische Ebene)	Matten, Kis-sen, Entspan-nungsmusik

Tab. 7-6 Spezielle Kurseinheit für Frauen					
Zeit	Dauer	Lernziele	Inhalt	Methode	Medien
14.45	10 Min.	• Austausch/Rück-meldung • Transfer in den Alltag • „Haltung wirkt sich auf Span-nungszustand im Beckenboden aus"	• „Welche Erfahrungen konnten gesammelt werden?" • Husten/Niesen bei geradem und bei rundem Rücken • Hinweise für die Zeit nach der Geburt	Gesprächs-runde Spürübungen	Handzettel: • Dammmas-sage • Gutes für den Becken-boden
14.55	60 Min.	• Schambeladene/peinliche Fragen besprechen	• Ausgehend vom Begriff „guter Hoffnung sein" werden Fragen und Ängste, Sorgen und Nöte rund um die Geburt besprochen	Offene Gruppe	• Vorbereitete Fragen • Gestaltete Pinnwand
15.55	5 Min.	• Emotionaler Abschluss	• „Guter Hoffnung sein"	Gedicht, Vortrag	• Gedichtvor-lage
16.00	10 Min.		Pause		

Gründe für eine getrennte Kurseinheit

Neben der Geburtshilfe besteht die Aufgabe der Hebamme darin, die Familie in ihrer Entstehung und Veränderung zu begleiten. Das bedeutet Gleichberechtigung zwischen Mann und Frau. Es fällt uns selten schwer, uns in die **Rolle der Frau** zu denken und zu fühlen, und diese wiederum wird unsere Herangehensweise nachvollziehen können. Aber können wir den **Männern** als gleichberechtigten Teilnehmern ebenso gerecht werden? Mithilfe verschiedener Methoden können wir die Väter einbeziehen, unsere Sicht auf die Dinge bleibt jedoch weiblich.

Einerseits möchten wir die begleitenden Partner möglichst gut in das Kursgeschehen integrieren, andererseits gibt es Themen, die in einer Frauengruppe besser besprochen werden könnten. Dazu gehört zum Beispiel das **Thema Beckenboden**.

Können wir dieses Thema so aufbereiten, dass es für Männer und Frauen gleichermaßen interessant ist? Ziehen auch die Männer aus diesem Thema einen positiven Nutzen für die Geburt? Und wie gehen wir im Kurs mit anderen, manchmal brennenden, aber geschlechtsspezifischen Fragen um?

Gemeinsam ist Frauen und Männern, dass in einer **geschlechtshomogenen Gruppe** der Austausch leichter fällt, weil sich niemand eine Blöße vor dem anderen Geschlecht gibt. Wie können wir also für diese Fragen für beide Geschlechter einen geschützten Raum schaffen? – Eine Möglichkeit ist ein Modul in geschlechtshomogenen Gruppen im Rahmen des Kurses.

Die Männer werden in dieser Zeit durch einen männlichen Co-Leiter betreut und arbeiten zum Thema Geburt aus der männlichen Perspektive.

Lernziele:
- Beckenboden in Theorie und Praxis kennen lernen
- Auseinandersetzung mit Ängsten rund um die Geburt, getrennt für Männer und Frauen
- Die Erfahrung machen, dass keine schwangere Frau und kein werdender Vater mit ihren/seinen Fragen allein dasteht.

Die Bedeutung des Beckenbodens

In Zeiten des Körperkultes ist körperliches Training für junge Frauen nahezu selbstverständlich. Umso erstaunlicher ist es, wie wenig der Beckenboden als zentrale, stabilisierende Muskelgruppe bekannt ist. **Ziel dieser Einheit** ist deshalb, den Beckenboden erfahrbar zu machen, und den Frauen seine vielfache Bedeutung näher zu bringen. Der Zusammenhang mit Figur und Haltung ist möglicherweise motivierend und erleichtert den Frauen den Zugang zum Thema. Hier haben wir die Möglichkeit, den Bogen zu spannen, von der rein funktionellen Bedeutung als Stabilisator und als zentraler Ort unseres Körpers, der für die eigene Mitte, die Sexualität, für gebären und aufnehmen und hergeben steht, aber auch für Verletzungen wie Dammrisse und Episiotomien.

Zuruffragen
- Wo befindet sich der Beckenboden?
- Wie dick ist der Beckenboden?
- Wann spannen wir den Beckenboden an? (z. B. wenn wir zur Toilette müssen)
- Wann lassen wir den Beckenboden locker? (z. B. wenn ein Paar miteinander schläft)

Anhand dieser Fragen wird das Vorwissen der TeilnehmerInnen auf einen Stand gebracht und es besteht die Möglichkeit, den Focus weg von der reinen Funktionalität zu lenken. Die Antworten können auf dem Flipchart festgehalten werden.

Mit einem **Beckenbodenmodell** oder einer Abbildung (Abb. 8-**16** und 8-**17**) wird der Aufbau erklärt. Die gegensätzlichen Herausforderungen des Beckenbodens, einerseits stabil zu sein, um die inneren Organe und sogar das Kind zu halten, und andererseits die Durchlässigkeit für Stuhlgang, Urin und sogar die Geburt, verdeutlichen den Aufbau in mehreren Schichten.

┌─ **PRAXISTIPPS** ─────────────

Didaktisches Mittel:
Flipchart mit Seerosenfoto oder einer anderen symbolträchtigen Darstellung als Pendant zur reinen Muskelfunktion des Beckenbodens.

■ **Visualisieren**

Das Arbeiten mit Bildern („visualisieren") erleichtert die Erklärungen und hilft beim Verständnis. Griffige Beispiele zum Thema Beckenboden sind:
- **Filtertüte/Vogelnest**: Beckenbodenmuskulatur räumlich betrachtet. Unterstützung des Babys, die Richtung zu finden.
- **Trampolin**: Der Beckenboden arbeitet wie ein Trampolin, er gibt das Gewicht federnd zurück.
- **Hängematte**: Beckenboden unmittelbar nach der Geburt; Entlastung wichtig, um schnell wieder Stabilität zu finden.
- **Plisseerock bügeln**: Wie der nötige Platz in der Scheide zustande kommt: die Scheidenwand ist gefaltet wie ein Plisseerock, das Kind bügelt die Falten aus, Platz entsteht.
- **Teig ausrollen**: Den Beckenboden als 3 cm dicker Teig vorstellen, der hauchdünn ausgerollt wird; Vergleich wie Platz entsteht und Hinweis auf Dammverletzungen.
- **Stoff kaufen**: Vergleich für die Reißfestigkeit des Damms. Die Verkäuferin schneidet den Stoff ein, bevor sie ihn reißt.
- **Brennnessel**: Der Vergleich aus Kindertagen, die Haut am Unterarm eines anderen mit bei-

den Händen gegeneinander zu schieben, zur Beschreibung des Dehngefühles am Damm.

■ Spürübungen

- „Schamlippen zwinkern"
- „Schwamm groß/schwer auswringen"
- „Band lang/kurz werden lassen"
- „Perlen einsammeln"
- „Pinsel" (s. Kap. 12, S. 461)
- „Strahler" (s. Kap. 12, S. 461)
- „Der ängstliche Hund" (s. Kap. 12, S. 461)

■ Dammverletzungen

Im Zusammenhang mit dem anatomischen Aufbau des Beckenbodens und unter Mithilfe der bildlichen Darstellungen liegt das Thema Dammverletzung auf der Hand. Dieses Thema ist sehr angstbehaftet und entsprechend sensibel zu behandeln. Die Erläuterung der **Dammmassage** kann hier für die Frauen sehr entlastend sein, weil sie so aktiv eingebunden werden (s. Kap. 8, S. 261).

Praktische Übungen zum Beckenboden

Nach den theoretischen Erläuterungen wird nun der Beckenboden praktisch erfahrbar gemacht. Mit anschließenden sensibilisierenden Übungen wird der Unterschied zwischen der Haltefunktion und der „hergebenden Funktion" (A. Heller) verdeutlicht.

Der Schwerpunkt liegt in der Geburtsvorbereitung (anders als bei der Rückbildungsgymnastik) auf der **„hergebenden Funktion".** Im Vordergrund stehen Übungen, die ein Gefühl für „Weite" und „Platz für das Kind" darstellen und die „Bereitschaft, sich bewusst zu öffnen" verbessern.

Zum besseren Verständnis der Zusammenhänge werden auch in dieser Gruppe die Reflexpunkte vorgestellt sowie der Zusammenhang zwischen Körperhaltung und Stabilität. Die Atmung wird stets mit einbezogen.

Sicher wäre eine Wiederholung hilfreich. In der Kürze der Zeit kann in einem Wochenendkurs aber nur ein gewisses Bewusstsein für die Zusammenhänge vermittelt werden und hoffentlich die Motivation, sich weitergehend damit zu befassen

`ÜBUNG` Orientierung am knöchernen Becken _____

Anleitung:
Das Becken im Kniestand oder stehend ertasten
- Die Hände zunächst an die Darmbeinschaufeln legen (Hinweis: Die Darmbeinschaufeln geben dem Becken die äußere Form, keine Bedeutung für die Geburt)
- Die Hände an den Darmbeinschaufeln entlang zum Schambein bewegen
- Von den Darmbeinschaufeln nach hinten in Richtung Wirbelsäule
- In Wirbelsäulennähe ist die Rückenmuskulatur zu tasten
- Die Handfläche auf das Kreuzbein legen, die Fingerspitzen Richtung Steißbein („fühlt sich etwas holprig an")
- Das Iliosakralgelenk liegt seitlich der Hand („Die Gelenke werden aufgelockert, bieten Platz für die Geburt, Kehrseite = Rückenschmerzen")
- Der Mittelfinger zeigt Richtung Steißbein („Gelenk zum Steißbein kann 2 cm nachgeben = 20 % Platzzuwachs bei der Geburt")
- Sitzend auf der Matte auf den Handflächen sitzen und die Sitzbeinhöcker spüren. (Schwerpunkt vor und hinter die Sitzbeinhöcker geben – Vergleich mit Sitz auf der Toilette bei der Entleerung des Darms und Geburtsposition)
- Die gesamte Handfläche zwischen die Sitzbeinhöcker legen, die Fingerspitzen Richtung Steißbein. (In der Regel passt die Handfläche zwischen die Sitzbeinhöcker, der Platz, der

dem Kind zur Verfügung steht, erscheint ausreichend.)

ÜBUNG **Wahrnehmung des Beckenbodens mit einem Softball**

Anleitung:
Die Frauen sitzen auf einem Softball. Die Wirbelsäule ist aufgerichtet, Schultern sind locker.
- Schambein und Steißbein werden wahrgenommen.
- Die Sitzbeinhöcker sind deutlich zu spüren.
- Der Atem kommt durch die Nase und geht durch den leicht geöffneten Mund.
- Den Atemweg verfolgen, wie er an der Wirbelsäule entlang bis hinunter zum Beckenboden gelangt.
- Mit jedem Einatmen wird der Kontakt zum Ball deutlicher.
- Ausatmend wird der Kontakt etwas leichter.
- Auf ein langes AAAH ausatmen, dabei spüren, wie der Kontakt zum Ball größer wird.
- Nach ca. 2 Minuten den Ball entfernen und nachspüren.

ÜBUNG **Zusammenhang zwischen Gesicht und Beckenboden spüren**

s. Kap. 12, S. 448

ÜBUNG **Mund ausstreichen**

Übungsziele:
Ausgangsübung zur Entspannung des Mund-Rachenraums und zur reflektorischen Beckenbodenentspannung unter Berücksichtigung des Atems.

Anleitung:
Die Frauen nehmen nun eine bequeme liegende Position ein, die jeder Zeit dem Wohlgefühl angepasst werden kann. In aufrecht sitzender Position fällt es vielen Frauen schwer, über einen Zeitraum von 10 Min. aufgerichtet zu bleiben.

s. Kap. 12, S. 449

! Bei allen folgenden Sensibilisierungsübungen gilt: Nicht die Luft anhalten und nicht die Pobacken anspannen!

ÜBUNG **Orientierung im Becken**

Anleitung:
- Zunächst bleiben Sie mit Ihrer Aufmerksamkeit im Becken und orientieren sich.
- Suchen Sie das Schambein und verbinden Sie es mit dem Steißbein.
- Suchen Sie nun den rechten Sitzbeinhöcker und verbinden Sie diesen in Gedanken mit dem linken Sitzbeinhöcker, beschreiben Sie einen Halbkreis, indem Sie weiter gehen zum Schambein und von dort wieder zum rechten Sitzbeinhöcker.
- Nun beschreiben Sie einen Kreis, beginnen Sie beim Schambein, gehen Sie weiter zum rechten Sitzbeinhöcker und von dort zum Steißbein, von dort geht es weiter zum linken Sitzbeinhöcker und zurück zum Schambein.
  (Der Verlauf entspricht den verschiedenen Beckenbodenmuskeln, die eingangs anhand des Modells erklärt wurden, s. auch Abb. 8-**16** und 8-**17**)
- Stellen Sie sich vor, wo sich Darmausgang, Scheide und Harnröhrenausgang befinden.

ÜBUNG ## Mit den Schamlippen zwinkern _____

Übungsziele:
- Bewusstes Anspannen und Entspannen des Beckenbodens

Anleitung:
- Nun nehmen Sie Ihre Schamlippen wahr.
- Stellen Sie sich vor, Sie zwinkern mit den Schamlippen.
- Das ist keine anstrengende Übung, sondern ein leichter Impuls.
- Sie verstärken den Impuls, in dem Sie nun eher mit den Schamlippen „kniepen".
- Der Atem fließt weiter…, kommt durch die Nase und geht durch den Mund.

_____

ÜBUNG ## „Einen großen, schweren Schwamm auswringen" ___

Übungsziele:
- Bewusstes Anspannen und Entspannen des Beckenbodens

Anleitung:
- Sie gehen jetzt mit Ihrer Aufmerksamkeit zum Scheideneingang und stellen sich dort einen Schwamm vor.
- Dieser Schwamm wird mit jedem Einatmen größer und schwerer.
- Lassen Sie ihm Platz, groß und schwer zu werden.
- Ihr Beckenboden ist nun ganz entspannt.
- …Noch größer wird der Schwamm, noch schwerer…
- Nehmen Sie diese Weite wahr, den Platz, den Ihr Baby bei der Geburt hat.
- Nun stellen Sie sich vor, Sie wringen den Schwamm aus, machen ihn klein und leicht
- … Noch etwas kleiner und leichter.
- Nun tun Sie dies im Atemrhythmus: Mit jedem Einatmen lassen Sie den Schwamm ganz groß und schwer werden, mit dem Ausatmen

wieder etwas kleiner und leichter. (Die Betonung liegt auf Entspannung und Weite)
- Lassen Sie den Schwamm ein letztes Mal groß werden und verändern Sie nun das Bild.

_____

ÜBUNG ## „Ein Band lang und kurz werden lassen" _____

Übungsziele:
- Bewusstes Anspannen und Entspannen des Beckenbodens

Anleitung:
- Stellen Sie sich nun ein Band vor, das zwischen Schambein und Steißbein verläuft.
- Mit jedem Ausatmen wird das Seil kurz, das Steißbein nähert sich dem Schambein.
- Einatmend wird das Seil lang, der Abstand wird größer, die Spannung löst sich.
- Wiederholen Sie dies im eigenen Atemrhythmus einige Male.
- Der Atem kommt durch die Nase und geht durch den Mund.
- Ein letztes Mal wird das Seil ganz lang.

_____

ÜBUNG ## „Perlen einsammeln" _____

Übungsziele:
- Bewusstes Anspannen und Entspannen des Beckenbodens

Anleitung:
- Abschließend stellen Sie sich vor, Sie sammeln mit der Scheide 20 Perlen ein und verstecken sie in allen Nischen der Scheide.
- Halten Sie diese gut fest und erinnern Sie sich an jeder roten Ampel daran.

_____

Die Frauen bewegen nun Hände und Füße, räkeln und strecken sich, gähnen, öffnen allmählich die Augen und kommen über die Seite hoch zum Sitzen

Beim **anschließenden Erfahrungsaustausch** ist die Rückmeldung, den Unterschied zwischen An- und Entspannung gespürt zu haben, schon ein Erfolg.

PRAXISTIPPS

Wenn die **Rückmeldung** kommt, **die Entspannung mit der Einatmung zu kombinieren sei unmöglich,** hilft folgende kurze Übung:

- Die Frauen sitzen aufgerichtet, stellen sich vor, die eingesammelten Perlen ganz nah zum Kind zu bringen und dort zu halten…weiteratmen und ganz oben halten…
- Nach 2 Minuten geben Sie das Okay, die Spannung zu lösen.

Als Rückmeldung kommt jetzt erwartungsgemäß, dass es nicht möglich ist, die Spannung dauerhaft zu halten. Folgender Hinweis bringt Klarheit:

- Der Beckenboden arbeitet atemsynchron.
- Der Beckenboden unterstützt die Ausatmung und stabilisiert beim Einatmen. Nur in der kurzen Pause zwischen Ein- und Ausatmung ist er entspannt.

Somit war die Empfindung der Frau nicht falsch. Vielmehr beweist diese die nötige Sensibilität, und dass bewusstes Entspannen gelernt werden kann.

Der Beckenboden im Alltag

ÜBUNG ## Die Bedeutung der Haltung _

Übungsziele:
Mit dieser Übung wird zum einen die aufrechte Haltung als stabilisierend für den Beckenboden erlebt, andererseits der Zusammenhang des runden Rückens (der körperoffenen Position) im Hinblick auf die Gebärpositionen verdeutlicht.

Anleitung:
- Frauen sitzen, die Sitzbeinhöcker sind gut spürbar, die Wirbelsäule aufgerichtet, der Beckenboden angespannt.
- Mit geradem Rücken einige Male husten und niesen.
- Wo ist Druck, Spannung zu spüren?
- Der Rücken ist jetzt rund, der Schwerpunkt hinter die Sitzbeinhöcker verlagert (Hergebestellung, körperoffene Position), der Beckenboden ist angespannt, nun niesen und husten.
- Der Unterschied ist eindrucksvoll, jetzt ist der Druck deutlich spürbar.

Sorgen und Nöte rund um die Geburt

Guter Hoffnung sein: Jede Schwangere hofft, dass alles gut geht bei der Geburt und mit ihrem Baby. Aber manchmal mischen sich auch Zweifel, Sorgen und Ängste unter die Gefühle. Werde ich die Geburt gut überstehen? Wird es dem Baby gut gehen? Was passiert, wenn nicht alles so läuft, wie ich es gehofft hatte? Ist neben der vermeintlich 100%-igen Sicherheit der modernen Geburtsmedizin noch ein Raum für Ängste, Zweifel und Unsicherheiten?

Beckenbodenschonendes Verhalten nach der Geburt

Haltung:

- Auf die Signale des Körpers achten! Ruhephasen einhalten.
- Gerader Rücken, Bauchmuskulatur einsetzen: Schambein zum Bauchnabel, Beckenboden bewusst anspannen (nach innen nehmen).
- „Blick nach oben nimmt Druck nach unten". Bei Husten/Niesen bewusste Haltung, den Blick nach oben richten, den Oberkörper lang machen.
- Knie zusammenbringen.
- Beine kreuzen bei langem Stehen (auch im Wochenbett, z. B. an der Wickelkommode).
- Zur Entlastung „Perlen sammeln" in Knie-Ellbogen-Lage.
- Trick: Der Niesreiz verschwindet, wenn man in das Grübchen zwischen Nase und Oberlippe drückt.

Wenn tragen, dann richtig:

Die Grundsätze rückenschonenden Verhaltens sind auch auf den Beckenboden übertragbar. Belastungen, wie sie beim Tragen entstehen, richten an der „schwächsten Stelle" am ehesten Schaden an. Deshalb wird die Belastung auf möglichst viele Helfer verteilt. Die Prinzipien sind aus der „Rückenschule" bekannt:

- **Beim Anheben von Gewichten** (z. B. Wäschekorb) werden die Knie leicht gebeugt und nicht durchgestreckt, dabei die Beine beckenbreit halten und die Knie nicht öffnen. So kann die Wirbelsäule besser gerade gehalten werden und es entsteht eine stabilisierende Grundspannung. Die Belastung wird auf Rücken-, Beckenboden- und Bauchmuskulatur und Oberschenkelmuskulatur verteilt.
- **Schrittstellung** anstatt durchgedrückte oder geöffnete Knie: In der Schrittstellung wird das Gewicht auf den vorderen Oberschenkel mit verteilt. Das ist stabiler (z. B. das schlafende Baby ablegen oder aufheben).
- **Gewicht körpernah und gleichmäßig verteilen**: z. B. das Kind nicht auf der Hüfte tragen.
- Körperspannung siehe Haltung oben.

Verhalten auf der Toilette:

- **KEIN „Stakkato-Pinkeln"**: Urinstrahl unterbrechen als Beckenbodenübung nicht geeignet!
- **Kein Pressen**
- Bei der Blasenentleerung aufrichten, bei Stuhlgang Rundrücken.

Mit angemessenen Übungen zur Rückbildung baldmöglichst beginnen.

- Bei stationärem Aufenthalt Angebote der Physiotherapie-Abteilung wahrnehmen.
- Anleitung durch die betreuende Hebamme zu Hause.
- Rückbildungsgymnastik im Spätwochenbett in der Gruppe.
- Keine belastenden Sportarten wie Joggen, Trampolin oder Laufspiele, bis der Beckenboden wieder tragfähig ist. Zum Testen laufen Sie zu Hause mit gefüllter Harnblase einige Minuten umher. Solange Sie noch einen Druck auf den Beckenboden spüren, sollten Sie abwarten.
- Stabilisierenden Sportarten den Vorzug geben, z. B. Walken, Inlinescating und Pilates.

Der etwas altmodische Begriff „Guter Hoffnung sein" gefiel uns als Motto für dieses Modul, weil er ein großes Spektrum von Gefühlen zulässt. Als Einstieg eignet sich die gestaltete Pinnwand mit unserem Motto und **Bildern**, die Assoziationen zur Geburtssituation zulassen. Beispiele: Berge, verschlungene Wege, Meereswellen Sturm usw.

ÜBUNG ## Frequently Asked Questions (FAQ)

Übungsziel:
Um nun eine lebendige Gruppendiskussion zum Thema entstehen zu lassen, eignet sich diese Methode sehr schön.

Anleitung:
Wir kennen sie aus dem Aufbau von Homepages. Auch dort werden häufig gestellte Fragen gesammelt, damit sich die Besucher umfassend informieren können.

Wir bereiten **Fragekärtchen** mit häufig gestellten, manchmal peinlichen oder Scham beladenen Fragen vor. Es sollten mindestens so viele Kärtchen wie TeilnehmerInnen sein. Mögliche Fragen sind:

- Wie lange hoffen oder glauben Sie wird die Geburt dauern?
- Wie wichtig ist es Ihnen, dass Ihr Partner Sie zur Geburt begleitet?
- Wissen Sie, wie es Ihrem Partner mit der Vorstellung geht, Sie zur Geburt zu begleiten?
- Ihr Baby bestimmt den Zeitpunkt der Geburt und auch sonst laufen Geburten nicht nach einem festen Schema ab. Wie geht es Ihnen damit?
- Bei Geburten geht es nicht immer leise zu. Können Sie sich vorstellen, ganz hemmungslos und laut zu sein?
- Inwieweit befürchten Sie, dass Sie Schmerzen aushalten müssen?
- Es ist ganz normal, dass bei einer Geburt Stuhlgang und Urin abgeht, beschäftigt Sie das Thema?

- Inwieweit beschäftigt Sie das Thema Dammverletzungen oder Dammschnitt?
- Haben Sie Bedenken, dass sich das Erlebnis Geburt negativ auf Ihre Sexualität auswirken könnte?
- Was beschäftigt Sie am meisten, wenn Sie an die erste Zeit mit Ihrem Baby denken?

Die Karten werden verdeckt in die Mitte gelegt und reihum ziehen nun die Frauen eine Karte, lesen sie laut vor und sagen, was ihnen dazu einfällt. Zuvor wird von der Kursleiterin die Regel ausgegeben, dass es hierbei **keine richtigen oder falschen Antworten**, sondern nur persönliche Empfindungen, Meinungen und Ansichten gibt. Möchte eine Frau zu einer Karte nichts sagen, ist das natürlich auch in Ordnung.

Ist die Frage beantwortet, wird sie an die Gruppe weitergegeben und von den anderen TeilnehmerInnen ergänzt. Bei Bedarf können wir Kursleiterinnen nun noch einiges richtig stellen oder Wichtiges hinzufügen.

■ Ausstieg aus dem Thema

Die Diskussion zu diesem Thema verläuft oft recht emotional und nun gilt es, einen guten Abschluss zu finden. Hierfür ist z. B. ein Gedicht, z. B. „Guter Hoffnung sein" von Marlies Mittler-Holzem (21) sehr geeignet, das von der Kursleiterin vorgelesen wird.

Nach diesem Modul sollten wir unbedingt **eine längere Pause einplanen,** um den TeilnehmerInnen die Möglichkeit zu geben, das Erlebte setzen zu lassen und zum Austausch miteinander und mit den Männern.

7.8   Samstag: Spezielle Kurseinheit für Männer

Tab. 7-**7** Spezielle Kurseinheit für Männer

Zeit	Dauer	Lernziele	Inhalt	Methode	Medien
14.00	10 Min.	Vertraut machen mit der Co-Leitung	Kurze Vorstellungsrunde	Offene Gruppe	
14.10	30 Min.	• Einstieg in das Thema Geburt • Vorwissen abklären • Persönliche Ebene finden • Berührungsängste ablegen	• Stichworte zum Thema Geburt werden gesammelt • Teilnehmer ziehen Karten und assoziieren dazu, jeweils 1–2 Minuten • Runde ergibt sich durch Beziehung der Themen zueinander	Netzwerk-Brain-storming, Teilnehmer-aktivierung	Pinnwand, Moderati-onskarten, Filzstifte, Pins
14.40	50 Min.	• Fremd- und Eigen-erwartungen reflektieren • Selbstakzeptanz fördern	„Zwischen freudig gespannter Erwartung und konkreten Befürchtungen" • Gegensätzliche Thesen werden gegenübergestellt. • Selbsteinschätzung führt zur Positionierung	„Gegen-Sät-ze zulassen", Teilnehmer-aktivierung	Beschrif-tete Flipchart-Bögen, Klebestrei-fen
15.30	20 Min.	• Eigene Bedürfnis-se für die Geburt erfassen • Persönliche Gren-zen wahrnehmen	• Arbeitsblatt • Fragen zur persönlichen Einschätzung möglicher Ängste und Unterstützungs-möglichkeiten	Einzelarbeit	Arbeits-blatt, Stifte
15.50	10 Min.	• Abschluss • Positiver Schlussge-danke	• „Denke ich daran Vater zu sein, freue ich mich am meisten auf ..." • Jeder vervollständigt diesen Satzes zum Abschluss	Offene Runde	
16.00	10 Min.		Pause		

Die Geburt aus männlicher Perspektive

! In dieser Einheit möchten wir den Män-nern die Gelegenheit geben, sich dem Thema Geburt aus männlicher Perspekti-ve zu nähern, sich darüber auszutauschen, wie ihr Erleben ist, welche Sorgen und Ängste sie beschäftigen und **ihre** Bedürf-nisse in den Vordergrund zu stellen.

Wird diese Stunde von einem männlichen Co-Leiter begleitet, erfährt die ganze Situation eine andere Wertigkeit; Kinderkriegen ist nicht nur Frauensache, sondern auch außenstehende

„Fachmänner" nehmen sich diesem Thema an. Die Väter fühlen sich ernst genommen! Oder wie Ute Gonser es ausdrückt: „Die Geburtsvorbereitungskurse sind wohl der einzige halböffentliche Raum, in dem sich Männer eindeutig in ihrer Rolle als werdende Väter treffen und selbst erleben können"

Genau wie die Frauen, wissen auch die Männer nicht konkret was auf sie zukommt. Die **Erwartungen an die werdenden Väter** sind aus weiblicher Sicht aber bereits definiert: Sie sollen einfühlend, aufmerksam und zurückhaltend sein und in der abwartenden Zuversicht „Alles werde gut" ihre Frau motivieren.

Diese Herangehensweise ist Männern häufig fremd. Sie fühlen sich aktiv und teilnehmend, wenn sie tatkräftig unterstützen können und wenn sie maßgeblich am Geschehen beteiligt werden. Fakten, messbare Größen und Technik schaffen für viele Männer Vertrauen und Sicherheit. Der ständige Blick im Kreißsaal auf das CTG kann so auch ein Zeichen des Mitfühlens und der Fürsorge sein und überspielt außerdem oft eine gewisse Unsicherheit. Eine abwartende Haltung hingegen ist für sie eher ungewohnt und macht in der spannenden und aufregenden Geburtssituation eher Ohnmacht und Angst.

Gehen wir davon aus, dass der Partner intuitiv die **Rolle des Beschützers** einnehmen will, und gewohnt ist, aktiv zu handeln, dann braucht er ein gewisses „Handwerkszeug". Ebenso wichtig ist es aber, diese erworbenen Fähigkeiten nicht mechanisch, sondern liebevoll den Bedürfnissen der Frau angepasst einzusetzen.

Eine intensive Kommunikation der Teilnehmer untereinander und das richtige Maß an Informationen zum Ablauf sollen in dieser Kurseinheit dazu beitragen, anstatt der Sorge um die Partnerin, das Kind und sich selbst eher eine **freudige und positive Spannung** aufzubauen.

> **Ziele:**
> **Die Teilnehmer miteinander ins Gespräch zu bringen,**
> - damit sie die mit der Geburtssituation assoziierte Befürchtungen aussprechen und sich damit auseinandersetzen können.
> - um die an sie, als werdender Vater, gestellte Erwartungen zu reflektieren und mit den eigenen Bedürfnissen abzugleichen.
> - um eine positive Grundhaltung und die freudige Erwartung zu fördern oder zu festigen.

Der **Raum** ist dem Konzept entsprechend vorbereitet. Die Teilnehmer sitzen im Kreis, möglichst auf Stühlen oder Bällen und nicht ohne Schuhe auf der Matte. Schön wäre außerdem ein „runder Tisch" zum Festhalten. So kann ein persönliches Maß an Distanz geschaffen werden, was Sicherheit gibt und den Männern dabei hilft, sich für das Thema zu öffnen. Außerdem ist es bei der Wahl der Methoden hilfreich, die von Männern bevorzugte **kognitive Lernebene** zu berücksichtigen.

Die Einheit beginnt mit einer **persönlichen Vorstellung** des männlichen Co-Leiters und einer kurzen Vorstellungsrunde der Teilnehmer.

ÜBUNG   ## Brainstorming _____

Übungsziele:
Die Methode „Netzwerk Brainstorming" dient gleichzeitig als „**Türöffner**" für die inhaltliche Ebene und hilft dabei, recht schnell von der oberflächlichen auf eine persönliche Ebene zu kommen. Außerdem bekommt der Co-Trainer einen Eindruck davon, was zum Thema Geburt bereits in der ganzen Gruppe erarbeitet wurde und die Teilnehmer erhalten die Gelegenheit, genau darauf bezogen ihre etwaigen Unsicherheiten und Fragen loszuwerden.

Anleitung:
Brainstorming ist ein ungeordnetes Sammeln von Stichworten. So werden Stichworte aller Qualitäten gesammelt. Auf einer Pinnwand ist die Frage visualisiert:

„Geburt", was fällt Ihnen dazu ein?
Mögliche Stichworte sind Entspannung, Atmung, Weg ins Krankenhaus, Formalitäten, Urlaubsanspruch, Baby sehen, Im Weg sein, OP, Schmerzen, Kaiserschnitt, „Geburtstellungen".

Benötigt werden 2 Stichworte mehr als Teilnehmer.

- Die Stichworte werden vom Kursleiter auf Moderationskarten geschrieben und an der Pinnwand befestigt, meist werden deutlich mehr Stichworte als Teilnehmer gefunden.
- Oder die Karten werden direkt auf einen Stapel gelegt, von dem jeder Teilnehmer eine Karte zieht und das Stichwort einsieht.
- Der Teilnehmer, der zuerst gezogen hat oder ein anderer Freiwilliger, liest sein Stichwort vor und hat 1–2 Minuten Zeit, sich dazu zu äußern.
  - Was fällt ihm dazu ein?
  - Welche Fragen hat er dazu?
  - Haben andere Teilnehmer Fragen dazu?
  - Hat jemand einen inhaltlichen Beitrag?
- Der Teilnehmer, der mit seiner Stichwortkarte thematisch anschließen kann, fährt fort.

usw.

┌─ **PRAXISTIPPS** ─────────────

Werden **zu viele Stichworte gefunden**, kann anschließend mithilfe einer Mehrpunktfrage eine Auswahl getroffen werden. Dazu erhält jeder Teilnehmer 2 Klebepunkte, mit denen er die Stichworte markiert, auf die er näher eingehen möchte. Von den Favoriten werden 2 Karten mehr ausgewählt als Teilnehmer.

Die Karten werden nun wieder abgenommen. Die überflüssigen werden zur Seite gelegt.

Werden **weniger Punkte als benötigt gesammelt**, werden Stichworte durch den Kursleiter ergänzt bzw. die Situation so moderiert, dass die Teilnehmer weitere Punkte finden können.

So entsteht eine lockere Runde, in der die Themen von den Teilnehmern vorgegeben werden. Die Teilnehmer werden miteinander ins Gespräch kommen, einen Einstieg finden und Unsicherheiten ablegen können und außerdem Anregungen finden. Darüber werden sich weitere Fragen ergeben, die sich entweder direkt oder im Laufe der Kurseinheit klären lassen.

Geburtssituation: Zwischen freudig gespannter Erwartung und konkreten Befürchtungen

Die zentralen **Fragen** an die Männer lauten:
- Was steht für mich persönlich im Vordergrund?
- Sehe ich die Chancen durch meine Anwesenheit bei der Geburt?
  Oder eher meine Befürchtungen bezüglich der Geburt?
- Wie kann ich meine Partnerin unterstützen? Oder werde ich dem überhaupt gewachsen sein?

ÜBUNG ## Gegen-Sätze zulassen (nach R. Richter und M. Verlinden)

Übungsziele:
- „Gegen-Sätze zulassen" bietet die Möglichkeit der gegenseitigen Toleranz und der Selbstakzeptanz. So können negative Gefühle ausgedrückt werden, die vielleicht gegenüber der Partnerin als nicht legitim empfunden werden. Auch wird klar, dass eine klare Ansicht mit einer klaren Aussage manchmal

schwer fällt, weil auf der Beziehungsebene nicht immer eine eindeutige Antwort zu finden ist. Tabelle 7-**8** zeigt Beispiele, wie die Thesen aussehen könnten.

Anleitung:
- Die gegensätzlichen Aussagen werden groß auf einen Flipchartbogen geschrieben und an die gegenüber liegenden Wände geheftet.
- Begonnen wird mit leicht verdaulichen Thesen.
- Die Teilnehmer stellen sich nahe der Aussage, die sie für sich zutreffend finden.
- Die Mitte stellt eine unentschiedene Position dar.
- Diese Zuordnung nimmt jeder Teilnehmer für sich alleine vor.
- Erst wenn alle „Stellung bezogen" haben, hat jeder die Möglichkeit, etwas zu seiner Position zu sagen.

- Dabei fangen diejenigen an, die sich am ehesten mit der jeweiligen These identifizieren konnten und somit am weitesten auseinander stehen.

■ Wie geht es mir als Geburtsbegleiter meiner Frau?

In der anschließenden Einzelarbeit hat jeder Telnehmer die Möglichkeit, sich seiner eigenen Bedürfnisse klarer zu werden. Der einzelne Teilnehmer wird so angeregt, mit seiner Partnerin konkret über seine Bedürfnisse und seine angenommenen Grenzen zu sprechen. So wird er entweder ein erleichterter Begleiter sein oder vorsorglich mit seiner Partnerin eine Teamergänzung finden, z. B. eine Vertrauensperson die ihn nicht als werdender Vater ersetzen aber als Geburtsbegleiter ablösen kann. Dazu wird ein Arbeitsblatt ausgeteilt.

Tab. 7-8 Gegen-Sätze zulassen

Welche Chance sehe ich in meiner Anwesenheit bei der Geburt?	**Welche Befürchtungen habe ich bezüglich der Geburt?**
• Ich bin stolz auf meine Frau, die das Kind aus eigener Kraft gebären kann und uns dadurch zu Eltern macht. • Ich kann den Augenblick kaum erwarten, unser Kind zu sehen und in den Armen zu halten.	• Meine Frau schreien zu hören und nichts tun zu können, macht mir Angst. • Es kann so viel passieren, das Kind könnte behindert zur Welt kommen oder während der Geburt Schaden nehmen.
Wie kann ich meine Partnerin tatkräftig unterstützen?	**Was ist mein persönlicher Gradmesser für Zumutbares?**
• Ich kann ihr den Rücken massieren und mit ihr atmen und ihr ganz nah sein. • Ich kann ihr die Hand halten und sie beim Mitschieben motivieren, wenn ich das Köpfchen in der Scheide sehe. • Ich kenne ihre Wünsche und werde ihr helfen, diese umzusetzen. • Wenn nötig mache ich eine Pause, danach bin ich wieder einsatzbereit.	• Am besten halte ich etwas Abstand, damit ich nicht mitbekomme, wie Schleim und Blut abgeht, denn sicher macht mir das ein flaues Gefühl im Magen. • Ich suche eine Position, von der aus ich nicht zusehen muss, wenn das Köpfchen herauskommt. • Die Fachleute werden schon wissen, was zu tun ist. • Wenn es mir zu viel wird, gehe ich, und hole ihre Schwester/Freundin ...

Arbeitsblatt: „Die Geburt und ich"

Sie haben sich mit dem Thema Geburt nun schon sehr ausführlich auseinandergesetzt. Manche Informationen waren klärend und verhelfen vielleicht schon zu einer gewissen Gelassenheit. Vielleicht sind aber gerade durch diese Auseinandersetzung neue Eindrücke entstanden, die Sie so nicht erwartet haben und die Ihnen eher ein ungutes Gefühl machen.

Bitte notieren Sie, welche konkreten Situationen Ihnen noch Sorgen machen.

Was möchten Sie bei der Geburt sehen, was möchten Sie nicht sehen?

Was trägt zu Ihrer Gelassenheit bei, wenn Sie an die Geburt denken?

Wenn Sie mit zur Geburt Ihres Kindes gehen möchten und Ihre Frau dabei unterstützen wollen, wie sie Sie beide zu Eltern macht, Sie aber dennoch unsicher sind, ob Sie das schaffen, dann treffen Sie gemeinsame Vereinbarungen, die Sie entlasten:

Wer konkret könnte Sie als Vertrauensperson kurzfristig für eine Auszeit vertreten?

Welche Position können Sie einnehmen, wenn Sie keinen direkten Blick auf die Scheide haben wollen?

Was brauchen, Sie um sich sicher zu fühlen, wer kann Sie dabei unterstützen?

Welche Väter wollen Sie vielleicht zu erlebten Geburten befragen?

Was sollten Sie unbedingt noch mit Ihrer Partnerin besprechen?

■ **Abschluss der Kurseinheit**

Um mit einem **positiven Gedanken** aus der Stunde zu gehen, werden die Teilnehmer in der großen Runde darum gebeten, folgenden Schlusssatz zu beenden: **Denke ich daran Vater zu sein, freue ich mich am meisten auf …**

Der Satz ist auf der Pinnwand visualisiert und vielleicht mit einer Darstellung von Vater und Kind gestaltet.

7.9   Samstag: Gemeinsame Abschlusseinheit

Tab. 7-**9** Gemeinsame Abschlusseinheit (Samstag)

Zeit	Dauer	Lernziele	Inhalt	Methode	Medien
16.10	40 Min	Klärung noch offener Fragen	In entspannter Atmosphäre werden am Tisch noch offen Fragen besprochen und diskutiert	Gruppengespräch	Pinnwand mit Fragen und Wünschen vom Freitagabend
16.50	5 Min.	• Feedback • Die Meinung der TN ist uns wichtig	Zwischenbilanz durch Kleben von Punkten auf Lernbarometer	Punktabfrage	Vorbereitetes Flipchart, Klebepunkte
16.55	5 Min	Interesse für den nächsten Tag wecken	Die vorgesehen Themen für den nächsten Tag werden vorgestellt	Vortrag	Flipchart mit Tagesordnung für Sonntag
17.00			Kursende		

Offene Fragerunde (40 Minuten)

Zu Beginn des Kurses haben Sie die Wünsche und Fragen Ihrer KursteilnehmerInnen erfragt. Damit die werdenden Eltern sich mit ihren Wünschen ernst genommen fühlen, sollten diese unbedingt im Kurs umgesetzt werden. Aus diesem Grund sollte das Kurskonzept nicht allzu starr umgesetzt, sondern an die Wünsche der TeilnehmerInnen angepasst werden. Wahrscheinlich sind im bisherigen Kursverlauf nicht alle Fragen ausreichend beantwortet, nicht alle Wünsche umgesetzt oder geklärt worden.

Hier sorgt die offene Fragerunde für den nötigen Freiraum, sich den **speziellen Bedürfnissen dieser Gruppe** zu widmen: So können hier z. B. auch Fragen nach Komplikationen wie Forzeps/ Vakuumextraktionen oder auch Sectio geklärt werden. Dies wird nicht in jeder Gruppe gewünscht, die TeilnehmerInnen können selbst entscheiden, ob und wie viel sie zu diesen Themen erfahren möchten. Der Umgang mit diesen Inhalten hängt ja sicherlich u.a. auch damit zusammen, wo dieser Kurs stattfindet. So fällt die Gewichtung solcher Themen in einem Geburtshaus sicher anders aus als in einer hoch spezialisierten Klinik.

Vorgehen: In entspannter Atmosphäre am Tisch oder auf der Matte werden die noch offenen Fragen besprochen. Hilfreich ist für die TeilnehmerInnen, wenn dabei die Fragekärtchen aus der Anfangsrunde ausliegen oder noch mal an die Pinnwand gehängt werden. Halten Sie, wenn möglich, auch hier **Bilder und Illustrationen** bereit, um das gesprochene Wort zu untermalen.

Haben die TeilnehmerInnen nur wenig Fragen und brauchen Sie daher weniger Zeit als vorgesehen, nutzen Sie die gesparten Minuten als Puffer für andere Übungen, bei denen es unvorhergesehen länger gedauert hat oder halten Sie eine schöne zusätzliche Übung bereit, um die Zeit zu überbrücken.

Zwischenbilanz

Um sich zum Ende des zweiten, langen Tages einen Überblick zu verschaffen, wie die TeilnehmerInnen den Kurs bisher „verkraftet" haben, sollten Sie, sozusagen als Zwischenbilanz, ein Feedback einholen.

Sparen Sie dabei Zeit, indem Sie, statt einer langen Runde, in der alle sagen, wie sie den Kurs bisher erlebt haben, ein **Lernbarometer** einsetzen (Abb. 7-**17**).

Mit Klebepunkten markiert jedes Gruppenmitglied die aktuelle Position auf dem vorbereiteten Flipchart. Kommentieren Sie die Wahl der TeilnehmerInnen dabei nicht. Werten Sie das Ergebnis in Ruhe für sich allein aus.

Ein Lernbarometer hat im Vergleich zu dem ebenfalls häufig eingesetzten Stimmungsbarometer für die Kursleiterin einen höheren Aussagewert. So kann nach einem langen Kurstag die Befindlichkeit zwar durch Müdigkeit, Hunger oder Ähnliches beeinträchtigt sein. Dies sagt aber nichts darüber aus, ob der Kurs bisher als sinnvoll und zielführend erlebt wurde.

■ Ausblick

Um die Spannung und „Vorfreude" auf den nächsten Tag zu erhöhen, stellen Sie noch kurz die **Themenauswahl für den Sonntag** vor. Auch hier ist es schön, die einzelnen Punkte auf dem Flipchart zu visualisieren.

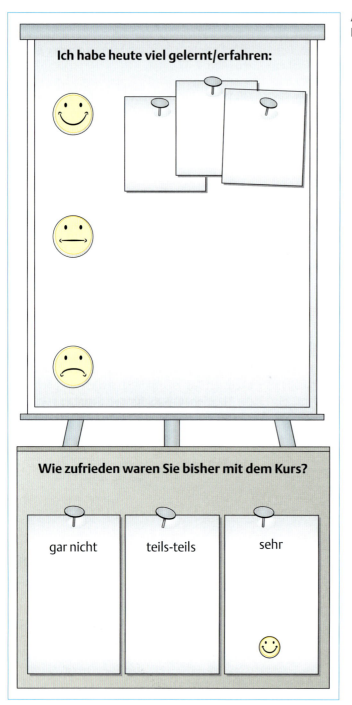

Abb. 7-**17** Beispiele für ein Lernbarometer

7.10 Sonntag: Kurseinheit Leitfaden durch die Geburt und Bonding

Tab. 7-**10** Kurseinheit Leitfaden durch die Geburt und Bonding

Zeit	Dauer	Lernziele	Inhalt	Methode	Medien
9.30	25 Min.	• Wiederholung vom Vortag • Verständnisschwierigkeiten aufdecken • Überprüfung der Inhalte	Leitfaden durch die Geburt wird durch die Gruppe erstellt	Lernspiel	Pinnwand, vorbereitete Karten, Nadeln Handzettel
9.55	5 Min.	Einstieg ins Thema	Ansehen von Bildern frisch geborener Babys	Vernissage	Pinnwand mit Fotos
10.00	10 Min.	• Einstimmung auf starke Gefühle • Formulierung von Wünschen	Mein Kind ist da!! Mit einem gelenkten Tagtraum beschäftigen wir uns mit dem Beginn des Bondings	Fantasiereise auf der Matte	
10.10	5 Min.	• Wünsche für die erste Zeit besprechen	Austausch mit dem Partner	Murmelgruppe	
10.15	5 Min.	• Wissen um Bonding auf einen Nenner bringen • Bedeutung des Bondings verstehen	• Was wissen Sie schon über das Bonding? • Bedeutung der ersten Zeit • Bedeutung des Bondings für das Stillen	Gruppendiskussion	
10.20	5 Min.	• Aufklärung über Routinemaßnahmen	Pro und kontra Augenprophylaxe Vitamin-K-Prophylaxe Waschen, wiegen, messen usw.	Vortrag	Anschauungsmaterial wie Armbändchen usw.
10.25	5 Min.		„Verschnaufpause"		

Leitfaden durch die Geburt

Wir beginnen den Sonntag mit einer **TeilnehmerInnenaktivierung**. Um zu überprüfen, ob die TeilnehmerInnen den zeitlichen Ablauf und die Aufgaben von Mann und Frau in den einzelnen Phasen der Geburt verstanden haben, können wir einen Leitfaden durch die Geburt von der Gruppe erstellen lassen. Spielerisch kommen so noch offene Fragen oder Verständnisschwierigkeiten einzelner Punkte zutage.

Wir Kursleiterinnen können noch einmal überprüfen, ob wir nichts Wichtiges vergessen haben. Durch die Wiederholung der Inhalte vom Vortag wird das Wissen bei den TeilnehmerInnen besser verankert.

Vorbereitung

- Schreiben Sie die einzelnen Punkte aus der Rubrik „*Was passiert*" (Tab. 7-**11**) mit Moderationsmarkern auf rote Pinnwandkarten.
- Die Punkte „*Was können wir tun?*" notieren Sie auf blaue Karten. Ergänzen Sie die Karten mit den Punkten, die Sie noch für wichtig halten.
- Bereiten Sie die Pinnwand vor:

Ausführung

- Teilen Sie die Gruppe in Frauen- und Männergruppe auf. Die werdenden Mütter bekommen den Stapel mit den roten Karten, die Väter die blauen Karten.
- Nun bitten Sie die Gruppen, die einzelnen Karten den verschiedenen Geburtsphasen zuzuordnen und die Pinnwand damit zu ergänzen (Abb. 7-**18**).

Tab. 7-11 Leitfaden durch die Geburt

Was passiert?	Wann?	Was können wir tun?
☐ Unruhe ☐ Nestbautrieb ☐ Unwohlsein/Erbrechen/Durchfall ☐ Gebärmutterhals verkürzt sich ☐ Vorzeitiger Blasensprung ☐ Unregelmäßige Wehen, kürzer als 60 sec	Die letzen Tage der Schwangerschaft	☐ Ausruhen/Schlafen ☐ Baden ☐ Beschäftigen ☐ Ablenken, z. B. Spielen, Lesen
☐ Wehen alle 3 – 5 Minuten ☐ Wehen kräftig ☐ Wehe ist etwa eine Minute lang ☐ Muttermund öffnet sich	Eröffnungsphase	☐ Richtige Position suchen ☐ Becken bewegen ☐ Langsam und ruhig atmen ☐ Trinken und evtl. essen ☐ Baden ☐ Massieren ☐ Wasserlassen alle 2 Stunden
☐ Muttermund ist fast ganz offen ☐ Sehr kräftige, unregelmäßige Wehen ☐ Druck auf den Darm ☐ Vorzeitiger Pressdrang	Übergangsphase	☐ Knie-Ellbogen-Lage ☐ Pressdrang verschnaufen ☐ Laut sein
☐ Muttermund ist ganz (= 10 cm) geöffnet ☐ Kind rutscht durch das Becken ☐ Pressdrang	Zielgerade	☐ Motivieren/Anfeuern ☐ Mitschieben ☐ Kraft sammeln in der Wehenpause ☐ Beckenboden entspannen ☐ Stützen/Halten ☐ Gute Position, Schwerkraft
☐ Nachgeburt wird geboren ☐ Erschöpfung ☐ Zittern/Frieren ☐ Erleichterung	Nachgeburtsphase	☐ Kind an die Brust legen ☐ Staunen/Freuen ☐ Ruhe ☐ Sekt trinken

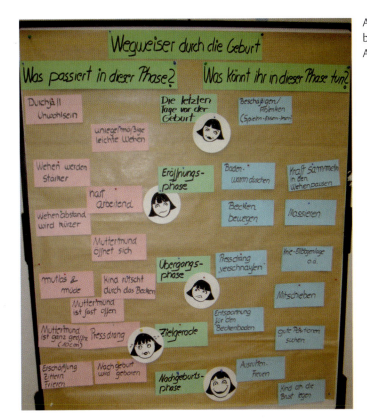

Abb. 7-**18** Leitfaden durch die Geburt: Teilnehmeraktivierung zum Abschluss des Themas Geburt

Der so entstandene Wegweiser durch die Phasen der Geburt kann im Anschluss an diese Einheit als Handzettel verteilt werden. Damit ist das Thema Geburt nun abgeschlossen und wir wenden uns der Zeit zu, wenn das Baby da ist.

Bilder von eben geborenen Kindern bieten einen schönen emotionalen Einstieg in das nun folgende Thema. Um die Eltern auf die manchmal überwältigenden Gefühle nach der Geburt einzustimmen, ist eine Fantasiereise geeignet.

Beginn des Bondings / Nach der Geburt (25 Minuten)

„Mit einer Kindheit voller Liebe kann man ein halbes Leben hindurch für die kalte Welt haushalten."

(Jean Paul)

> **Lernziele:**
> - Für die besondere Phase nach der Geburt sensibilisieren
> - Wünsche für diese Phase formulieren
> - Den Begriff „Bonding" verstehen

ÜBUNG **Fantasiereise: Mein Kind ist da** _____

Übungsziele:
- Einstimmung auf starke Gefühle
- Wünsche formulieren

Anleitung:
Bitten Sie die Paare, es sich auf den Matten bequem zu machen und nun …
- „legen Sie alles beiseite, was Sie stört, wie zum Beispiel Brillen, Haarspangen …
- Bewegen Sie sich solange, bis Sie richtig gut liegen

- vielleicht so, als wären Sie zu Hause in Ihrem Bett und wollten gleich einschlafen
- ein paar mal tief durchatmen und mit einem leichten Seufzen ausatmen.
- Spüren Sie nun Ihre Füße und Beine, Sie müssen jetzt nicht stehen oder gehen, der Boden trägt die Beine, Sie lassen sie einfach los.
- Spüren Sie dann Ihren Rücken, auch hier brauchen Sie keinen Muskel zu halten, der Boden trägt Ihre Wirbelsäule, Sie lassen einfach los.
- Ihre Hände und Arme müssen jetzt nichts machen oder tun, der Boden trägt die Arme, Sie können sie einfach dem Boden überlassen.
- Und nun spüren Sie Ihren Kopf ganz schwer am Boden liegen,
- die Stirn ist glatt.
- Ihr Unterkiefer ist leicht geöffnet und die Zunge liegt ganz schwer im Unterkiefer.
- Nun möchte ich Sie in Ihrer Fantasie in die Zeit unmittelbar nach der Geburt führen. Lassen Sie die entstehenden Bilder einfach kommen, aber bedrängen Sie sich nicht, wenn Sie sich die Situation noch nicht vorstellen können. Das macht gar nichts ...
- Und nun geht es los

Fantasiereise:
- Nun stellen Sie sich vor, die Geburtsarbeit liegt hinter Ihnen.
- Die Spannung der letzten neun Monate hat sich gelöst, der Schmerz ist vorbei.
- Sie sehen zum ersten Mal Ihr Kind.
- Da liegt es vor Ihnen, vielleicht ist es noch ein bisschen verklebt und nass. Es wird von Wahrnehmungen überschwemmt. Alles ist fremd und neu für Ihr Kind. Was glauben Sie, wie sich Ihr Baby jetzt fühlt?
- Was werden Sie nun tun, was ist Ihre Fantasie?
- Was macht Ihr Partner/Ihre Partnerin?

- Nun stellen Sie sich vor, wie Sie Ihr Baby berühren, die Haut ist zart und warm. Ihre Fingerspitzen erforschen die Händchen und die Füße, dann streicheln sie den ganzen Körper. Sie nehmen Ihr Baby zu sich, nun liegt es ganz nah bei Ihnen. Das Baby hört Ihre Stimme und Ihren Herzschlag.
- Wie mag sich Ihr kleines Kind jetzt fühlen?
- Die Nabelschnur ist durchtrennt, der erste Schrei ist verklungen, ein neues Leben hat begonnen.
- Ihr Baby wendet sich Ihren zarten Berührungen zu und sucht Ihre Augen, die in seine eigenen hineinsehen.
- Was glauben Sie, wird Ihr Baby Ihnen gleich ganz vertraut sein oder ist es Ihnen noch ein wenig fremd.
- Mit wem möchten Sie diese Zeit gerne teilen?
- Was wünschen Sie sich für diese erste Zeit mit Ihrem Baby?
- ... beginnen Sie nun, Ihre Füße ein wenig zu bewegen, lassen Sie die Füße kreisen.
- Schließen Sie die Finger zu Fäusten und strecken Sie sie wieder.
- Beginnen Sie, sich zu bewegen, sich zu dehnen, zu strecken und zu räkeln und lassen sich einen Moment Zeit, um wieder hier anzukommen.
- Wenden Sie sich nun Ihrem Partner/in zu und tauschen Sie sich miteinander über Ihre Wünsche für die allererste Zeit aus.

Da diese Übung oft starke Emotionen auslöst, sollten Sie genügend Zeit für das Sprechen des Textes einplanen. Weisen Sie die Kursteilnehmer im Vorfeld auf mögliche emotionale Reaktionen hin.

Wenn Tränen in der Gruppe Sie sehr irritieren, sollten Sie auf diese Übung verzichten.

Bonding

„In den ersten Tagen nach der Geburt eines Kindes erlebt man immer wieder den Zauber zweier Menschen, die nur für einander da sind."

(Ann Morrow Lindberg, Mamatoto)

Wenn Ihr Baby geboren worden ist, beginnt **eine ganz besondere Zeit**. Der Prozess des Bondings zieht sich aber insgesamt über ein ganzes Jahr hin.

- Nehmen Sie sich gerade zu Anfang viel Zeit für einander und genießen Sie die neue Situation. Schmusen und Kuscheln Sie, wann immer Ihnen danach ist. Schön ist der Begriff „Flitterwochen mit dem Baby" machen.

- Überlegen Sie gemeinsam, welche Dinge Ihnen für die ersten Stunden wichtig sind.

- Bereiten Sie eventuell Ihre Familie und Ihre Freunde darauf vor, dass Sie sich zuerst ganz in Ruhe nur zu dritt kennen lernen möchten.

- Um das Bonding und damit auch einen guten Stillbeginn zu fördern, können Sie die Hebamme und Ärztin bitten, mit Routinemaßnahmen zu warten, bis Ihr Baby an der Brust getrunken hat.

- Überlegen Sie gemeinsam, ob Sie Maßnahmen wie z. B. eine Augenprophylaxe für Ihr Kind wünschen.

- Sollten Sie zu Beginn doch von Ihrem Baby getrennt sein, versuchen Sie später, möglichst viel Hautkontakt mit Ihrem Baby zu haben.

- Haben Sie Geduld mit sich! Ein Baby zu versorgen, lernt man nicht von heute auf morgen. Ihr Baby spürt, wenn Sie es mit Liebe behandeln und sich bemühen, es gut zu versorgen und seine Bedürfnisse zu erkennen. Aber nicht alles klappt gleich auf Anhieb . So sind fast alle Eltern am Anfang unsicher, ob sie alles richtig machen.

„Ich weiß noch, wie ich das Krankenhaus verließ und dachte:

O Gott! Lassen sie mich wirklich mit ihm gehen? Ich habe keinen blassen Schimmer von Babys! Ich habe nie gelernt, mit ihnen umzugehen. Wir sind reine Amateure."

(Ann Tyler, Mamatoto)

■ Gruppendiskussion: Was ist eigentlich Bonding?

Der Begriff **Bonding** taucht in vielen Büchern rund um die Geburt auf, und auch die meisten Eltern haben schon davon gehört, manchmal jedoch, ohne sich tatsächlich etwas darunter vorstellen zu können. Sammeln Sie zunächst die Informationen, die Ihre KursteilnehmerInnen schon haben. Manchmal ist die Vorstellung ein wenig durch den Biologieunterricht geprägt, wo für die Bindung einer Mutter an ihr Junges nach der Geburt eines Tieres ein einziger Blick reicht. Stellen Sie klar, dass dies bei Menschen ganz anders ist.

! Bonding ist ein Prozess, der zwar unmittelbar nach der Geburt beginnt, sich aber dann über ein ganzes Jahr erstreckt.

Nicht in jede Frau fährt unmittelbar nach der Geburt der „Mutterblitz" und das ist auch gar nicht schlimm. Durch ausreichenden (Körper-) Kontakt, mit Geduld und Neugier werden sich Eltern und Kind immer enger aneinander binden, aber dabei brauchen sie Zeit und Ruhe.

Weisen Sie in diesem Zusammenhang bereits auf die **Bedeutung des ersten Stillens** hin.

Die Eltern sollten um die Besonderheit und Unwiederbringlichkeit dieser ersten Augenblicke mit ihrem Baby wissen, damit Sie diese Zeit auch wirklich würdigen und Störungen von außen soweit es möglich ist, abstellen können. Sie trauen sich dann eher,
- ihre zuvor formulierten Wünsche und Vorstellungen einzubringen
- das Personal zu bitten, mit Routinemaßnahmen zu warten, bis sie ihr Baby gestillt haben
- Besucher und die restliche Familie um Geduld zu bitten
- das Leben draußen und den Alltag (Telefon, Handy ...) so lange wie möglich einfach auszusperren.

Ein Vortrag über die ersten Maßnahmen mit ihrem Baby runden diesen Teil ab.
- Pro und kontra Augenprophylaxe
- Vitamin K-Prophylaxe
- Waschen, Wiegen, Anziehen – Wer macht was?

7.11   Sonntag: Kurseinheit Wochenbett

Tab. 7-**12** Kurseinheit Wochenbett

Zeit	Dauer	Lernziele	Inhalt	Methode	Medien
10.30	45 Min.	Das Besondere dieser ersten Zeit bewusst zu machen: <ul><li>Verständnis für körperliche und seelische Veränderungen schaffen</li><li>Sich Zeit nehmen für ein gutes Zusammenwachsen der Familie</li><li>Sich Zeit nehmen, um das Wunder des Lebens zu bestaunen und dem Baby und sich selbst vertrauen zu lernen</li><li>Diese Zeit trotz der Anstrengungen genießen!</li></ul>	Wochenbettkorb mit Symbolen zum Assoziieren: <ul><li>Die TN berichten, was ihnen zu dem gewählten Gegenstand einfällt</li><li>Gruppe ergänzt</li><li>Kursleitung ergänzt</li></ul>	Symbolarbeit	Korb mit ausgewählten Symbolen Handzettel
11.15	10 Min.	Liebevolle Zuwendung	Gegenseitige Handmassage	Paarübung, Wahrnehmungsübung	Wie oben, Übungsanleitung, Massageöl, Papiertücher
11.25	10 Min.		Pause		

Das Wochenbett

Mit der Geburt des ersten Kindes werden auch Eltern geboren. Die Natur hat es so eingerichtet, dass die Zeit stehen zu bleiben scheint. Alle Aufmerksamkeit gebührt dem Kind, das große Ereignis der Geburt tritt in den Hintergrund. Erleichtert und entlastet bestaunen beide das Baby.

Im anschließenden Wochenbett haben die Eltern nun eine sehr bewegte Zeit vor sich. Wie für das Kind, gibt es auch für sie in der nächsten Zeit kaum eine Wiederholung. Alles ist neu. Die Sprache des Babys ist oft noch unverständlich.

Widersprüchliche Informationen sprechen den Eltern vielleicht ihre natürliche Kompetenz ab, wollen sie daran hindern, das Baby zu sich ins Bett zu nehmen, mit ihm zu schmusen, es zu stillen, wenn es danach verlangt, um früh mit der Erziehung zu starten. Gutgemeinte Ratschläge warnen eher vor Ersticken und Aspiration anstatt Vertrauen zum Kind zu schaffen.

Die **körperliche Verfassung** der Frau ist eine weitere Überraschung. Sie ist noch geschwächt durch die Geburt. Der Bauch ist so leer und trotzdem zu rund, um in die alte Kleidung zu passen. Die Brüste schmerzen, die Nächte sind kurz. Der Wochenfluss hält an und verändert sich, nachts läuft die Milch aus und die Mutter ist schweißgebadet. Bald wird klar, dass nichts nach Plan läuft und das Paar den Alltag um das Kind herum organisieren muss.

Lernziele:

Das Besondere dieser ersten Zeit bewusst zu machen:

- Verständnis für körperliche und seelische Veränderungen schaffen
- Sich Zeit nehmen für ein gutes Zusammenwachsen der Familie
- Sich Zeit nehmen, um das Wunder des Lebens zu bestaunen und dem Baby und sich selbst vertrauen zu lernen
- Diese Zeit trotz der Anstrengungen genießen!

Folgende Fragen erscheinen hier zielführend

- Was geschieht im Wochenbett, welche Informationen sind für das Paar hilfreich?
- Wie kann der Partner aktiv in diese wichtige Zeit eingebunden werden?
- Wie können wir dazu beitragen, dass aus einer Zweierbeziehung eine Dreierbeziehung wird und niemand in die Abseitsrolle gerät?
- Welche konkreten Aufgaben kann der Partner übernehmen und wie findet er leichter in seine Rolle als Vater?

ÜBUNG Der Wochenbettkorb _____

Übungsziele:

- Das Besondere der Wochenbettzeit bewusst machen

Anleitung:

Als Möglichkeit, sich dem Thema vielschichtig zu nähern, wird ein Wochenbettkorb zusammengestellt. Dieser enthält Gegenstände, die symbolisch für das Wochenbett stehen und zur Assoziation einladen.

- Die TeilnehmerInnen sitzen im Kreis. Aus dem Korb wird ein Gegenstand gewählt.

- Der oder die Teilnehmerin erzählt, warum er/sie diesen Gegenstand gewählt hat, was damit assoziiert wird, oder welche Fragen dazu auftauchen.
- Die Gruppe kann sich anschließend dazu äußern, ergänzende Informationen kommen von der Kursleitung.

Die folgende Auswahl von Symbolen (Tab. 7-**13**) bietet eine Orientierungshilfe und kann je nach Schwerpunkt variiert werden. Jeder Teilnehmer sollte einen Gegenstand wählen können, deshalb sind maximal 2 Symbole mehr als vorhandene TeilnehmerInnen eine gute Wahl.

■ Hand- oder Fußmassage

Übungsziele:

Durch eine Massage der Hände und der Füße erreichen wir über die Reflexpunkte den ganzen Körper. Wegen der vielen Nervenenden sind sie sehr sensibel. Eine ernst gemeinte Massage fühlt sich in den meisten Fällen gut an und bietet eine gute Möglichkeit, sich einander zuzuwenden. An dieser Stelle ist Zeit und Gelegenheit dafür.

Halten Sie Massageöl bereit und Tücher, um überschüssiges Öl anschließend abzuwischen.

ÜBUNG Handmassage (nach Margarita Klein und Maria Weber) _____

Anleitung:

Das Paar sitzt sich bequem und mit Kissen unterstützt gegenüber. Zunächst massiert die Frau ihren Partner.

Aufforderung an ihn:

- Überlassen Sie Ihrer Frau die Hand und schließen Sie die Augen.

Tab. 7-13 „Wochenbettkorb"

Psyche/Beziehung/ Neuanfang

1. Vogelnest aus Dekoabteilung
- Kann stehen für kurze Verweildauer im Krankenhaus
- Geschützter Raum und Geborgenheit zu Hause
- Äußere Störfaktoren reduzieren

2. Dattel (andere karamellisierte Frucht)
- Moslemischer Wochenbettbrauch: Vater lässt das Baby an einer süßen Dattel schmecken und zeigt so, wie süß das Leben sein kann.
- Vater übernimmt symbolisch die Rolle des Versorgers: bringt gute Lebensmittel für seine Frau, damit sie wiederum gute Milch produziert und sich gut erholt

3. Massageöl
- „Sprache der Berührung", sich als Paar einander zuwenden
- Babymassage als Nahrung für die Seele
- Bauchmassage, um die Rückbildung zu fördern

4. Symbol für Flitterwochen, z. B. Postkarte mit einsamer Insel
- Den Alltag außen vor lassen
- Vorbereitungen treffen wie für eine Hochzeitsreise z.B Vorräte anlegen
- „Nur die Liebe ist wichtig"

5. z. B. Krone als Symbol, sich etwas Luxus zu gönnen
- Blumen vom Partner
- Putzfrau als Gutschein
- Professionelle Massage
- Essen auf Rädern
- Brötchenservice
- Einkaufsservice

6. Taschentücher
- Babyblues
- Wochenbettdepression Dunkelziffer 25 %!!!
- Hilfe holen
- Verständnis durch den Partner
- Entlastung und Schlafmangel
- „www.schatten-und-licht.de" (bundesweite Selbsthilfegruppe)

7. Ohrstöpsel
- Sich abwechseln, um zur Ruhe zu kommen
- Sich nicht zuständig zu fühlen, Baby ist beim anderen Elternteil gut aufgehoben

8. Kalender mit 3 Monaten
- 3 Monate bis Alltag einkehrt
- Kind ist etabliertes Familienmitglied
- Rhythmus kehrt ein

Tab. 7-13 Fortsetzung

Kind

9. Fremdwörterbuch
- Die Sprache des Babys verstehen, braucht Zeit
- Trösten geschieht intuitiv
- Plakat BDH zum trösten vorstellen

10. Spazierstock in Miniatur
- Abendspaziergang auf dem Arm der Eltern
- Unruhige Zeit am Abend, Baby will getragen werden

11. Einem Tragetuch ähnelnder Schal
- Bedeutung des Tragens für Urvertrauen
- Verschiedene Tragehilfen

12. Produktprobe zur Bauchmassage für Babys
- Reizverarbeitung über Darm
- Reizreduzierung hilft gegen Bauchweh
- Menschenkind = Frühgeburt, angemessenen Tragzeit wären 12 Monate, Reife muss entstehen, Fähigkeiten werden erworben, kein Verwöhnen in den ersten 3 Monaten!

13. Knoblauchzehe
- Bedeutung der mütterlichen Ernährungsgewohnheiten für das Stillen

14. Badeente
- Vater kann das Baden übernehmen
- Vater geht gemeinsam mit Baby baden
- Ermutigung zu häufigem Hautkontakt, auch an Land

Praktisches

15. Still-BH
- Wahl aus praktischen Gesichtspunkten
- Wahl aus ästhetischen Gesichtspunkten

16. Zellstoffvorlage für Wochenfluss
- wo kommt er her,
- wie viel ist es
- wie lange dauert er

17. Kirschkernsäckchen
- Wärme für Mutter und Baby

18. Stilleinlagen
- „alles fließt"
- Brust läuft (nachts) aus
- Schutz für Warzen
- selbstreinigender Effekt bei Wolle und Seide

19. Nabelkompresse
- Nabelpflege

Tab. 7-13 Fortsetzung

20. Fläschchen
- Sinn und Unsinn, das ganze Equipment bereitzustellen
- Entlastung durch den Vater, indem er abgepumpte Milch geben kann

21. Plüschstorch
- Hebammenhilfe, Betreuung im Wochenbett

- Lehnen Sie sich zurück und versuchen nichts weiter zu tun, als die Berührungen zu spüren.

Aufforderung an sie:
- Nehmen Sie die Hand Ihres Partners in beide Hände und halten Sie diese einen Moment.
- Schließen Sie einen Moment die Augen und gehen Sie mit Ihrer Aufmerksamkeit dort hin, kommen Sie über die Hände in Kontakt zueinander.
- Nun beginnen Sie, indem Sie die Hand ausstreichen: vom Handgelenk über den Handrücken, die Finger und darüber hinweg.
- Drehen Sie die Hand nun so, dass Sie hineinsehen können, und massieren Sie mit Ihrem Daumen die Handfläche.
- Modellieren Sie die Linien der Hand mit Ihren Daumen aus.
- Halten Sie die Hand mit Daumen und Fingern und tasten Sie die Handwurzelknochen. Massieren Sie in den Zwischenräumen.

- Finden Sie den Weg bis zu den Fingern, massieren Sie den Bereich zwischen den Fingern kräftig, aber so, dass es angenehm ist. Die große Fläche zwischen Daumen und Zeigefinger massieren Sie besonders intensiv.
- Bewegen Sie nun alle Finger und geben Sie leichten Zug auf die Finger,
- Umfassen Sie die Hand Ihres Partners nun abschließend mit Ihren Händen und streichen Sie diese vom Handgelenk in Richtung Fingerspritzen aus. Wiederholen Sie das 3-mal.
- Legen Sie die Hand nun zurück und lassen Sie Ihrem Partner einen Moment Zeit zum Nachspüren …
- … Nun massieren Sie die zweite Hand.
- …
- Wechsel

„... Und so beginnt der Tanz der Liebe"

Das Wochenbett

Das Wochenbett dauert 6–8 Wochen. Dies ist eine Zeit großer Veränderungen. Durch die Schwangerschaft bedingte körperliche Veränderungen werden zurückgeführt. Die Gebärmutter verkleinert sich, die Bauchdecke strafft sich wieder, Schwangerschaftsstreifen verblassen. Der Beckenboden wird stabiler, Wunden verheilen.

Die Frau wird Mutter, aus dem Paar wird eine Familie.

Traditionell wurde die Geburt des Kindes gefeiert, die Wöchnerin gepflegt und geschont. Sie durfte nur ihr Kind stillen. Dabei sind die ersten 40 Tage eine für viele Kulturen gültige Zeitspanne. In zahlreichen Kulturen tritt die Frau noch heute gemeinsam mit ihrem Kind frühestens nach diesem Zeitraum wieder in die Öffentlichkeit, wo sie wieder in der Gemeinschaft aufgenommen wird. Dieses Ritual wird feierlich begangen und ist mit einem Statusgewinn für die Frau verbunden.

In unserer Gesellschaft sind die meisten Rituale durch veränderte Familienstrukturen und gesellschaftliche Anforderungen verloren gegangen. Der Rückzug aus der Berufstätigkeit und die Übernahme der Mutterrolle/Vaterrolle sind nicht selten mit einem gewissen Statusverlust verbunden. Männer lernen, dass Kindererziehung zum Karriereknick führt, Frauen außerdem, dass sie nach 4 Wochen wieder die alte Figur haben müssen und alle vorherigen Rollen perfekt ausfüllen sollen, so als könne man die Geburt ungeschehen machen…

„… Wenn Vater und Mutter die empfindliche Haut des Kindes berühren, wendet sich das Neugeborenen der zarten Berührung zu und sucht die Augen, die in seine eigenen hineinsehen. Und so beginnt der Tanz der Liebe, der die Eltern fest an ihre Kinder bindet und sicherstellt, dass das neugeborene Kind jemanden hat, der für sein Überleben sorgt …"

(aus „Mamatoto")

Lust statt Frust

Kleine Starthilfe, damit Sie die erste Zeit mit Ihrem Baby genießen und sich von den Anstrengungen der Geburt erholen können:

Stellen Sie sich vor, Sie gründen eine Familie und möchten die erste Zeit wie Flitterwochen begehen:

• Welche Vorbereitungen können Sie treffen?
• Was ist Ihnen wichtig für die erste Zeit mit dem Baby?
• Welche Aufgaben können Sie als Vater übernehmen?
• Wie lange können Sie als Vater Urlaub nehmen und wie spontan?

Einkaufsliste vor der Geburt:

- Basislebensmittel und Tiefkühlkost
- Getränke, Sekt, Frauenmanteltee, Stilltee
- Toilettenpapier
- Einmalslips und große Damenbinden ohne Beschichtung
- Babywindeln bis 5 kg/ggf. Windelservice
- Körperöl für Baby (z. B. Mandelöl)
- Körperöl für Eltern
- Kirchkernsäckchen oder Wärmflasche

Der Wochenbettmanager hat wichtige Aufgaben, die zur Entlastung unerlässlich sind, aber nicht zwangsläufig vom Vater übernommen werden müssen.

Aufgaben des Wochenbettmanagers:

- Bettwäsche wechseln und waschen
- Toilette sauber halten
- Einkaufen, Lebensmittel, Getränke (Sekt und Blumen nicht vergessen)
- Abwaschen
- Kochen, Frühstück machen, Abendbrot
- Snacks, Tee kochen
- Spaziergang mit Baby, um der Mutter Ruhe zu schaffen
- Wickeln
- Behördengänge, Formulare können schön in der Schwangerschaft vorbereitet werden.

Für eine ruhige Zeit im Nest:

- Entlastungsmöglichkeiten und Vorbereitungen
- Anrufbeantworter mit „Eckdaten" besprechen
- Besuch bringt Kuchen mit
- Verwöhnmaßnahmen, z. B. professionelle Massage
- Einkauf über Lebensmittelservice organisieren
- Eltern/Freunde schenken einen Gutschein für eine Putzfee, die über einen gewissen Zeitraum kommt
- Essen bestellen
- Die Nächte sind kurz! Deshalb nutzen Sie die Pausen am Tag!

Und wenn die Flitterwochen vorbei sind ...

Väter:

- Ist der Urlaub vorbei, kommen Sie bitte pünktlich nach Hause, denn Sie werden erwartet!
- Auch wenn Ihre Frau mit der Zeit routinierter in der Babypflege ist, Sie sind als Vater unersetzlich!
- Machen Sie es sich mit dem Baby gemütlich, Bauch an Bauch, ohne störende Kleidung, sondern schön eingekuschelt, das schafft eine ganz besondere Nähe zwischen Ihnen und Ihrem Kind.
- Nutzen Sie die Gelegenheit, nehmen Sie Angebote mit Ihrem Baby wahr, z. B. einen Baby-massagekurs.

Mütter:

- Tragen Sie im Wochenbett nicht schwerer als das Kind ist, das schont den Beckenboden.
- Es heißt Wochenbett und nicht Wochenlauf, deshalb die Beine häufig hochlegen und den Beckenboden entlasten.
- Tun Sie sich etwas Gutes, gehen Sie zur Rückbildungsgymnastik.
- Wenn auch Wochen nach der Geburt nur die Schwangerschaftskleidung passt, bleiben Sie geduldig. Vielleicht kaufen Sie sich ein neues Kleidungsstück, in dem Sie sich attraktiv und wohl fühlen.

Paar:

- Gönnen Sie sich gegenseitig Auszeiten. Nicht zuständig zu sein, entlastet und fördert den Erholungswert.
- Hausarbeit, die liegen bleibt, sollte von beiden erledigt werden, da beide am Abend einen „Arbeitstag" hinter sich haben.
- Nehmen Sie sich Zeit zu zweit, das Baby wird Ihre Abwesenheit mit einem Babysitter Ihres Vertrauens gut überstehen.
- Lassen Sie sich zur Geburt einen Gutschein für Babysitting von Freunden schenken.
- Freuen Sie sich, denn Sie sind zu zweit und können so die Anstrengungen teilen und sich gemeinsam an Ihrem Baby freuen!

7.12   Sonntag: Kurseinheit Stillen

Tab. 7-**14** Kurseinheit Stillen

Zeit	Dauer	Lernziele	Inhalt	Methode	Medien
11.35	10 Min.	• Reflexion der eigenen Einstellung • Einbeziehen der Väter in das Thema	• Vor- und Nachteile sowie eigene Vorbehalte werden mit vorgegebenen Fragen besprochen	Gruppenarbeit in geschlechtshomogenen Gruppen	Flipchart mit Fragen
11.45	15 Min	• Klärung der Rollen • Klärung von Vorurteilen	• Männer und Frauen tauschen abwechselnd ihre Antworten aus • Anschließende Diskussion	Gruppengespräch	Flipchart
12.00	20 Min.	• Physiologie des Stillens in Grundzügen verstehen	• Basics – Was Eltern über das Stillen wissen sollten • Grundlagenwissen	Vortrag	• Stillatlas • Puppe • Brustmodell
12.20	5 Min.	• Saugverwirrung verstehen	• TN erleben ähnlichen Geschmack in zwei Darreichungsvarianten • Erleben, wie unterschiedlich Nahrungsaufnahme sein kann	Wahrnehmungsübung	• Kleine Becher • Kaffeelöffel • Strohhalme • Kakao
12.25	5 Min.	• Korrekte Position beim Anlegen nachvollziehen können	• Schlucken mit gedrehtem oder gebeugtem Hals	Wahrnehmungsübung	keine
12.30	15 Min.	• Vertiefung und praktisches Üben	• Ausprobieren der verschiedenen Stillpositionen • Wie kann der Partner helfen?	Vortrag mit praktischem Umsetzen	Puppen, Kissen
12.45	15 Min.	• Schulterentspannung • Ausstieg aus dem Thema	• Die Last von den Schultern nehmen	Partnerübung	Musik
13.00	60 Min.		• Pause		

Beim Thema Stillen sehen wir Kursleiterinnen uns manchmal mit der Schwierigkeit konfrontiert, dass den **teilnehmenden Vätern** das Interesse fehlt:

„Stillen – das macht ja meine Frau, damit habe ich nur wenig zu tun."

Hier zunächst einmal Interesse und das Bewusstsein, dass auch bei diesem Thema Teamarbeit von Vater und Mutter gefragt ist, zu wecken, ist eine Aufgabe, die es beim Einstieg in das Thema zu bewältigen gilt.

Eine weitere Herausforderung besteht darin, dieses sehr umfangreiche Thema so zu bearbeiten, dass eine Unterrichtseinheit daraus wird, die den Eltern den Start in die Stillzeit erleichtert, ohne sie mit zu viel Theorie zu überfrachten.

> **Lernziele:**
> * Vor- und Nachteile des Stillens sowie mögliche Vorbehalte werden geklärt
> * Physiologie des Stillens in Grundzügen verstehen
> * Korrektes Anlegen des Kindes
> * Wie vermeide ich Anfangsfehler?
> * Unterstützung durch den Partner erleichtert den Frauen den Stillbeginn
> * Wo bekomme ich Hilfe?

Reflektion der eigenen Einstellung in geschlechtshomogenen Gruppen (10 Minuten)

Eine schöne Möglichkeit, Männern bereits zu Beginn der Kurseinheit zu vermitteln, dass dieses Thema auch Väter etwas angeht, besteht darin, in geschlechtshomogenen Gruppen die folgenden, auf dem Flipchart visualisierten Fragen (modifiziert nach Robert Richter) bearbeiten zu lassen:
* Welche Vorteile sehe ich **für mich** im Stillen?
* Welche Nachteile sehe ich **für mich** im Stillen?
* Wie wichtig ist **mir**, dass mein Kind gestillt wird?
* Welchen Beitrag kann **ich** dazu leisten?
* Wie glaube ich, ist Stillen mit der Sexualität als Paar vereinbar?
* Welchen Ausgleich können sich Väter mit ihren Babys schaffen?

Austausch in der ganzen Gruppe (20 Minuten)

Nachdem die Fragen in der Männer- und Frauengruppe beantwortet wurden, werden die Ergebnisse in der gesamten Gruppe zusammen getragen.

Hierzu lesen die Männer und Frauen abwechselnd ihre Antworten zu den bearbeiteten Fragen vor. Oft entsteht schon an dieser Stelle eine lebhafte Diskussion über das Für und Wider und gibt der Kursleiterin die Möglichkeit, einzelne Punkte zu besprechen, zu ergänzen und auch zu klären.

Beispiele:
„Als stillende Mütter müssen wir auf viele Nahrungsmittel verzichten, damit das Baby keine Blähungen bekommt."

„Gestillte Kinder schlafen erst später durch."

„Wir Väter können beim Stillen nichts tun/müssen nachts nicht aufstehen."

„Vom Stillen bekommen Frauen einen Hängebusen."

„Mir ist es egal, ob mein Kind gestillt wird. Heutzutage ist doch die fertige Milch genauso gut wie Muttermilch."

„Mit einer kleinen Brust wird das Stillen wahrscheinlich sowieso nicht funktionieren."

> ┌─ **PRAXISTIPPS** ──────────
>
> **Eigene Reflektion**
> Wichtig ist bei diesem Thema sicher auch, sich der eigenen Einstellung zum Thema Stillen bewusst zu werden:
> * Wie ist meine eigene Einstellung, welche Erfahrungen habe ich mit dem Stillen gemacht?
> * Wie wichtig ist es mir, dass die Frauen stillen?

- Möchte ich die Eltern davon überzeugen, dass es auf jeden Fall besser ist, das Kind zu stillen?
- Oder kann ich für mich akzeptieren, dass es Frauen gibt, für die die Nachteile beim Stillen überwiegen und die sich deshalb dagegen entscheiden?

Haben die TeilnehmerInnen das Gefühl, dass wir als Kursleiterin unsere Meinung aufdrängen und Eltern nicht in ihrem eigenen Entscheidungsprozess unterstützen, werden wir auf Widerstände und manchmal sogar Widerwillen stoßen.

Fragen zur Sexualität
Wenn Sie in einer gemischten Gruppe nicht gerne über Fragen zur Sexualität reden, lassen Sie die fünfte Frage einfach weg. Bleiben Sie authentisch, bearbeiten Sie keine Themen, mit denen Sie sich von vornherein unwohlfühlen.

Physiologie des Stillens

Anhand guter Abbildungen vermitteln wir nun das nötige Basiswissen zur Milchbildung und zum Stillen. Wichtig ist hier besonders eine gründliche **didaktische Reduktion der Themen** und **Inhalte**. Das Thema Stillen ist riesengroß, aber nicht alle Informationen sind für die Eltern wirklich für einen erfolgreichen Stillbeginn notwendig.

PRAXISTIPPS

Achten Sie unbedingt darauf, dass der theoretische Teil nicht zu umfangreich und damit zu lang wird, die Theorie sollte nicht länger als 20–30 Minuten dauern.

Die folgende Auswahl hat sich in unseren Kursen bewährt und kann auch so als Handzettel (s. S. 174) verteilt werden. Als ausführliches Handout zum Vertiefen ist die Stillbroschüre

des DHV gut geeignet. Die Kosten dafür können natürlich umgelegt werden.

Praktische Übungen

Nachdem nun das Wichtigste theoretisch erarbeitet wurde, wird das Wissen in die Praxis umgesetzt und damit vertieft und erfahrbar gemacht.

ÜBUNG ## Saugverwirrung erfahren —

Übungsziele:
Um den Eltern den Begriff „Saugverwirrung" plausibel zu machen, können die TeilnehmerInnen selber zwei verschiedene Möglichkeiten der Nahrungsaufnahme ausprobieren und damit auf der psychomotorischem Lernebene erfahren, wie ihre Kinder das Saugen an der Brust und an der Flasche erleben.

Wir brauchen dazu:
- Kakao und Nougatcreme oder Saft und ähnlich schmeckende Marmelade
- dünne Strohhalme, kleine (Plastik-) Gläschen
- Teelöffel

Anleitung:
Wir füllen pro TeilnehmerIn ein Gläschen mit Saft oder Kakao und bitten die Eltern, dieses Getränk mit dem Strohhalm zu trinken und darauf zu achten:
- Wie trinken Sie?
- Wie bewegen Sie Ihren Mund?
- Was macht dabei die Zunge?
- Wie empfinden Sie den Geschmack?

Nun reichen wir Teelöffel und bitten die Eltern, sich jeweils einen Löffel mit Nougatcreme oder Marmelade zu füllen und dann den Löffel mit der Wölbung nach oben in den Gaumen zu legen. Nun sollen die TeilnehmerInnen versuchen, den Teelöffel abzulecken und wieder darauf zu achten:

Basics zum Stillen

Damit genügend milchbildendes Hormon gebildet wird, müssen die Babys ausreichend lange, das heißt **mindestens 20 Minuten,** an der Brust trinken.

Um die Milch von innen nach außen zu bringen, wird Oxytocin gebraucht. Die Ausschüttung dieses Hormons regt das Baby durch sein Saugen an. Aber Oxytocin kann nur gebildet werden (genau wie bei der Geburt und auch in der Sexualität!), wenn die Frauen **ruhig, warm, bequem und ohne Stress** stillen können. Hier ist die Unterstützung der Väter gefragt.

Um Saugverwirrung zu vermeiden, sollte ihr Baby zunächst **nur aus der Brust** trinken.

Es ist ganz normal, dass das Baby **am Anfang abnimmt**.

Damit das Stillen nicht schmerzhaft ist, müssen die Mütter auf eine **gute Anlegeposition** achten. Auch hier ist die Unterstützung der Väter hilfreich.

Zum Stillen braucht man **Geduld**, bis alles richtig gut klappt, dauert es meist etwa drei Wochen.

Bei Stillschwierigkeiten können Sie während der gesamten Stillzeit Hilfe durch Ihre Hebamme bekommen. Es gibt Angebote mit weiteren Hilfsmöglichkeiten wie z. B. Stillcafés oder Beratungsstellen.

Rund ums Stillen kursieren **viele falsche Informationen**, deshalb passen Sie auf, wer Ihnen welche Tipps gibt (Beispiel: Broschüren von Babynahrungsherstellern).

- Wie bewegen Sie Ihren Mund?
- Was macht die Zunge dabei?
- Wie empfinden Sie den Geschmack?

Die Eltern erfahren, dass die Technik sehr unterschiedlich ist. Beim Löffel (= an der Brust) ist die Zunge breit und muss aktiv sein, während sie beim Trinken aus dem Strohhalm (= der Flasche) eher passiv bleibt und die Lippen geschlossen werden.

Für Eltern ist es sehr verständlich, dass ihr kleines Kind sich nicht problemlos von einer Technik auf die andere umstellen kann. Die Frauen erfahren, dass ihr Baby die Brustwarze nur mit der Zunge bearbeitet und sie nicht zwischen den Kiefern festklemmt, eventuelle Angst vor Schmerzen wird dadurch gemindert.

ÜBUNG Position des Babys beim Stillen

Anleitung:
Wie das Baby den Kopf beim Stillen halten sollte, können wir den Eltern schnell und eindrucksvoll zeigen:

- Bitten Sie die Eltern, den Kopf zur Seite zu drehen und dann zu schlucken.
- Danach bitten Sie die TeilnehmerInnen, den Kopf nach vorne zu beugen und dann zu schlucken.
- Welche Beobachtung haben sie gemacht?

Natürlich spüren die Eltern sofort, dass sie in diesen Haltungen nicht gut schlucken können und können daraus folgern, dass das Baby nicht mit gedrehtem oder gebeugtem Kopf angelegt werden sollte, das heißt:

- Bei allen Positionen liegt das Baby frontal, Bauch an Bauch zur Mutter, damit es den Kopf nicht drehen muss.

- Die Mutter sollte ihr Baby nicht am Kopf nach vorne an die Brust drücken, sondern im Schulter-/Nackenbereich, so bleibt auch die Nase frei.

ÜBUNG Stillpositionen

Anleitung:
Nun wechselt die Gruppe auf die Matten. Hier werden die verschiedenen Stillpositionen ausprobiert. Wenn möglich, halten Sie dafür einige Babypuppen, Stillkissen und kleinere Kissen bereit.

Bitten Sie die Eltern, die verschiedenen Positionen einzunehmen, weisen Sie dabei darauf hin, dass es wichtig ist, dass sie ihr Kind zur Brust und nicht die Brust zum Kinde zu führen.

- Seitenlage
- Rückenlage, dabei eventuell auf die Besonderheiten nach einem Kaiserschnitt eingehen
- Sitzend in Wiegehaltung oder Rückhaltegriff

Gemeinsam wird nun erarbeitet, worauf zu achten ist. Die Männer erfahren, wie sie ihre Frauen unterstützen können und bekommen einen Blick dafür, ob Mutter und Kind es bequem haben.

Wenn alle Frauen alle Positionen ausprobiert haben und gespürt haben, wie es sich richtig anfühlt, können wir diesen Teil mit dem Hinweis beschließen, dass nur am Anfang eventuelle Hilfsmittel wie Kissen oder Stillkissen nötig sind. Später, wenn die Familien mit ihrem Baby wieder mobiler sein möchten und etwas geübter sind, geht es natürlich auch gut ohne.

`ÜBUNG` ## Die Last von den Schultern nehmen (20 Minuten)

Übungsziel:
- Partnerübung „Schulterentspannung"

Wir schlagen vor, dass zunächst der Partner die Behandlung erhält, sonst ist es oft so, dass der eine oder andere es eher vorzieht, ausschließlich den aktiven Part zu übernehmen. Da es uns wichtig ist, auch den Männern das Wohlbefinden einer Entspannung näher zu bringen, kommen wir dem so zuvor. Das bedeutet trotzdem, dass die Teilnahme immer freiwillig ist.

Der Einstieg in die Übung kann über den Bezug zum Stillen gefunden werden, aber auch über die Akzeptanz des Mannes, als derjenige, der einen harten Tag hinter sich hat, weil er die Familie versorgt.

Diese Partnerübung erscheint beim ersten Anleiten etwas kompliziert und die jeweils aktiven Kursteilnehmer sollten auf eine möglichst bequeme Position achten. Außer dem sehr positiven Effekt zeigt die Übung, wie schwer es sein kann, Kontrolle abzugeben und sich jemanden zu überlassen.

Anleitung:
Der Partner liegt in rechter Seitenlage mit den Füßen in Richtung Wand und dem Rücken der Partnerin zugewandt. Die Partnerin sitzt mit dem Rücken zur Wand, dicht am Rücken des Partners (ihre Beine zur Raummitte):

Die Männer liegen bequem in rechter Seitenlage und versuchen, nichts weiter zu tun als „es geschehen zu lassen", während die Partnerinnen die Übung ausführen.
- „Greifen Sie mit der rechten Hand unter dem oberen Arm Ihres Partners hindurch und legen Sie die Hand auf seine Schulter. Nun legen Sie die andere Hand ebenfalls auf die Schulter, so wie zum Gebet (Abb. 7-**19** und 7-**20**).

- Führen Sie nun kreisende Bewegungen im Schultergelenk aus. Dabei ruht der Oberarm Ihres Partners auf Ihrem Unterarm (ca.1 Min.) (Abb. 7-**20**).
- Nun halten Sie die Bewegung an und geben Zug auf die Schulter, indem Sie Ihr Gewicht nach hinten verlagern. Ihr Partner gibt eine Rückmeldung, wenn die Dehnung zu stark ist (ca. 20 sec. halten) ... Nun lösen Sie die Schulter (10 sec) ... Wiederholen Sie bitte den Zug ...(insgesamt 3-mal ausführen) (Abb. 7-**20**).
- Während die vordere Hand auf der Schulter liegen bleibt, beginnen Sie mit der linken Hand, um sein Schulterblatt zu arbeiten. Massieren Sie kräftig mit den Fingern an der Schulterblattkante entlang (ca. 1 Min.) (Abb. 7-**21**).
- Abschließend streichen Sie mit beiden flachen Händen diesen Bereich aus. (30 sec.) (Abb. 7-**22**).
- Nun rutschen Sie etwas zur Seite und geben Ihrem Partner die Gelegenheit, sich auf den Rücken zu drehen und für einen Moment nachzuspüren.
- Nun Seitenwechsel ...

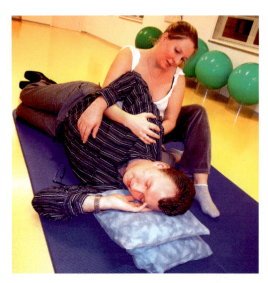

Abb. 7-**19** Die Frau sitzt nahe am Rücken des Partners und greift unter seinem Arm hindurch.

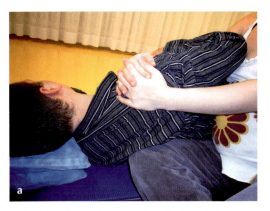 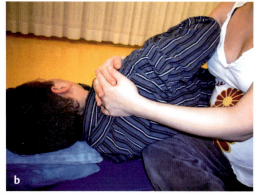

Abb. 7-**20a, b** Zunächst erfolgen kreisende Bewegungen im Schultergelenk; dann wird die Schulter gedehnt.

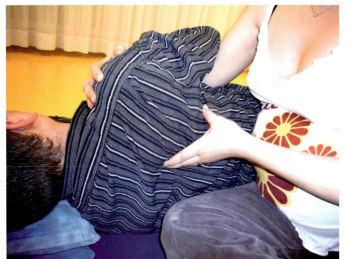

Abb. 7-**21** Massieren entlang des Schulterblatts

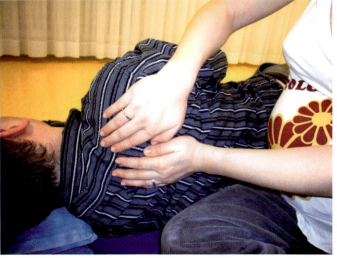

Abb. 7-**22** Mit beiden Händen ausstreichen

7.13   Sonntag: Kurseinheit Elternsein

Tab. 7-**15** Kurseinheit Elternsein

Zeit	Dauer	Lernziele	Inhalt	Methode	Medien
14.00	10 Min.	• Einstieg Elternsein • Auseinanderset-zung mit dem Thema • Aufbau auf Erfahrungen	• TN ordnen sich auf einer Skala von 1–10 ein • Wie sicher fühlen sie sich im Hinblick auf das zukünftige Leben mit ihrem Baby in ihrer Familie?	Skalierung im Raum	Blätter mit Zahlen von 1 bis 10 zum Auslegen am Boden
14.10	10 Min.	• Die Zeit muss neu verteilt werden • Nicht immer lassen sich alle Bedürfnisse befriedigen • Hilfe kann man organisieren	• Auf einem Arbeitsblatt teilen die TN die Zeit vor und nach der Geburt des Kindes ein. • Tauschen sich dann mit ihrem Partner aus • Suchen nach Lösungsansätzen in der Gruppe	Arbeitsblatt Dreischritt-Übung „Zeituhr"	Arbeitsblätter, Stifte
14.20	5 Min.	• Aktivierung • Abschütteln von Spannungen nach kontrovers diskutiertem Thema	• Der begossenen Pudel • Der Pudel, der aus dem Wasser kommt, schüttelt seinen Pelz. • Schüttelnde Bewegung der Beine und Arme	Aktivierende Bewegung	keine
14.25	20 Min.	• Konstruktiver Umgang mit Konflikten	• Arbeit mit Situationskarten • Typische Situationen in Familien mit Babys werden besprochen und nach Lösungen gesucht • Die Gruppe visualisiert ihre Ergebnisse	Kleingruppenarbeit in geschlechtshomogenen Gruppen	Vorbereitete Karten, Arbeitsmaterial für die Gruppen
14.45	20 Min.	• Hilfsangebote kennenlernen • Eigene Ideen entwickeln	• Die einzelnen Gruppen stellen ihre Ergebnisse im Plenum vor • Diskussion und Ergänzen der Ideen	Gruppendiskussion im Plenum	Flipchart, Pinnwand evtl. Digitalkamera, um Handzettel zu erstellen
15.05	15 Min.	• Positive Energie erfahren • Gute Stimmung lässt sich auch erzeugen	• Ein Gefühl, als ob sie lächeln würden, zieht durch den ganzen Körper	Entspannungsübung	Entspannungs-CD, CD-Spieler

Tab. 7-**15** Fortsetzung

Zeit	Dauer	Lernziele	Inhalt	Methode	Medien
15.20	15 Min.	• Auseinandersetzung mit unterschiedlichen Rollen • Bewusst werden von Wünschen • Wünsche für den Partner formulieren	• Wunschzettel schreiben • Was wünsche ich mir von meinem Mann für mich /als Vater für unser Kind? • Was wünsche ich mir als Mann für mich/als Mutter für unser Kind?	Einzelarbeit	Musik, Papier, Stifte, Kuverts

Aus den Wunschabfragen zu Beginn der Kurse wird immer wieder ersichtlich, dass werdende Eltern sich durchaus ein realistisches Bild vom Leben mit ihrem Baby machen möchten. Andererseits hören die Paare oft während der Schwangerschaft sehr unausgewogen viel Negatives über die erste Zeit der Elternschaft. Koliken, schlaflose Nächte, wunde Brüste und schreiende Kinder werden von erfahrenen Eltern manchmal wie ein Schreckgespenst zu Felde geführt. Ratschläge werden in großem Umfang verteilt, noch bevor die jungen Eltern die ersten Möglichkeiten hatten, eigene Erfahrungen zu sammeln.

Werdende Eltern verschließen sich dann oft, um sich in Ruhe auf ihr Baby freuen zu können und sich nicht verunsichern zu lassen. Welche Möglichkeiten haben wir in der Geburtsvorbereitung, Eltern hier auf ihren eigenen Weg zu bringen?

Lernziele:
- Das Leben mit einem Neugeborenen ist schön, kann aber auch sehr anstrengend sein.
- Die Zeit für sich selbst und für den Partner muss neu verteilt werden.
- Jede Familie muss einen eigenen Weg finden, um gut miteinander auszukommen. Es gibt keine Patentrezepte.

- Konstruktiver Umgang mit Konflikten.
- Bei auftretenden Schwierigkeiten gibt es ein Netz von Hilfsmöglichkeiten.

Einstieg ins Thema

ÜBUNG **Solution Line/ Skalierung im Raum**

Übungsziele:
Oft kreisen die Gedanken der werdenden Eltern rund um die Geburt, die Zeit danach verschwimmt bisweilen oder verklärt sich in der Vorstellung: *„Wenn das Baby nur erst mal da ist, ist alles gut!"*

Um herauszubekommen, ob und wie viele Gedanken sich die TeilnehmerInnen dieser Gruppe zum Thema Elternsein bereits gemacht haben, bietet sich die Methode der Skalierung im Raum an.

Anleitung:
- Auf einer gedachten Linie (der „solution line") wird durch mit Zahlen beschriftete Blätter eine Skala von 1 bis 10 dargestellt.
- Nun bitten Sie die TeilnehmerInnen, ihre aktuelle Position zu der folgenden Frage einzunehmen:

Wie sicher fühlen Sie sich im Hinblick auf die Organisation der Abläufe in Ihrer Familie in der ersten Zeit mit Ihrem Baby?

10 bedeutet: Ganz konkret, habe viel Erfahrung mit Kindern

1 bedeutet: überhaupt keine Vorstellung, was mich erwartet

- Je nach Gruppengröße fragen Sie nun alle oder nur einzelne TeilnehmerInnen, warum sie sich so positioniert haben.

Die Skalierung im Raum in einer Gruppe ist eine Möglichkeit, auf dem aufzubauen, was schon gut funktioniert und **individuelle Lösungsansätze** der Gruppe zu Verfügung zu stellen.

PRAXISTIPPS ──────────

Deshalb sollten Sie hierbei defizitorientiertes Nachfragen vermeiden (Beispiel: *„Warum stehen Sie denn erst auf der zwei, was klappt denn noch nicht?")*.

Besser ist es, zu fragen: *„Was wissen Sie denn schon alles, dass Sie sich auf der zwei oder drei einordnen? Sie scheinen ja schon Erfahrungen zu haben !"*

Zeitmanagement für Eltern

Die Zeit für sich selbst und für den Partner muss neu verteilt werden.

ÜBUNG **Der Zeitkuchen (24 Stunden) (nach Thea Vogel)** ─────

Übungsziele:

- Der Zeitkuchen ist eine effektive Möglichkeit, um ein Paar im Bezug auf anstehende Veränderungen miteinander ins Gespräch zu bringen.

Anleitung:

- Auf einem vorbereiteten Arbeitsblatt tragen die werdenden Mütter und Väter unabhängig voneinander ihre Zeitverteilung vor der Geburt ein. Wie viel Zeit brauchen sie für Hausarbeit, Berufstätigkeit, für ihre Hobbys und als Freizeit?
  Wie lange schlafen sie?
  Wie viel Zeit brauchen sie zu zweit für ihre Beziehung?
- Nun gehen die Eltern mit Fantasie in die Zukunft, wenn das Baby da ist und der Alltag wieder eingekehrt ist.
  Wie viel Zeit brauchen Sie für die Säuglingspflege und das Spiel mit ihrem Baby?
  Wie lange dauert es, ihr Kind zu stillen/zu ernähren?
  Und wie verteilt sich nun die Zeit?
  Wo sparen sie Zeit, um sich ihrem Baby widmen zu können?
- Wenn beide Partner fertig sind, setzen sie sich zusammen und vergleichen ihre Zeitkuchen miteinander. Oft wird bereits hier klar, dass die Vorstellungen noch nicht übereinstimmen.
- Nun wird in der Gruppe besprochen, wie viel Zeit ein kleines Baby braucht, was sich organisieren und wo sich Zeit gewinnen lässt. Hier in der noch unbefangenen Situation lässt es sich gut nach Lösungen suchen und in der Gruppe finden sich oft praktikable Ideen wie z. B. gegenseitige Hilfe in Krabbelgruppen oder beim Babysitting. Wie die erste Zeit mit dem Baby verläuft, lässt sich natürlich nicht vorhersagen, denn dies ist ja vor allem vom Temperament des Kindes abhängig. Aber es ist auf jeden Fall hilfreich zu wissen, dass die Zeit manchmal knapp wird und nicht immer alle Bedürfnisse unter einen Hut zu bringen sind.

ÜBUNG ## Der begossene Pudel _____

Übungsziele:
Als **kleine aktivierende Maßnahme** zwischendurch bietet sich die folgende Übung an. Mit geringem Zeitaufwand (Dauer: 1 Min.) kommen die TeilnehmerInnen einmal gut in Bewegung und können Spannungen aus dem zuvor, vielleicht kontrovers diskutierten Thema einfach „abschütteln".

Anleitung:
Der Pudel, der aus dem Wasser kommt, schüttelt seinen Pelz.
- Bequem hinstellen, Beine hüftbreit, Arme hängen lassen
- Die Hände ganz leicht und locker schütteln
- Die Schüttelei steigern, in Unter- und Oberarm fortsetzen.
- Langsamer werden, den rechten Fuß ausschütteln und zuletzt den linken Fuß schütteln.
- 15 Sekunden nachspüren

Diese Übung empfiehlt sich nach schwierigen Themen Sectio, Schmerzen, Zeitverteilung.

_____

ÜBUNG ## Arbeit mit Situationskarten _____

Eine weitere Möglichkeit, Paare auf den Alltag mit kleinen Kindern einzustimmen, ist die Arbeit mit Situationskarten. Um die oft unterschiedliche Herangehensweise von Männern und Frauen herauszuarbeiten, bietet es sich an, dabei in **geschlechtshomogenen Gruppen** zu arbeiten. Je nach Gruppengröße bilden sich nun Zweier- bis Vierergruppen, die TeilnehmerInnen suchen sich dabei die Arbeitspartner selber aus.

Die mit **typischen Situationen mit einem Baby** vorbereiteten Kartei- oder Moderationskarten werden nun an die Gruppen verteilt oder, wer es spielerischer mag, verlost. Bieten Sie den Kleingruppen Material an, um Arbeitsergebnisse zu visualisieren. Geeignet sind Flipchart- oder Pinnwandbögen, da sie bei der späteren Präsentation der Arbeitsergebnisse auch in der großen Gruppe gut zu lesen sind.

Übungsziel:
- Vorbereitung auf den konstruktiven Umgang mit Konflikten nach der Geburt.

Karten für die Frauen
- Ihr Partner hätte das Schlafzimmer gerne wieder für Sie beide allein und schlägt Ihnen vor, dass Ihr Baby nun im Kinderzimmer schlafen soll. Da Sie noch stillen ‚ist es für Sie einfacher, wenn das Baby weiterhin bei Ihnen schläft. Außerdem fühlen Sie sich unwohl, wenn das Baby so weit entfernt schläft. Wie können Sie sich einigen?
- Die Geburt ist drei Monate her und Sie möchten gerne mal wieder Zeit mit Ihrem Partner alleine verbringen, um zu reden oder zu kuscheln. Bisher hat Ihr Baby soviel Zeit beansprucht, dass dies zu kurz gekommen ist. Welche Ideen haben Sie?
- Stellen Sie sich vor, dass Ihr Baby in der ersten Zeit sehr unruhig ist. Auch nachts wird es häufig wach und schreit scheinbar ohne Grund. Ihr Partner ist sehr gestresst, weil er am nächsten Tag arbeiten muss. Deshalb schlägt er Ihnen vor, das Baby eine Zeit lang schreien zu lassen, weil er befürchtet, dass sich das Baby an das dauernde Aufwachen gewöhnt. Was schlagen Sie vor?
- Stellen Sie sich vor, Sie möchten endlich mal wieder zum Friseur gehen. Ihr Mann macht zurzeit viele Überstunden und möchte an seinem freien Samstag zum Sport gehen. Welche Möglichkeiten gibt es, damit alle zufrieden sind?

Karten für die Männer

- Ihre Frau fühlt sich durch die häufigen Unterbrechungen ihres Nachtschlafes sehr erschöpft und würde gerne mal wieder eine Nacht durchschlafen. Wie können Sie ihr helfen, wo das Baby doch noch gestillt wird?
- Sie möchten gerne, dass es Ihrer Familie gut geht und stürzen sich verstärkt in die Arbeit, um Ihre Familie finanziell abzusichern. Ihre Frau beschwert sich, dass Sie nicht genügend Zeit mit dem Baby und ihr verbringen. Fallen Ihnen Lösungen ein?
- Normalerweise gehen Sie zweimal in der Woche zum Sport und brauchen dieses Training zum Augleich für Ihr Wohlbefinden. Nach der Geburt haben Sie zunächst darauf verzichtet. Nun würden Sie aber gerne wieder gehen. Da Sie aber wissen, dass Ihre Frau abends auf Ihre Unterstützung bei der Babybetreuung hofft, haben Sie ein schlechtes Gewissen. Welche Möglichkeiten gibt es, damit alle zufrieden sind?

Nachdem die Fragen in der Kleingruppe bearbeitet worden sind, werden sie im Plenum besprochen und ergänzt. Hierbei sollte deutlich werden, dass es **ganz unterschiedliche Standpunkte und Lösungsansätze** gibt. Was für die eine Familie gut und richtig ist, kann sich für eine andere Familie als völlig unpraktikabel erweisen.

An dieser Stelle sollten wir Kursleiterinnen auf weiterführende Angebote für junge Eltern hinweisen. Hilfsangebote lassen sich selbst organisieren, aber es gibt auch von staatlicher Seite ein großes Angebot von Kursen bis zu Erziehungs- oder Partnerschaftsberatung.

Ein Flyer mit Angeboten aus Ihrem Wohnort oder Umgebung sollte diese Kurseinheit abschließend ergänzen.

PRAXISTIPPS

Es ist wichtig für Ihre TeilnehmerInnen, die selbst erarbeiteten Ergebnisse dieser Einheit als Handzettel zu erhalten. Da dieses Kursmodul kurz vor Ende des Kurses stattfindet und sich deshalb Handouts nicht gut vorbereiten lassen, können Sie die Ergebnisse mit einer Digitalkamera fotografieren und per E-Mail im Anschluss an den Kurs an die Familien verschicken.

Bitten Sie ruhig Ihre TeilnehmerInnen um Hilfe. Oft findet sich im Kurs jemand, der diese Aufgabe gerne übernimmt.

ÜBUNG **Entspannungsübung Lächeln**

Übungsziel:
Nach der anstrengenden Gruppenarbeit mit sehr konfliktlastiger Ausrichtung wird es nun höchste Zeit, „positive Energie" in die Gruppe zu bringen. Hierzu eignet sich die folgende Entspannungsübung sehr schön.

Anleitung:
- Legen Sie sich bequem hin, bewegen Sie sich solange, bis Sie wirklich gut und entspannt liegen, vielleicht so, als wären Sie zu hause in Ihrem Bett und wollten gleich einschlafen.
- Lassen Sie die Augen nun zugehen und atmen Sie ein paar mal tief ein und leicht seufzend wieder aus.
- Gehen Sie nun mit der Aufmerksamkeit zu Ihrem Gesicht und stellen Sie sich vor, wie es sich anfühlt, wenn Sie jemanden anlächeln, vielleicht Ihr Baby oder Ihren Partner.
- Lächeln Sie nicht wirklich, stellen Sie sich nur vor, was sich verändert, wie es sich anfühlt, wenn Sie lächeln.

- Und nun lassen Sie sich dieses Gefühl langsam ausbreiten.
- Ein Gefühl, als ob Sie lächeln würden, breitet sich aus vom Gesicht über Ihren Scheitel und Hinterkopf, fließt über den Nacken bis zu Ihren Schultern.
- Spüren Sie noch einmal das Gefühl, als ob Sie lächeln würden in Ihrem Gesicht und nehmen Sie dann wahr, wie es sich vom Kopf und den Schultern bis in Ihre Arme fortsetzt. Oberarme, Ellenbogen, Unterarme bis in Ihre Hände und Fingerspitzen.
- Ein Gefühl, als ob Sie lächeln würden, breitet sich vom Gesicht, Kopf und den Schultern über die Brust und den Rücken nach unten aus, streicht über die Schulterblätter und erreicht nun den unteren Rippenbogen.
- Ein Gefühl, als ob Sie lächeln würden, erfüllt nun langsam Ihren Bauch und hüllt bei den Frauen die Babys mit ein.
- Das Gefühl fließt vom Bauch nun auch in Ihr Becken und füllt das Becken wie eine Schüssel voll mit Lächeln an.
- Ein Gefühl, als ob Sie lächeln würden, fließt vom Becken in die Beine, zunächst in die Oberschenkel, dann in die Knie und durch die Unterschenkel fließt es weiter bis in die Füße und bis in jede einzelne Zehenspitze hinein.
- Ein Gefühl, als ob Sie lächeln würden, erfüllt nun Ihren ganzen Körper und wenn Sie mögen, lassen Sie nun dieses Gefühl weiter nach außen, aus Ihrem Körper heraus zu Ihrem Partner fließen.
- Genießen Sie es noch einen Moment, so miteinander zu liegen.
- Beginnen Sie nun, die Füße zu bewegen.
- Schließen Sie die Finger zu Fäusten und strecken die Finger.
- Kommen Sie nun langsam in Bewegung und dehnen, strecken und räkeln Sie sich mit Genuss und lassen Sie sich ein wenig Zeit, wieder hier in der Gruppe anzukommen.

ÜBUNG ## Wunschzettel (nach Erika Pichler)

Übungsziele:

So positiv eingestimmt können wir nun zur letzten Übung und zum emotionalen Abschluss dieser Einheit überleiten. Hier geht es darum, Wünsche zu formulieren und sich der unterschiedlichen Rollen bewusst zu werden, die in der nächsten Zeit auf die Eltern zukommen werden.

Anleitung:

- Die TeilnehmerInnen schreiben sich gegenseitig Briefe.
- Die Männer schreiben, was sie sich von ihren Frauen als Partnerin für sich selbst und als Mutter für ihr Baby wünschen.
- Die Frauen formulieren ihre Wünsche an ihren Mann als Partner für sich selbst und als Vater für ihr Baby.
- Die Paare stecken nun ihre Briefe in ein gemeinsames Kuvert und adressieren dieses an sich selbst.
- Die Kursleiterin nimmt die Briefe an sich und verschickt sie, wenn alle Kurskinder geboren worden sind.

PRAXISTIPPS

Musik von Nick Cave passt sehr schön als Hintergrundmusik zum Briefeschreiben, vor allem das Lied „Loveletter".

7.14 Sonntag: Ausklang

Tab. 7-16 Ende und Ausklang des Kurses

Zeit	Dauer	Lernziele	Inhalt	Methode	Medien
15.35	5 Min.	Kontaktaufnahme auch über den Kurs hinaus fördern	Teilnehmerliste	Vortrag	Kopien
15.40	5 Min.	Ehrliches Feedback einholen	Feedbackbögen werden ausgeteilt und ausgefüllt	Einzelarbeit	Arbeitsblätter Feedbackbögen
15.45 – 16.00	15 Min.	Abschluss finden, entlasten	• Abschlussrunde • „Ein letzter Satz" durch die einzelnen Teilnehmer Abschlusszitat *„Zu verlangen,* *dass einer alles, was er je gelesen,* *behalten hätte,* *ist wie verlangen,* *dass er alles, was er je gegessen hätte,* *noch in sich trüge."* *(Arthur Schopenhauer)*	Offene Runde	Zitatvorlage

Lernziele:
- Weiteren Kontakt innerhalb der Gruppe ermöglichen
- Den KursteilnehmerInnen die Möglichkeit geben, den Kurs zu bewerten
- Emotionaler Abschluss

TeilnehmerInnenliste

Nun geht der Kurs langsam dem Ende entgegen und es ist unsere vorerst letzte Aufgabe, einen guten Abschluss für diese Gruppe zu finden. Damit die KursteilnehmerInnen auch noch weiterhin Kontakt zueinander aufnehmen können, sollten spätestens jetzt die Teilnehmerlisten verteilt werden.

Das Erstellen der Teilnehmerliste gehört ebenfalls zu den Aufgaben, die sich gut an die Gruppe delegieren lassen. In diesem Fall erklärt sich ein Teilnehmer dafür verantwortlich, dass alle die Liste bekommen.

PRAXISTIPPS

Es ist besser, wenn Sie sich vor dem Erstellen der Liste aus Gründen des Datenschutzes vergewissern, ob es allen TeilnehmerInnen recht ist, wenn ihre Personalien weitergegeben werden.

Feedback

Es gibt viele verschiedene Möglichkeiten, Feedback einzuholen, das heißt, die TeilnehmerInnen den Kurs bewerten zu lassen. Der folgende Feedbackbogen ermöglicht eine offene und ehrliche Beurteilung und ist damit eine gute Arbeitsgrundlage für Veränderungen oder Erweiterungen des Kurskonzeptes.

Ein weiterer Vorteil eines schriftlichen Feedbacks ist, dass Sie die Auswertung später ganz in Ruhe für sich alleine machen können und so gerade auch durch Beiträge unzufriedener TeilnehmerInnen einiges für künftige Kurse lernen können.

Durch die Anregungen der Eltern entwickeln sich Kurskonzepte immer weiter und bilden so keinen statischen Rahmen, sondern sind in stetem Fluss.

In diesem Zusammenhang sind auch ganz besonders **Anregungen von bereits frischgebackenen Eltern** wertvoll. Zu erfahren, was Eltern wirklich geholfen hat, was sie in ihrer speziellen Situation umsetzen konnten, ist eine echte Bereicherung.

Abschlussrunde

Der Kurs ist zu Ende, die Gruppe geht nun auseinander, auch emotional sollte der Kurs für die TeilnehmerInnen nun abgeschlossen werden.

Ein letztes Mal findet sich die Gruppe im Kreis zusammen.

Bitten Sie die TeilnehmerInnen, sich **mit einem Satz** vom Kurs und von der Gruppe zu verabschieden. Um die Aufmerksamkeit bis zum Schluss zu erhalten, lassen Sie hierbei die Reihenfolge der Beiträge wieder durch Werfen eines kleinen Gegenstandes festlegen.

Kommentieren Sie die Beiträge nicht mehr, der Kurs ist zu Ende, Sie möchten nun keine neue Diskussion mehr entfachen.

Beschließen Sie als Kursleiterin zum Schluss den Kurs mit einigen „warmen Worten", guten Wünschen oder Ihrer ganz persönlichen Verabschiedung.

Wenn Sie möchten, können Sie dazu auch einen Spruch, Cartoon oder einen Appell als Abschied auf dem Flipchart visualisieren.

„Zu verlangen,
dass einer alles, was er je gelesen,
behalten hätte,
ist wie verlangen,
dass er alles was er je gegessen hätte,
noch in sich trüge."

(Arthur Schopenhauer)

Literatur

1. Nolan, Mary „Professionelle Geburtsvorbereitung" Verlag Hans Huber 2001
2. Vogel, Thea „Familienbegleitung; Anregungen zur Gestaltung von Eltern-Kind-Kursen im ersten Lebensjahr" Gesellschaft für Geburtsvorbereitung BZgA, o.J.
3. Lippens, Frauke „Geburtsvorbereitung – eine Arbeitshilfe für Hebammen", Staude 2006
4. Heller, Angela „Die Methode Menne-Heller", Thieme 1998
5. Heller, Angela „Nach der Geburt – Wochenbett Rückbildung" Thieme 2002
6. Fischer, Hanna „Atlas der Gebärhaltungen" Hippokrates 2003
7. Klein, Margarita, Weber, Maria „Das tut mir gut nach der Geburt", rororo 1998
8. Sonntag, Robert „blitzschnell entspannt" Trias 2005
9. www.familienhandbuch.de/cmain/f_Fachbeitrag/a_Familienforum Partner werden Eltern: Wechselwirkungen zwischen Paaren und Kindern, Johanna Graf 2004
10. www.familienhandbuch.de/cmain/f_Aktuelles/a_Partnerschaft Partnerschaftliches Zusammenleben: Das Paar in der Familie /Hans Jellouschek 2004
11. Fthenakis, Wassilios, E., Kalicki, Bernhard & Peitz, Gabriele, Paare werden Eltern. Die Ergebnisse der LBS Familienstudie 2002

12. Richter, Robert & Verlinden, Martin „Vom Mann zum Vater", Praxismaterialien für die Bildungsarbeit mit Vätern, Votum 2000

13. Richter, Robert, & Schäfer, Eberhard „Das Papa Handbuch", GU 2005

14. Jellouschek, Hans „Wie Partnerschaft gelingt – Spielregeln der Liebe" (2002)

15. Weidenmann, Bernd „100 Tipps & Tricks für Pinnwand und Flipchart", Beltz Verlag 2003

16. Weidenmann ‚Bernd „Erfolgreiche Kurse und Seminare", Beltz Verlag 2004

17. Gudrun F. Wallenwein „Spiele: der Punkt auf dem i" Beltz 2003

18. Josef W. Seifert „Visualisieren, Präsentieren, Moderieren" Jokers edition 2001

19. Rabenstein, Reichel, Thanhoffer „das Methoden-Set" AGB- Arbeitsgemeinschaft für Gruppen-Beratung, Ökotopia 2004

20. www.schmidt-evaluation.de

21. Mittler-Holzem, Marlies, Bundschuh-Schramm, Christiane „Mein spiritueller Schwangerschaftsbegleiter" Don Bosco Verlag 2002

22. Gonser, Ute, Helbrecht-Jordan, Ingrid 1994b: „Mann-o-Mann": Jetzt auch noch Vater. EB- Zeitschrift Erwachsenenbildung, 1/1994, S24-30 (Zitat aus „Vom Vater zum Mann" Literaturliste Nr.12)

23. The Body Shop Team Dunham,Carroll,/ Myers ,Frances/ Barnden Neil/ Mc Dougall, Alan/ Kelly,Thomas L. / Aria, Barbara „Mamatoto Geheimnis Geburt" Virago Press 1991

Feedback-Fragebogen

Bitte füllen Sie den Fragebogen aus. Mit Ihrem ehrlichen Feedback haben wir eine Möglichkeit, unsere Kurse weiter an Ihre Bedürfnisse anzupassen.

Kursname: . . . .

Kursleitung: . . . .

☐ Teilnehmerin   ☐ Teilnehmer

1. Insgesamt habe ich mich in diesem Kurs

☐ sehr wohl   ☐ manchmal unwohl

☐ gut   ☐ immer unwohl gefühlt

2. Aus diesem Kurs kann ich für den Start in die Elternschaft mitnehmen

☐ sehr viel   ☐ einiges   ☐ genug

☐ ein bisschen   ☐ gar nichts

3. Die Kursleiterin ist auf unsere Bedürfnisse eingegangen

☐ voll und ganz   ☐ meistens   ☐ manchmal   ☐ gar nicht

4. Bei der Zusammenstellung des Kurses hätte ich mir gewünscht

☐ weniger Vorträge der Kursleiterin   ☐ weniger Übungen

☐ weniger Diskussionen   ☐ weniger Gruppenarbeiten

☐ mehr Vorträge der Kursleiterin   ☐ mehr Übungen

☐ mehr Diskussionen   ☐ mehr Gruppenarbeiten

5. Am meisten geholfen hat mir, dass . . .

6. Meine Verbesserungsvorschläge für künftige Kurse:

7. Weitere Bemerkungen:

8 Paarkurs mit Schwerpunkt Beziehungsaufnahme zum Kind

Erika Goyert-Johann und Claudia Knie

8.1 Kurskonzept

Der Schwerpunkt dieses Kurskonzeptes liegt in dem **Kontakt zum Kind**, den wir bei den Eltern fördern wollen. Darum ist er als Paarkurs konzipiert. Ebenso geht es schwerpunktmäßig darum, über **„Erfahren" und „Erspüren" am eigenen Körper** die Vorbereitung auf die Geburt anzuregen. Es gibt eine Vielzahl von Körperübungen, die von den Paaren auch mit getauschten Rollen durchgeführt werden, sodass die werdenden Väter häufig mit einbezogen werden. Sie erfahren sich nicht nur als Helfer der Frau, sondern machen eigene (Körper)-Erfahrungen.

Warum ist der Kontakt zum Kind so wichtig?

> **!** Unsere Erfahrung zeigt immer wieder, dass die Freude auf das Kind und die Intensität des Kontaktes zu dem Kind zu den besten Schmerzmitteln bei einer Geburt gehören.

Das kann man bei Eltern, die ihr zweites Kind erwarten, beobachten. Ihnen ist bewusst, welch schöne und freudige Erfahrung sie direkt nach der Geburt erwartet (der Duft des Neugeborenen, das Gefühl der Babyhaut etc.). Durch dieses „Licht am Ende des Tunnels" wächst die Bereitschaft, den Prozess der Geburt anzunehmen. Die Motivation, durch die Geburt zu gehen, verstärkt sich.

In der Flut von Informationen, Ansprüchen, Möglichkeiten, durch die sich die Paare in unserer Zeit arbeiten müssen, kann schnell das Einfachste, Natürlichste und Existentiellste, nämlich allein das Gewahrwerden des Wunders „ein kleiner Mensch wird geboren" verloren gehen. So besteht die Gefahr der Verunsicherung und des Aktionismus, bei dem die Intimität und der Kontakt zu den Gefühlen überlagert werden, vergleichbar mit einer Gastgeberin, die gar nicht ihre Gäste beachtet, sondern nur mit der Dekoration beschäftig ist.

Je mehr Liebe da ist, umso mehr Verständnis entsteht. Je mehr Kontakt und Berührung (auch innerlich und gedanklich) da ist, umso mehr wird das Kind in seinem Leben bestärkt und bestätigt. Je mehr ein Kind bestätigt ist, umso wohler fühlt es sich, ist lebendig und entwickelt sich gut.

Je lebendiger ein Kind in seinem ganzen Wesen ist, umso mehr kann es sich zeigen, wer es ist, kann es sich selbst sein auf seelischer und körperlicher Ebene, d. h. es kann auch Schwierigkeiten entgegentreten und muss sich nicht ducken. Dies stimuliert die Immunabwehr des Kindes und lässt es leichter durch schwierige Situationen gehen (z. B. bei der Geburt). Es hat Vertrauen zu sich selbst und fühlt sich sicher und geborgen. Seine angelegten Fähigkeiten können sich stabilisieren und weiterentwickeln.

In der heutigen Zeit wird in der Schwangerenvorsorge immer mehr Technik benutzt. Ist ein Parameter etwas von der Norm abweichend, kann leicht Unsicherheit entstehen. Unsicherheit bringt die Mutter und den Vater leicht aus dem Gleichgewicht. Dies entfernt sie von ihren eigenen Gefühlen zum Kind und dem tiefen inneren Wissen, was gut für sie ist. Das geschieht ganz unbemerkt und unbewusst.

Je mehr die Eltern bei ihrem Kind sind, ganz gleich welche äußere Situation gegeben ist, desto geringer ist die Gefahr dieser Entfremdung, und desto eher können sie **gemeinsam** den Weg gehen und aus ihrem innersten tiefsten Wissen richtige Entscheidungen treffen.

> **!** Um den Respekt vor der Persönlichkeit des Kindes deutlich zu machen, sprechen wir im Kurs immer vom Kind und nicht vom Baby.

Warum sind die Körperübungen so wichtig?

- Ein theoretisches Wissen kann eine Erfahrung nicht ersetzen. Nur die körperliche Erfahrung schafft den Zugang und das Vertrauen in den eigenen Körper. Je mehr der Körper als vertrauter und sicherer Ort erfahren wird, um so besser kann die Frau sich auf die Geburt einlassen.
- Die Erfahrung zeigt, dass die erlebten oder erspürten Erfahrungen tiefer eindringen und so besser „gemerkt" werden.
- Was im Körper gespeichert ist, vergisst er nicht, auch nicht während der Geburt. Im Gegensatz dazu steht theoretisches Wissen während der Geburt nur eingeschränkt zur Verfügung.
- Die meisten Frauen sind sehr gut über Bücher informiert. Deshalb sollte die Vermittlung von „Wissen" nicht im Vordergrund einer Geburtsvorbereitung stehen. Um einen körperlich-emotionalen Prozess wie die Geburt vorzubereiten, sollte die Vorbereitung auch körperliche emotionale Elemente enthalten.

Ein Netzwerk schaffen

Eine wichtige Funktion des Kurses besteht auch darin, einen Raum zu schaffen, in dem Bekanntschaften oder Freundschaften entstehen können. Mit dem „Du" ist es etwas leichter, sich kennenzulernen. Oft fallen die Paare nach der Geburt in eine Isolation. Dann sind Kontakte mit Menschen in der gleichen Lebenssituation unterstützend.

Aus diesem Grund organisieren wir **den letzten Abend bei einem Paar zu Hause**, welches uns gerne zu sich einlädt. Damit wollen wir die Scheu verringern, sich gegenseitig zu besuchen, sich auszutauschen und zu stützen in einer Zeit, in der sich die junge Familie erst finden muss. Im Kontakt mit Familien in der gleichen Lebenssituation kann es so hilfreich sein, über seinen Tellerrand zu schauen und zu sehen: „Ach, den anderen geht es ja ähnlich."

Besondere Inhalte dieses Kurskonzeptes

Einige Übungen stammen aus der **Haptonomie** (Frans Veldman jun. und sen.). Es ist schwierig, diese Übungen in einem Text zu vermitteln, ohne sie direkt vorzumachen und erspüren zu lassen. Diese Übungen sind uns aber so wichtig, dass wir sie hier beschrieben haben, wohl wissend, dass Haptonomie nur im direkten Kontakt zwischen Lehrer und Schüler vermittelt werden kann und nicht im Rahmen eines Buches.

Bei den vorgestellten **Körperreisen/Visualisierungen** (die auf Angelika Koppe, Methode Wildwuchs, zurückgehen) sind folgende praktische Punkte wichtig:
- Der Raum sollte möglichst ruhig und frei von Störquellen sein
- Auf Wärme achten (Decken), Fenster schließen
- Ob Hintergrundmusik oder Stille während der Visualisierung, ist frei zu wählen. Wenn Musik, dann immer die gleiche.

- Die Tiefe der Entspannung wird beeinflusst durch die Position der TeilnehmerInnen. Sitzen: mehr Kontrolle möglich, erschwert das Einschlafen. Liegen: lässt mehr Unterbewusstsein zu.
- Am Ende der Visualisierung sollte die Kursleiterin so lange still sitzen bleiben, bis sie sicher weiß, dass alle TeilnehmerInnen wieder gut im Hier und Jetzt gelandet sind.
- Nach jeder Visualisierung muss es einen Raum geben, um das Erlebte aussprechen zu können. Wir bieten daher immer eine Rückmelderunde an, in der aber nicht jeder etwas sagen muss.

Didaktische Hilfsmittel und Medien

In diesem Kurskonzept werden bewusst **wenig didaktische Hilfsmittel und Medien** eingesetzt, weil wir der Überzeugung sind, unsere Inhalte am besten ganz einfach und mit unserem Körper zu erklären und zu vermitteln. Auch die Geburt ist einfach und körperlich. Wir wollen keine komplizierten Inhalte vermitteln, sondern einen im Grunde einfachen, existenziellen Vorgang. Es geht um Körper, Wärme, Liebe und Atem.

Wir haben bewusst viele Wiederholungen im Konzept eingesetzt.

Das mag Berufsanfängerinnen vielleicht irritieren, weil man zu Beginn der Arbeit als Kursleiterin sich oft mit dem Anspruch hetzt, möglichst viel „bringen" zu müssen und man fälschlicherweise davon ausgeht, dass Wiederholungen als Lückenbüßer gewertet werden könnten.

Damit die wichtigen Kursinhalte sich einprägen, sind Wiederholungen notwendig, wie Lerntheorien bewiesen haben. So wiederholt sich z. B. bei allen Körperreisen das Loslassen und Abfließen. Wir sprechen immer wieder von „ ihrem Kind" in der wörtlichen Rede. Es gibt auch immer wieder eine Rückmelderunde, damit die

TeilnehmerInnen üben, ihre Empfindungen und Erfahrungen zum Ausdruck zu bringen.

Dagegen klären wir nur einmal über Zangen-, Vakuum- und Kaiserschnittgeburten auf, damit sich der immer wiederholt beschriebene „normale" Geburtsvorgang tiefer einprägt als die problematischen Geburtsverläufe.

Praktische Hinweise

- Zu Beginn des Kurses liegen **empfehlenswerte Bücher** aus. Diese leihen wir aus mit der Auflage, sie in der nächsten Woche wieder mitzubringen, sodass auch ein reger Austausch über diese Bücher in Gang kommen kann.
- Wir ändern, je nach Themen, die die TeilnehmerInnen mitbringen, das Konzept in seiner Aufteilung. Oft reicht es aus, mit der angegebenen Themenliste auf die aktuellen Bedürfnisse einzugehen. Die Themenliste kann nach jeder Stunde als Erinnerungsstütze kurz durchgesehen werden, sodass man den Überblick behält, welche Themen besprochen wurden und welche noch offen sind. Es empfiehlt sich, die angesprochenen Themen auf der Liste abzuhaken.
- Nach der vierten Stunde findet eine **Kreißsaal-Führung** statt. Hier verteilen wir alle Formulare, die die Eltern eventuell bei der Geburt lesen und unterschreiben müssen, z. B. Einverständniserklärung für Vitamin K, PDA-Aufklärung, Nabelschnurspende.
- Wenn **eine Frau ohne ihren Partner** kommt, ersetzt die Kursleiterin in den Partnerübungen den Mann. Wenn zwei Frauen ohne Partner in der Gruppe sind, machen sie die Partnerübungen miteinander.
- Wenn das Kind einer Teilnehmerin in **BEL** liegt oder eine Frau **Zwillinge** erwartet, achten wir bei der Anleitung von Körperübungen auf unsere Wortwahl. Zum Beispiel: „Legen Sie Ihre Hand zum Köpfchen (oder zum Po) Ihres Kindes (Ihrer Kinder)". Damit wollen wir deutlich machen, dass auch so eine normale Geburt stattfinden kann.

8.2 Kurseinheit 1: Das Tragen des Kindes

Tab. 8-**1** Kurseinheit Das Tragen des Kindes

Zeit	Dauer	Lernziele	Inhalt	Methode	Medien
	5 Min.	Begrüßung	Adressenliste erstellen für die TN	Vortrag	Gestaltung der Mitte, Zettel, Stifte, Kopien („Pflanzliche Mittel in der Schwangerschaft")
5	20 Min.	Kennenlernen und Zusammenführen der TN	• Gespräch in Zweiergruppen • Vorstellung in großer Runde	Interview Große Runde	
25	5 Min.	Eigene Vorstellung	• Zu meiner Person • Erreichbarkeit der Kursleiterin • Wie ich zu diesem Kurskonzept kam	Vortrag	
30	5 Min.	Raum für Fragen		Frage und Antwort	
35	10 Min.	• Die engste Stelle bei der Geburt • Angstabbau durch Erspüren am Körper	• Frauen erspüren ihren Körper • Männer stellen sich ihr Kind in ihrer Frau vor • Austausch über eigene Vorstellungen • Beschreibung der engsten Stelle	Spürübung Vorstellung Gespräch Vortrag und Demonstration	
45	15 Min.	• Das Tragen des Kindes • Vermeidung des Hohlkreuzes	• Wie das Kind gut im Körper getragen wird • Beschreibung: Becken • Kind in Beckenschale • Übung 1: Beckenschale • Übung 2: Becken in Bewegung	Demonstration durch Kursleiterin gemeinsames Zusammentragen Partnerübung	Strickgebärmutter oder Puppe, Beckenmodell

Tab. 8-1 Fortsetzung

Zeit	Dauer	Lernziele	Inhalt	Methode	Medien
60	10 Min.	• Das richtige Stehen • Vertiefung des Erlernten	• Falsches Stehen • Richtiges Stehen • Spüren der Auswirkungen	Spürübung Vortrag	Beckenmodell mit Puppe oder Geburtsatlas
70	7 Min.	• Wie stehe ich auf meinen Füßen? • Auswirkung von Massage • Erdung und Zentrierung	• Fußmassage • Erdung	Massage Spürübung Vortrag	Bild: Fußreflexzonen
77	3 Min.	• Wie sitze ich? • Informationen zum Berufsalltag mit seinen Belastungen und möglichem Schutz	Übung im Sitzen	Spürübung Vortrag	Mutterschutzgesetz
80	9 Min.	• Körperkommunikation	• Partnerübung: Rücken an Rücken • Rückmelderunde	Spürübung Große Runde	
89	1 Min.	Ausblick auf die nächste Stunde	Durchlässigkeit der Wirbelsäule	Vortrag	

„Die engste Stelle" wird an den Anfang gesetzt, damit die TeilnehmerInnen noch völlig unbefangen in ihren Körper hineinspüren können. Wenn sie sich – unvorbelastet durch Informationen – die Geburt eines Kindes im Körper der Frau wirklich vorstellen, taucht oft die Befürchtung auf, im Körper sei zu wenig Platz dafür. Zunächst soll dieser häufig sowohl bei Frauen als auch bei Männern wahrgenommenen Angst Raum gegeben werden. Erst danach versucht die Kursleiterin, die Befürchtungen und Ängste abzubauen und durch gezielte Informationen und Körpererfahrungen eine realistische Vorstellung zu vermitteln.

Lernziele:
- Kennenlernen der TeilnehmerInnen, sodass eventuell private Kontakte entstehen. Der Austausch mit Menschen, die in der gleichen Lebenssituation stehen, bietet den Einzelnen oft eine große und wertvolle Unterstützung.
- Transparenz des Kurskonzeptes und damit Vermittlung von Sicherheit
- Wecken des eigenen Körperempfindens in Bezug auf die Geburt
- Erspüren des eigenen Körpers und des Geburtsweges
- Erlernen einer guten Haltung in der Schwangerschaft und für die Geburt

- Wahrnehmung von Sinn und Effektivität einer Massage
- „Erdung" als Möglichkeit der Zentrierung

Begrüßung

Der Raum ist zu jeder Kursstunde schön hergerichtet. Matten und Kissen stehen bereit, auch eventuell Stillkissen, damit es sich alle bequem machen können, auch diejenigen, die es nicht gewohnt sind, auf dem Boden zu sitzen. Die Mitte des Raumes ist mit einer Kerze oder Skulptur oder Ähnlichem gestaltet, sodass sich die TeilnehmerInnen willkommen fühlen.

Jede/r sucht sich einen Platz zum Sitzen. Zu Beginn geht eine **Adressenliste** herum. Diese wird kopiert und an die Paare verteilt, sodass sie eine Telefonkette bilden können, wenn der Kurs einmal ausfallen sollte. Außerdem ist es dann für die einzelnen Paare einfacher, auch untereinander außerhalb des Kurses in Kontakt zu kommen, wenn hierfür ein Bedürfnis entsteht. Die Adressenliste ist auch für die Kursleiterin wichtig, für ihre eigenen Unterlagen und evtl. auch für die Institution, in der sie die Kurse abhält.

Bis alle angekommen sind und es sich bequem gemacht haben, kann die Kursleiterin z. B. etwas über die Institution sagen, in der der Kurs stattfindet und die Kopien über „Pflanzliche Mittel in der Schwangerschaft" verteilen (s. S. 194–195).

Kennenlernen

ÜBUNG **Partner-Interview** ─────────

Anleitung:
Jede/r sucht sich eine/n Partner/in, die/den sie/er noch nicht kennt. Das heißt, die Einzelnen führen diese Übung bewusst ohne den/die gewohnte/n Partner/in durch. Vorteil der Interview-Methode: Aus der großen Runde lernen

sich zwei Menschen näher kennen und trauen sich, aufeinander zuzugehen.

> **PRAXISTIPPS** ─────────
>
> Beim Zusammenfinden der Zweiergruppen sollte die Kursleiterin gut beobachten und evtl. helfen, wenn es Schwierigkeiten gibt. Zum Beispiel: schüchterne Personen, die sich nicht trauen, auf eine(n) andere(n) zuzugehen, oder Paare, die sich nicht trennen wollen.

Die 1. Person fragt die 2.:
- Was erwarten Sie sich von diesem Kurs?
- Ihr wievieltes Kind ist dies jetzt?
- Alles, was sie von der anderen Person gerne wissen möchte.

Dann werden die Rollen gewechselt: Die in der ersten Runde antwortende Person befragt nun die andere.

> **PRAXISTIPPS** ─────────
>
> Wenn sich die Zweiergruppen unterhalten, ist es wichtig, darauf zu achten, wann ein Paar sich nichts mehr zu sagen hat. An dem Punkt führt die Kursleiterin die Gruppen wieder in die große Runde zurück, z. B. mit den Worten: „Ich bin sehr neugierig auf Ihre Vorstellungen. Sprechen Sie Ihre Sätze ruhig zu Ende und führen die abgebrochenen Unterhaltungen am Ende der Stunde weiter."

In der **großen Runde** stellt dann die eine Person die andere vor und umgekehrt, aber nur das, was wichtig ist, und was sie in die große Runde geben möchte.

Pflanzliche Mittel in der Schwangerschaft

Die empfohlenen Hausmittel stellen Alternativen dar.

Schwangerschaftstee

- Zur Stärkung und Regulierung der gesamten Schwangerschaft: Tee aus je 20 g Himbeerblätter, Melisse, Zinnkraut, Eisenkraut, Frauenmantel, Scharfgarbe (2 Tassen pro Tag)
- Ab der 36. Schwangerschaftswoche zur Stärkung der Gebärmutter: Tee aus Himbeerblättern und Frauenmantel zu gleichen Teilen gemischt (2 Tassen pro Tag)

Sodbrennen

- Frisches Minzeblatt
- Süße Mandel ohne Haut
- Kartoffelsaft
- Milch, evtl. mit Haferflocken

Eisenmangel

Der Hämoglobin-Wert (Hb im Mutterpass) sinkt natürlicherweise in der Mitte der Schwangerschaft. Er sollte nicht unter 10 fallen.

- Hämatit-Trit. D6 von Weleda
- Alle roten und dunkelgrünen Gemüse
- Hirse, Wildkräuter
- Kräuterblut
- Neukönigsförderer Mineraltabletten

Wassereinlagerungen (Ödeme)

- Ausreichend trinken, stilles Wasser
- Ausreichend salzen (1 Teel. Salz in ¼ Liter Wasser auflösen, täglich)
- Schwimmen
- Venengymnastik bei Wassereinlagerungen in den Beinen

Krampfadern

- Heiß-Kalt-Wechseldusche der Beine (mit dem Brausenkopf immer an den Füßen beginnen und die Beine hochgehen. Am Ende: kaltes Wasser)
- Übung: Rückenlage mit dem Gesäß zur Wand, die ausgestreckten Beine hoch an die Wand legen und mit den Füßen kreisen, 2–3 Minuten pro Tag.
- Tee aus je 20 g Schafgarbe, Buchweizen, Mäusedorn und rotem Weinlaub; 2 Tassen täglich

Heublumensitzbad

Ab 2 Wochen vor dem Entbindungstermin, um den Muttermund und die Beckenbodenmuskulatur weich werden zu lassen, 2-mal pro Woche

- Heublumen in einen Topf mit Wasser geben. Das Wasser einmal aufkochen lassen. Dann den Topf in die Toilettenschüssel stellen. Wenn der Dampf nicht mehr zu heiß ist, setzt sich die Frau auf die Toilette, über den Dampf. 10 Minuten.

Brustwarzen auf das Stillen vorbereiten

Ab der 36. Schwangerschaftswoche

- Schwarzer Tee (Teebeutel mit kochendem Wasser übergießen, abkühlen lassen und 5–10 Minuten auf die Brustwarzen legen)
- Zitronensaft oder Salbeitinktur
- Brustwarzen mit dem Handtuch abrubbeln, Brustwarzen zupfen – aber nie über die eigene Schmerzgrenze hinaus.
- Möglichst oft den BH ausziehen (Luft und das Schrubbeln der Kleidung härten ab)

Rückbildungstee

Zur Unterstützung der Gebärmutter im Wochenbett.

- Frauenmantel und Hirtentäschel zu gleichen Teilen gemischt, 2–3 Tassen Tee pro Tag.

┌─ PRAXISTIPPS ─────────────────

Als Kursleiterin ist es unter Umständen ratsam, sich Notizen zu den einzelnen TeilnehmernInnen zu machen, sodass es leichter ist, sie kennenzulernen.

Nachdem eine Person zu Ende gesprochen hat, danke ich ihr, um sie zu würdigen und einen Abschluss deutlich zu machen, sodass die/der Nächste mit ihrer Vorstellung beginnen kann.

└───────────────────────────────

▪ Eigene Vorstellung

- Vorstellung der eigenen Person
- Persönliches Anliegen an das Ziel der Geburtsvorbereitung
- Warum ich dieses Konzept anwende
- Vorstellung des Konzeptes (der nächsten Kurseinheiten)
- Meine Erreichbarkeit als Kursleiterin für die TeilnehmerInnen
- Umgang mit Abmeldungen für einen Abend
- Evtl. Vertretungsregelung, wenn ich als Kursleiterin an einem Termin ausfallen sollte

Raum für Fragen

Zu Beginn jeder folgenden Unterrichtseinheit wiederholt sich der Programmpunkt „Raum für Fragen". Das gibt dem Konzept eine feste und zuverlässige Rahmenstruktur. Ebenso können so zu Beginn jedes Abends die TeilnehmerInnen ihre aktuellen Fragen oder Unsicherheiten klären.

Da die TeilnehmerInnen in dem Kennenlernspiel schon zu Wort gekommen sind, frägt die Kursleiterin in dieser ersten Stunde nur einmal nach, ob zu diesem Zeitpunkt noch dringende Fragen offen sind.

Die engste Stelle bei der Geburt

Oft taucht bei den Eltern, die ihr erstes Kind erwarten, aber im Prinzip auch beim zweiten oder dritten Kind, immer wieder eine Frage auf: „Ich kann mir gar nicht vorstellen, dass mein Kind überhaupt durch mich durch kommen kann." Um ein Gefühl dafür zu entwickeln, wie viel Platz wirklich vorhanden ist, beginnen wir mit Spürübungen.

ÜBUNG Spürübung ─────────────

Übungsziel:
- Angstabbau durch Erspüren des eigenen Körpers.

Anleitung:
- „Die **Frauen** stellen sich jetzt erst mal vor, wie viel Platz ihr Kind hat, wo ihr Kind liegt, wo ihre engste Stelle in ihrem Becken und in ihrer Scheide ist, durch die ihr Kind bei der Geburt hindurch soll.
- Denken Sie nicht an die Größe des Kopfes, sondern versuchen Sie erst einmal, ganz in sich hineinzuhorchen und hinzuspüren: „Wie viel Platz hat mein Kind?", „Wo ist die engste Stelle?"
- … und machen Sie dabei einfach die Augen zu."
- Die **Männer** schauen zu ihren Frauen und versuchen sich vorzustellen, wie das Kind im Körper ihrer Frau liegt, wo der Geburtsweg ist, wie groß ihr Kind ist und wie viel Platz eigentlich da sein müsste für die Geburt ihres Kindes.
- **Austausch:** Dann tragen wir zusammen, was jede/r von sich zeigen mag. Wo ist die engste Stelle und wie eng ist sie? Manchmal sind es 5 cm, manchmal 12 cm Platz in der Vorstellung für die engste Stelle im Becken.

■ Beschreibung der engsten Stelle

Die Kursleiterin zeigt die engste Stelle im Becken, die das Kind bei der Geburt passieren muss, mit den Händen: der Zwischenraum zwischen Schambein und Kreuzbein. Wenn das Kind durch diese Stelle durch ist, dann kann es auf normalem Wege geboren werden.

Erklärungsbeispiel:

- „Sie können das für sich jetzt spüren, diese Stelle vorne am oberen Rand des Schambeins, da wo der Knochen zu spüren ist, und hinten am Kreuzbein. Dazwischen ist die engste Stelle. Meinen Sie, das reicht aus für die Geburt?" (Dabei sprechen wir sowohl die Frauen als auch die Männer an.)
- „Es ist sehr wichtig, dass Sie das gut verstehen. Spüren Sie immer wieder zwischendurch hin, wenn Zweifel kommen, ob Ihr Kind da hindurch findet. Spüren Sie einfach nach und vergewissern Sie sich.
- Außerdem hat die Natur hier noch einen Joker eingebaut. Durch die Schwangerschaftshormone werden das Bindegewebe, die Muskeln und auch die Knorpel weicher. Deshalb entstehen zum Beispiel in der Schwangerschaft schneller Krampfadern, weil die Beinmuskulatur weicher ist und dadurch der Druck in den Venen sich verringert und so der Rückfluss des Blutes aus den Füßen zum Herz erschwert wird. Günstig aber ist es, dass drei Knorpelverbindungen am Beckenring,
- nämlich das Schambein und die beiden Verbindungsstellen zwischen Kreuzbein und Hüftknochen, auch weicher werden unter dem Einfluss des Schwangerschaftshormones Progesteron. Und weil diese Knorpel weicher geworden sind, können sie sich bei der Geburt dehnen, und so kann sich die engste knöcherne Stelle im Becken um bis zu 2 cm für Ihr Kind erweitern.
- Anatomisch gesehen ist das Becken von uns Frauen ähnlich groß, egal ob wir dick oder dünn, klein oder groß gewachsen sind. Im weiblichen Becken sind ungefähr 10 cm Ab-

stand zwischen Kreuzbein und Symphyse – es ist also genügend Platz für Ihr Kind."

PRAXISTIPPS

Oft wird an dieser Stelle nachgefragt, ob da nicht noch mehr Gewebe ist, durch das das Kind sich durcharbeiten muss, z. B. Muskeln. Antwort : „Wenn Muskeln sich entspannen, können sie zur Seite weichen."

Das Tragen des Kindes

■ Wie das Kind gut im Körper getragen wird

Mit einer Puppe unter ihrem T-Shirt demonstriert die Kursleiterin, wie unterschiedlich man ein Kind tragen kann. Im Hohlkreuz sieht der Bauch aus, als wäre ich kurz vor der Geburt.

Wenn man das Kind aber in sich hinein nimmt, ist der Bauch viel kleiner. So sehen die Bäuche der Frauen auch jetzt schon sehr unterschiedlich aus, obwohl sie ungefähr im selben Monat ihre Kinder gebären werden. Dies hängt von der Größe des Kindes ab, von der Größe der Frau und ob es das erste, zweite oder dritte Kind ist.

Ist die Wirbelsäule im Hohlkreuz, fällt das Kind aus dem Becken heraus. Ist der Rücken gerade, liegt das Kind im Becken drin – geborgen.

■ Wie das Becken aufgebaut ist

Die Kursleiterin frägt in die große Runde, wer welche Knochen an dem Beckenmodell kennt: Schambein, Hüftknochen, Kreuzbein, Michaelische Raute, Steißbein, Sitzbeinhöcker, Wirbelsäule. Dabei zeigt sie die einzelnen Knochen auch an ihrem Körper.

Erklärungsmodell: Kind in Beckenschale

- „Das Becken ist eine Schale. Der vordere Schalenrand ist der obere Rand der Schambeinknochen oder auch Symphyse genannt. Der hintere Schalenrand ist der untere Punkt der Michaelischen Raute.
- Das Kind liegt in der Schale. Wenn diese Schale mit Wasser gefüllt wäre und Ihr Rücken gerade ist, geht kein Tropfen Wasser aus der Schale verloren. Das heißt, wenn der obere Symphysenrand und der untere Punkt der Michaelischen Raute parallel sind, haben Sie Ihr Kind in sich hineingenommen.
- Wenn Sie ins Hohlkreuz gehen, wird Ihr Bauch groß, Ihr Kind kippt aus dem Becken heraus und das Wasser fließt vorne aus der Schale heraus. Je kräftiger Ihre Kinder werden, um so mehr zieht das Gewicht des Kindes nach vorne-unten und um so mehr gehen Sie ins Hohlkreuz, wenn Sie nicht darauf achten, Ihr Kind in sich hineinzunehmen."

PRAXISTIPPS

Je früher in der Schwangerschaft wir den Frauen diesen Zusammenhang erklären und zeigen können, um so besser können sie daran arbeiten und ihre Kinder „in sich hinein" nehmen.

Nun zeigt und erklärt die Kursleiterin dies an einer der TeilnehmerInnen.

- „Ich lege eine weiche Hand quer vorne an die Symphyse, sodass meine Handkante am oberen Beckenrand ist. Die andere Hand lege ich quer über das Kreuzbein, sodass meine Handkante am unteren Punkt der Michaelischen Raute liegt. Zwischen meinen Handkanten ist jetzt der Schalenrand.
- Sind meine Hände auf einer Höhe, liegt Ihr Kind gut in der Schale. Ist die hintere Hand höher als die Vordere, kippt Ihr Kind aus dem Becken."

ÜBUNG Das Kind in der Beckenschale _____

Anleitung:

- Die Partner legen jetzt ihre Hände an die Beckenschale ihrer Frauen. Die Kursleiterin geht von Paar zu Paar und begleitet die Männer mit ihren Händen, indem sie ihre Hände auf die Hände der Männer legt und so zusammen die Beckenschale erspürt. Die Frauen werden daran erinnert, ihre Hände zum Kind zu legen (Abb. 8-**1**).
- „Wenn Sie die warme weiche Hand Ihres Partners am Kreuzbein spüren, versuchen Sie, Ihr Kind in seine Hand zu legen und den Po dabei locker zu lassen" (Abb. 8-**2**).

! Der Po spannt sich oft wie automatisch an, weil wir es so gewohnt sind. Angespannte Gesäßmuskeln erzeugen aber eine angespannte Becken- und Beckenbodenmuskulatur.

ÜBUNG Becken in Bewegung _____

Übungsziele:

- Beweglichkeit des Beckens fördern
- Hohlkreuzhaltung vermeiden

Anleitung:

- „Jetzt darf etwas Bewegung in das Becken kommen. Die Beckenbewegung verdeutlicht die Auswirkung der Körperhaltung auf die Lage des Kindes und entspannt die Muskulatur.
- Sie bleiben zunächst so stehen.
- Drücken Sie Ihre Knie jetzt durch. Das Wasser fließt aus der Schale, Ihr Bauch wird groß und hart.
- Dann wiederholen Sie das Hineinnehmen des Kindes. Sie spüren jetzt wieder, wie

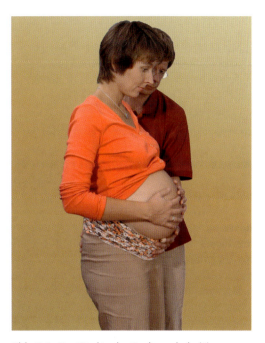

Abb. 8-**1** Das Kind in der Beckenschale (1)

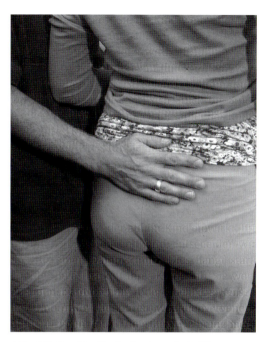

Abb. 8-**2** Das Kind in der Beckenschale (2)

weich Ihr Becken und Ihr Bauch werden, wenn Ihr Kind in Ihrem Körper liegt.
- Bewegen Sie Ihr Becken auf diese Weise leicht hin und her. Dann können Sie das Weich- und Festwerden des Beckens deutlich spüren."

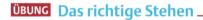

ÜBUNG **Das richtige Stehen** _____

Übungsziele:
- Das Stehen haben wir in vielen europäischen Ländern durch Erziehung usw. falsch erlernt. „Bauch rein, Brust raus." Es ist eine Haltung, die in vielen Sportarten, sei es nun Aerobic oder Ballett, auch beim Militär, als Grundhaltung eingenommen wird. Für die Schwangerschaft ist es ganz wichtig hinzuspüren, welche Wirkungen diese Haltung hat.

Anleitung:

1. Herkömmliches (= falsches Stehen)
- „Die Füße stehen hüftbreit auseinander und parallel zueinander. Ihre Knie sind durchgedrückt.
- Wenn Sie dazu noch das Fußgewölbe auf den Boden drücken, können Sie spüren, wie die Beine in eine X-Bein-Stellung geraten. Diese X-Bein-Stellung, zumindest wenn Sie es übertreiben, schließt das Becken, die Oberschenkel gehen zu."

2. Richtiges Stehen
- „Wenn Sie das Fußgewölbe eine kleine Idee hochheben, dann merken Sie, dass zwischen den Oberschenkeln Raum entsteht.
- Machen Sie Ihre Knie ganz weich. Dann nehmen Sie das Schambein ein wenig nach oben oder legen Ihr Kind in die Beckenschale und lassen die Pobacken locker. Dann merken Sie, dass Ihr Rücken aus dem Hohlkreuz geht und so Ihr Rücken gerade wird.
- Jetzt achten Sie auf Ihren Oberkörper. Der Oberkörper bleibt aufgerichtet, sodass sich

das Brustbein nach vorne hin öffnet. So stehen Sie mit aufgerichtetem Oberkörper und weichem Becken.

- Diese Haltung schont den Rücken, weil die Spannung aus dem Kreuzbein weicht, ebenso aus dem Bauch. So wird es für Ihren Körper weniger anstrengend, Ihr Kind zu tragen.
- Um den Unterschied deutlich spüren zu können, machen wir es noch einmal:
- Sie stehen jetzt mit weichen Knien, dann drücken Sie die Knie durch. Sie merken, dass Sie nach hinten kippen, also aus Ihrem Mittelpunkt herausfallen. Und um das auszugleichen, gehen Sie ins Hohlkreuz zurück."

3. Spüren der Auswirkungen

- „Jetzt gehen Sie auf beide verschiedene Arten durch den Raum.
- Als Erstes gehen Sie mit durchgedrückten Knien. Der Gang ist hart. Sie treten mit den Fersen auf. Das Becken ist fest, oft ist der Bauch hart. Ihr Kind wird bei jedem Schritt ein wenig gestoßen.
- Jetzt machen Sie die Knie weich, den Rücken gerade, den Po weich und öffnen Ihr Brustbein.
- Wie ist das? Ihr Gang ist weich, Sie treten mit ganzem Fuß auf. Die Erschütterung ist geringer. Becken und Bauch bleiben weich. So ist es für die Kinder auch weicher. So sind die Kinder geborgen, so ist es angenehmer für Mutter und Kind.
- Wenn Sie das nicht gewohnt sind, wird Ihnen das erst furchtbar schwerfallen. Üben Sie es zu Beginn jeden Tag 10 Minuten. Sie sind viele Jahre anders gelaufen und dann ist es schwer, sich umzugewöhnen. Aber für die Kinder ist es wichtig. Das ‚harte' Gehen kann ein Grund für Schwangerschaftskontraktionen sein. Die Kinder wollen nicht so ‚gestoßen' werden und wehren sich. Und für die Geburt ist es wichtig. Nur, wenn Ihr Kind gut ins Becken hineinkommt, kann es gut geboren werden."

PRAXISTIPPS

Mit der Puppe und dem Beckenmodell oder einem Geburtsatlas können wir verdeutlichen, warum das Hohlkreuz bei der Geburt das Tiefertreten des kindlichen Kopfes erschwert.

Wie stehe ich auf meinen Füßen ?

ÜBUNG Fußmassage _____

Anleitung:
Vor dieser Übung werden evtl. ausliegende Matten entfernt.

- „Stellen Sie sich auf den Boden und spüren Sie, wie Sie mit Ihren Füßen verbunden sind, wie Sie mit dem Boden verbunden sind und auch mit der Erde.
- Sie merken, dass nur bestimmte Stellen Ihres Fußes den Boden berühren.
- Nun massieren Sie eine Fußsohle. Stützen Sie sich an der Wand ab oder setzen sich hin." (1 Min. Zeit geben zum Massieren)

Es gibt einen einzigen Bereich, der in der Schwangerschaft nicht massiert werden sollte: um den Innenknöchel des Fußes bis zur Ferse. Dies ist die Stelle, die bei der Fußreflexzonenmassage der Gebärmutter zugeordnet wird. Wird dieser Punkt massiert, können Wehen ausgelöst werden (Abb. 8-**3**).

- Danach stehen alle TeilnehmerInnen auf und spüren nach. Wir tragen zusammen, was wir an Unterschieden zwischen dem massierten und dem nicht massierten Fuß feststellen können. Mögliche Antworten sind: „Weicher, breiter, mehr Auflagefläche am Boden, besserer Stand ..."

Diese Erfahrung ist wichtig für die Männer. Sie spüren, um wie viel besser sich ein massierter Körperteil anfühlt. Wenn sie vielleicht bei der Geburt das Gefühl haben: „Was mache ich da überhaupt? Da passiert ja überhaupt nichts!", dann erinnern sie sich vielleicht an diese

Übung. Sie haben höchstens eine Minute massiert und ihre Wärme, ihr Bewusstsein und ihre Aufmerksamkeit zu dem Fuß geschickt, und es hat sich Einiges verändert.

Es tut auch gut, gemeinsam auf der Couch zu sitzen und sich gegenseitig die Füße zu massieren, das regt den Stoffwechsel an. Der einzige Bereich, der nicht massiert werden sollte, ist der Gebärmutterpunkt an der Ferse (Abb. 8-**3**). Eine Massage an diesem Punkt kann Wehen auslösen.

> **!** Alles, was wirklich richtig wichtig ist, will zweimal gesagt werden.

- Dann massieren wir noch den anderen Fuß, damit dieser sich auch gut anfühlen kann.

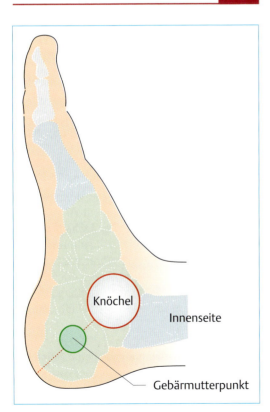

Abb. 8-**3** Fußmassage: Der Gebärmutterpunkt an der Ferse sollte nicht massiert werden.

ÜBUNG **Erdung**

Übungsziele:
- Eine Schwangerschaft beim ersten und auch beim zweiten Kind wirft einen zwar nicht aus der Bahn, aber es ist so viel Neues, was auf einen zukommt. Es ist eine ganz neue Lebensphase und da ist es gut, immer wieder Verbundenheit nach unten, zur Erde zu spüren, verwurzelt zu sein. Dabei kann diese Übung helfen, in den Mittelpunkt zu kommen. Aus Ihrer Mitte heraus kann Ruhe und Zufriedenheit in der stürmischen und veränderlichen Zeit entstehen und aus dieser Ruhe heraus wieder ein guter Kontakt zu den Menschen in Ihrer Nähe und zu Ihrem Kind."

Anleitung:
- „Spüren Sie nun in beiden Füßen nach.
- Dann bewegen Sie sich mit Ihrem Körper über den Füßen. Nur so viel, dass Sie gut in Ihrem Gleichgewicht bleiben.
- Beschreiben Sie eine Acht mit Ihrem Körper um die Füße, und dann einen Kreis. Vielleicht spüren die Frauen, wie sie sich um Ihr Kind bewegen. Lassen Sie sich Zeit dabei (ca. 1 Min.).
- Dann lassen Sie die Bewegungen langsam ruhiger werden.
- Wenn Sie jetzt stehen, spüren Sie nach.
- Wie verbunden fühlen Sie sich jetzt mit dem Boden?"

ÜBUNG **Wie sitze ich ?**

Übungsziele:
- Spürübung zum bewussten Sitzen

Anleitung:
- „Setzen Sie sich im Schneidersitz auf den Boden und spüren Sie Ihre beiden Sitzbeinhöcker. Sind sie spitz oder rund? Wie würden Sie sie beschreiben?

- Dann schieben Sie eine Hand mit der Handfläche nach oben unter eine Pobacke. Setzen Sie sich mit dieser Seite richtig hinein in die Hand und kreisen Sie mit Ihrem Körper um die Sitzbeinhöcker. Das heißt, wir massieren sie so ein wenig.
- Nun nehmen Sie die Hand heraus und spüren nach, was geschehen ist.
- Welche Unterschiede können Sie zwischen Ihren beiden Pohälften feststellen?"

Mögliche Antworten sind: Die eine Seite sitzt tiefer. Mit der einen Seite ist die Auflagefläche größer. Der Sitzbeinhöcker der einen Seite ist nicht mehr zu spüren.

„Sie sind mit dem Sitzbeinhöcker, also mit Ihrem Körper in Kontakt gegangen, es ist Wärme hineingeströmt, und so hat sich die eigene Körperwahrnehmung verändert. Wir haben dies wieder nur eine Minute getan, wie vorher mit den Füßen, und so viel hat sich verändert.

Die **Männer** können spüren, was sie ihren Frauen Gutes tun können. Auch wenn sie scheinbar wenig tun, hat es eine große Wirkung. Wenn sie bei der Geburt nur ein wenig massieren, bewirken sie damit eine Veränderung. Der massierte Körperteil ist besser durchblutet und damit funktionstüchtiger. Außerdem haben wir jetzt gerade gemerkt, dass das Wahrnehmungsgefühl unseres Körpers nach einer Massage deutlich besser ist. Und so fällt es der Frau dann auch leichter, sich zu öffnen

- Massieren Sie sich zum Ausgleich auch die zweite Pohälfte, damit Sie wieder besser sitzen.
- Stützen Sie sich jetzt auf Ihren beiden Fäuste ab, links und rechts neben Ihrem Becken, heben Sie Ihr Gesäß ein wenig an und setzen sich mit Ihrem Gesäß etwas zurück. So sitzen Sie aufrecht, Ihr Kind bekommt mehr Platz und Sie als Schwangere bekommen mehr Luft."

! Diese kleine Veränderung im Sitzen ist vor allen Dingen wichtig, wenn man/frau bei der Arbeit viel sitzen muss.

An dieser Stelle kann die Kursleiterin die TeilnehmerInnen nach ihrem **Berufsalltag** und den Belastungen fragen, die sie dabei empfinden. Zusätzlich bieten sich Informationen über das Mutterschutzgesetz an.

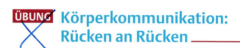

ÜBUNG ## Körperkommunikation: Rücken an Rücken _____

Anleitung:
Als Abschlussübung für den heutigen Abend setzen sich die Paare Rücken an Rücken und Po an Po. Jetzt wird nicht mehr gesprochen, sondern die Kommunikation soll nun über den Körper gehen.

- „Schließen Sie Ihre Augen und spüren Sie, wie sich der Rücken des anderen anfühlt. Sie machen eine Bestandsaufnahme: knochig, weich, anlehnend, drückend, belastend.
- Nun zeigen Sie dem anderen ohne Worte, was Sie sich wünschen oder brauchen, um gut zu sitzen. Rubbeln Sie ein wenig aneinander. Durch Bewegung können Sie am besten zeigen, wo Sie Veränderungen wollen.
- Wenn es gut ist, lassen Sie die Bewegungen kleiner werden und versuchen Sie, in eine gemeinsame Schwingung hinein zu kommen. Nach rechts oder links, oder nach oben....
- Nach einer Weile werden auch diese Bewegungen ruhiger und Sie spüren ganz in Ruhe nach, ob sich etwas verändert hat.
- Nun rutschen Sie 10 cm voneinander weg und spüren nach, wie es ist, alleine zu sitzen."

Mögliche Antworten: endlich alleine, keine Belastung mehr, frei oder mir fehlt der Partner/die Partnerin.

Rückmelderunde: Wie war die Übung für mich?
Es ist wichtig, dass jeder spürt, wie diese Übung für ihn war und dass jeder etwas anderes wahrnimmt und erlebt und seine eigenen Erfahrungen macht. Das wird auch bei der Geburt der Fall sein. Wichtig ist, dass jeder seine/ihre Erfahrungen mitteilt und so die gemachten Erfahrungen miteinander geteilt werden können. Dieser Prozess wird bei Paaren auch unterschiedlich sein und es ist wichtig, das Erlebte so stehen zu lassen. **Keine Erfahrung ist gut oder schlecht**, sondern es bedarf der Bereitschaft, sie so sein zu lassen, wie sie ist.

Das Besondere daran ist, wie unterschiedlich Dinge wahrgenommen werden. Jedes Paar geht seinen eigenen Weg. So ist es auch bei der Geburt. Sie ist immer anders und jeder wird seine/ihre eigene Geburtserfahrung machen. Der Wunsch oder der Zwang, eine bestimmte Geburtserfahrung machen zu müssen oder eine bestimmte Erfahrung nicht machen zu wollen, kann den natürlichen Ablauf behindern. Deshalb ist es wichtig, offen für die Geburtserfahrung zu sein, wie immer sie auch sein wird.

Abschluss

Ausblick auf die nächste Stunde und Verabschiedung der TeilnehmerInnen.

8.3 Kurseinheit 2: Die „Durchlässigkeit" der Wirbelsäule

Tab. 8-**2** Kurseinheit: Die „Durchlässigkeit" der Wirbelsäule

Zeit	Dauer	Lernziele	Inhalt	Methode	Medien
	20 Min.	• Begrüßung • Raum für Fragen	Austausch	Große Runde	Gestaltung der Mitte, Sprechstein
20	5 Min.	• Einstieg ins Thema • Verständnis wecken für das Thema	Die Wirbelsäule als Verbindung zwischen Kopf und Becken	Vortrag	Beckenmodell oder Zeichnung
25	25 Min.	• Beckenbeweglichkeit • Bewusstwerdung des Zusammenhangs von Wirbelsäule und Becken	• Übungskomplex: „Die Uhr" • Sinn der Drehbewegung • Sinn der langsamen Bewegung • Die Uhr: Schlange/Uhr/Schlange • Wiederholung auf dem Ball	Spürübung	Matten Beckenmodell mit Puppe Pezzi-Bälle
50	10 Min.	• Schräge Dehnung der Wirbelsäule • „Fallen lassen" • „Hineinspüren in den anderen"	• Schräge Dehnung der Wirbelsäule • Die Schlange • Wiederholung mit Rollentausch	Spürübung Partnerübung	Matten

Tab. 8-2 Fortsetzung

Zeit	Dauer	Lernziele	Inhalt	Methode	Medien
60	15 Min.	• Bewusstwerden der Wirbelsäule • Durchlässigkeit der Wirbelsäule • Massage der Wirbelsäule	• Die „Perlenkette" • Paarübung: Massage der Wirbelsäule • Massage Michaelische Raute • Die Schlange • Wiederholung mit Rollentausch	Massage Spürübung Partner-übung	Matten
75	14 Min.	• Wahrnehmung der Durchlässigkeit der Wirbelsäule • Wahrnehmung der Auswirkungen von Anspannungen	• Paarübung: „Schuckeln" • 5 Anspannungs- und Lösungshinweise • Wiederholung mit Rollentausch • Rückmelderunde	Spürübung Partner-übung	Matten
89	1 Min.	• Ausblick auf die nächste Stunde	Massage und Kontakt zum Kind	Vortrag	

Lernziele:
• Bewusstwerdung des Zusammenhangs zwischen Wirbelsäule und Becken
• Entspannung und Durchlässigkeit der Wirbelsäule
• Loslassen, Fallenlassen üben
• Wahrnehmung der Auswirkung von Anspannung

Begrüßung und Raum für Fragen

Jede/r Teilnehmer/in erzählt, wie es ihr/ihm in der letzten Woche ergangen ist und welche Fragen oder Unsicherheiten aufgekommen sind.

Praktische Tipps für offene Runden:
• Um deutlich eine Struktur zu bewahren, in der jede/r Teilnehmer/in eine bestimmte Zeit zu reden hat, in der alle zuhören, bekommt derjenige, der gerade spricht, den **Redestein**. Ist er fertig, gibt er den Redestein weiter an den Nächsten.

• Die Beiträge werden nicht kommentiert, während ein Teilnehmer spricht, weder von anderen TeilnehmerInnen, noch von der Kursleiterin.
• Wenn eine Person zu Ende gesprochen hat und den Stein weitergibt, kann man den Raum offen lassen für mögliche Kommentare der anderen Teilnehmer. Je nach der Dynamik, die sich innerhalb des Kurses entwickelt, empfiehlt es sich, erst abzuwarten, bis die Runde abgeschlossen ist.
• Wenn ein(e) Teilnehmer(in) zu lange spricht, begrenze ich die Zeit für alle, z. B.: „Jeder hat jetzt 2 Minuten Zeit in dieser Runde."
• Meine eigenen Kommentare oder Themen, die angesprochen wurden und die ich gerne aufgreifen möchte, schreibe ich mir auf einen Zettel und bespreche sie am Ende der Runde.

Diese Regeln geben jedem Teilnehmer die Sicherheit, dass alle gleich behandelt werden und jede/r gehört wird.

Themenliste für die Geburtsvorbereitung

- Schwangerschaftsbeschwerden
- Mutterpass
- Ultraschalldiagnostik

- Damm vorbereiten
- Brust vorbereiten
- Wie spüre ich Wehen?
- Vorzeitige Wehen
- Blasensprung
- Übertragung/Einleitung
- Wann rufe ich meine Hebamme an? / Wann fahre ich in den Kreißsaal?
- Was nehme ich in den Kreißsaal mit?

- Ambulante Geburt
- Vitamin-K-Prophylaxe
- Impfungen
- Rachitisprophylaxe
- Rooming in

- Stillen
- Wachstumsschübe beim Kind
- Stimmungsänderungen bei der Frau (Heultag)
- Nachwehen
- Wochenfluss
- Tragen der Kinder (Tragetuch)
- Schläft das Kind mit im großen Bett? (Verwöhnen)
- Warum schreit mein Kind?
- Normale Auffälligkeiten beim Kind
- Pflegemittel für das Kind
- Einbeziehung der Geschwister
- Ratschläge von außen (Mutter, Nachbar, Freundin)
- Tagesablauf im Wochenbett
- Veränderung der Paarbeziehung

Mögliche Themen und Fragen

- Fragen zum eigenen körperlichen Empfinden, wie z. B. „Sodbrennen"
- Fragen zum Mutterpass
- Verschiedene Teesorten in der Schwangerschaft (s. S. 194, „Pflanzliche Mittel in der Schwangerschaft")

Aus dieser Runde entsteht oft ein kleines Thema für den Abend. Dies besprechen wir nach der Runde oder flechten es in den Ablauf ein.

PRAXISTIPPS

Hilfreich ist es, wenn Sie alle Themen, die im Laufe des Kurses besprochen werden sollten, auflisten (s. S. 205). Diesen Zettel kann man an jedem Kurstermin neben sich legen, und alle Themen, nach denen in der aktuellen Stunde gefragt wird und auf die man auch antwortet, abhaken. So braucht man am Ende des Kurses nicht mehr so viele Punkte besprechen.

Die Wirbelsäule als Verbindung zwischen Kopf und Becken

Erklärungsbeispiel:
„In dieser Stunde geht es um unseren Rücken und um unsere Wirbelsäule. Ich nenne diese Stunde gerne: Die Durchlässigkeit der Wirbelsäule. Die Wirbelsäule stützt uns, trägt uns, richtet uns auf. Sie verbindet aber auch das Becken mit unserem Kopf. Im Kopf sitzt unser Verstand und unser Wille. Zum Beispiel unser Wille, dass unser Kind gut auf die Welt kommt und wir ihm einen guten Start ins Leben geben.

Im Bauch sitzt mehr unser Gefühl. Nun ereignet sich die Geburt ganz tief in uns. Das heißt: Der Muttermund öffnet sich – wir öffnen uns – unser Kind findet in unserem Becken seinen Weg nach draußen.

Es ist wichtig, dass unser Wille in Verbindung kommt mit unserem Herzen und dann mit unserem Bauch. Und die Verbindung ist die Wirbelsäule.

Genauso umgekehrt: Wir erleben die Geburt ganz tief in uns – in unserem Bauch. Nach der Geburt will das Gefühlte verarbeitet werden und da ist die Verbindung zum Kopf wiederum die Wirbelsäule. Je durchlässiger die Wirbelsäule ist, um so besser kann dieser Austausch stattfinden.

Hausaufgabe:
Setzen Sie sich in ein Café und sehen Sie den Menschen zu, die vorbeigehen. Wie durchlässig ist deren Wirbelsäule? Zum Beispiel bewegt sich nur der Oberkörper oder der Unterkörper oder geht die Bewegung ganz durch sie hindurch?"

Durch die Beobachtung anderer Menschen kann das Interesse an dem Thema Wirbelsäule und ihrer Beweglichkeit geweckt werden. Gerade für Menschen, die innerhalb der Kursstunde nicht so leicht einen Zugang zu dem Thema finden, kann das eine Hilfe sein.

Übungskomplex: Beckenuhr nach Feldenkrais

Übungsziele:
Um die Beweglichkeit der Wirbelsäule zu verbessern, gibt es eine sehr alte Feldenkrais-Übung: „Die Uhr". Diese Übung entspannt die Becken- und Rückenmuskulatur, verbessert die Durchblutung im Becken und hilft oft bei Rückenbeschwerden.

Die Beweglichkeit oder die Drehung des Beckens wurde in allen Kulturen bei den Frauen gefördert. Wir kennen es vom Bauchtanz her. Diese uralte Beckenbewegung kann das Kind bei seiner Geburt unterstützen. Dazu gibt es zum besseren Verständnis zwei Vorübungen:

Schwierige Kursteilnehmer:
Wenn ein Kursteilnehmer nicht bei den Übungen mitmacht, können Sie erklären:

„Es ist auch für die Männer sehr nützlich, diese Übungen mitzumachen. Nach längeren Autofahrten zum Beispiel, wenn der Rücken gestaucht ist, verschafft diese Übung meist schnell und nachhaltig Linderung."

ÜBUNG Vorübung zum Sinn der Drehbewegung

Ausgangsstellung: Wir sitzen bequem, die Arme sind angewinkelt.

Anleitung:
- „Mit der rechten Hand machen Sie eine Faust. Der Daumen ist eingeschlagen. Dies soll das Köpfchen Ihres Kindes symbolisieren. Die andere Hand legt sich mit abgespreiztem Daumen um die erste Hand und symbolisiert das Becken (Abb. 8-**4**).
- Wenn das Köpfchen drückt, merkt man, dass es nicht gut durch das Becken kommt, es bleibt mit den Ecken hängen. Wenn das Köpfchen drückt, die andere Hand aber (also das Becken) sich drehend um das Köpfchen herum bewegt, spüren Sie, wie das Köpfchen sich langsam durch das gedachte Becken drehen kann. So passiert es auch in der Realität. Durch die Beckenbewegung hat das Kind eine leichtere Möglichkeit, sich durch das Becken zu schieben. Diese Bewegung braucht nur gering zu sein."

Zur Verdeutlichung kann man das hilfreiche Drehen des Beckens auch mit einem Modell vom Becken und einer Puppe gut zeigen.

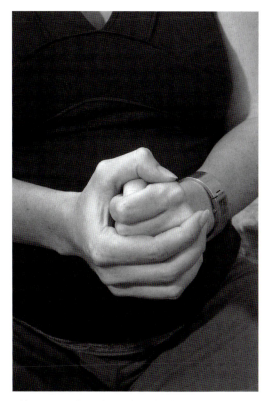

Abb. 8-**4** Beckenuhr nach Feldenkrais: Vorübung zum Sinn der Drehbewegung

ÜBUNG Vorübung zum Sinn der langsamen Bewegung

Anleitung:
- „Beide Hände machen in schneller Bewegung eine Faust, auf und zu. Wo spüren Sie die Muskeln arbeiten? – Im Unterarm.
- Jetzt machen Sie die gleiche Bewegung langsam. Wo spüren Sie die Muskeln jetzt arbeiten? – In den Fingern/In der Hand.
- Das heißt, wenn die Bewegung langsam gemacht wird, arbeiten die Muskeln, die auch an der Bewegung beteiligt sind. Bei der schnellen Aktion übernehmen die nächstliegenden Muskelgruppen die Arbeit.
- Bezogen auf das Kreuzbein heißt das: Bei einer schnellen Bewegung findet die Arbeit im Rücken und in den Oberschenkeln statt. Bei einer langsamen Bewegung erreichen Sie ge-

nau die Muskeln um das Kreuzbein herum, wo die Beckendrehung stattfindet.
* Kleine Bewegungen ohne Anstrengung ergeben eine große Wirkung."

ÜBUNG ## Die Beckenuhr nach Feldenkrais

Übungsziele:
* Große Beweglichkeit im Iliosakralgelenk
* Lösen von Verhaltungen oder Spannungen
* Voraussetzungen dafür schaffen, dass das Kind gut ins Becken rutschen kann.

Ausgangsstellung: Die TeilnehmerInnen legen sich mit dem Rücken auf die Matte, die Beine sind hüftbreit aufgestellt, die ganze Fußsohle hat Bodenkontakt. Die Hände der Schwangeren liegen beim Kind. Im letzten Trimenon kann das für manche Frauen schwierig sein, da ihnen dabei schlecht werden kann (Vena-cava-Syndrom). Diese Frauen sollten sich auf die Seite drehen, mit dem Kreuzbein an eine Wand, oder sie bleiben in Rückenlage und schieben ein Kissen unter eine Pobacke.

Zum Erarbeiten der Übung ist der Kontakt zur Unterlage hilfreich. Später kann „die Uhr" in jeder Lage erfolgen, z. B. im Stehen, im Schneidersitz, hängend über einem Ball oder auf dem Ball sitzend.

> **PRAXISTIPPS**
>
> Die Füße sollten Bodenkontakt behalten, denn der Bodenkontakt der Füße erleichtert die Entspannung der Beine und des Beckens und gibt der Frau mehr Sicherheit und Erdung.

Anleitung:
* „Wir stellen uns nun vor, wir lägen mit unserem Kreuzbein auf einer Uhr. Am oberen Punkt (also Oberkante Kreuzbein) ist die 12,

und am unteren Punkt (also Übergang zum Steißbein) die 6. Nach links die 3 und nach rechts die 9.
* Wir lernen die Punkte kennen, indem wir uns mit dem Becken zunächst auf der Linie von 12 zu 6 und wieder zu 12 bewegen, dann das Gleiche von 3 zu 9 und wieder zu 3."

Die Schlange
* „Dann lassen Sie die Bewegung von 6 nach 12 über das Kreuzbein gerade in die Wirbelsäule laufen. Es ist eine Schlangenbewegung, die hoch zum Kopf geht.
* Wie fühlt sich das an und wo ist der Stopp in dieser Bewegung? Merken Sie sich Ihren Stopppunkt. Wir werden nach der nächsten Übung diese Schlangenbewegung wiederholen und dann können Sie beobachten, ob und was sich geändert hat."

> **PRAXISTIPPS**
>
> Oft befindet sich der Stopppunkt in der Brustwirbelsäule.
>
> Wenn TeilnehmerInnen den Punkt nicht finden können, hilft oft folgender Rat:
>
> „Merken Sie sich, wie angenehm oder unangenehm die Bewegung für Sie jetzt ist und wie Ihr Rücken auf der Matte aufliegt."

Die Uhr
* „Jetzt machen Sie folgende Bewegungen: Die Langsamkeit dieser Bewegung ist sehr wichtig! Ebenso ist es wichtig, mit möglichst wenig Spannung zu arbeiten.
* Sie bewegen Ihr Becken von der 12 zur 1, und wieder zur 12. Nun von der 12 zur 1 und zur 2, und wieder zurück zur 1 und zur 12.
* Von der   12-1-2-3-2-1-12
              12-1-2-3-4-3-2-1-12
              12-1-2-3-4-5-4-3-2-1-12
              12-1-2-3-4-5-6-5-4-3-2-1-12
* Genauso auf der anderen Seite (Abb. 8-**5**).

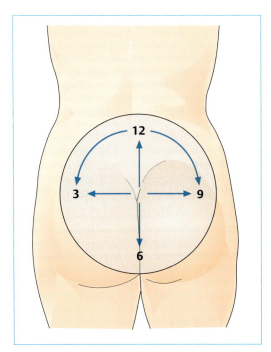

Abb. 8-**5** Die Beckenuhr nach Feldenkrais

┌─ **PRAXISTIPPS** ──────────────

Es ist gut, immer wieder darauf hinzuweisen, den Po locker zu lassen und keine Muskelkraft einzusetzen. Wenn diese
Übung mit viel Kraft ausgeführt wird,
wird der Bauch oft hart und das kann zu
vorzeitigen Wehen führen.

└──────────────────────────────

- Nun beschreiben wir den gesamten Uhrkreis:
  12-1-2-3-4-5-6-7-8-9-10-11-12. Jede/r erfährt ihren/seinen Kreis. Er kann klein, schief
  und halb sein. Bei größeren Kreisen sind oft
  die Oberschenkelmuskeln und die Rückenmuskeln beteiligt. Wichtig ist, dass Sie es nur
  rollen lassen.
- Dabei zählt jede Minuten- und Sekunden-
  position! Wo es weh tut, ist eine Mangel-
  durchblutung. An diese Stelle sollten Sie sich
  langsam herantasten und, wenn möglich,
  nicht überspringen, da gerade dieser Punkt
  Ihre Aufmerksamkeit braucht. Den Weg ganz
  bewusst gehen, heißt: Nicht nur das Ziel ist

wichtig, sondern vor allem der Weg. Für diese Übung braucht man viel Zeit.
- Nun spürt jede/r noch einmal nach, wie es
  sich im Kreuzbein anfühlt."

Die Schlange
- „Jetzt wiederholen Sie die Schlangenbe-
  wegung (von 6 zu 12 und weiter die Wir-
  belsäule hoch) und beobachten, ob sich der
  Stopppunkt weiter nach oben verschoben hat.
  Dies ist dann ein Zeichen dafür, dass sich die
  Durchlässigkeit der Wirbelsäule verbessert
  hat.
- Nun drehen sich die Frauen über die Seite
  und kommen so nach oben zum Sitzen."

! Über die Seite zum Sitzen hochkommen
ist für die schwangeren Frauen wichtig, damit sie ihre geraden Bauchmuskeln
nicht zu sehr anspannen, denn das verstärkt die Rektusdiastase.

Diese Übung sollte jeden Tag wiederholt werden.

■ **Rückmeldungen in der großen Runde**

Die Rückmelderunden sind wichtig, damit die
TeilnehmerInnen sich darin üben, die Empfindungen in ihrem Körper wahrzunehmen und zu
formulieren. Nur so kann ein intensiveres Körpergefühl entstehen. Gerade bei der Geburt ist
es hilfreich für den Mann, wenn die Frau mitteilt, ob ihr die Massage so gut tut oder wie es
noch besser sein könnte.

Ebenso sind die Rückmeldungen für die Kursleiterin wichtig. So bleibt sie in Kontakt mit
jedem/r einzelnen Kursteilnehmer/in und kann
auf unterschiedliches Erleben eingehen.

An dieser Übung kann ich gut erkennen, welche Frau mehr Betreuung braucht. Oft sind die Fehlstellungen ein Hinweis auf möglicherweise auftretende Probleme bei der Geburt. Blockaden im Iliosakralgelenk können z. B. dazu führen, dass das Kind nicht in das Becken rutscht.

Therapiemöglichkeiten: Massagen, Akupunktur, Kranio-Sakral-Therapie oder eine Behandlung nach Dorn.

Bereits vorhandene Rückenprobleme werden in der Schwangerschaft meistens größer.

Wenn TeilnehmerInnen über **Schmerzen bei der Übung** klagen: Schmerzpunkte können durch Mangeldurchblutungen im Becken entstehen. Gerade dann ist es wichtig, zu üben, evtl. mit einem Kissen oder einer leicht gefüllten Wärmflasche am Becken. Wenn der Schmerz durch Fehlhaltungen ausgelöst wurde, werden sie sich mit Hilfe der Übung lösen.

Haltung ist es dann auch angenehm für die Schwangere.

- Der Partner kniet seitlich neben dem Ball und legt seine Hände an die Beckenschale (s. S. 198). So spürt er die Bewegung mit und kann sie begleiten (Abb. 8-**6**). Es geht nicht um ein Tun mit Kraft, sondern um **Lassen**. Das Kind in die Beckenschale **lassen**, zwischen die Sitzbeinhöcker **lassen**, den Po fallen **lassen**.
- Dann langsam und vorsichtig die Drehung des Beckens um das Kind spüren."

Frauen, die unsicher auf dem Ball sind, brauchen evtl. Halt im Rücken und/oder am Ball, um sich in Sicherheit ausprobieren zu können.

ÜBUNG ## Wiederholung der Beckendrehung auf dem Ball ────

Anleitung:
Die Frauen sitzen auf den Bällen, die Männer daneben. Die Kursleiterin sitzt selbst ebenso auf dem Ball und kann so zeigen, was sie erklärt:

- „Das Becken-Kippen von 6 zur 12 und zurück, macht jetzt deutlich, wie sich die Lage des Kindes im Bauch und am Schambein verändert.
- Ist das Becken zur 12 gekippt, rutscht das Köpfchen vom Kind hinter das Schambein und das Kind mehr in den Rücken der Frau.
- Bei der 6 liegt das Köpfchen eher vor dem Schambein und das Kind fällt wie heraus aus dem Bauch der Frau.
- Zwischen der 6 und der 12, eher ein wenig mehr zur 12 hin, gibt es einen Punkt, an dem das Kind genau richtig liegt. In dieser

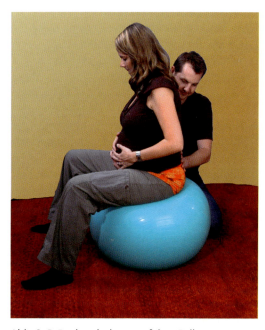

Abb. 8-**6** Beckendrehung auf dem Ball

ÜBUNG ## Schräge Dehnung der Wirbelsäule _____

Diese Paarübung wird mit getauschten Rollen wiederholt. Je mehr die Männer gespürt haben, wie gut eine Übung tut und wie sie sich anfühlt, um so besser können sie ihren Frauen helfen.

Anleitung:

- Die Frau liegt, die Beine aufgestellt, auf dem Rücken. Die Schwangere legt ihre Hände auf den Bauch, zum Kind.
- Der Mann kniet, die Füße der Partnerin zwischen den Knien.
- Die Frau überlässt ihre Beine dem Partner, das heißt, sie lässt ihre Beine zu einer Seite fallen. Der Partner unterstützt die Beine mit seinen Händen.
- Sind die Knie zur Seite abgesunken – so tief, wie es gut ist – dehnt der Partner wippend die Wirbelsäule, indem er mit den Handballen an den Kniekehlen ist und in die verlängerte Richtung der Oberschenkel ein wenig zieht bzw. wippt (Abb. 8-**7**).
- Dann wird diese Übung zur anderen Seite wiederholt.
- Die Frau spürt nun wieder in Rückenlage mit aufgestellten Beinen nach.
- Die Schlangenbewegung wird wiederholt und der Stopppunkt, der jetzt wahrzunehmen ist, wird mit dem ersten Mal verglichen.

- Jetzt wechseln die Partner die Rollen und so wird die komplette Übung wiederholt.

PRAXISTIPPS

- Um den Kontakt der Eltern zum Kind zu fördern, laden wir sie immer wieder ein, die Hände zum Kind zu legen.
- Bei **Ischiasbeschwerden** muss diese Übung langsam gemacht werden. Die Kursleiterin zeigt sie zuerst bei der Frau, sodass der Mann genau hinschauen kann und die Frau spürt, wie es sich anfühlen soll. Die Knie müssen gut unterstützt werden.
- Ist der Punkt erreicht, wo es weh tut, wartet man ab, bis die Frau selbst ihre Beine wieder ein Stückchen tiefer sinken lassen kann.

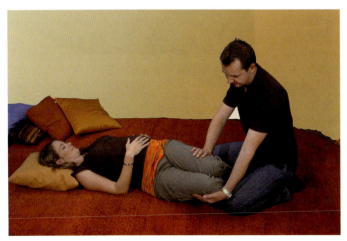

Abb. 8-**7** Schräge Dehnung der Wirbelsäule

ÜBUNG **Die Perlenkette** _____

Übungsziele:
- Bewusstwerden der Wirbelsäule

Anleitung:
- Das Paar sitzt hintereinander, die Frau zuerst vorne. Sie lässt sich leicht nach vorne sinken, evtl. zieht sie ihre Bluse hinten hoch, da es sich leichter und angenehmer auf der Haut massieren lässt.
- Der Mann sucht sich einen Platz, wo er sich anlehnen kann, sodass auch er es gemütlich hat.
- „Wir stellen uns die Wirbelsäule bzw. die Dornfortsätze wie eine Perlenkette vor. Sie ist sehr kostbar. Der Partner, der hinten sitzt, massiert mit zwei Fingern dreimal kreisend um die Dornfortsätze herum, von oben nach unten, also vom ersten Wirbel am Haaransatz bis zur Michaelischen Raute (Abb. 8-**8** und Abb. 8-**9**).
- Gerade unterhalb der Taille sind noch einige Wirbel, die oft etwas schwerer zu erfühlen sind, denen diese Massage aber besonders gut tut.
- Die Frau gibt Rückmeldung, wie stark der Druck der zwei Finger sein soll.
- Zum Abschluss wird die Michaelische Raute mit der ganzen Hand massiert, sodass sie gut warm wird.
- Danach noch mal in Rückenlage mit angestellten Beinen den Rücken nachspüren und nochmals die Schlangenbewegung von 6 zur 12 machen und den Stopppunkt erspüren.
- Nun wird die gleiche Übung mit vertauschten Rollen wiederholt.

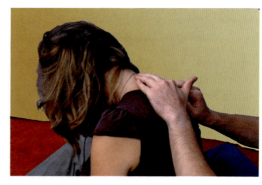

Abb. 8-**8** Übung Perlenkette (1)

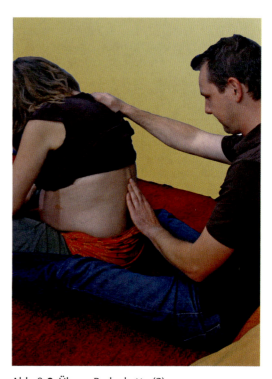

Abb. 8-**9** Übung Perlenkette (2)

ÜBUNG Schuckeln (nach Frauke Lippens)

Übungsziel:
- Das Zusammenwirken ganzer Muskelgruppen erfahren

Anleitung:
Partnerübung mit Rollentausch
Ausgangsstellung: Eine Person liegt auf der Matte, auf der Seite. Die Knie sind so gut es geht an den Bauch angezogen und liegen aufeinander. Der Partner kniet auf der Matte am Fußende und schaut in die Richtung längs der Wirbelsäule zum Kopf der Liegenden.
- Zunächst streicht der Partner mit zwei Fingern links und rechts der Wirbelsäule vom Haaransatz bis zum Kreuzbein entlang. Er zieht so die Spannung aus der Wirbelsäule heraus.
- Nun sucht die Hand des Partners den oberen Sitzbeinhöcker und schuckelt vom Sitzbeinhöcker her die Wirbelsäule in leichten Bewegungen kopfwärts. Es soll nicht anstrengend für den Partner sein und sehr angenehm-beruhigend für die Liegende (Abb. 8-**10**).

PRAXISTIPPS

Oft ist hier die Hilfe der Hebamme wichtig, um den Sitzbeinhöcker wirklich zu erfühlen. Ich gehe von Paar zu Paar, um zu sehen, ob die Hand richtig liegt und zu helfen, wenn Unsicherheiten da sind.

Auch wenn es viel Zeit kostet, von Paar zu Paar gehen, so ist es doch eine gute Möglichkeit, zu allen KursteilnehmerInnen Kontakt zu bekommen, auch wenn sie stiller sind. Außerdem ermöglicht diese bewährte Methode, dass sich die TeilnehmerInnen gemeint und gesehen fühlen.

Fünf Anspannungs- und Lösungshinweise:
Während des Schuckelns gibt die Kursleiterin folgende Gedanken weiter für die Liegenden:
- „1. Stellen Sie sich vor, es kommt **eine Wehe**. Das ist Arbeit und dehnt das Becken. Sie wollen fliehen, werfen den Kopf in den Nacken und der Beckenboden wird hart.
- Lösen
- Weiterschuckeln ohne Vorstellungen.
- 2. Sie machen eine Faust, als wenn Sie sich ganz festhalten wollten bei ihrem Partner.
- Lösen
- Weiterschuckeln ohne Vorstellungen.

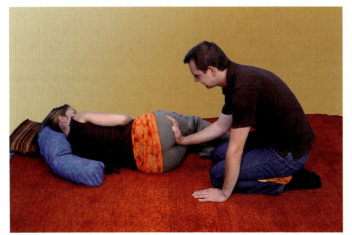

Abb. 8-**10** Schuckeln

- 3. Sie drücken ihre Zunge ganz fest an den Gaumen.
- Lösen
- Weiterschuckeln ohne Vorstellungen.
- 4. Sie liegen ganz entspannt in der Badewanne und ziehen nur den großen Zeh fest zu sich heran.
- Lösen
- Weiterschuckeln ohne Vorstellungen.
- 5. Sie denken an einen Schmerz, den Sie erlebt haben, erinnern sich daran.
- Denken nicht mehr daran
- Weiterschuckeln ohne Vorstellungen."
- Jetzt wechselt das Paar die Rollen und die gesamte Übung wird wiederholt.

Es gibt Raum für eine Rückmeldung über die Erfahrungen der letzten Übung.

„Was ist den Liegenden aufgefallen? Was ist den Partnern, die geschuckelt haben, aufgefallen?"

Übungsziel: Feststellen, wie durch eine Anspannung im Körper, auch wenn es nur der kleine Zeh oder ein gedachter Schmerz ist, der Beckenboden hart und die Durchlässigkeit der Wirbelsäule unterbrochen wird. Nun will aber gerade in der Wehe das Kind den Muttermund oder das Becken aufdehnen und braucht dafür möglichst lockeres und entspanntes Gewebe. Auch wenn nur ein Muskel bewusst angespannt wird, ist mit dieser Übung zu erfahren, dass eine ganze Muskelgruppe (also auch Wirbelsäule und Becken) sich mit anspannt.

■ Rückmelderunde

Nun setzen sich alle KursteilnehmerInnen wieder auf ihre Plätze in der Runde.

8.4 Kurseinheit 3: Massage und Kontakt zum Kind

Tab. 8-**3** Kurseinheit: Massage und Kontakt zum Kind

Zeit	Dauer	Lernziele	Inhalt	Methode	Medien
	15 Min.	• Begrüßung • Raum für Fragen • Angst nehmen durch Verstehen	Austausch	Große Runde	Gestaltung der Mitte Redestein
15	3 Min.	Einstieg ins Thema	Unterstützung der Wehenarbeit durch Massage und Kontakt zum Kind	Vortrag	Foto: „Bild für die Bühne der Welt"
18	7 Min.	• Erlernen der Massagetechnik • Spüren der Unterschiede	• Übung 1: Da sein • Rückmeldungen • Übung 2: Weiche Hand • Übung 3: Geschlossene Finger • Übung 4: Kraulen	Spürübung einzeln	

Tab. 8-**3** Fortsetzung

Zeit	Dauer	Lernziele	Inhalt	Methode	Medien
25	10 Min.	Innenseite der Oberschenkel massieren		Partnerübung mit Rollentausch	
35	10 Min.	• Körperkommunikation • Weichwerden der Beine	Ausstreichen der Beine	Partnerübung mit Rollentausch, Haptonomie	Hände
45	10 Min.	Entspannung und Loslassen durch Ausstreichen	Rücken ausstreichen	Partnerübung mit Rollentausch	
55	10 Min.	• Ausgleichen des Hohlkreuzes • Kind ins Becken einladen • Gute Lage des Kindes spüren	Becken ausstreichen	Partnerübung	Beckenmodell, Puppe, evtl. Entspannungsmusik
65	15 Min.	Kontaktaufnahme zum Kind	Wiegen des Kindes 1. Becken bewegen 2. Kind schaukeln 3. Wie liegt mein Kind im Bauch? 4. Wo kann man die Herztöne vom Kind hören?	Partnerübung	Beckenmodell Puppe
80	9 Min.	Beckenboden kennenlernen und erspüren	Äußerer BB: Zwinkern/Aufzugübung Mittlerer BB	Einzelübung, Spüren	Beckenmodell, Skizze der Beckenbodenschichten
89	1 Min.	Ausblick auf die nächste Stunde	• Schwangerschaft und Geburt • Terminierung des Kreißsaalbesuches	Vortrag	

Lernziele:

- Bewusstsein für das Massieren erwecken
- Techniken des Massierens vermitteln
- Feinfühligkeit beim Massieren erlangen
- Beziehung zu dem Massierten aufnehmen
- Entspannung fördern
- Becken entspannen, Hohlkreuz verringern
- Die Lage des Kindes verbessern – Schale des Kindes
- Erspüren der Lage des Kindes im Bauch (schafft Sicherheit)
- Kontaktaufnahme zum Kind (schafft Sicherheit)
- Spielen, singen und tanzen mit dem Kind

Nach der Begrüßung frägt die Kursleiterin, wie die letzte Stunde in Erinnerung geblieben ist. Mögliche Themen in der ersten Gesprächsrunde sind z. B. vorzeitige Wehen, Schmerzen...

Unterstützung der Wehenarbeit durch Massage und den Kontakt zum Kind

PRAXISTIPPS

Didaktisches Hilfsmittel:
Bild von der Bühne der Welt – So können die TeilnehmerInnen bildlich sehen und begreifen, was die Arbeit der Frauen und die Arbeit des Kindes bei der Geburt bedeutet.

„In der letzten Stunde haben die meisten TeilnehmerInnen gespürt, dass der Beckenboden mit angespannt ist, wenn die Hand angespannt ist. Wenn man die Zunge oben am Gaumen festhält, spannt sich meistens auch der Beckenboden mit an. Der ganze Körper ist durch Muskeln und Bindegewebe verbunden. Ein Druck oder Zug an einer Stelle hat Auswirkungen auf den gesamten Körper. Wenn der große Zeh hochgeht, dann bewegt sich nicht nur der große Zeh, auch die Muskeln des Unterschenkels und des Oberschenkels bis hin zum Muttermund werden angespannt. Das Becken schließt sich, der Beckenboden wird hart. Es ist sehr schwierig, die Muskeln unabhängig voneinander zu lockern.

Wenn Frauen ganz entspannt in der Badewanne liegen und der große Zeh geht hoch, dann sind sie vermutlich am Beckenboden nicht entspannt.

Doch gerade dort versucht das Kind, sich seinen Weg zu bahnen.

Es ist also für die Frauen sehr wichtig, in den Wehen loszulassen, sich zu lockern und zu öffnen für das Kind. Hebamme und Partner können die Frau gut beim Entspannen und Loslassen unterstützen, z. B. mithilfe von warmem Wasser, Bewegung und Massagen.

Um dies zu verdeutlichen, kann die Kursleiterin das schöne **Beispiel von Magaritta Klein** (Hebamme) erzählen: „Die Kinder müssen sich ihren Weg durch den Muttermund und die Scheide bahnen. Sie kommen auf die Welt und betreten die Bühne der Welt. Wenn man auf der Bühne ist, sind zuerst die großen Vorhänge da, die dann aufgemacht werden müssen, damit man gesehen wird vom Publikum. Die Kinder öffnen ihre Vorhänge. Diese Vorhänge sind in Ihnen drinnen. Es sind die Muskelschichten. Die Vorhänge sind ganz schwer, denn sie sind so richtig fest, wie sie eben beim Theater sind. Nun können Sie sich vorstellen, dass die Kinder einen Vorhang zur Seite schieben, und dann den Nächsten. Entweder sie sind ganz angespannt, dann sind die Vorhänge sehr schwer. Wenn sie weich und entspannt sind, können die Kinder sie viel leichter zur Seite schieben. In der Wehe baut sich Spannung auf. Sie werden spüren, dass Sie vieles tun können, um sich weich werden zu lassen und sich zu öffnen" (1).

Massagetechnik

„Massieren ist ganz einfach. Es gibt ein paar kleine Tricks, die man gerade bei der Geburt gut anwenden kann. Wenn eine gebärende Frau ihren Mann bei der Massage zurückweist, liegt dies meistens an der Massagetechnik."

ÜBUNG Da sein _____

Anleitung:
- „Setzen Sie sich so hin, dass Sie Ihren eigenen Oberschenkel massieren können und streifen Sie Ihre Hose glatt. Nun massieren Sie ihren eigenen Oberschenkel so, wie Sie es gewohnt sind zu massieren.
- Stellen Sie sich beim Weitermassieren vor, Ihr Oberschenkel wäre der Rücken Ihres Kindes. Verändert sich etwas?"

Rückmeldungen:
„Was hat sich in dem Moment verändert, als Sie sich vorgestellt haben, Ihr Oberschenkel sei der Rücken Ihres Kindes?" – Es wird sofort ruhiger im Raum und die Massagen werden sanfter, sie gehen mehr ins Fühlen hinein.
- „Sie haben Ihre Aufmerksamkeit zu dem Oberschenkel geschickt und sich vorgestellt, dass dies ein anderer Mensch ist, der Wärme braucht und massiert sein will. Genauso fühlen die Frauen bei der Geburt. Wenn die Partner gut bei ihren Frauen sind und ihnen das Gefühl geben, da zu sein mit dem Vertrauen, dass sie es schaffen wird, dann fühlt sich das gut an. Wir Menschen wollen ganz tief in uns berührt und gemeint sein. An diesem Punkt können wir von außen helfen."
- Jede/r Teilnehmer/in massiert weiterhin den eigenen Oberschenkel.

PRAXISTIPPS
- Durch das Erleben der unterschiedlichen Wirkung beim Massieren ist der „Aha- Effekt" viel größer.
- Die Botschaft kommt besser an. Bei der Geburt wird diese Massage besonders gut mit angestellten Beinen in der Badewanne geschätzt.

ÜBUNG Weiche Hände _____

Anleitung:
- „Wenn Sie Ihre Hand auf den Oberschenkel legen, lassen Sie Ihre Finger ganz locker. So massieren Sie jetzt mit einer weichen Hand."

ÜBUNG Geschlossene Finger _____

Anleitung:
- „Nun legen Sie die Finger ganz dicht aneinander und massieren so weiter. Merken Sie, dass das anders ist, als mit den weichen Fingern an der Hand?
- Nun spreizen Sie den Daumen von der Hand ab und massieren Sie sich mit abgespreiztem Daumen. Können Sie einen Unterschied feststellen?
Es ist ganz viel Spannung in der Hand. Die Spannung in der Hand desjenigen, der massiert, spürt derjenige, der massiert wird, sofort. Mit einer angespannten Hand kann man niemanden in eine Entspannung hinein massieren. Deswegen ist es sehr wichtig, dass der Massierende seine **Hand locker** hat, und bei der Sache und dem Menschen ist, den er massiert. Es hilft den Frauen nicht, wenn der Partner einfach so darüber rubbelt und mit den Gedanken ganz woanders ist. Die Geburt ist ein Vorgang des Öffnens, da ist es wirklich wichtig, dass Sie mit Ihrem Herzen dabei sind."

ÜBUNG ## Kraulen

Anleitung:

- „Wenn Sie nun über den Oberschenkel kraulen und sich vorstellen, Sie haben eine Wehe: Wie ist das?"
- Das ist nervig, das macht nervös, es ist so ein Kribbeln, das einen aufgeregt macht, aber es kann auch anregend sein. Bei der Geburt aber sind die Frauen meist angeregt genug. Da vertragen sie das Krabbeln und Kraulen nicht.

! Bei der Geburt wollen Frauen meist mit der ganzen Hand angefasst werden. Sie brauchen Klarheit und Sicherheit, und das vermitteln wir durch die Art der Berührung: Eindeutig, klar und mit möglichst viel ruhigem Körperkontakt.

ÜBUNG ## Innenseite der Oberschenkel massieren (Partnerübung mit Rollentausch)

Übungsziele:

Wir haben festgestellt, dass die Muskeln miteinander zusammenhängen und sich sowohl die Anspannung als auch die Entspannung eines Muskels auf den anderen überträgt. Wenn wir also die Innenseite des Oberschenkels massieren, bringen wir die wärmende und entspannende Wirkung an den Oberschenkel, die Beckenmuskeln und den Muttermund. Deshalb ist dies eine gute Stelle, um die Frau während der Wehen zu massieren.

Anleitung:

Ausgangsposition: Die Frauen sitzen angelehnt mit dem Rücken an der Wand, die Beine sind aufgestellt. Der Partner sitzt seitlich neben der Frau und stützt so ein Bein der Frau ab. Das andere Bein wird mithilfe von Kissen abgestützt. Dies ist sehr wichtig. Wenn das Bein ohne Stütze steht, muss es von der Frau festgehalten werden, so bleibt eine Anspannung bestehen, obwohl wir genau dieser entgegen wirken möchten.

- Wir massieren die Innenseite des Oberschenkels mit der weichen Hand. Die Frauen geben dem Partner Rückmeldung, ob es so gut ist oder nicht, also ob die Bewegungen fester oder weicher – langsamer oder schneller erfolgen sollen (Abb. 8-**11**).
- Die Frauen spüren nach: Legen Sie sich auf den Rücken und strecken Sie die Beine aus. Heben Sie nun nacheinander die Beine hoch und spüren, ob Sie einen Unterschied zwischen dem massierten und dem nicht mas-

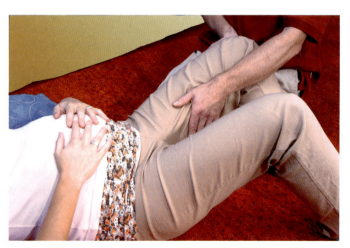

Abb. 8-**11** Innenseite der Oberschenkel massieren

sierten Bein feststellen können." (Das massierte Bein fühlt sich meist leichter an.)
- Nun wiederholen wir die Übung mit vertauschten Rollen.

- Ungeübte TeilnehmerInnen spüren meist nicht viel. Das darf sein. Ich weise darauf hin, dass es gleich eine andere Übung gibt, bei der der erwartete Effekt vielleicht deutlicher zu spüren ist.
- Wenn sich das Bein schwerer anfühlt, kann das an einer sehr tiefen Entspannung des Beines liegen.

Diese Massage ist häufig während der Wehe sehr angenehm und unterstützend. In der Wehenpause wird oft das Ausstreichen als sehr angenehm empfunden.

ÜBUNG Ausstreichen der Beine ──────

Übungsziele:
Körperkommunikation üben. Weil die Frauen während der Geburt meist nicht gerne reden, ist es wichtig, die non-verbale Kommunikation, also die Körperkommunikation, zu üben.

⌐ PRAXISTIPPS ──────────

Bei dieser Übung ist es wichtig, als Kursleiterin herumzugehen und den einzelnen Paaren bei Bedarf Hilfestellungen zu geben.

Anleitung:
„Wir stellen uns vor, dass das Bein unserer Partnerin eine wunderschöne Holzskulptur ist. Sie ist sehr schön geschnitzt und geschmirgelt. Jetzt muss sie nur noch eingeölt werden. Dieses Einölen des Beines machen wir jetzt in der Vorstellung. Stellen Sie sich vor, dass Sie dieses Bein noch schöner machen können als es schon ist. Sie gehen einfach mit Ihrem Herzen hin. Sie modellieren es. Das wird Ihrer Partnerin guttun und sie ganz entspannen."

Die Frau liegt etwas erhöht mit dem Oberkörper auf der Matte. Das Bein, das nicht ausgestrichen wird, ist aufgestellt. So verringert sich die Spannung im Bauch. Das andere Bein liegt ausgestreckt am Boden.
- „Zu Beginn nehmen Sie mit Ihren Händen Kontakt auf, das heißt, Sie bleiben erst ein wenig mit Ihren Händen an der Hüfte. Dann streichen Sie über das Bein und seine Rundungen. Nehmen Sie sich Zeit. Je mehr Sie jetzt mit Ihren Händen bei Ihrer Partnerin sind, um so leichter und schöner ist es (Abb. 8-**12**).

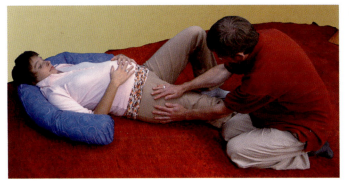

Abb. 8-**12** Ausstreichen der Beine

- Das machen Sie dreimal und fangen immer oben an der Hüfte an. Nehmen Sie sich Zeit und setzen Sie Ihre Hände nicht ab, bis Sie an den Zehen angelangt sind.

Bei der Geburt kann das sehr gut tun, wenn die Beine der Frau zu zittern beginnen, weil die Anspannung so groß ist. In der Schwangerschaft ist diese Übung aber auch schön, wenn die Beine einmal sehr angestrengt sind oder viele Gedanken im Kopf herumschwirren. So kann man sie wegstreichen und der Frau wieder helfen, sich zu zentrieren und zu erden."

Wiederholung der Übung mit Partnerwechsel

ÜBUNG **Rücken ausstreichen** ————

Übungsziele:
Entspannung und Schmerzlinderung nach einer Wehe

Anleitung:
- Die Frauen setzen sich im Schneidersitz, leicht nach vorne gebeugt, hin. Die Männer setzen sich hinter ihre Frauen.
- „Sie streichen nun mit Ihren Händen über den Rücken Ihrer Partnerin. Sie beginnen am Haaransatz und streichen um die Schulter herum den ganzen Rücken aus. Während des Ausstreichens nehmen Sie alle Spannungen aus dem Rücken heraus (Abb. 8-**13**).
- Am Kreuzbein streichen Sie über die Beckenknochen und lassen die Streichbewegung in die Oberschenkel auslaufen.
- Das machen Sie dreimal."
- Wiederholung der Übung mit Partnerwechsel

! Diese Massage tut fast in jeder Lebenslage gut (auch nach einem langen Arbeitstag), aber ganz besonders hilft sie nach einer Wehe, sich wieder fallen zu lassen. Während der Wehe gehen oft die Schultern hoch, womit sich die Spannung ausdrückt. Durch das Ausstreichen erinnert sich der Körper dann fast wie von selbst wieder an das Loslassen.

ÜBUNG **Becken ausstreichen** ————

Übungsziele:
- Ausgleichen des Hohlkreuzes
- Die Lage des Kindes spüren

Anleitung:
„Gleich wollen wir etwas mit Ihrem Kind und für Ihr Kind tun. Wir nennen diese Übung Wiegen oder Schaukeln. Dazu ist es sehr wichtig, dass Ihr Kind gut im mütterlichen Bauch liegt. Das erreichen wir durch das Ausstreichen des Beckens, d. h. dass der Rücken der Frauen rund ist und nicht im Hohlkreuz. Denn mit Hohlkreuz wird es beim Schaukeln für Mutter und Kind

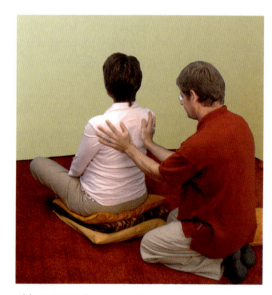

Abb. 8-**13** Rücken ausstreichen

unbequem. Mit einem runden Rücken dagegen gelingt es leichter und weicher."

Um die Frauen in eine bequeme Position mit rundem Rücken zu bekommen, beginnen wir als Vorübung mit dem Ausstreichen des Beckens. Die Kursleiterin demonstriert die Übung zuerst an einer Teilnehmerin und geht dann zu jeder Frau, um es sie einmal fühlen zu lassen. So hat jede Frau gespürt, wie sich ein „ausgestri-chenes" Becken anfühlt und kann ihrem Partner helfen, dass er es ebenfalls richtig lernt.

- Die Frau liegt wieder mit leicht erhöhtem Oberkörper und angestellten Beinen auf dem Rücken. Die Kursleiterin sitzt kniend vor ihren Beinen und legt die Hände mit den Handflächen nach oben unter die Pobacken der Frau. Die Fingerspitzen liegen oben am Beckenrand (Abb. 8-**14**).
- Nun zieht die Kursleiterin das Becken mit den Händen ein wenig nach unten – oben

aus, sodass der Rücken rund wird, und zieht dann ihre Hände langsam wieder heraus.

Das Ausstreichen des Beckens ist eine so wich-tige Übung, weil sie das Kind in eine für die Schwangerschaft und für die Geburt gute Lage bringt. Die Frauen sollten immer darauf achten, dass sie das Becken rund haben, wenn sie zum Beispiel gemütlich auf dem Sofa liegen. In den letzten vier Monaten der Schwangerschaft be-reitet diese Übung die Geburt gut vor. Auch bei der Geburt, direkt ab Wehenbeginn, ist es sehr hilfreich, wenn der Partner seiner Frau immer wieder das Becken ausstreicht.

Wiegen des Kindes

Übungsziele:
- Kontaktaufnahme zum Kind

ÜBUNG **Becken bewegen** ──────

Anleitung:
Wenn die Kinder gut im Becken liegen, können sie auch gut geschaukelt werden. Das können die Väter mit ihren Kindern machen. Die Aus-gangsposition bleibt die gleiche wie beim Be-cken ausstreichen.

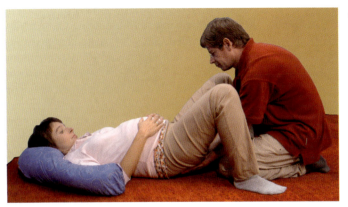

Abb. 8-**14** Becken ausstreichen

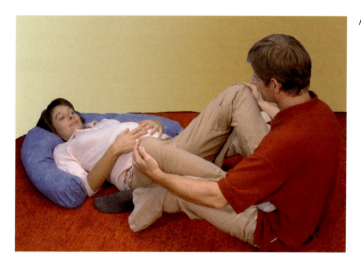

Abb. 8-**15** Becken bewegen

- Der Partner setzt sich zu den Füßen der Frau
  und stellt seine Beine an. Dann setzt er ihre
  Füße in seine Leisten. Er rutscht so nah an die
  Frau heran, bis er durch seine angestellten
  Beine die seiner Frau abstützt (Abb. 8-**15**).
- Beide bewegen gemeinsam die angestellten
  Beine nach rechts und links und schaukeln
  so das Becken.

ÜBUNG Das Kind schaukeln

Anleitung:
- Nun wollen wir nicht nur das Becken, sondern auch das Kind im Becken schaukeln.
  Wenn die Männer sich ganz zu ihrem Kind
  hin denken, sehen sie, wie das Kind durch
  die Beckenbewegung mitgeschaukelt wird.
  Fast so, wie in einer Wiege.

- Der Vater kann nun dem Kind etwas erzählen, ihm ein Lied singen, Kontakt aufnehmen.
- Er kann die Oberschenkel der Frau ausstreichen und massieren.

Diese Übung kann zu Hause gerne täglich wiederholt werden. Sie wäre dann das **erste Ritual**, an das sich Eltern und Kind gemeinsam
gewöhnen. Die Aufmerksamkeit beider Eltern
für ihr Kind tut den Kindern sehr gut. Je mehr
die Kinder spüren können, dass die Eltern mit
ihrer Aufmerksamkeit und ihrem Bewusstsein
bei ihnen sind, um so wacher sind sie auch nach
der Geburt. Oft erkennen sich Vater und Kind
an der Art der Berührungen wieder: „Ja, das ist
das gleiche Kind wie das, was ich im Bauch kennengelernt habe" sagen manche Väter. Ebenso
merkt man den Kindern an, dass sie sich von ih-

rem Vater gut beruhigen lassen können, wenn sie schon in der Schwangerschaft oft Kontakt miteinander hatten.

Die Kinder erkennen ihre Eltern direkt nach der Geburt auch an ihren Stimmen. Deshalb ist es gut, wenn die Väter ihre Kinder in der Schwangerschaft direkt ansprechen. Nach der Geburt haben die Kinder noch Flüssigkeit im Innenohr und darum hören sich die **Stimmen der Eltern** für das Kind noch so ähnlich an wie im Bauch.

ÜBUNG Wie liegt mein Kind im Bauch?

Anleitung:
Die Frauen legen sich bequem auf den Rücken. Die Männer setzen sich seitlich so daneben, dass sie beide Hände auf den Bauch der Frau legen können und trotzdem selber gut sitzen können.
- „Legen Sie Ihre weichen Hände auf den Bauch und nehmen Sie erst einmal Kontakt auf zum Bauch Ihrer Frauen, zu Ihrer Frau selbst und dann zu Ihrem Kind.
- Fühlen Sie weich in den Bauch hinein. Vielleicht können Sie spüren, dass eine Seite fester und die andere Seite knubbeliger ist.

Dabei zeigt die Kursleiterin mit der Puppe, wie das Kind im Bauch liegt und warum sich die Seite mit den Beinen des Kindes meist mehr vorwölbt, während die Seite, in der der Rücken des Kindes liegt, oft flacher aussieht.

PRAXISTIPPS

Beim Berühren des Bauches ist oft viel Angst da. Darum ist es gut, als Kursleiterin zu jedem Paar hinzugehen und zu schauen, ob Hilfe benötigt wird. Schön ist es, mit den Vätern gemeinsam nach dem Kind zu spüren.

Wenn es einem Mann sehr schwerfällt, sein Kind zu spüren, nehmen Sie ihm den Druck. Es ist ganz in Ordnung. Zu Hause kann er es in Ruhe noch einmal versuchen.

ÜBUNG Die Herztöne des Kindes hören

Anleitung:
„Je weiter die Schwangerschaft fortgeschritten ist, um so besser können Sie die Herztöne Ihres Kindes im Bauch mit dem bloßen Ohr hören. Da, wo Sie den Rücken Ihres Kindes gefühlt haben, unterhalb des Nabels Ihrer Frau, ist meistens die beste Stelle."

Beckenboden

Erklärungsbeispiel:
„Bei der Geburt ist der Beckenboden das Tor ins Leben für Ihr Kind. Seine einzigartige Konstruktion macht es möglich, dass der Kopf des Kindes die verschiedenen Muskelstränge wie schwere Theatervorhänge zur Seite schieben kann, wenn es die Bühne der Welt betritt. Die Muskulatur dehnt sich, damit Ihr Baby hindurchschlüpfen kann. Es geht um so besser, je elastischer die Fasern sind. Wie jeder Muskel ist auch der Beckenboden dehnfähiger, elastischer und weniger verletzungsgefährdet, je lebendiger und besser er durchblutet ist.

Also spielen Sie mit ihm, geben Sie ihm immer wieder kleine Impulse. Natürlich fördert auch Sex die gewünschte Elastizität des Beckenbodens. Wenn keine vorzeitigen Wehen aufgetreten sind, ist Sex gerade auch in der Schwangerschaft sehr gesund und förderlich, wenn es Spaß macht, versteht sich.

In den folgenden Übungen werden einzelne Punkte mit den Händen am eigenen Körper aufgesucht und bewusst erspürt. Je intensiver die Verbindung zwischen unserem Gehirn und dem Ertasteten ist, um so schneller ist die Verbindung zwischen dem Wort und dem Körperbewusstsein da und um so näher kommen wir uns.

Die **äußerste Schicht** des Beckenbodens kann man gut spüren, denn er hat die Gestalt einer Acht. Der eine Kreis der Acht schließt sich um den After herum, der andere Kreis um die Harnröhre. In dem Kreis um die Harnröhre ist bei der Frau die Scheide mit eingeschlossen, beim Mann der Penis." (Abb. 8-**16**).

ÜBUNG ### Zwinkern (äußere Beckenbodenschicht)

Übungsziele:
- Den Beckenboden kennenlernen und erspüren

Anleitung:
- „Setzen Sie sich in den Schneidersitz und schließen Sie die Augen. Versuchen Sie sich vorzustellen, wo der Muskel ist, der um den After herum liegt.

- Spannen Sie ihn kurz an und lassen Sie ihn wieder los. Wiederholen Sie das. Es ist wie ein Zwinkern mit dem Afterschließmuskel.
- Nun machen Sie das Gleiche mit dem Muskel, der sich um die Harnröhre schließt. Das ist oft etwas schwieriger. Probieren Sie es einfach. Sehr eindeutig ist es, wenn Sie zu Hause auf der Toilette versuchen, den Harnstrahl anzuhalten und wieder laufen zu lassen. Dies sollten Sie aber nur einmal machen, um deutlich das Gefühl für diesen Muskel zu bekommen."

PRAXISTIPPS

Früher wurde das Anhalten des Urinstrahles als Beckenbodenübung empfohlen. Heute wird dringend davon abgeraten, weil dies zur Ansammlung von Rest-Urin in der Blase führen kann.

Die **Frauen** können auch **zu Hause mit Hilfe eines Spiegels** üben, die äußere Acht des Beckenbodens zu erspüren und bewusst anzuspannen und loszulassen. Es ist auch sehr hilfreich, mit einem Finger in der Scheide zu spüren, wie sich der Muskel verändert.

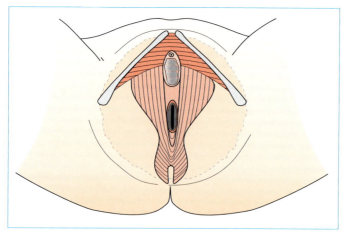

Abb. 8-**16** Äußere Beckenbodenschicht

Durch die Bewegungen von Anspannen und Loslassen wird das Gewebe und die Muskulatur stärker durchblutet, was die Elastizität und die Funktion des Muskels verbessert. Das heißt, jetzt in der Schwangerschaft hat er mehr Kraft, die Gebärmutter mit dem Kind im Bauch zu halten und den Druck nach unten nicht zu stark werden zu lassen. Bei der Geburt kann er sich leichter der Aufgabe des Öffnens hingeben.

Auch die **Männer** brauchen ihren Beckenboden. Deshalb ist es auch gut für sie, diese Übung mitzumachen. Bei den Männern drückt sich eine Beckenbodenschwäche manchmal mit einem Leistenbruch oder in Form einer Erektionsschwäche aus.

- Nun verstärken Sie die Spannung und dadurch hebt sich der Aufzug in den zweiten Stock hinein. Und noch ein wenig höher in den dritten Stock.
- Nun lassen Sie Ihren Aufzug beim Lachen nicht heruntersausen, sondern lassen Sie ihn ganz gemächlich erst wieder in den zweiten und erst dann in der ersten Stock und schließlich ins Erdgeschoss fahren.
- Wir wiederholen die Übung.
- Wo sollte der Aufzug sein, wenn das Kind geboren wird? – Im Keller. Also noch ein Stück mehr loslassen."

ÜBUNG **Aufzug** ————————————

Übungsziele:
- Den Beckenboden kennenlernen und erspüren

Anleitung:
Wir sitzen wieder im Schneidersitz.
- „Spüren Sie die Acht um After und Harnröhre und nehmen Sie nun beides in sich hinein.
- Stellen Sie sich vor, da ist ein Aufzug, der vom Erdgeschoss in den ersten Stock, also in Ihr Becken hinein fährt.

ÜBUNG **Mittlere Beckenboden-schicht** ————————

Übungsziele:
- Die mittlere Beckenbodenschicht erspüren

Anleitung:
- „Die **mittlere Beckenbodenschicht** verläuft quer im Becken. Sie kann man gut spüren, wenn man versucht, die beiden Sitzbeinhöcker zusammenzuschieben. Wenn Sie Ihre Hände unter die Pobacken legen, können Sie die Sitzbeinhöcker gut fühlen. Es sind die beiden Knochen, auf denen Sie jetzt sitzen.

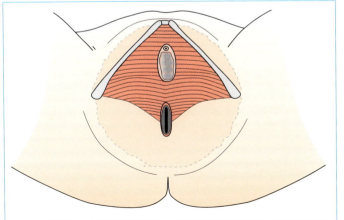

Abb. 8-**17** Mittlere Beckenbodenschicht

- Wenn Sie versuchen, den Abstand zwischen den beiden Sitzbeinhöckern zu verringern, spannen Sie die mittlere Schicht der Beckenbodenmuskulatur an."

> **!** Die Frauen sollten auch zu Hause immer wieder einmal mit ihren Beckenbodenmuskeln spielen. Es soll kein Training sein. Es geht nur darum, diese Muskeln stärker wahrzunehmen, sie besser zu durchbluten und das Körpergefühl so zu verfeinern, dass es bei der Geburt möglich ist, die Muskeln zu lockern, damit das Kind sich leichter durch die „Vorhänge" der Muskulatur schieben lassen kann.

8.5 Kurseinheit 4: Schwangerschaft – Geburt

Tab. 8-**4** Kurseinheit Schwangerschaft – Geburt

Zeit	Dauer	Lernziele	Inhalt	Methode	Medien
	25 Min.	Austausch der TN über ihr Erleben in der Schwangerschaft	• Begrüßung – Raum für Fragen • Fragen zum Erleben der Schwangerschaft	Große Runde	Gestaltung der Mitte Redestein Anhang: „Themenliste"
25	5 Min.	• Tabus ansprechen • Sensibilität fördern	**Erste Zeit der Schwangerschaft** • Imaginäre Phase • Ultraschall • Fehlbildungen • Ammenmärchen	Vortrag Gegenseitig zuhören	
30	2 Min.	Die Vielfältigkeit der Schwangerschaft verdeutlichen	**Mitte der Schwangerschaft** • Träume/Tagträume	Gemeinsam besprechen	
32	4 Min.	• Angst nehmen bei den Veränderungen	**Ende der Schwangerschaft** • Vorbereitung: Brust vorbereiten • Vorzeitige Wehen • Vorzeitiger Blasensprung • Frühgeburt	Vortrag Zusammentragen	Anhang: „Pflanzliche Mittel in der Schwangerschaft"
36	4 Min.	Vorbereitung auf die Geburt	**Die letzten vier Wochen** • Teesorten • Dammmassage • Voranzeichen der Geburt	Vortrag	

Tab. 8-**4** Fortsetzung

Zeit	Dauer	Lernziele	Inhalt	Methode	Medien
40	10 Min.	Austausch Männer und Frauen für sich	Austausch über Gedanken und Gefühle hinsichtlich der Geburt	Gruppenarbeit	
50	4 Min.	Informationen	**Die Kraft der Wehen** • Eröffnungsphase • Übergangsphase • Geburtsphase	Vortrag Demonstration	Strickgebärmutter
54	3 Min.	Informationen	**Geburt** Abnabelung	Vortrag Demonstration	Strickmodell Evtl. Geburtsatlas
57	3 Min.	Informationen	**Plazentalösung** • Prophylaxe • Mutterkuchen • Versorgung der Naht • Männer • Stillen im Kreißsaal	Vortrag Demonstration	Strickgebärmutter
60	20 Min.	Informationen Angstabbau Verständnis wecken für die möglichen Schwierigkeiten, die sich ergeben können während der Geburt	**Pathologie der Geburt** • Schmerzmittel • Saugglocke und Zange • Kristellern • Kaiserschnitt	Vortrag Demonstration	Strickgebärmutter Evtl. Aufklärungsbogen für PDA und Sectio aus dem Krankenhaus verteilen
80	9 Min.	Entspannung Verarbeitung der Informationen	Körperreise	Geleitete Körperreise	Evtl. Entspannungsmusik Anhang: „Körperreise, 10 Minuten" Kissen
89	1 Min.	Ausblick auf die nächste Stunde	Atmung	Vortrag	

Lernziele:
- Informationen über Schwangerschaft
- Besonderheiten und Problembereiche
- Informationen für die Geburtsvorbereitungszeit (die letzten vier Wochen der Schwangerschaft)
- Besprechen des physiologischen Geburtsablaufes
- Besprechen der Behandlungsmöglichkeiten beim pathologischen Geburtsablauf

---

In dieser Unterrichtseinheit ist es besonders wichtig, gut auf die Zeit zu achten, weil oft viele Fragen auftauchen. Am Ende aber noch 10 Minuten Zeit zu haben, um eine Körperreise zu machen, halten wir für einen wichtigen Abschluss gerade dieses Treffens.

Offene Runde

- Raum für Fragen
- Was habe ich als Frau bis jetzt in der Schwangerschaft erlebt?
- Wie erlebe ich als Mann mein Vaterwerden?
- Wie erlebe ich meine Frau und mein Kind? (als Mann)

Anhand der Themenliste (s. S. 205) werden die Punkte, die zum Bereich Schwangerschaft und Geburt gehören und noch nicht besprochen wurden, jetzt behandelt.

Erste Zeit der Schwangerschaft

Die imaginäre Phase 1.–4. Monat: Wir stellen uns unser Kind in unserer Phantasie vor, doch spüren und sehen wir es noch nicht. Es ist verborgen und will auch so bleiben. In unserer hochtechnisierten Welt mit 3D-Ultraschall ist es möglich, das Kind schon sehr plastisch, fast real, vorher zu sehen. – Wie viele Ultraschalluntersuchungen sind notwendig oder empfehlenswert?

Fehlbildungen: „Wenn Sie schon in der Schwangerschaft wissen, dass Ihr Kind nicht gesund ist, kann es schwieriger sein, dieses Kind auf die Welt zu bringen. In der Fantasie sind die Vorstellungen jedoch oft viel schlimmer als in Wirklichkeit. Wenn Sie die Geburt mit Ihrem Kind durchlebt haben, ist dies etwas anderes. Sie sind nochmals ein entscheidendes Stück Weg mit Ihrem Kind gegangen.

Die wichtigste Frage, wenn das Kind geboren ist, lautet deshalb nicht: „Ist es ein Junge oder ein Mädchen?", sondern: „Ist alles dran, alles gesund?", z. B. die Finger, Zehen, zwei Arme, zwei Beine, Kopf, Nase …"

PRAXISTIPPS

In der Runde frage ich die Zweitgebärenden, welche Gedanken oder Fragen bei ihnen direkt nach der Geburt entstanden sind.

Es hängt sehr von den unterschiedlichen Vorerfahrungen der Gruppe ab, wie tief ich in das Thema einsteige. Doch auch dieses heikle Thema zu erwähnen ist wichtig, um deutlich zu machen, dass es nicht nur Friede, Freude Eierkuchen gibt!

In dieser Gesprächseinheit kann man auch auf Ammenmärchen eingehen. Zum Beispiel: „Das Kinderzimmer vor der Geburt einrichten, bringt Unglück."

Dabei geht es darum, die TeilnehmerInnen im Vertrauen auf ihre eigenen Gefühle oder Impulse zu stärken, damit sie sich weniger beeinflussen lassen von dem, was von außen an sie herangetragen wird. Nur wenn man etwas tut, womit man innerlich nicht übereinstimmt, macht man sich Vorwürfe, wenn etwas passiert."

Mitte der Schwangerschaft

„Jetzt können Sie Ihre Schwangerschaft meist ungestört genießen. Ihr Kind hat sich fest eingenistet und der mütterliche Organismus hat sich auf die Besonderheiten der Schwangerschaft eingestellt.

Die Zeit, in der Blutungen oder Fehlgeburten häufiger auftreten, ist vorbei. Sie sind beweglich, können viel tun, Fahrrad fahren, in den Urlaub fahren und die Zeit genießen."

Träume sind meist Verarbeitungen von Wünschen, Ängsten und Erlebtem. Angstträume können wichtig sein, da sich aus dem Inneren etwas befreien möchte. Manchmal hilft es, sie aufzuschreiben oder mit jemandem zu besprechen.

Ende der Schwangerschaft

Ihr Kind kommt jetzt an Ihren Rippenbogen. Deshalb können Sie weniger essen, viele kleinere Mahlzeiten sind notwendig, es drückt vielleicht nach unten.

Das Gehen und Umdrehen nachts im Bett wird beschwerlich. Vielleicht werden Sie nachts öfter wach, weil Sie zur Toilette müssen.

Vielleicht merken Sie, dass Sie viel schneller aus der Ruhe zu bringen sind, bei kleinen Anlässen, kommen Ihnen die Tränen.

Die TeilnehmerInnen tragen zusammen, was sie an sich bzw. an ihrer Partnerin erleben.

Mögliche weitere Gesprächsthemen sind pflanzliche Mittel bei Schwangerschaftsbeschwerden (s. S. 194), vorzeitige Wehen, vorzeitiger Blasensprung, Maßnahmen bei drohender Frühgeburt.

Die letzten vier Wochen

Vorbereitungen:
- Verschiedene Teesorten und Heublumensitzbad (s. „Pflanzliche Mittel in der Schwangerschaft", S. 194)
- Dammmassage (s. S. 261)

„Vier Wochen vor der Geburt, stellen sich Mutter und Kind auf die Geburt ein. Das Kind geht sozusagen in Startposition, indem es sich tiefer in das Becken und näher an den Muttermund schiebt. Es ist die Zeit, in der sich die Frau verabschiedet von der Schwangerschaft. Das ist unterschiedlich einfach oder schwierig für die Gefühlswelt von uns Frauen, aber auf jeden Fall eine wichtige Voraussetzung für eine gute Geburt.

Beim ersten Kind spüren Sie meist deutlich die **Senkwehen** 4 Wochen vor der Geburt. Sie erkennen die Senkwehen daran, dass Sie bis zu 2–3 Tagen ein Ziehen im Unterleib spüren, vielleicht ein Unwohlsein oder Rückenschmerzen bzw. Schmerzen im ganzen Becken, ähnlich Periodenschmerzen. Die Mutterbänder lassen nun los. Manche Frauen spüren dies und ziehen sich dann einfach gerne zurück.

Wenn sich Ihr Kind gesenkt hat, merken Sie, dass Sie wieder mehr Luft bekommen und mehr essen können. Ihr Kind nimmt mehr Kontakt zum Becken auf.

Beim 2. Kind kann dies früher oder auch direkt vor der Geburt stattfinden.

Bis zu den Senkwehen ist der **Gebärmutterhals** (Zervix, Portio) vor allem beim ersten Kind geschlossen und nach hinten, also zum Kreuzbein hin, gerichtet. In den letzten 4 Wochen zieht er sich meistens mehr in die Mitte, sodass die Wehen direkt auf den Gebärmutterhals wirken können. Wenn Sie in diesen vier letzten Wochen immer wieder mal ein Ziehen und Unterleibsschmerzen spüren, drückt sich Ihr Kind mit dem Köpfchen so vor den Gebärmutterhals, dass sich dieser immer mehr verkürzt, bis das Köpfchen direkt auf den Muttermund drückt. Dies ist gut, denn wenn die Geburtswehen kommen und die Fruchtblase sich öffnet, müssen Sie diese Arbeit nicht mehr leisten. Die ersten Geburtswehen werden dann direkt den Muttermund aufdehnen."

Voranzeichen für den Geburtsbeginn
- Häufige Vorwehen
- Stärkerer Ausfluss
- Gewichtsverlust
- Weniger Kindsbewegungen
- Veränderung des Stuhlganges (Durchfall)
- Drücken oder Ziehen in der Scheide
- Rückenschmerzen
- „Arbeitsanfall", z. B. Putzen

Anzeichen für den Geburtsprozess
- Regelmäßige Wehen, die stärker werden und 1 bis 1½ Minuten andauern
- Ausfluss
- Abgang von Fruchtwasser

Getrennte Austauschrunde für Frauen und Männer

An dieser Stelle bilden sowohl die Frauen als auch die Männer jeweils eine Kleingruppe, in der sie sich frei austauschen können über ihre Gedanken und Gefühle hinsichtlich der Geburt. Die Struktur ist die Gleiche, wie bei einer „großen Runde" zu Beginn jeder Kursstunde. Die Kursleiterin geht zu keiner der beiden Gruppen, sondern hilft nur, wenn sie sieht, dass eine Gruppe mit der Struktur nicht zurecht kommt.

Die Kraft der Wehen

Eine **Strickgebärmutter** dient zur Demonstration. Dass diese in verschiedenen Farben gestrickt ist, hat seinen Grund. Die Gebärmutter besteht aus verschiedenen Geweben: Muskulatur und Bindegewebe. Am Modell ist das Bindegewebe blau, die Muskulatur rot.

Der Gebärmutterhals ist blau, d. h. er besteht hauptsächlich aus Bindegewebe und schiebt sich während der Eröffnungsphase nach oben, während gleichzeitig das Köpfchen tiefer kommt. Der **Geburtsverlauf** kann den Eltern z. B. wie folgt beschrieben werden:

■ Eröffnungsphase

„Oben an der Gebärmutter ist der kräftigste Teil des Muskels, deshalb auch rot in diesem Modell. Er hat eine enorme Kraft. Er umschließt Ihr Kind und schickt es nach unten. Die Kraft, die gemessen wird, liegt bei 200 mmHg (beim Messen des Blutdrucks am Arm nachfühlen = Kraft der Wehe). So schiebt er Ihr Kind nach unten. Der Gebärmutterhals und der Muttermund werden zur Seite und nach oben gedrückt. Die Geburt fängt an, wenn der Muttermund ca. 3 cm geöffnet ist. Das ist der Zeitpunkt, ab dem die Wehen meistens nicht mehr aufhören werden."

■ Übergangsphase

„Nun öffnet sich bald die Fruchtblase. Die Fruchtblase erhält ein kleines Polster zwischen dem Muttermund und dem Köpfchen des Kindes. Wenn der Muttermund schon ganz geöffnet ist, also 10 cm weit, dann hat die Fruchtblase keine Funktion mehr. Vorher konnte durch das Fruchtwasser, das sich zwischen Muttermund und Köpfchen gesammelt hat, die Kraft der Wehen noch ein wenig abgepuffert werden. Das werden Sie spüren, wenn während der Eröffnungsphase die Fruchtblase platzt. Dann sind die **Wehen** für Mutter und Kind kräftiger, die Geburt geht dann aber auch meist schneller voran.

Ist der Muttermund geöffnet, schiebt sich Ihr Kind tiefer in das Becken hinein, wobei sich der Druck im Becken ausbreitet. Sie spüren dieses Dehnen meist anders als die Wehen vorher. Ihr Kind arbeitet so richtig in Ihnen."

■ Geburtsphase

„Sie spüren zunehmend den Druck in Ihrem Becken und Richtung Steißbein und After. Ihr Kind dreht sich jetzt mit seinem Kopf durch das Becken. Das weibliche Becken hat am Beckeneingang eine quer-ovale Form, in der Mitte eine runde und am Beckenausgang eine längs-ovale Form. Das bedeutet, dass sich Ihr Kind mit dem Köpfchen so dreht, dass es sich den vorgegebenen Formen anpasst. Das Gesicht Ihres Kindes schaut dann am Ende der Geburt nach unten.

So fühlen wir Hebammen bei den vaginalen Untersuchungen nach, wie sich das Köpfchen gedreht hat. An den Kopfnähten, die noch nicht geschlossen sind, kann das Kind die Schädelknochen auch übereinander schieben, sodass es durch das Becken passt. Dies können Sie manchmal nach der Geburt noch am Köpfchen fühlen.

So hat also auch das Kind die Möglichkeit, während der Geburt den Umfang seines Kopfes zu verkleinern, wenn es eng wird im Becken.

Der Druck im Becken wird intensiver, je tiefer Ihr Kind rutscht. Bald spüren Sie den **Druck auf den Darm**, so als wenn Sie zur Toilette müssten. Der Druck ist nicht, wie man erwarten würde, in der Scheide zu spüren, sondern am Darm. Das liegt daran, dass der Darm mit mehr Nerven ausgestattet ist als die Scheide. Sie werden das Gefühl haben, Ihr Kind wird durch den After geboren. Das kann natürlich sehr verunsichern. Darum ist wichtig, dass Sie sich klar machen, dass das Gefühl, auf die Toilette gehen zu müssen, genau das richtige Gefühl ist. Dann ist die Geburt Ihres Kindes nicht mehr weit.

Das Köpfchen wird immer sichtbarer in der Wehe. Es öffnet den Scheidenausgang mit jeder Wehe mehr. Nach der Wehe zieht sich der Kopf Ihres Kindes wieder zurück, solange die Beckenbodenmuskeln der untersten Schicht und der Damm noch nicht ausreichend gedehnt sind.

Sie spüren, wie fest Sie Ihr Kind weiter herausschieben können und Ihr Kind herausdrängt, ohne dass etwas verletzt wird. Oft fühlt es sich aber so an, als würde es in Ihnen reißen, weil die Dehnung so groß ist. Solange es Ihrem Kind gut geht, haben Sie Zeit, sich Stück für Stück weiter zu dehnen. Denn je langsamer das Köpfchen Ihres Kindes durch die Öffnung schlüpft, desto besser ist es für Sie und Ihr Kind."

Die Geburt

„Wenn der Druck, der auf Ihr Kind einwirkt, für Ihr Kind zu anstrengend wird, entscheiden wir uns für einen **Dammschnitt**. Dies hängt stark von der Belastbarkeit Ihres Kindes ab. Sie werden den Dammschnitt oder auch das Reißen des Dammes nicht spüren, weil die Nervenenden am Damm durch die starke Dehnung nicht mehr genügend durchblutet werden.

Jetzt ist das **Köpfchen geboren**. Erst mit der nächsten Wehe schieben sich die Schultern und der Körper Ihres Kindes ganz hinaus.

Die Hebamme legt Ihnen Ihr Kind auf Ihren Bauch oder Sie können es sich auch selbst nehmen. Es gibt den Kindern Sicherheit, Ihren Herzschlag wieder zu hören. Ihr Kind möchte sich erst einmal erholen, bekommt ein warmes Handtuch und möchte nur bei Ihnen sein. Es ist ein ergreifender Moment des Ankommens. Manche Kinder sind ganz still, manche lauter, manche noch blau, Das dürfen sie auch sein. Entscheidend ist, dass Ihr Kind sich gut erholen kann. Die Hebamme beobachtet gemeinsam mit dem Arzt die Atmung, den Puls, die Hautfarbe, die Reflexe und Muskelspannung des Kindes (APGAR-Test).

Ihr Kind ist noch über die Nabelschnur mit seiner Versorgungsquelle, dem **Mutterkuchen** verbunden. Sie sind glücklich, dass es geschafft ist. Das gegenseitige Kennenlernen außerhalb des Bauches beginnt jetzt und kann sehr unterschiedlich sein. Vielleicht schaut Ihr Kind

Sie ganz groß an oder es hat die Augen zu. Sie spüren nach den Händchen und Füßchen und staunen, dass alles so wunderbar ausgebildet und vollkommen ist – alles gesund!! Bei Dämmerlicht kann das Kind die Augen besser öffnen und sich in ruhiger Atmosphäre mit Hautkontakt besinnen."

„Wenn Ihr Kind sich an die eigene Atmung mit seinen Lungen gewöhnt hat, braucht es die Sauerstoffversorgung über die Mutter nicht mehr und die **Nabelschnur** als Verbindungsstück hört auf zu pulsieren. Dann löst sich auch der Mutterkuchen von der Gebärmutterwand. Die Hebamme oder der Vater kann jetzt die Nabelschnur durchschneiden."

> **PRAXISTIPPS**
>
> Weil das Abnabeln in jedem Krankenhaus und/oder Geburtshaus unterschiedlich gehandhabt wird, sollte sich die Kursleiterin bei den umliegenden Institutionen erkundigen, um die Paare auf das vorbereiten zu können, was sie tatsächlich erleben werden.

Die Plazentalösung

Prophylaxe: Wehenmittel 3 i.E. Oxytocin als Blutungsprophylaxe erklären.

„Durch eine Wehe zieht sich die Gebärmutter nochmals zusammen und dadurch löst sich der **Mutterkuchen**. Manchmal braucht dies seine Zeit. Sie drücken dann nochmals mit und damit wird die Plazenta geboren. Wir schauen nach, ob sie ganz vollständig geboren ist. Ist noch ein Stückchen des Mutterkuchens in der Gebärmutter geblieben, muss eine Ausschabung gemacht werden.

Der Mutterkuchen ist ein wunderbares Gebilde, wie ein Baum mit einer Wurzel. Sie können sich von Ihrer Hebamme den Mutterkuchen zeigen und erklären lassen" (Plazenta am Modell erklären).

Nun schauen wir nach, ob am Damm, in der Scheide oder den Schamlippen etwas verletzt ist. Wenn ja, wird mit einer örtlichen Betäubung genäht."

„Die erste Lernerfahrung für Ihr Kind, das **erste Stillen im Kreißsaal** ist wichtig.

Der Saugreflex ist in der ersten Stunde nach der Geburt am größten. Ihr Kind hat zwar viel gearbeitet, ist in den ersten Stunden nach der Geburt aber sehr wach. Bevor Ihr Kind müde wird, wird es von der Hebamme noch gründlich untersucht, gemessen und gewogen und, wenn Sie es möchten, gebadet."

Pathologie der Geburt

Bei diesen Themen (Schmerzmittel, PDA, Saugglocke, Zange, Kaiserschnitt) ist es wichtig, sie kurz zu erklären, die möglichen pathologischen Situationen aber nicht zu stark zu betonen.

> **PRAXISTIPPS**
>
> - An einer Zeichnung wird demonstriert, wie und wo die PDA gemacht wird.
> - Vor- und Nachteile **kurz** diskutieren und eine der Zweitgebärenden, die es erlebt hat, erzählen lassen.
> - Mut machen, dass die PDA, wenn sie notwendig ist, ein Segen ist.
> - Zeitpunkt beschreiben, wann eine PDA sinnvoll ist (nicht zu früh, nicht zu spät) und ab wann sie möglich ist.
> - Risiken (Kopfschmerz) und die Begleitumstände (Infusion, Wehentropf, K-Urin, Dauer-CTG, evtl. nicht mehr gehen und stehen können) beschreiben.

Der Körper der Frau ist von der Natur bestens zum Gebären eingerichtet.

Saugglocke und Zange

„Diese Hilfsmittel sind wichtig, wenn Ihr Kind in der Geburtsphase entweder nicht mehr fit genug ist, also die Herztöne schlechter werden, oder wenn die Wehen nicht mehr genügend Kraft haben, um es durch das Becken zu schieben."

PRAXISTIPPS

Mithilfe des Beckenmodells und der Puppe kann die Kursleiterin zeigen, wo des Becken zwar verengt sein kann, die Geburt aber trotzdem durch die Scheide möglich ist und in welcher Situation eine Zangen-/oder Saugglockengeburt hilfreich und wann ein Kaiserschnitt nötig ist.

■ Kristellern

Es gibt noch eine Möglichkeit, nicht zur Zange oder Saugglocke greifen zu müssen, obwohl Sie und Ihr Kind in der letzten Phase der Geburt Hilfe brauchen. Das ist das sogenannte Kristellern. Arzt oder Hebamme drücken dann von oben, von Ihrem Bauch aus das Kind mit der Wehe gemeinsam tiefer durch das Becken. Das funktioniert allerdings nur dann, wenn Arzt, Hebamme und Frau zusammenarbeiten.

Ich zeige Ihnen, wie Sie sich das vorstellen können: Wenn Sie als Frau nicht mitdrücken, und daher Ihre Bauchmuskeln entspannt sind, ist der Druck des Armes auf Ihrem Bauch sehr schmerzhaft. Wenn Sie aber Ihre Bauchmuskeln anspannen, also mitdrücken wie vorher auch, dann helfen Sie weiterhin viel mit und es wird Ihnen nicht weh tun.

■ Kaiserschnitt

- Eine Möglichkeit, Ihr Kind zu bekommen.
- Große OP.
- Wenn notwendig, ist er ein Segen.
- Mit welcher Betäubung ?
- Vater dabei?

ÜBUNG Körperreise (10 Minuten) —

Übungsziele:
- Entspannung und Verarbeitung der vielen Informationen; Entspannung bedeutet nicht, bewusstlos werden, sondern die Spannung aus dem Körper bei voller Aufmerksamkeit entlassen.

PRAXISTIPPS

Vor der Entspannung bitte ich, dass jeder bei sich bleibt. Wenn ein Partner einschläft, soll die Partnerin ihn schlafen lassen, da sie sonst aus ihrer Entspannung kommt. Ich bitte diejenigen, die sich so erschöpft fühlen, dass sie möglicherweise einschlafen könnten, sich hinzusetzen. Alle TeilnehmerInnen bitte ich, mögliche Geräusche einfach in ihre Entspannung mit hineinzunehmen, ohne sich damit zu beschäftigen.

Anleitung:
Die Zahlen in Klammern geben an, wie viele Atemzüge die Pause dauert.
- Legen oder setzen Sie sich bequem hin und schließen Sie Ihre Augen. Sie spüren, wie der Atem in Sie hineinströmt und wie er wieder aus Ihnen herausströmt (3 Atemzüge Pause).
- Ihre Konzentration richtet sich jetzt nach innen. Zu Ihrem Körper hin. Ihre Augen sind geschlossen und Ihr Blick richtet sich jetzt nach innen, in Sie hinein (6).
- Ihre Ohren nehmen die Geräusche, die Sie jetzt hören, wahr und lassen sie wieder gehen. Auch Ihre Ohren beginnen mehr und mehr, in Sie hinein zu lauschen (3).

- Alle Gedanken, die Sie ablenken, lassen Sie einfach wieder gehen. Ärgern Sie sich nicht über sie. Vielleicht kommen sie immer wieder und Sie lassen sie einfach immer wieder gehen (3).
- Sie spüren, wie der Atem in Sie hinein- und wie er aus Ihnen herausströmt (3).
- Sie spüren, wie der Atem in Ihren Brustkorb strömt. Sie brauchen nichts zu tun. Sie öffnen Ihren Brustkorb für den Atem (3).
- Und nun lassen Sie Ihren Atem weiterströmen in Ihren Bauch. Sie öffnen Ihren Bauch für den Atem (1).
- Als Frau stellen Sie sich vor, der Atem fließt wie eine Welle um Ihr Kind herum. Und er versorgt Ihr Kind mit allem, was es braucht (2).
- Als Mann spüren Sie Ihre Hand auf dem Bauch Ihrer Frau. Und unter Ihrer Hand Ihr Kind. Sie können Ihre Wärme in die Hand, zu Ihrer Frau und zu Ihrem Kind strömen lassen (3).
- Nun lassen Sie Ihren Atem weiterströmen, in Ihr Becken hinein. Sie spüren Ihr Kreuzbein am Ende der Wirbelsäule, ... den Schambeinknochen vorne, ... Ihre Hüftknochen links und rechts, ... und Sie nehmen den Raum wahr, ... in Ihrem Becken, ... umgeben von diesen Knochen ... Und Sie lassen Ihren Atem in Ihr Becken hineinströmen (3).
- Warm und weich strömt Ihr Atem in Ihr Becken hinein und verströmt sich dort in alle kleinen Ecken und Winkel, sodass Ihr Becken wärmer wird und schwerer (3).
- Alle unangenehmen Gefühle oder Gedanken fließen mit dem Ausatmen aus Ihrem Körper hinaus (3).
- Und nun lassen Sie Ihren Atem sich verströmen in die Beine (2).
- Ganz warm und weich strömt der Atem in Ihre Beine (1).
- Erst in die Oberschenkel (1).
- Zu den Knien, ... und in die unteren Beine hinein (1).
- Bis in die Füße (3).
- Sie spüren Ihre Atemenergie, wie sie an den Fußsohlen entlang streicht, und zwischen den Zehen hindurchströmt (2).

- Alle Spannungen oder unangenehmen Gefühle können mit dem Atem aus Ihrem Körper herausströmen (3).
- Nun spüren Sie sich zu Ihrer Wirbelsäule. Ihr Atem strömt Wirbel für Wirbel an der Wirbelsäule entlang. Wie eine Schlange schlängelt er sich um jeden einzelnen Ihrer Wirbel (3).
- Nun verströmt er sich nach links und rechts von der Wirbelsäule in Ihren Rücken hinein (2).
- Alle Spannungen, die Sie jetzt wahrnehmen, strömen mit dem Atem aus Ihrem Körper heraus (3).
- Weiter strömt der Atem zu Ihren Schultern. Sie lassen den Atem zu Ihren Schultergelenken und zu Ihren Schulterblättern strömen (3).
- Von da aus strömt Ihr Atem weiter in die Arme (2).
- Die Atemenergie verströmt sich von Ihren Oberarmen in die Ellenbogen, ... und weiter in Ihre Hände, ... bis in jeden einzelnen Ihrer Finger hinein (3).
- Alle Spannungen oder unangenehmen Gefühle oder Gedanken können mit dem Atem aus Ihrem Körper herausströmen (2).
- Nun lassen Sie Ihre Atemenergie auch in den Hals und den Nacken strömen (1).
- Sie spüren, wie Ihre Atemenergie an der Kopfhaut entlang strömt, ... und sich verströmt, bis zu Ihren Ohren ... und bis zu Ihrer Stirn (3).
- Sie spüren, wie Ihre Stirn glatter wird (1).
- Die Augen werden ruhiger (1).
- Die Wangen weicher (1).
- Der Kiefer wird locker und entspannt (3).
- Sie spüren Ihren ganzen Körper auf der Matte liegen oder sitzen und erlauben sich, mit jedem Atemzug noch ein bisschen tiefer in die Matte einzusinken. Sich noch ein wenig mehr dem Boden anzuvertrauen (2).
- Es gibt nichts zu tun.

8.6 Kurseinheit 5: Atmung

Tab. 8-**5** Atmung

Zeit	Dauer	Lernziele	Inhalt	Methode	Medien
	15 Min.	Begrüßung Raum für Fragen	Austausch	Große Runde	Gestaltung der Mitte, Redestein
15	2 Min.	Einstieg ins Thema	Motto: Atem ist Leben	Vortrag	
17	3 Min.	Bauchatmung mit Hilfe bildlicher Assoziationen	Atemfluss spüren	Meditatives Anleiten	
20	10 Min.	Wie leicht sich der Atem irritieren lässt	• Irritation des Atems • Flankenatmung • Atmung zur Lungenspitze • Verbindung der drei Atemräume (Bauch, Flanke, Lungenspitze)	Spürübung einzeln, gemeinsames erarbeiten	
30	5 Min.	• Raum schaffen im Bauch • Vertiefung der Atmung • Vorbeugung von Schwangerschaftsstreifen	Fell abziehen	Massage Partnerübung	
35	5 Min.	Anatomie und Physiologie der Atmung verstehen		Gemeinsames Zusammentragen	
40	10 Min.	Atemraum am Rücken spüren	Drei Ebenen des Atemraumes am Rücken: Schulter/Kreuzbein/Sitzbeinhöcker	Partnerübung mit Rollenwechsel	
50	5 Min.	Gemeinsam den Atem spüren	Gemeinsam atmen im Sitzen	Partnerübung	
55	8 Min.	Atmung in der Wehe	Gemeinsam rund um das Kind atmen, Frau in Seitenlage • Beckenschale spüren • In die Hände des Partners atmen • Atmen mit leichter Beckenbewegung	Partnerübung	

Tab. 8-5 Fortsetzung

Zeit	Dauer	Lernziele	Inhalt	Methode	Medien
63	7 Min.	Atemhilfen erlernen	• Flügelatmung • Pferdeatmung • Singen/Tönen		
70	10 Min.	• Länge einer Wehe spüren • Spannung aushalten	Wehensimulation, ohne und mit Bewegung	Einzelübung	Uhr, an der man 1 ½ Minuten ablesen kann
80	9 Min.	• Erfahrungsaustausch • Bewusstwerden des Zusammenhangs von Spannung, Atem und Bewegung	Rückmelderunde	Offene Runde	
89	1 Min.	Ausblick auf die nächste Stunde	Atmung und Bewegung	Vortrag	

Motto:
Atem ist Leben – für uns und für unser Kind

Lernziele:
- Die Kraft der Atmung vermitteln
- Den Atemfluss spüren
- Den Atemrhythmus spüren
- Irritationen des Atemrhythmus spüren
- Den Atemraum spüren
- Gemeinsames Atmen
- Atmen in der Wehe
- Atembegleitung durch den Partner
- Atemhilfen erlernen
- Wehensimulation

Atem ist Leben

Erklärungsbeispiel:
„Atem ist Leben. Das heißt, wenn wir nicht atmen, leben wir nicht. Bei extremen Erfahrungen halten wir leicht den Atem an, atmen flacher oder zu schnell.

Diesen Reflex gilt es zu vermeiden, da die Schwangere ihr Kind mit Sauerstoff versorgt. Die Kinder im Bauch sind abhängig vom Atem ihrer Mütter.

Atmung kann unsere Körperwahrnehmung verbessern, uns gut entspannen, zum eigenen Rhythmus finden lassen, zentrieren, zum Kind führen und uns in den Wehenpausen Ruhe geben.

Bei der Atmung in den Wehen hat es sich bewährt, den individuelllen Rhythmus des Menschen zu unterstützen.

Dazu ein Beispiel: Gehe ich einen 1000 Meter hohen Berg hinauf, was ungefähr der Anstrengung einer Geburt entsprechen kann, und finde meinen eigenen Rhythmus, werde ich den Anstieg gut schaffen. Gehe ich schneller, zum Beispiel so wie mein Partner, und hetze mich, bin ich nicht in meinem eigenen Rhythmus. Dann bin ich schnell erschöpft und werde den Anstieg nicht gut bewältigen können.

! Geburt hat etwas mit Hingabe zu tun.
Damit, sich zu öffnen für das Kind. Je
mehr ich mich dieser Arbeit hingebe, es
geschehen lasse, um so eher kann die
Geburt gut ihren Lauf nehmen.

Wir Europäer haben Hingabe nicht gelernt. Wir
kennen mehr das Arbeiten und Anstrengen. Bei
der Geburt aber geht es mehr darum, es geschehen zu lassen, fließen zu lassen, die Kraft der
Wehen und des Kindes im Körper wirken zu
lassen. Wir müssen eigentlich gar nichts **tun**.
Der Atem kann uns helfen, in dieser Hingabe zu
sein und zu bleiben."

PRAXISTIPPS

Es ist immer wichtig, die Menschen dort
abzuholen, wo sie sind. Darum frage ich
die TeilnehmerInnen, wie sie mit der Atmung bei den vorherigen Geburten oder
bei sonstigen extremen Situationen
zurecht gekommen sind, z. B. ob sie mehr
die Ein- oder Ausatmung betont haben.

Bei der Geburt empfiehlt es sich, die
Ausatmung mehr zu betonen, weil die
Ausatmung den Aspekt der Hingabe und
des Loslassens unterstützt.

Den Atemfluss spüren

ÜBUNG **Bauchatmung**

Ausgangsstellung: Die TeilnehmerInnen sind in
Rückenlage (die Frauen mit aufgestellten Beinen, evtl. ein Kissen im Rücken, um den Oberkörper leicht anzuheben). Die Hände liegen
leicht unterhalb des Bauchnabels. Wenn die Rückenlage als unbequem empfunden wird (Cave:
Vena-cava-Syndrom), kann die Übung auch in
Seitenlage mitgemacht werden.

Die TeilnehmerInnen konzentrieren sich auf
ihre Atmung und versuchen, den Atem mög-

lichst weit, bis in den Bauch strömen zu lassen.
Die Augen sind geschlossen.

Anleitung (ruhig und langsam, mit Pausen):
- „Sie spüren Ihrem Atem nach,
- wie er Sie füllt und wie Sie wieder leer
  werden,
- wie er fließt,
- wie er den Bauch hebt und senkt.
- Sie liegen am Strand, unter Palmen.
  Es ist warm.
- Sie hören das Meer rauschen.
- Die Wellen kommen und gehen,
- sie haben ihren eigenen Rhythmus,
- sie kommen und gehen.
- Wellen gehen lange raus, bis sie alleine
  wiederkommen.
- Wellen sind wie Wehen, es ist ein eigener
  Rhythmus.
- Atmung ist Leben.
- Solange wir atmen, leben wir.
- Der Atem ist autonom.
- Wenn Sie ganz lange ausatmen, müssen
  Sie wieder einatmen, wie die Wellen.
- Wie die Wellen, die nach einer Weile
  wiederkommen.
- Atmung gibt uns Kraft, Lebenskraft.
- Sie atmen sie ein.
- Beim Ausatmen lassen Sie alle Spannung
  los.
- Sie hören den Atemwellen zu.
- Durch die Nase oder den Mund oder beides
  atmen Sie ein,
- und durch die Nase oder den Mund oder
  beides verlässt der Atem Ihren Körper.
- Die Frauen lassen den Atem um ihr Kind
  fließen."
- Nachspüren lassen.

PRAXISTIPPS

Ich gebe den Frauen gerne den Rat, jeden Tag 15 Minuten das bewusste Atmen rund um das Kind zu üben, z. B. auch nachts, wenn sie nicht einschlafen können. Es hilft, sowohl zum Einschlafen als auch für die Geburt, die Konzentration auf den Atemrhythmus zu richten und sich in diesen hinein zu begeben.

Diese Übung geht nahtlos über in die nächste Übung: „Irritation des Atems". Die TeilnehmerInnen bleiben also so liegen, wie sie jetzt sind, und spüren weiter nach.

Irritationen des Atems spüren

Anleitung:

„Nach einer Weile richten Sie Ihre Aufmerksamkeit auf etwas anderes. Z. B. auf ein Geräusch innerhalb oder außerhalb des Raumes, weg von sich selbst. Dann spüren wir nach, ob sich der Atem dabei verändert hat. Wird er flacher? Oder schneller?"

„Diese Beobachtung können wir mit der Geburtssituation vergleichen. Die Frau ist in ihrem Atemrhythmus und plötzlich wird ihre Aufmerksamkeit von sich selbst abgelenkt. Vielleicht weil gerade eine Person in das Zimmer kommt oder ein Gespräch begonnen wird in diesem Raum. Sofort ist ihr Atemrhythmus gestört, und damit auch der Kreislauf von Entspannung und Schmerzlinderung."

ÜBUNG Flankenatmung

Anleitung:

„Die Ausgangsstellung bleibt erhalten. Die Hände legen sich jetzt aber seitwärts an die Rippenbögen. Sie atmen in Ihre Hände.
- Wie verändert sich nun Ihre Atmung im Vergleich zur Bauchatmung, die wir eben ge-

macht haben? (Mögliche Antworten: flacher, höher am Körper)
- Wie fühlt sich jetzt Ihr Körper insgesamt an? (Mögliche Antworten: breit, lang)
- Wie ist der Atemrhythmus jetzt? (Mögliche Antwort: schneller)
- Es ist also weniger Atemraum vorhanden."

ÜBUNG Atmung zur Lungenspitze

Anleitung:

„Die Ausgangsstellung bleibt erhalten.
- Sie legen jetzt Ihre Hände an die Vorderseite Ihrer Schultern. Atmen Sie hauptsächlich in Ihre Hände.
- Wie verändert sich nun Ihre Atmung im Vergleich zur Bauchatmung, die wir eben gemacht haben? (Mögliche Antworten: flacher, höher am Körper)
- Wie fühlt sich jetzt Ihr Körper insgesamt an? (Mögliche Antworten: breit, lang)
- Wie ist der Atemrhythmus jetzt? (Mögliche Antwort: schneller)
- Der Atemrhythmus ist nun noch schneller, noch flacher geworden. Es ist noch weniger Atemraum vorhanden."

Je größer aber unser Atemraum ist, um so langsamer können wir atmen. In den Wehen ist es wichtig, viel Atemraum zu haben. Außerdem fördert eine tiefe, ruhige Atmung die Durchblutung und den Stoffwechsel in unserem Körper. Dieser schüttet über das Hormonsystem **körpereigene Opiate** aus, also Schmerzmittel und Glückshormone.

Je bewusster und ruhiger Ihre Atmung ist, und je mehr Sie sich gut aufgehoben fühlen, um so mehr werden diese körpereigenen Hormone ausgeschüttet werden.

Vielleicht kennen Sie dieses Phänomen? Beim Langlauf oder Bergsteigen kann man es leicht erleben. Man denkt nach einer gewissen Zeit, man kann jetzt nicht mehr, die Kraft ist aufgebraucht. Wenn man dann aber doch noch weiter einen Fuß vor den anderen setzt, werden neue Energiereserven frei und es geht ganz leicht weiter. Das sind die Endorphine, die diesen Vorgang möglich machen.

ÜBUNG ## Verbindung der drei Atemräume

Diese drei jetzt erfahrenen Atemräume können wir zu einem großen Atemzug für das Kind verbinden. In den Bauch, die Flanken und nach oben in die Lungenspitzen einatmen und mit einem großen Stöhnen wieder ausatmen, rauslassen.

Dieser große Atemzug fürs Kind ist nach jeder Wehe gut, damit das Kind schnell wieder Sauerstoff bekommt.

ÜBUNG ## Fell abziehen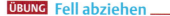

Ausgangsposition: Die Frauen legen sich in Seitenlage auf die Matte. Die Partner setzen sich an den Rücken ihrer Frauen.

Übungsziele:
- Mehr Raum am Bauch schaffen, indem das Fettgewebe unter der Haut von der Muskulatur gelöst wird. So kann sich das Gewebe besser dehnen und Verklebungen im Bindegewebe werden gelöst.
- Vertiefung der Atmung
- Vorbeugung von Schwangerschaftsstreifen

Anleitung für die Männer:
- „Mit mehreren Fingern wird die Haut erst an der Seite des Bauches hochgehoben, ein wenig gehalten, sodass die Frau dort hinein atmen kann (Abb. 8-**18**).
- Danach wird die Haut langsam wieder in ihren ursprünglichen Zustand gelassen. Die Stellen, die besonders aneinander „pappen", also kleben, sind erst ganz vorsichtig anzuheben, sodass es langsam immer besser geht und immer mehr Raum entsteht.
- Gerade diese Stellen brauchen das. Auch sind diese Hautgebiete besonders wichtig, weil gerade dort Schwangerschaftsstreifen entstehen können, wenn keine Dehnung möglich ist.

Abb. 8-**18** Übung „Fell abziehen"

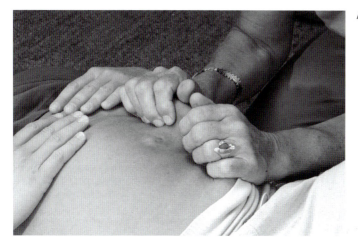

- Der gesamte Bauch, die Seiten, bis zum Rücken werden so bearbeitet."

Anatomie und Physiologie der Atmung

Fragen an die TeilnehmerInnen:
- Was gehört zur Atmung?
- Wo ist das Zwerchfell?
- Was geschieht beim Einatmen und Ausatmen, besonders am Zwerchfell?
- Was geschieht, wenn wir in den Bauch atmen?
- Was ist die Bauchatmung?
- Was geschieht, wenn wir nach oben in die Schultern atmen und sie hochziehen, dem Bauch ausweichen?

Anleitung:
„Spüren Sie am Rippenbogenwinkel, wie beim Hochziehen der Atmung Ihr Kind mit hochgezogen wird. Während der Wehe, die das Kind nach unten schiebt, arbeitet die Frau beim Hochziehen der Atmung in die Gegenrichtung. Wie wir gelernt haben, ist der Körper über Muskulatur und Bindegewebe miteinander vernetzt, auch die Schultern, das Zwerchfell und der Beckenboden sind auf diese Weise verbunden.

Beim **Hochziehen der Schultern** wird so der Beckenboden mit angehoben. Auch, wenn es nur Millimeter sind, wird dadurch in der Wehe Ihr Kind mit hochgenommen, wo es doch gerade in der Wehe nach unten strebt, um den Muttermund zu öffnen."

 ÜBUNG Den Atemraum am Rücken spüren (Partnerübung mit Rollentausch)

„Nun ist in der Wehe der Bauch hart und manchmal scheint es nicht möglich, in diesen harten Bauch hineinzuatmen. Dann suchen wir einen anderen Atemraum. Wo könnte dieser sein? – Es ist der Rücken.

Übungsziele:
- Den Atemraum im Rücken in drei Ebenen erspüren.

Anleitung:
- Ein Partner geht in den Vierfüßlerstand." (Wenn es an den Handgelenken unbequem wird, kann man sich auch gut mit den Armen auf ein doppelt gelegtes Stillkissen oder einen Pezziball aufstützen).
- „Der andere Partner legt seine Hände weich auf den Rücken in Position 1 (Abb. 8-**19**). Die Hand weich auflegen: Die Hand berührt mit ihrer ganzen Fläche den Rücken, so als wäre sie angewachsen, aber der Rücken erhält keinerlei Druck von der Hand. Das Gewicht der Hand und des Armes ist auf dem Rücken nicht spürbar und wird vollständig von dem anderen Partner getragen. Er legt also seine Hand nicht ab auf dem Rücken. Dieser kleine Unterschied bewirkt, dass man feiner wahrnehmen kann.
- Nun fühlt der Partner, der seine Hände am Rücken liegen hat, den Atemrhythmus des anderen und beschreibt ihn mit Worten (z. B.: ein, aus, ein), sodass der andere sagen kann, ob es stimmt.
- Wenn es schwierig ist, hilft es auch oft, die Hände und den Rücken warm zu massieren."

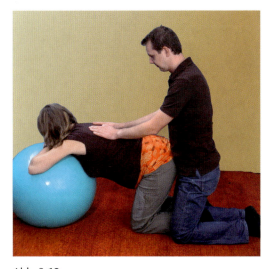

Abb. 8-**19**

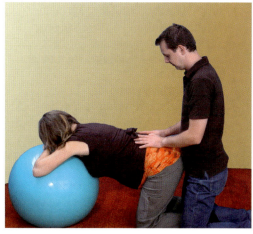

Abb. 8-**20**

Abb. 8-**21** Den Atemraum am Rücken spüren

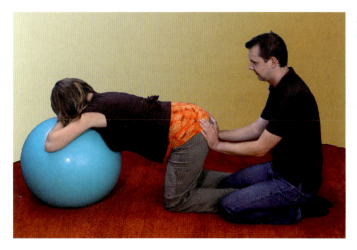

- „Nun legen Sie die Hände links und rechts neben das Kreuzbein und wiederholen die Übung." (Abb. 8-**20**)
- „Die Hände am Sitzbeinhöcker sind in der Ebene des Beckenbodens. Auch hier ist es möglich, die Ebenen der Atembewegung zu spüren in Verbindung zum Zwerchfell und zum Kehlkopf. Wenn die Frau lacht oder hechelt, können Sie diese Bewegung am Beckenboden wahrnehmen." (Abb. 8-**21**)

PRAXISTIPPS

- Möglicherweise spüren manche TeilnehmerInnen den Atemrhythmus richtig, **vertauschen aber die Ein- mit der Ausatmung**. Das ist nicht weiter schlimm. Ich weise dann immer darauf hin, dass es wirklich nicht ganz einfach ist, überhaupt den Atem am Rücken zu spüren.
- **Wenn nichts gespürt wird**, schaue ich nach der Stelle, an der die Hände liegen. Oft sind sie nicht wirklich am

- Sitzbeinhöcker. Dann lege ich meine Hände auf die des Partners. Ich lasse meine Hände und die des Partners weich werden, sodass der Atem hinein fließen kann.
- Ein Hinderungsgrund, der das Erspüren sehr erschwert, kann ein **durchgespannter Rücken** sein. Dann suchen wir gemeinsam nach einer besseren Position, in der der Rücken entspannt sein kann.
- Es kann auch an **zu eng sitzenden Hosen** liegen, die die Atembewegung einengen.
- Ich bitte immer darum, diese Übung **zu Hause** noch einmal zu wiederholen. Meistens gelingt es dann besser.

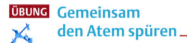

ÜBUNG Gemeinsam den Atem spüren

Ausgangsstellung: Der Mann setzt sich an die Wand mit angelehntem Rücken. Die Frau setzt sich in seinen Schoß und lehnt sich an ihren Mann an. Die Beine sind leicht aufgestellt. Es ist sehr angenehm, wenn die Beine des Mannes seitlich mit einem Kissen abgestützt werden. Die Hände sowohl des Mannes als auch der Frau liegen leicht auf dem Bauch beim Kind (Abb. 8-**22**).

Anleitung:
- „Sie spüren jetzt, wie der Atem der Frau Ihre Hände hebt und senkt. Die Frau erspürt die Stelle, an der ihr die Hände am Bauch angenehm sind und legt ihre und die ihres Partners dorthin.
- Nun stellen wir uns **eine Wehe** vor: Sie spüren, wie in Ihrem Bauch sich die Gebärmutter formt, zusammenzieht und Ihr Kind nach unten schiebt. Es drückt, dehnt, zieht und öffnet und möchte seinen Weg weiten. Sie öffnen sich so gut Sie können und atmen dahin, wo es sich dehnt, wo es spannt oder schmerzt.

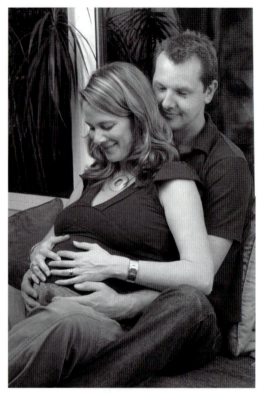

Abb. 8-**22** Gemeinsam den Atem spüren

- Langsam geht die Wehe wieder vorbei.
- Nun machen Sie zwei große Atemzüge zum Kind und beim Ausatmen machen Sie ruhig einen Ton, ein Seufzen, sodass Sie wieder ganz fallen lassen können, was sich gerade angespannt hat.
- In der Wehenpause geht es nun nur noch um Erholung, Fallen lassen und Kraft schöpfen.“

Atmung in der Wehe – rund um das Kind atmen

ÜBUNG Beckenschale spüren

Ausgangsstellung:
Die Frau liegt in Seitenlage auf der Matte. Der Kopf ist mit einem Kissen unterstützt, wenn

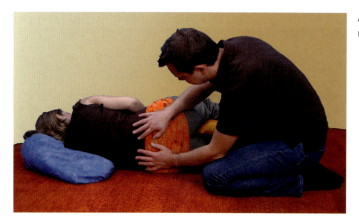

Abb. 8-**23** In die Hände des Partners atmen (1)

sie es mag. Ein Kissen liegt zwischen den Knien (um dem Kind Raum zu geben).

Der Partner kniet hinter dem Rücken seiner Frau. Eine Hand ist vorne an ihrem Bauch, fast am Beckenrand. Die andere Hand liegt an ihrem Kreuzbein.

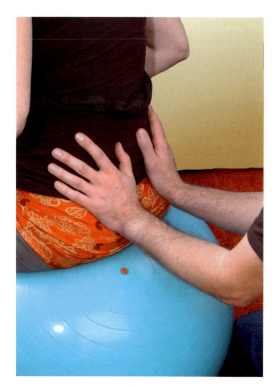

Abb. 8-**24** In die Hände des Partners atmen (2)

Anleitung:
- Die Männer schicken jetzt ihre ganze Liebe und Wärme in ihre Hände, also auch zu ihrem Kind.
- Und die Frauen spüren nach, wie sich das anfühlt. Die Hände liegen an der Beckenschale.
- Atemanleitung wie in der Wehe (s. S. 242), dann Pause.
- Nachspüren und eventuell wiederholen.

ÜBUNG In die Hände des Partners atmen

Ausgangsposition: Die Frau befindet sich in Seitenlage oder sitzt auf dem Ball.
- Um noch mehr das Atmen rund um das Kind herum zu betonen, legt der Mann seine Hände auf den unteren Rücken der Frau. Die Frau hat ihre Hände beim Kind.
- Der Mann legt die Hände warm und weich unterhalb des Kreuzbeins auf den Rücken und spürt den Atem in seine Hände strömen (Abb. 8-**23**).
- Die Frau versucht, ihren Atem rund um ihr Kind zu lenken, also in ihre eigenen Hände und die ihres Mannes.
- Sie verbindet Bauch und Rücken und atmet so um das Kind. Je tiefer die Atmung bis zum Beckenboden geht, um so besser wird das Kind eingehüllt.

- Die warmen Hände des Partners helfen, den Atem bis zu seinen Händen strömen zu lassen.
- Atemanleitung wie in der Wehe, dann: Pause.
- Nachspüren und eventuell wiederholen.

PRAXISTIPPS

Dadurch kann die Hohlkreuzhaltung und eine zu sehr betonte Bauchatmung vermieden werden.

ÜBUNG Atmung mit leichter Beckenbewegung

- Die flache weiche Hand des Partners liegt am unteren Punkt der Michaelischen Raute. Die andere Hand des Partners ist vorne am Bauch, beim Kind oder auf der Hüfte seiner Frau.
- Nun geben die Männer während der Wehe eine leichte Bewegung des Beckens an. Sie schuckeln das Becken ihrer Frauen und damit auch ihr Kind ein wenig, ganz sanft und leicht.
  Das Schuckeln – also die leichte Bewegung des Beckens – hilft dem Kind bei der Geburt, sich besser durch das Becken zu drehen (s. S. 213).

PRAXISTIPPS

Die Männer sollen gut dafür sorgen, dass sie bequem sitzen und während der Übung auf ihre eigene Körperspannung achten. Nur dann können sie die feinen Bewegungen des Atems spüren und ihren Frauen Gutes weitergeben.

Diese drei Übungen können auch gut in einer anderen Position gemacht werden, z. B. indem die Frau auf dem Pezzi-Ball sitzt und der Mann hinter ihr steht oder sitzt (Abb. 8-**24**).

Atemhilfen

Wenn die Wehen am Höhepunkt lange anhalten, fällt es der Frau oft schwer, in den angespannten Bauch zu atmen. Auf keinen Fall ist es ratsam, den Atem anzuhalten (Sauerstoffversorgung fürs Kind) oder schnell zu atmen (Hyperventilation). Deshalb lernen wir jetzt einige Atemhilfen kennen.

ÜBUNG Hecheln (Flügelatmung)

Übungsziele:
- Beim „Hecheln" (besser Flügelatmung genannt) wird versucht, den Höhepunkt der Wehe zu „überfliegen". Die Übung sollen auch die Männer mitmachen, denn es kann sehr wichtig sein, dass sie es an dem Höhepunkt einer Wehe ihren Frauen voratmen, bzw. gemeinsam mit ihnen atmen. Dieses „Überfliegen" braucht die Frau besonders in den extremen Situationen in der Geburt.

Anleitung:
- „Sie legen eine Hand unterhalb Ihres Kehlkopfes auf Ihre Brust, die zweite Hand an das untere Brustbein. In diesem Zwischenraum liegt die Luftröhre.
- Sie atmen ein, Sie atmen aus, und „hecheln" dann die Rest-Luft in der Luftröhre hin und her, ohne dabei erneut einzuatmen. Wenn Sie nämlich dabei einatmen, holen Sie zu viel Luft und hyperventilieren – es beginnt zu kribbeln.
- Ich nenne diese Art der Atmung gerne „Überfliegen". Stellen Sie sich vor, Ihre Schulterblätter sind Flügel. Wenn Sie in den angespannten Bauch nicht mehr einatmen können, überfliegen Sie diesen Abschnitt der Wehe mit Ihren Flügelchen.

- Sie können das „Überfliegen" noch unterstützen, indem Sie dazu beim Ausatmen tönen: „hf hf hf".

Beim Hecheln, auch bei der Flügelatmung wird der Kopf oft nach hinten genommen. Dies bewirkt eine Spannung im Rücken und wieder eine unerwünschte Hohlkreuz-Haltung.

ÜBUNG Pferdeatmung

Übungsziele:
- Dabei kann man versuchen, die Spannung im Muttermund zu lösen, indem die Spannung im Mund gelöst wird. Mund und Muttermund stehen so eng in Verbindung, dass sowohl Anspannung als auch Entspannung im Mundbereich auf den Muttermund übergehen.

Anleitung:
- Die Lippen werden ganz weich aufeinander und leicht nach vorne zu einem Kussmund geformt.
- Beim Ausatmen pusten Sie dann die Luft so aus, dass die Lippen zu vibrieren beginnen und ein Ton entsteht. Meist kitzelt es dann auch irgendwann auf den Lippen."

ÜBUNG Singen/Tönen

Übungsziele:
- Singen öffnet den Kehlkopf und den Mundraum. Die Luft wird nicht festgehalten und so auch nicht die Spannung. Besonders tiefe Töne sind hierfür geeignet. Tiefe Töne entstehen im Bauch und Beckenraum und so wird der Beckenboden weicher, die „Vorhänge" können leichter zur Seite geschoben werden.

Oft werden die Töne bei zunehmender Intensität der Wehen immer lauter. Das ist manchmal sehr anstrengend für die Männer. Aber den Frauen hilft es oft sehr. Sie können über die Lautstärke einiges der enorm großen Kraft in ihrem Körper herausgeben, damit die Kraft nicht zu Anspannung oder Verkrampfung führt.

ÜBUNG Wehensimulation

! Vorsicht:
Frauen mit vorzeitigen Wehen oder Druckgefühl nach unten, sollten bei dieser Übung nicht mitmachen.

Anleitung:
Die TeilnehmerInnen stehen im Kreis im Reiterstand: Die Beine stehen schulterbreit auseinander.

1. Wehe:
- „Sie gehen in die Knie, die Fußsohlen bleiben fest am Boden. Sie gehen weiter in die Knie, bis die Spannung in den Oberschenkeln sehr unangenehm ist. Die Frauen nehmen ihre Hände zum Kind.
- Der Rücken bleibt aufgerichtet. Bitte nicht nach vorne lehnen.
- Sie halten die Spannung aus.
- Sie atmen – nicht dagegen ankämpfen.
- Lassen Sie sich in den Schmerz ein, finden Sie Ihren eigenen Atemrhythmus. Geben Sie sich hin. Lassen Sie es geschehen."

1½ Minuten lang bleiben wir so stehen. Dabei erzählt die Kursleiterin, was in der Wehe passiert: „Das Kind wird jetzt nach unten geschoben, dehnt mit seinem Köpfchen das Gewebe, den Muttermund. Das Kind freut sich, wenn Platz da ist, es stößt sich manchmal mit seinen Füßen ab. Es will raus. Auf die Bühne der Welt.

In der Frau „arbeitet" es, sie spürt die Dehnung. Im Englischen heißt Wehe labour, also Arbeit. Die Arbeit machen Ihr Körper und Ihr Kind. Die Frau braucht sich nur dem Geschehen hinzugeben.

- Wir bleiben jetzt so lange in dieser Haltung stehen, wie die Wehen dauern, die genügend Kraft haben, den Muttermund zu öffnen.
- Nach 1½ Minuten ist die Wehe vorbei, die Beine dürfen wieder gestreckt und ausgeschüttelt werden. Zweimal tief durchatmen. Zwei Minuten Pause.

2. Wehe:
- Und dann kommt die nächste Wehe (Wiederholung der ersten Wehe). Mit unserer Aufmerksamkeit lenken wir die Atmung zum Kind.

3. Wehe:

- Nun machen Sie während der Wehe leichte Beckenbewegungen. Sie schuckeln das Becken ein wenig oder kreisen mit Ihrem Becken um das Kind herum (s. S. 213).

4. Wehe:
- Nun singen oder tönen Sie und probieren eine Atemhilfe aus, die wir eben geübt haben.

Abschluss

Rückmelderunde („Welche Erfahrungen waren Ihnen heute wichtig?") und Ausblick auf die nächste Stunde.

8.7   Kurseinheit 6: Atmung und Bewegung

Tab. 8-**6** Kurseinheit Atmung und Bewegung

Zeit	Dauer	Lernziele	Inhalt	Methode	Medien
	14 Min.	Begrüßung Raum für Fragen	Austausch	Offene Runde	Gestaltung der Mitte, Redestein
14	1 Min.	Einstieg ins Thema	Atmung und Bewegung	Vortrag	
15	5 Min.	• Beckenbeweg-lichkeit • Wo bin ich am offensten? • Beckenstellung	• Wiederholung: „ Die Uhr" • Beckenöffnung zwischen 6 und 12 spüren	Spürübung einzeln	Evtl. Entspan-nungsmusik, Stoffbecken, Puppe
20	10 Min.	Von anderen lernen: Wie spüre ich die Wehen?	Erfahrungsaustausch der Mehr-gebärenden zum Empfinden der Wehen • Wo gespürt? • Wie verarbeitet?	Frage – Antwort	Stoffbecken

Tab. 8-**6** Fortsetzung

Zeit	Dauer	Lernziele	Inhalt	Methode	Medien
30	7 Min.	Unterstützungs-möglichkeiten in der Eröffnungsphase	• Michaelische Raute erklären • Akupressurpunkte zeigen • Massieren der Michaelischen Raute, des Rückens und der Oberschenkel	Partner-übung	Stoffbecken
37	8 Min.	Beckenkreisen	Beckenkreisen • Im Vierfüßlerstand • im Stehen • „Schuckeln"	Spür-übung, Partner-übung	Evtl. Musik
45	10 Min.	• Hilfen am Ende der Eröffnungs-phase • Geduld und Klar-heit erwecken	• Apfelschütteln • Ruckeln alleine auf dem Stuhl • Schuckeln auf dem Ball	Partner-übung, Einzel-übung	Puppe, Becken, Strickuterus
55	3 Min.	• Übergangsphase erklären • Geburtswege werden geöffnet	Haptonomisch Oberschenkel ausziehen	Vortrag mit Fragen, Spür-übung, Partner-übung	
58	7 Min.	Einstimmung auf die Geburtssituation	Wehen beatmen • Seitenlage • Vierfüßlerstand (massieren, überfliegen) • Stehen	Partner-übung	
65	24 Min.	Entspannung	• Körperreise • Rückmelderunde	Geleitete Körper-reise Offene Runde	Evtl. Musik, Kissen
89	90 Min.	Ausblick auf die nächste Stunde	Geburtsphase	Vortrag	

Lernziele:
- Was kann ich in der Eröffnungsphase tun?
- Erarbeiten des Massierens und Bewegens in der Wehe
- Die drei Punkte der Michaelischen Raute massieren
- Beckenbewegung
- Das Becken haptonomisch „ausziehen"
- Entspannung durch Schuckeln
- Wehen beatmen
- Entspannung

Atmung in der Eröffnungsphase

Anleitung:
„Heute wollen wir mit der Atmung in der Eröffnungsphase noch ein bisschen tiefer gehen. Beim letzten Mal hatten wir die Atmung, das Hinatmen und das Überatmen bzw. das Flügelatmen. Heute wollen wir noch die Bewegung dazunehmen. Wir haben in der letzten Stunde im Reitersitz 1½ Min. gestanden. In der dritten Wehe haben Sie sich dabei bewegt. Dadurch ging das Veratmen viel leichter.

Diese kleinen Bewegungen entsprechen im Grunde den Bewegungen der Feldenkrais-Uhr, die wir in der 2. Kurseinheit kennengelernt haben.

ÜBUNG ## Die Beckenuhr nach Feldenkrais

Übungsziel:
- Beckenbeweglichkeit fördern

Die Uhr ist eine Grundübung, die wir jetzt noch einmal wiederholen (s. S. 208 f).

Nochmaliger Hinweis: Die TeilnehmerInnen legen sich bequem hin, die Frauen spüren mit ihren Händen zum Kind, sodass es gut mit in die Drehbewegung hineingenommen wird.

Diese Übung wird nicht mit Kraft gemacht. Es darf eine kleine, krumme, viereckige, ungleiche Bewegung sein.

Nach dem Nachspüren der Uhr: „An welcher Stelle der Uhr haben Sie das Gefühl, dass Ihr Becken am weitesten geöffnet ist? Bei der 12 oder bei der 6 oder dazwischen? Wo kann ich mich am besten öffnen, weiten und wo kann ich mir vorstellen, dass mein Kind heraus schlüpft? Spüren Sie dort einmal hin."

Die Kursleiterin frägt in einer kurzen Feedback-Runde, bei welcher „Uhrzeit" am Becken das Kind am leichtesten geboren werden kann.

> **PRAXISTIPPS**
>
> Mit Puppe und Stoffbecken zeigen, wie das Becken liegt, wenn man die Bewegung der „Uhr" macht. Es gibt manchmal Missverständnisse.

Erfahrungsaustausch der Mehrgebärenden zum Empfinden der Wehen

- Wie fühlt sich eine Wehe an?
- Wo oder wie haben Sie sie gespürt?
- Was hat Ihnen gutgetan?
- Wo hätten Sie Unterstützung gebraucht?
- Welche Art der Unterstützung hat Ihnen gutgetan?

„Ein paar Unterstützungsmöglichkeiten wollen wir nun erarbeiten, obgleich sich vieles in der Geburtssituation ergibt, wenn wir gut hinhören und schauen, wo die Frau Unterstützung braucht."

Die Michaelische Raute

Erklärungsbeispiel:
„Worum Sie sich bei der Uhr gedreht haben, war das Kreuzbein (am Stoffbecken zeigen). Das Kreuzbein beinhaltet die Michaelische Raute, ein Viereck, das auf der Spitze steht. Die zwei äußeren Punkte dieser Raute kennen Sie vielleicht. Es sind die Grübchen, die man meist gut sieht."

> ┌─ **PRAXISTIPPS** ─────────────────
>
> Die Kursleiterin bittet die Männer, die äußeren Punkte der Michaelischen Raute bei ihren Frauen zu suchen und gehe dann von Paar zu Paar, um zu sehen, ob alle die richtige Stelle gefunden haben. Das ist keine Kontrolle. Die Männer und auch die Frauen schätzen es in der Regel sehr, wenn man immer wieder mal schaut, ob sie alles richtig verstanden haben.

„Der untere Punkt dieser Raute ist da, wo die Pofalte zu Ende ist. Den oberen Punkt können Sie finden, indem Sie mit dem Finger von oben nach unten über die Wirbelsäule streichen. Der Punkt ist dann auch wie ein Grübchen. Man kann ihn aber meist nur fühlen, nicht sehen. Sie können auch in etwa erahnen, wo er liegen muss, da er sich aus den anderen drei Punkten ergibt.

Dieses Viereck nennt man auch **Geburtsviereck**. Hier soll Ihre Beweglichkeit entstehen. Denn dann ruckelt sich das Köpfchen leichter ins Becken.

Die äußeren Punkte sind auch **Akupressurpunkte**. In der späten Schwangerschaft und während der Geburt tut es sehr gut, wenn sie massiert werden. Dort, an diesen Stellen setzen die Gebärmutterbänder an. Sie gehen von vorne, vom Schambein zum Kreuzbein, genau dorthin, wo die äußeren Punkte der Michaelischen Raute liegen.

Wenn es bei den Wehen am Schambein schmerzt, kann es hilfreich sein, die hinteren

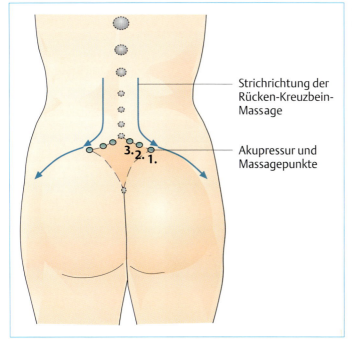

Abb. 8-**25** Akupressur und Massage der Michaelischen Raute

Strichrichtung der Rücken-Kreuzbein-Massage

Akupressur und Massagepunkte

Punkte zu massieren. Sie sind durch das Gebärmutterband verbunden."

Abb. 8-**25** zeigt weitere Punkte, die massiert werden können.

ÜBUNG ### Akupressur der drei Punkte der Michaelischen Raute ____

Übungsziel:
- Unterstützungsmöglichkeiten in der Eröffnungsphase kennenlernen

Ausgangsposition: Die Frauen gehen in den Vierfüßlerstand, evtl. auf die Ellbogen, die Knie sind hüftbreit auseinander.
- Die Männer finden die Akupressurpunkte und drücken diese mit ihren Daumen mit leichtem bis festem Druck, je nachdem, wie es der Frau angenehm ist. Der Daumen kann auch leicht kreisen.

ÜBUNG ### Über die Punkte hinwegmassieren ____

Übungsziel:
- Unterstützungsmöglichkeiten in der Eröffnungsphase kennenlernen

Anleitung:
- „Sie massieren mit relativ festem Druck, so wie die Frau es möchte und ihr gut tut, über die drei Punkte der Michaelischen Raute hinweg. Sie fangen rechts und links neben der Wirbelsäule etwa an der Taillenlinie an und streichen über dieses Geburtsviereck hinweg zu den Pobacken und den Oberschenkeln (Abb. 8-**26**).
- Beim Massieren ist es gut, den Frauen Halt zu gegen, damit sie nicht nach rechts oder links rutschen. Außerdem vermitteln Sie über den Körperkontakt Sicherheit und machen Ihre Anwesenheit deutlich spürbar für die Frau, was meistens sehr sehr guttut."

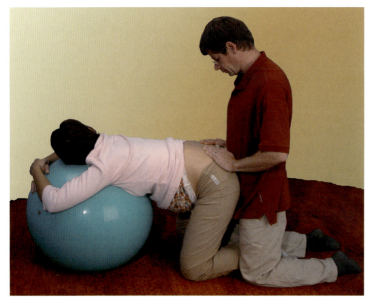

Abb. 8-**26** Massage der Michaelischen Raute

Oft trauen sich die Männer im Kurs nicht, ihr Becken ganz an ihre Frau zu legen. Ich ermuntere sie aber gerne, ihre Frau wirklich fest und eindeutig zu berühren, weil ich weiß, dass es den meisten Frauen bei der Geburt so guttut. Und ich beschreibe dabei auch immer wieder meine Erfahrung, dass der Körperkontakt für die Situation der Geburt, die immer von Unsicherheiten und/oder Ängsten geprägt ist, sehr wohltuend sein kann.

Beckenkreisen

ÜBUNG Beckenkreisen im Vierfüßlerstand

Anleitung:
Die Frauen sind im Vierfüßlerstand. Wenn es den Frauen in den Handgelenken zu unangenehm ist, können sie sich auch mit den Armen auf einen Pezziball abstützen oder auf zwei übereinandergelegte Stillkissen.
- Zunächst beschreiben die Frauen mit ihrem Becken die Bewegung der Schlange (s. S. 209). Vom runden Rücken (Uhr: 6) zum Hohlkreuz-Rücken (Uhr: 12). Der Partner kann von der Seite unterstützen, seine Hüfte ist an der Hüfte der Partnerin und seine Hände liegen auf den seitlichen Punkten der Michaelischen Raute.
- Die Frauen lenken ihren Atem in die Hände ihrer Männer.
- Dann beginnen die Frauen mit ihrem Becken zu kreisen. Dabei gehen sie mit ihrem Becken das gesamte Zifferblatt der „Uhr" nach.
- Dann nimmt der Partner mit seinem Bauch Kontakt auf mit dem Gesäß der Partnerin,
- indem er sich hinter sie kniet. Auch so kommen sie gemeinsam in das
- Beckenkreisen.

ÜBUNG Beckenkreisen im Stehen

Anleitung:
„Die Frauen stehen vor ihren Männern. Jede/r hat seinen/ihren eigenen Stand. Sie lehnen sich also nicht aneinander an. Dann kommt der Mann Zentimeter um Zentimeter seiner Frau näher, bis er ihr so nahe ist, dass er mit ihrem Becken Kontakt hat.
- Zuerst kreist die Frau mit ihrem Becken. Die Männer spüren hin und stimmen sich in die Bewegung ein – sie machen es zusammen, wie die Frau es bestimmt.
- Nach einer Weile übernimmt der Mann von hinten die Führung und die Frau stimmt sich ein und überlässt sich der Führung des Mannes. Ohne Worte – achtsam – spürend (Abb. 8-**27**).
- Machen Sie die Kreise so weit, dass Sie gut in Ihrer Mitte bleiben können und Ihren eigenen Stand behalten.

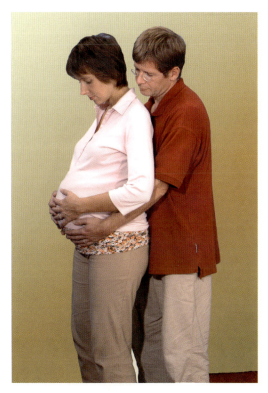

Abb. 8-**27** Beckenkreisen im Stehen

- Wenn Sie sich so gut miteinander einge-schwungen haben, nehmen Sie beide Ihre Hände zum Kind und kreisen miteinander (evtl. mit der Musik). Stimmen Sie sich gut auf Ihr Kind ein.
- Es geht dabei wirklich um Weichheit, sich aufeinander einstimmen, ein kleines ge-meinsames Tänzchen wagen. – Miteinander gehen, miteinander sein.

Sie können diese Übung auch gut alleine ma-chen. Auf dem Ball sitzend oder auch im Stehen. Im Stehen geht es noch besser, weil Sie sich freier bewegen können. So können Sie zu Hau-se Musik auflegen und **ein bisschen Bauchtanz** machen, z. B. wenn die Wehen anfangen. Der Bauchtanz ist die Urübung. In vielen Kulturen ist diese Beckenbewegung die Bewegung der Geburt. Es braucht nicht im Kreis sein. So wie es am besten geht – aber weich."

 „Schuckeln" im Vierfüßlerstand

Übungsziele:
- Entspannung der Muskeln durch Bewegt-werden
- Vermeidung des Hohlkreuzes
- Angenehme Übung für die Frauen wegen der warmen Hände am Kreuzbein
- Beckenbewegung, um den Geburtsfortschritt zu unterstützen

Anleitung:
Ausgangsposition: Die Frau ist im Vierfüßler-stand. Der Mann kniet seitlich neben ihr und schaut zu ihren Füßen (Abb. 8-**28**).
- a) Die eine Hand des Partners liegt zwischen den Schulterblättern der Frau und hält sie dort leicht. Die andere Hand liegt auf dem Kreuzbein und schuckelt mit deutlichem Druck nach unten, Richtung Po, sodass die Frau in einen runden und gedehnten unteren Rücken kommt. Der Kontakt ist sanft und be-wusst.
- Die Frau atmet zu den Händen ihres Part-ners und verbindet diese mit ihrem Atem (Abb. 8-**29**).

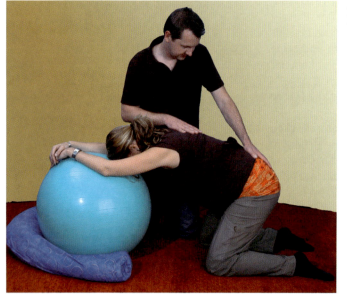

Abb. 8-**28** Schuckeln im Vierfüß-lerstand (1)

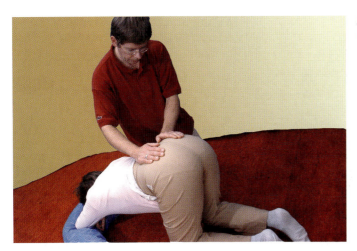

Abb. 8-**29** Schuckeln im Vierfüßlerstand (2)

b) Der Mann kniet am Kopf der Frau. Beide Hände liegen mit den Handballen am oberen Beckenkamm und schuckeln sanft, aber deutlich in Richtung zu den Füßen.

Kurze Rückmelderunde: Das Schuckeln sollte für die Frauen angenehm sein. Ob die Variante a) oder b) angenehmer ist, entscheidet die Frau.

Hilfen am Ende der Eröffnungsphase

Übungsziele:

- Am Ende der Eröffnungsphase ist die Beckenbewegung besonders wichtig, weil sich das Köpfchen des Kindes jetzt deutlich tiefer in das Becken hineinschieben will. Mögliche Hilfen dabei sind die folgenden 3 Übungen.

ÜBUNG „Äpfel schütteln" (nach Erika Pichler)

Anleitung:
Ausgangsposition: Das Paar stellt sich hintereinander auf. Der Partner steht hinter seiner Frau.

- „Äpfelschütteln" bedeutet: Die Pobacken schütteln. Die Partner legen also ihre Hände unter die Pobacken und ruckeln nach oben hin, sodass die Pobacken keine Chance mehr haben, sich zu verspannen oder festzuhalten. Durch diese Übung kann die Spannung sehr effektiv aus dem Becken „herausgeschüttelt" werden.
- Denken Sie nochmals an die „Vorhänge", die Ihr Kind zur Seite schiebt. Je mehr sie geschüttelt sind, um so weicher sind sie. Je weicher sie sind, um so leichter ist der Weg für Ihr Kind.

Diese Übung machen Sie entweder außerhalb der Wehe oder in der Wehe. Während einer Wehe ist es den Frauen zwar oft unangenehm, aber dafür um so wirkungsvoller."

ÜBUNG **Ruckeln alleine auf dem Stuhl**

Anleitung:
Die Frauen können dies auch ohne ihren Partner üben, z. B. wenn sie noch zu Hause sind mit ihren ersten Wehen.

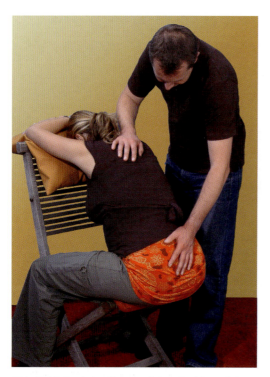

Abb. 8-**30** Ruckeln alleine auf dem Stuhl. Auch hier kann der Partner unterstützen.

- „Sie setzen sich umgekehrt auf einen Stuhl und lehnen sich über die Rückenlehne, lassen die Pobacken so weit wie möglich über die Stuhlkante hinweg hängen, lassen sie gut locker und schaukeln oder ruckeln, wie es Ihnen angenehm ist (Abb. 8-**30**).
- Es geht immer um dieselbe Bewegung. Und wie Sie diese machen, dass Ihr Kind sich gut weiter schiebt, ist ganz Ihrer Fantasie überlassen. Ich will Ihnen hier nur Anregungen für diese Phase der Geburt geben, damit Sie verschiedene Möglichkeiten haben."

ÜBUNG „Schuckeln" auf dem Ball

Anleitung:
Die Frauen können auch auf dem Ball hin und her schuckeln, nach vorne und hinten oder krei-

sen. Wichtig ist dabei immer, keine Spannung entstehen zu lassen. Das Schuckeln ist gut, damit das Kind leichter in das Becken kommt.

Erklärung der Übergangsphase

Erklärungsbeispiel:
„In dieser Phase sind die Wehen länger und stärker als am Anfang der Geburt. Weil sich Ihr Kind immer mehr nach unten schiebt und in das Becken hineindrängt, spüren Sie seine Arbeit länger. Das kann 1½ Minuten anhalten. Wenn der Muttermund sich immer mehr öffnet und sich langsam über das Köpfchen schiebt, hält das Ziehen manchmal auch außerhalb der Wehe an. Das kann so unangenehm sein, dass Sie gut die Atemübung, die wir gelernt haben, („die Wehe überfliegen"), anwenden können.

Das ist die Phase, wo die **Frau** evtl. sagt: „**Ich kann nicht mehr, ich will nicht mehr**, ich will nach Hause gehen, ich habe keine Lust mehr, ein anderer kann weitermachen, gebt mir ein Schmerzmittel oder macht sofort einen Kaiserschnitt."

Die **Männer** sagen: „Ich weiß nicht, ob das alles so richtig ist, was hier gemacht wird." Sie werden oft unsicher. Wichtig ist dann für Sie, zu wissen, wo ihre Frauen stehen. Wenn Sie als Mann in dieser Phase unsicher sind und nicht wissen, was Ihre Frau jetzt braucht, fragen Sie. Hier ist Ehrlichkeit wichtig, weil dies ein sensibler Punkt ist, ein Grenzgang. Sie können fragen: „Wie lange dauert diese Phase?" Es ist wichtig, dass sich beide, Partner und Partnerin, sicher fühlen.

Diese Phase hängt davon ab, wie schnell Ihr Kind in das Becken hinein geht. Das hängt von der Größe ihres Kindes und des Beckeneingangs der Frau ab. Wenn das Kind durch den Beckeneingang durch ist und nach unten drückt, dann ist dieses Warten vorbei, dann machen die Frauen auch wieder mit, sind motiviert.

Diese **Übergangsphase**, wie wir sie nennen, wird manchmal wie ein Stillstand erlebt. Es kommt das Gefühl auf: Es geht nicht weiter. Da möchte man eigentlich kaum durch. Das ist wie ein Nadelöhr, durch das Sie durchgehen müssen und können. Vertrauen und Geduld sind hierbei wichtige Begleiter.

Beim ersten Kind dauert diese Phase schon eine halbe Stunde. Die Hebamme und Ihr Partner werden Sie dabei motivieren. Ruhen Sie sich aus, wenn die Wehe vorbei ist, atmen Sie zu Ihrem Kind. Das Wichtigste ist, dass Sie zu Ihrem Kind weiteratmen.

Wenn der Muttermund ganz auf ist, und das Köpfchen sich in das Becken hineinschiebt, dauert es dann beim ersten Kind meistens 2 Stunden, bis es geboren wird. Wenn Sie dann wieder motivierter sind, weil Sie spüren, Ihr Kind drückt runter, geht es meist besser, dann können Sie die Wehenkraft wieder gut ertragen und mitarbeiten."

PRAXISTIPPS

Diese Erklärungen begleite ich mit der Puppe, dem Strickuterus und dem Beckenmodell. Hier kommen oft viele Fragen auf, z. B. nochmals zu PDA, Sectio, wer entscheidet, usw.

Evtl. gehe ich auf das Abschiednehmen von der Schwangerschaft ein, denn in dieser Übergangsphase ist die Schwangerschaft zu Ende. Eine neue Phase im Leben beginnt.

ÜBUNG ## Haptonomisch die Oberschenkel ausziehen

Übungsziele:
- Diese Übung kann die Frauen unterstützen, das Kind in die Geburtslinie hinein zu leiten und die Schmerzen zu lindern

Ausgangsstellung:
Die Frau legt sich entspannt hin. Sie hat die Beine aufgestellt. Der Partner setzt oder kniet sich an ihre Seite (Abb. 8-**31**).
- Das angewinkelte Bein der Frau ist durch den Partner abgestützt, sodass sie es entspannt zur Seite ablegen kann.
- An der Innenseite des Oberschenkels liegt die Hand des Partners. Er denkt sich zu seinem Kind.
- Indem er mit Gefühl am Oberschenkel zieht und seine Aufmerksamkeit auf das Kind richtet, lädt er es ein, tiefer zu kommen.
- Durch die Wärme der vertrauten Hände kann die Frau sich dahin öffnen und entspannen.

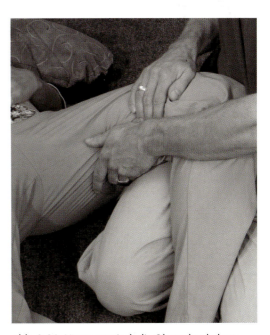

Abb. 8-**31** Haptonomisch die Oberschenkel ausziehen

Wehenatmung

ÜBUNG **Wehenatmung in Seitenlage** _____

s. S. 242 f

_____

ÜBUNG **Wehenatmung im Vierfüßlerstand** _____

Anleitung
- Die Frauen gehen in den Vierfüßlerstand.
- Die Partner wiederholen die Massage: Über die Punkte der Michaelischen Raute hinweg massieren (s. S. 250).
- „Sie spüren die Wehe. Beim Einatmen streicht der Partner über die Michaelische Raute nach unten. Jetzt stimmen die Partner sich in den Atemrhythmus der Frau ein.
- Die Wehe wird stärker, es drückt und zieht. Sie wollen Ihr Kind runter lassen, und atmen in Ihrem Rhythmus ein und aus.
- Das Drängen wird noch stärker, es zieht, es drückt und trotzdem werden Sie noch mal rund und weich, in Bewegung. Die Wehe lässt nach.
- Dann haben Sie eine schöne Pause. 60 % der Geburt ist Pause. Pause heißt immer: Sich fallen lassen, sich ein bisschen erholen. Es ist gut, die Zeit zu nutzen, um sich zu erholen.
- Die nächste Wehe kommt, sie kommen relativ schnell hintereinander, die Wehen. Sie werden wieder rund, nehmen Ihr Kind hinein in sich, atmen in Ihrem Rhythmus. Wenn die Wehe so stark ist, dass Sie das Gefühl haben, Sie können da nicht mehr gut hin atmen, dann machen Sie das „Überfliegen" (s. S. 244): „hf, hf, hf".
- Der Partner kann dabei gut die zwei Punkte der Michaelischen Raute massieren.
- Die Wehe ist immer noch da, Sie müssen immer noch ein wenig drüber weg atmen, noch mal: „hf, hf, hf" aus, und jetzt wieder ruhig

einatmen, in Ihren Rhythmus kommen und ganz rund werden.
- Am Ende der Wehe zieht es oft in den zwei Punkten der Michaelischen Raute nach, sodass Ihr Partner am Ende noch ein bisschen die zwei Punkte massiert. Zwischendurch mal ausschütteln.
- Die Frauen müssen uns sagen, was sie wirklich brauchen, wo die Massage gut tut.
- So machen wir es dann.
- Achten Sie an dieser Stelle noch einmal darauf, dass Sie Kontakt haben, dass die Männer Halt geben. Das ist die Phase, in der die Frau sich hin und her geworfen fühlt von Gefühlen, einerseits: „Klar, Du bist mein Kind," aber andererseits: „Ich weiß nicht, wie ich es schaffe."

Ich habe oft beobachtet, dass es an diesem Punkt, durch den die Frau nicht leicht gehen kann, oft besser geht, wenn Sie als Partner einfach Ihre Liebe hinein geben.

Es gibt Frauen, die dann keine Berührung am Becken wollen. Vielleicht ist es dann angenehm, eine Hand zwischen die Schulterblätter zu legen. Das kann auch entspannen und öffnen helfen."

_____

ÜBUNG **Wehenatmung im Stehen**

Im Stehen sollte darauf geachtet werden, dass die Frau in ihren Knien weich ist, sodass der Rücken rund sein kann und das Kind gut in der Beckenschale liegt. Günstig ist ein Abstützen auf der Fensterbank, einem Tisch o. Ä. Die Männer können, wie im Vierfüßlerstand, seitlich an ihrer Frau stehen, also Hüfte an Hüfte oder Becken an Becken hinter ihrer Frau.

Anleitung:
- „Legen Sie eine Hand auf das Kreuzbein Ihrer Frau und massieren es ganz ruhig und so fest, wie Ihre Frau es wünscht.

- Die Bewegung Ihrer Hand geht nur so weit, wie die Haut Ihrer Frau das zulässt. Denn Sie massieren nicht über die Haut hinweg, sondern die Hand bleibt wie festgeklebt an Ihrer Frau."

PRAXISTIPPS

Es gibt Frauen, die mehr die Einatmung betonen und damit besser zu recht kommen. Ich leite immer mit Betonung auf das Ausatmen an, loslassen, fallen lassen, entspannen. Die Einatmung kommt dann von alleine.

Im Grunde ist es aber nicht entscheidend, wie die Frau Ihre Wehen beatmet. Es kommt auf den Weg des Kindes an, wie es in das Becken hinein findet, und wie gut die Frauen loslassen können. Ich ermuntere die Frauen, heraus zu finden, bei welcher Atmung sie am stärksten den Druck ins Becken spüren können.

ÜBUNG **Körperreise (20 Minuten)**

Übungsziele:
„Diese Körperreise können Sie gut ausprobieren, wenn Sie nicht einschlafen können. Sie können im Bauch oder an den Fußspitzen anfangen. Lassen Sie langsam alle Spannungen los. Auch während der Geburt, in den Wehenpausen, kann so eine Körperentspannung, dann natürlich kürzer, helfen, die Pausen wirklich zum Erholen zu nutzen."

Anleitung:
- Legen Sie sich hin, so wie es für Sie gut ist, machen Sie die Augen zu.
- Die Frauen nehmen in Gedanken Ihr Kind mit in die Körperreise hinein.
- Gehen Sie als Erstes zu Ihrem Bauchraum. Der Bauchraum ist die Mitte eines jeden Menschen. Spüren Sie hin, wie es Ihnen da geht.

- Lassen Sie Ihren Atem dann weiter wandern.
- Spüren Sie Ihr ganzes Becken und schicken Sie in Gedanken Ihren Atem dahin. Sie können auch Wärme oder Kühle dahin schicken, als wenn das Energie wäre, die Sie dort ausbreiten.
- Gehen Sie weiter, schicken Sie Ihre Energie in Ihre Oberschenkel, sodass sie ganz durch Ihre Oberschenkel, aber auch um Ihre Oberschenkel herum geht, mit Ihrem Atem.
- Spüren Sie um Ihre Knie herum, die Knie, die Sie tragen.
- Weiter in Ihre Unterschenkel hinein, in Ihre Füße, in Ihre Fersen, Ihre Fußsohlen, bis in die Zehenspitzen hinein.
- Spüren Sie, wie Ihre Beine auf der Unterlage liegen.
- Die Restspannung lassen Sie wie Regentropfen in die Unterlage hinein tropfen und überlassen die Beine ganz der Unterlage.
- Beim Zurückgehen spüren Sie nach, wie Sie das Bein ganz auf die Unterlage abgeben können.
- Nun gehen Sie wieder zurück zu Ihrem Bauchraum.
- Von da aus denken Sie sich zu Ihrer Wirbelsäule und fangen beim Steißbein an, nach oben gehend.
- Einen Wirbel nach dem anderen umspülen Sie mit Ihrem Atem und Ihrer Energie, Ihrer Wärme oder Kühle.
- Breiten Sie den Atem über Ihren ganzen Rücken aus, von einem Wirbel immer höher gehend zum anderen, sodass Ihr ganzer Rücken weich wird.
- Lassen Sie nochmals los.
- Von Ihrem Rücken aus schicken Sie Ihren Atem dann in Ihre Schultern hinein und um Ihre Schultern herum, in Ihre Oberarme, in Ihre Unterarme, bis in die Hände und in die Fingerspitzen.
- Spüren Sie, wie Sie auch Ihre Arme der Unterlage überlassen können und die letzten Spannungen fallen wie Regentropfen in die Unterlage hinein.

- Beim Zurückgehen spüren Sie auch, wie Sie Ihre Arme loslassen, fallen lassen, übergeben können.
- Dann gehen Sie zu Ihrem Oberkörper, zur Brust.
- Die Frauen spüren Ihre Brüste, umrunden die eine Brust, dann die andere Brust und denken daran, dass Ihre Brüste Ihrem Kind Milch geben können.
- Gehen Sie ins Innere zu den Organen, zur Lunge, die viel mehr arbeiten muss, zu Ihrem Herzen, zu den Verdauungsorganen.
- Schenken Sie Ihren Organen einfach einen Moment Aufmerksamkeit.
- Dann gehen Sie weiter zu Ihrem Hinterkopf, d. h. zu Ihren Halswirbeln.
- Spüren Sie in Ihrer Halswirbelsäule nach, ob Sie Ihren Atem auch da hin schicken können.
- Spüren Sie, wie Sie die Spannung an den Haarwurzeln vom Kopf fallen lassen können.
- Spüren Sie, wie die Stirn sich glättet, die Augen fallen ganz tief in die Augenhöhlen hin-

ein, Sie brauchen nichts zu sehen, nichts zu tun.
- Ihre Kiefergelenke im Gesicht lassen Sie los, sodass Ihre Mundhöhle ganz weit und offen wird, und Sie spüren den Raum in Ihrer Mundhöhle.
- Versuchen Sie dann einmal, eine Verbindung von Ihrer Mundhöhle zu Ihrer Bauchhöhle zu spüren.
- Soweit Ihre Mundhöhle ist, so weit ist Ihre Bauchhöhle und lassen Sie es ganz weit werden und offen.
- Die Frauen spüren noch einmal zu Ihrem Kind hin, wie es ihm jetzt geht.
- Kommen Sie nun langsam wieder in diesen Raum zurück, indem Sie sich erst einmal vorstellen, wo Sie sind, um wieder hier anzukommen.
- Dann räkeln Sie sich ein bisschen und strecken sich.
- Und lassen Sie sich Ihre Zeit, Ihre Augen zu öffnen und ganz wieder hier anzukommen.

8.8   Kurseinheit 7: Geburtsphase

Tab. 8-**7** Kurseinheit Geburtsphase

Zeit	Dauer	Lernziele	Inhalt	Methode	Medien
	15 Min.	• Begrüßung • Raum für Fragen • Einstieg ins Thema	Austausch: Assoziationen über die Geburtsphase	Offene Runde, Vortrag	Gestaltung der Mitte, Redestein
15	5 Min.	Bewusstwerden, was in der Geburtsphase vor sich geht	Wiederholung des Geburtsweges	Demonstration, Vortrag	Puppe, Becken, Uterus
20	3 Min.	• Mut machen, zum Körper Kontakt aufzunehmen • Damm vorbereiten	Anleitung zur Dammmassage	Demonstration	Dammmassageöl
23	4 Min.	Körperwahrnehmung	Wiederholung: Beckenboden	Körperspürübung	Vorhänge der Bühne, Stoffbecken
27	6 Min.	Auswirkung verschiedener Worte in der Geburtsphase kennenlernen	**Worte spüren:** • Pressen • Drücken • Schieben • Aaaaa	Körperspürübung im Dialog	
33	2 Min.	Mitdrücken in Rückenlage kennenlernen	Mitdrücken in Rückenlage	Körperübung, Spürübung	
35	15 Min.	Mitdrücken gemeinsam als Paar mit dem Kind	• Der Geburtsweg des Kindes • Wie der Partner dabei unterstützen kann	Partnerübung, Spürübung	Becken, Puppe
50	5 Min.	Atmung beim Mitschieben	Mitschieben: • mit viel Luft • mit einem „Happen" Luft	Körperübung, Spürübung	
55	10 Min.	Wiederholung: Wie kann der Atem den Weg des Kindes unterstützen?	Veratmen der Wehen • Rausatmen, stöhnen • Überfliegen • Mit Luft anhalten • Letzte Wehe	Körperübung, gemeinsam ausprobieren	
65	24 Min.	Entspannung und Visualisierung der Beckenöffnung	• Körperreise mit Visualisierung zur Beckenblüte • Rückmelderunde	Visualisierung Offene Runde	Evtl.: Entspannungsmusik, Kissen
89	1 Min.	Ausblick auf die nächste Stunde	Wiederholung der gesamten Geburt	Vortrag	

Lernziele:
- Verständnis der Geburtsphase
- Wiederholung: Erspüren des Beckenboden, Dammmassage
- Resonanz im Körper erspüren bei den Worten: schieben, drücken, pressen
- Atmung
- Den Weg des Kindes spüren
- Begleitung durch den Partner
- Entspannung: „Visualisierung zur Beckenblüte"

Offene Runde: Was fällt mir zur Geburtsphase ein?

Fazit der Kursleiterin:
Geburt ist ein aktives Tun. Doch geht es nicht so sehr um Kraft, sondern darum, die Geburt geschehen zu lassen. Sie lassen los, öffnen sich, lassen Ihrem Kind den Platz, d. h. Sie lassen die „Vorhänge" leicht werden, sodass Ihr Kind sie zur Seite schieben kann.

Diese Phase wird auch **Austreibungsphase** genannt, weil die Gebärmutter mit viel Kraft Ihr Kind nach unten schiebt. Ich nenne sie lieber **Geburtsphase**. Ihr Kind möchte mithelfen, dass es geboren wird und ans Licht kommt. Als Gebärende brauchen Sie sich „nur" zu öffnen, den gewaltigen Druck in Ihrem Becken wahrnehmen und Ihrem Kind den Raum geben.

Es klingt paradox: Akzeptieren Sie den Widerstand Ihres Gewebes, aber bleiben Sie innerlich ausgerichtet auf die Öffnung und das Loslassen. Bleiben Sie in dem Vertrauen, dass Ihr Körper weiß, wie es geht. Leisten Sie keinen Widerstand gegen den Widerstand. Bekämpfen Sie sich nicht selbst. Ergeben Sie sich und vertrauen darauf, dass Sie gemeinsam mit Ihrem Kind die Geburt zu Ende bringen werden."

PRAXISTIPPS

Legen Sie viel Wert auf die Worte, die Sie wählen. Frauen haben oft Ängste, die mit bestimmten Worten verstärkt werden, manchmal auch erst entstehen können.

Wiederholung des Geburtsweges

Die Kursleiterin demonstriert mit der Puppe und dem Becken den Geburtsweg noch einmal Sind Frauen mit Beckenendlage im Kurs, wird auch diese Geburt gezeigt, um den Eltern die Angst zu nehmen.

„Die Eröffnungsphase des Muttermundes ist vorbei, Ihr Kind ist mit seinem Köpfchen bereits durch den Muttermund durch. Ein großer Teil Ihres Weges mit Ihrem Kind ist schon geschafft. Meist ist die Fruchtblase schon aufgegangen und Ihr Kind schiebt sich mit seinem Köpfchen tiefer in den Beckeneingang. Ihr Kind schaut zu einer Seite, nach links oder rechts, wenn es in den queren Beckeneingang hineingeht. Es dreht sich in der runden Beckenmitte und schiebt sich dann längs nach unten durch den Beckenausgang.

Diese **Drehungen** macht Ihr Kind von ganz alleine, denn so findet es am leichtesten den Weg durch Ihr Becken. Beim ersten Kind ist dieser Weg mit geduldigem Abwarten verbunden. Es ist gut, wenn Ihr Gewebe sich langsam an die Dehnung gewöhnt. Kommt dann Druck auf Ihr Steißbein oder Ihren After, ist Ihr Kind schon tiefer und Sie können es evtl. schon im Stöhnen noch tiefer kommen lassen. Wenn sich Ihr Kind am After vorbei schiebt, spüren Sie Stuhldrang."

PRAXISTIPPS

Ich erwähne in diesem Zusammenhang gerne, dass ein Einlauf oder ein Klistier den Frauen die Sicherheit geben kann, dass jetzt das Köpfchen drückt und sich nicht der Darm entleert.

ren Sie selbst am besten in sich, wann und womit Ihr Kind Richtung Ausgang drückt.

- **Schieben:** Der Mund spiegelt ja den Muttermund wider. Von daher ist das Wort schieben eigentlich durch das „i" sehr angespannt. Konzentrieren Sie sich deshalb auf das „sch". Dies bündelt Ihre Kraft und fokussiert sie, sodass Ihr Kind heraus geschoben wird. – Können Sie es spüren? Können Sie die Kraft und die Öffnung wahrnehmen?

- **Aaaaaa:** Das „Aaaaa" hat die weiteste Öffnung. „Jaaaaa" hier zu sagen ist ein schönes Wort. Sie bejahen das Kommen Ihres Kindes und machen ihm Mut, seine Arbeit zu tun für ein gemeinsames Gelingen. Ihr Kind schiebt sich immer mehr nach unten, Sie können sich immer mehr öffnen. Es gibt Frauen, die veratmen diese Phase mit geöffnetem Mund und entspanntem Kiefer. Manche Frauen haben aber auch am Ende einfach die „Nase voll". Sie wollen jetzt endlich Ihr Kind sehen. Auch diese Wut kann eine gute Kraft sein, um die Geburt zu vollenden."

ÜBUNG Mitdrücken in Rückenlage

Anleitung:

„Wenn es in dieser letzten Phase der Geburt nicht so recht weiter geht, und wir Ihnen z. B. mit der Zange oder der Saugglocke mithelfen, dann liegen Sie in Rückenlage, den Oberkörper leicht erhöht mit einem Kissen und nehmen Ihre Beine hoch. Sie haken Ihre Beine so unter, dass Ihre Kniekehlen auf Ihren Handgelenken liegen. Lassen Sie Ihre Schultern fallen und konzentrieren Sie sich auf den Atem und den Weg, den Ihr Kind nun nimmt."

PRAXISTIPPS

Beim „Beine anziehen" haben die Frauen oft so viel Spannung in den Armen und Schultern, dass Sie dabei ihr Kind wieder mit hochziehen. Deshalb erkläre ich hier noch einmal die Zusammenhänge zwischen den drei Ebenen: Schultern, Zwerchfell und Beckenboden.

Den Geburtsweg des Kindes erspüren

ÜBUNG Zweier-Bob

Ausgangsposition: Das Paar sitzt hintereinander. Die Frauen setzen sich bequem vor ihre Männer. Beide stellen die Beine an. Die Beine der Männer halten die Beine der Frauen so, wie es gut für sie ist. Evtl. müssen die Männer ihre Beine mit Kissen unterstützen. Die Füße haben Bodenkontakt.

Anleitung:

- „Wichtig ist nun, dass Sie noch einmal an den Weg Ihres Kindes denken. Sie lassen Ihr Kind zur Wirbelsäule fallen. Dann stellen Sie sich Ihre Wirbelsäule als Rutschbahn vor und ganz hinten an der Rutschbahn lassen Sie Ihr Kind herunter. Denken Sie daran, dass Ihr Kind aus dem Runden geboren wird.

- Der Vater kann dies mit seinen Händen auf dem Bauch seiner Frau begleiten, wenn er will. Sie nehmen dann mit Ihren Händen Kontakt zum Kind auf, in dem Sie mit Ihren Händen unten an den Leisten Ihrer Frau entlang gleiten, bis Ihre Hände vorne-unten am Bauch liegen. So umfassen Sie ihr Kind und begleiten es nach innen.

- Sie nehmen mit Ihren Händen Kontakt auf zu Ihrem Kind und lassen es gedanklich erst in den Rücken Ihrer Frau und dann am Kreuzbein entlang, wie auf einer Rutschbahn, durch die Scheide gleiten. Stellen Sie sich

vor, Ihr Kind muss unter dem Schambeinknochen ‚drunter her tauchen'.‘"

ÜBUNG **Haptonomie-Übung** _____

Es empfiehlt sich, diese Übung mit jeder Frau
einmal zu machen, weil es so wichtig ist, dass
die Frauen in sich den Geburtsweg erspüren
können.
- Zuerst: Becken ausstreichen (s. S. 220)
- Dann lege ich meine Hände einmal unter den
  Po, die Handballen an die Sitzbeinhöcker.
- Jetzt fordere ich die Frau auf, ihr Kind ganz in
  meine Hände runter zu lassen.
- Ich bleibe mit der Frau gut im Kontakt und
  frage sie, ob sie spürt, wo der Weg Ihres Kindes in ihr ist und ob sie ihn öffnen kann. Ich
  kann dabei mit meinen Händen das „Loslassen" in ihrem Becken spüren.

Erklärung:
„Dieses Weichwerden am Beckenboden ist die
Stelle, zu der das Kind bei der Geburt drückt,
wo der Beckenboden sich öffnet und die „Vorhänge" weggeschoben werden. Sie können sich
dieses Gefühl immer mal wieder in den letzten vier Wochen vergegenwärtigen, wenn Sie
in der Badewanne sind oder sich eine warme
Wärmflasche in den Schoß legen. Auch können
Sie Ihre Hände dort (an den Damm oder rechts
und links neben die Schamlippen) hinlegen und
dabei fühlen: „Bleibe ich, werde ich offen oder
spanne ich an oder was mache ich?"

Es ist wichtig zu spüren, was Sie dabei unterstützt, offen zu bleiben, sodass ihr Kind sich
nach unten drücken und herausschieben kann.

Möglicherweise gibt es auch Phasen bei der Geburt, in denen Ihre Frau alleine sitzen und nicht
berührt werden will, auch nicht da, wo sie es
sonst am liebsten hätte. Nehmen Sie dies nie
persönlich. Es ist nicht gegen Sie gerichtet. Sie
müssen auch nicht weggehen (außer es ist Ihr

Wunsch oder der Ihrer Frau). Bleiben Sie mit
guten Gedanken bei Kind und Mutter. Durch
diese Phasen der Wehen zu kommen, erfordert
eine sehr hohe Konzentration von Ihrer Frau,
um sich dabei noch gut für ihr Kind öffnen zu
können. Sie und die Hebamme sind in dieser
Situation da, um, Ihrer Frau die bestmögliche
Unterstützung für diesen Prozess zu geben, was
immer sie dann braucht."

Luft nehmen (Atmung beim Mitschieben)

> **PRAXISTIPPS**
>
> Frauen mit vorzeitigen Wehen oder
> Druck nach unten, sollten diese Übung
> nicht mitmachen.

Ausgangsposition: halbsitzend, Rücken angelehnt, jede/r ist für sich.

Übungsziele:
Wir probieren zwei Möglichkeiten der Atmung
während einer Wehe aus. Es geht darum, den
Unterschied zu spüren.

ÜBUNG **Mitschieben mit viel Luft** ____

Anleitung:
- „Wenn jetzt eine kräftige Wehe kommt, at-
  men Sie viel Luft in Ihren Bauch. Ihr Bauch
  bläht sich auf wie ein Ballon.
- Luft anhalten, drin lassen, drücken, drücken,
  drücken, weiter schieben, weiter schieben,
  ausatmen und wieder Luft rein holen, ganz
  viel Luft und weiter schieben und noch ein
  Stück.
- Jetzt wieder ausatmen,
- Sofort wieder ganz tief einatmen ...,
- Insgesamt dreimal.

- Nach der Wehe atmen Sie jetzt dreimal gut zu Ihrem Kind."

nach oben rutscht und Sie denselben Weg noch einmal schieben müssen."

ÜBUNG Mitschieben mit einem „Happen" Luft

Anleitung:

- „Jetzt machen Sie dies mit ganz wenig Luft, mit einem „Happen" Luft.
- Sie schieben Ihr Kind nach unten, weiter schieben, weiter schieben, weiter schieben.
- Spüren Sie, wie Sie trotzdem offen bleiben?
- Weiter schieben, weiter, weiter schieben und ausatmen.
- Nun nehmen Sie wieder einen „Happen" Luft, lassen Ihr Kind an der Wirbelsäule herunter, schieben weiter und weiter, Sie schieben noch ein bisschen, noch ein bisschen, noch mehr, machen sich weit, öffnen sich, und atmen aus.
- Die Wehe ist noch nicht vorbei und noch mal: Sie nehmen den dritten „Happen" Luft. Und weiter schieben und noch ein bisschen schieben, noch ein bisschen schieben, noch weiter und noch einen Ruck geben und ausatmen.
- Nach der Wehe atmen sie dreimal gut zum Kind, da es für Ihr Kind sehr anstrengend ist. Machen Sie sich weit, weich, die „Vorhänge" locker, sodass Sie und Ihr Kind sich erholen können.
- Spüren Sie für sich nach: Was war Ihnen angenehmer? Das erste oder das zweite Mitschieben?

Antwort: Das Zweite. Denn das erste Schieben mit viel Luft geht ganz in den Kopf. Beim „wenig Luft einatmen" können Sie die Richtung Ihrer Kraft angeben. Zur Versorgung Ihres Kindes reicht diese Menge vollkommen aus.

Es ist wichtig, das Aus- und Einatmen dazwischen kurz zu halten, da sonst Ihr Kind wieder

Wiederholung der Atmungsmöglichkeiten

Wir wiederholen jetzt noch einmal die wichtigsten Atem-Möglichkeiten. Dazu legen oder setzen sich alle so hin, wie es gut für sie ist.

ÜBUNG Rausatmen der Wehe – Stöhnen

Übungsziele:

- Atmung für die Eröffnungsphase

Anleitung:

- „Die Wehe kommt. Sie bleiben bei Ihrem Kind, nehmen es in Ihren Gedanken immer mit und lassen es an Ihrer Wirbelsäule herunter. Sie atmen ein und stöhnen oder hauchen den Atem hinaus.
- Es geht ohne Anstrengung, lassen Sie Ihren Mundraum ganz weit werden, die Kiefergelenke loslassen, Zunge in den Zungengrund fallen lassen.
- Richten Sie Ihre Aufmerksamkeit auf das Ausatmen.
- Die Wehe wird heftiger. Atmen Sie gut zu Ihrem Kind in Ihrem eigenen Atemrhythmus.
- Wenn Sie als Mann Ihre Hand auf dem Bauch Ihrer Frau liegen haben, begleiten Sie mit Ihren Händen dieses Geschehen. Ihre Hände kleben wie Kaugummi an der Haut Ihrer Frau. So unterstützen Sie ihren Atem.
- Die Wehe wird noch stärker und Sie spüren, wie Sie sich jedes Mal weit machen, offen machen.
- Es wird noch stärker, es zieht runter, es drückt, Ihr Kind will und drängt hinaus."

ÜBUNG **Überatmen, Überfliegen** ___

Übungsziele:
- Atmung für die Übergangsphase oder wenn die Frauen mitdrücken wollen, aber nicht dürfen, weil der Muttermund noch nicht ganz geöffnet ist, oder die Herztöne vom Kind das nicht erlauben.

Anleitung:
- „Diese Wehe wird noch heftiger, evtl. zieht sich der Muttermund über das Köpfchen oder rutscht in der Scheide tiefer. In Ihrem Rhythmus atmen Sie ein und aus, um das Kind herum. Die Väter sind beim Kind.
- Die Frauen denken oder spüren, weil der Höhepunkt der Wehe lang ist: „Ich kann nicht mehr in den Bauch atmen, ich kann nicht mehr nach hinten atmen und zum Kind."
- Hier kann z. B. das Überatmen helfen: hf, hf, hf, ausatmen und noch mal hf, hf, hf, ausatmen, hf, hf, hf, ausatmen und jetzt kommen Sie wieder in Ihren Rhythmus.
- Jetzt langsam merken Sie, es schiebt nach unten, es drückt nach unten, es wird mehr und deswegen machen Sie dann schon mal dieses „Aaaaa" nach unten raus. Sie stöhnen mit weiter Mundhöhle und tiefem Ton den Atem aus."

___

ÜBUNG **Atmung mit Luft anhalten** __

Übungsziele:
- Atmung für die Geburtsphase

Anleitung:
- „Sie merken, wie die Wehe kommt. Denken Sie sich zu Ihrem Kind und seinem Weg. Nehmen Sie es nach innen und lassen Sie es an der Wirbelsäule herunter – Rutschbahn.
- Sie nehmen etwas Luft, schieben, drücken ..., ausatmen, schnell wieder einen „Happen" Luft nehmen.

- Dann ein zweites Mal... wieder nach kurzem Ausatmen den „Happen" Luft nehmen, schieben, da wo es hin drückt.
- Ein drittes Mal einen „Happen" Luft nehmen, Sie schieben Ihr Kind mehr und mehr hinaus.
- Die Wehe ist vorbei. Sie nehmen drei große Atemzüge zum Kind, werden weich.
- In der Wehenpause erholen Sie sich und sammeln erneut Kraft für die nächste Wehe."

___

ÜBUNG **Körperreise „Beckenblüte"** _

Übungsziele:
- Entspannung

Als Abschluss machen wir wieder eine Körperreise. Der erste Teil der Entspannung ist die 10-minütige (s. S. 233) oder 20-minütige Körperreise (s. S. 257).

Daran schließt sich die **„Visualisierung zur Beckenblüte"** an:

Anleitung:
- Von Ihrem Mundraum lassen Sie eine Verbindung zu Ihrem Bauchraum entstehen.
- Nun spüren Sie in Ihren Bauchraum und lassen ganz tief in Ihnen eine Blütenknospe als Bild entstehen.
- Entweder kennen Sie sie und stellen sich die Knospe fast am Beckenboden vor oder Sie warten, bis sich eine Blüte zeigt. Es kann auch eine Fantasieblüte sein.
- In der Wärme Ihres Körpers öffnet sich diese Knospe langsam, Blatt für Blatt.
- Lassen Sie sich Ihre Zeit.
- Die Farbe der Blütenblätter wird deutlicher und intensiver.
- Die Blüte öffnet sich so weit, dass Sie in der Tiefe vielleicht eine andere Farbe sehen.
- Sie sehen die Blütenstempel und Fruchtfäden.

- Die Blüte wird immer stärker duften, bis sie vollständig aufgeblüht ist, wie in der Mittagssonne.
- Genießen Sie den offenen Zustand der Blüte mit all Ihren Sinnen und spüren Sie, wie Sie auch in sich geöffnet werden und es vielleicht in Ihnen kribbelt.
- Nun schließen Sie diese Blume langsam wieder, Blatt für Blatt, bis dahin, wie es für Sie gut ist.
- Wenn Sie kurz vor der Geburt Ihres Kindes sind, können Sie sie auch geöffnet lassen.
- Langsam formt sich die offene Blüte zur Knospe, wie die Blume ihre Blätter beim Sonnenuntergang meistens schließt. Die Natur macht es Ihnen vor.
- Vertrauen Sie auf Ihren Körper.
- Langsam gehen Sie mit Ihren Gedanken in den Raum, in dem Sie liegen zurück.
- Sie bewegen Ihre Zehen und Finger, räkeln sich ein wenig und kommen in den Wachzustand. Lassen Sie sich Ihre Zeit.
- Öffnen Sie Ihre Augen in dem Tempo, das Sie brauchen.

Rückmelderunde: Nach einer Visualisierung ist eine offene Rückmelderunde zwingend notwendig, damit die Kursleiterin erkennen kann, ob alle TeilnehmerInnen mit den gemachten Erfahrungen umgehen können oder ob sie noch ein Einzelgespräch benötigen. Es sollten aber nur diejenigen von ihrer Körperreise erzählen, die das gerne tun möchten.

Kommentar:
Diese Beckenblüte kann den Beckenraum darstellen, den Beckenboden (Vorhänge) oder den Muttermund. Für Frauen, die gerne mit solchen Visualisierungen arbeiten, kann dies ein Weg sein, sich schon in der Schwangerschaft auf das „Öffnen" vorzubereiten. Auch bei der Geburts- und Eröffnungsphase können solche Vorstellungen gut helfen. Die Visualisierung sollten zwei- bis dreimal in der Woche wiederholt werden.

8.9   Kurseinheit 8: Wiederholung

Tab. 8-**8** Kurseinheit Wiederholung

Zeit	Dauer	Lernziele	Inhalt	Methode	Medien
	14 Min.	Begrüßung Raum für Fragen	Austausch	Offene Runde	Mitte gestalten, Redestein
14	1 Min.	Einstieg ins Thema	Wiederholung: Geburt	Vortrag	
15	10 Min.	Bewusstwerden, dass die Geburt bevorsteht	Inhalte der Geburtstasche besprechen	Zusammentragen von Kursteilnehmern, evtl. ergänzen	Evtl. Flipchart
25	10 Min.	• Wiederholung: Anfang der Geburt erklären • Unsicherheiten abbauen	• Wehen • Fruchtwasser • Blutung • Schleimpfropf • Darm – Durchfall • Einleitung	Erarbeiten und Zusammentragen Frage – Antwort	Becken, Puppe, Uterus
35	18 Min.	Sicherheit vermitteln, um den Beginn der Geburt zu Hause in Ruhe abzuwarten	• Bewegung oder Ruhe, Massage, Atmung • Wärme, Musik, Visualisierung • Körperhaltung • Evtl. Wiederholung von Übungen	Gemeinsam Zusammentragen Übungen wiederholen	Becken, Puppe, Uterus
53	2 Min.	Die Konzentration auf das Geburtsgeschehen erhalten bei der Fahrt ins Krankenhaus	Ankunft im Krankenhaus Was kann ich vorbereiten?	Vortrag	Evtl. Papiere, Formulare mitbringen
55	7 Min.	Die Geburt mit den erlernten Übungen durchgehen und wiederholen	Eröffnungs- und Geburtsphase: Atmung, Ausstreichen, den Weg des Kindes spüren (Kap. 9.5, Kap. 9.6)	Partnerübung	Puppe, Strickuterus, Becken
62	8 Min.	Verschiedene Gebärhaltungen kennenlernen und ausprobieren	Geburtsstellungen	Partnerübung	Hocker, Kissen, Matten, Stuhl, Seil

Tab. 8-8 Fortsetzung

Zeit	Dauer	Lernziele	Inhalt	Methode	Medien
70	18 Min.	Kontakt zum Kind verstärken, durch die Vorstellung, was das Kind bei der Geburt empfinden mag	Körperreise und Visualisierung der Geburt aus kindlicher Sicht	Visualisierung	Kissen
88	2 Min.	• Ausblick auf die nächste Stunde • Die Scheu vor gegenseitigen Besuchen verringern	Abschlussabend: Die Zeit nach der Geburt	Terminabsprache bei einem Paar zu Hause	

Lernziele:
- Wichtige, übrig gebliebene Themen klären
- Erste Phase der Geburt (zu Hause) besprechen
- durch Wiederholung von Massage, Ausstreichen und Atmung Sicherheit für die Geburt vermitteln
- Geburtsstellungen üben, um die Phantasie anzuregen
- Körperentspannung – Geburt aus der Sicht des Kindes, den Blickwinkel des Kindes bewusst machen

Raum für Fragen und Einstieg ins Thema

„Heute gehen wir noch einmal durch die Geburt, fassen die letzte Kursstunde zusammen und können die wichtigsten Übungen für diese Stunden der Geburt nochmals nachspüren.

Die Tasche packen

Gemeinsam zusammentragen
- Nachthemden, Schlafanzüge
- T-Shirt
- Trainingshose (auch für den Partner)
- Warme Socken (auch für den Partner)
- Getränke
- Kleinigkeiten zu essen (Kekse, Schokoriegel, Traubenzucker)
- Bademantel
- Waschsachen (Lieblingsduschgel nach der Geburt)
- Öl zur Massage
- CD mit Lieblingsmusik
- Evtl. ätherisches Öl für die Duftlampe
- Kuscheltier/Kissen
- Evtl. Stillkissen
- Stammbuch, Vaterschaftsanerkennung, Geburtsurkunde der Frau bei Nichtheirat
- Handtuch für Ihr Kind direkt nach der Geburt (es kann schön sein, das Handtuch selber auszusuchen)
- Kuscheldecke
- Erste Anziehsachen für den Weg nach Hause für Mutter und Kind.
- Bei ambulanter Geburt Tragetasche für den Transport nach Hause.

Dann tragen wir zusammen, wie Zweitgebärende den Geburtsbeginn erlebt haben. Zur Sicherheit können sie die wichtigsten Tipps mit nach Hause nehmen (s. Kopiervorlage, S. 270).

In diesem Zusammenhang sollte auch über die verschiedenen Einleitungsmethoden der Krankenhäuser/Geburtshäuser gesprochen werden und unter welchen Bedingungen Geburtseinleitungen notwendig werden können.

Wie fängt die Geburt an?

Wehen

- Wo spüre ich sie? Po, Leiste, Innenseite der Oberschenkel, Bauch, Rücken, Kreuzbein
- Länge des Ziehens: ½ Minute – 1 ½ Minuten (mit 1 ½ Minuten Länge geht meist der Muttermund auf)
- Häufigkeit:
  alle 20 Minuten – Vorwehen
  alle 5 Minuten – Eröffnung des Muttermundes
- Die Wehen können auch mit einem Abstand von drei Minuten anfangen.
- Entscheidend ist die Stärke der Wehen, d. h. die **Dauer von ca. 1 ½ Minuten.**
- Die Wehen, die eine halbe bis eine Minute andauern, sind wichtig, damit sich der Gebärmutterhals wegdrückt. Doch erreichen sie oftmals noch keine Geburtsöffnung.
- Wenn Sie zwei Stunden lang ein starkes Ziehen spüren, gehen Sie in die **Badewanne** und beobachten, ob die Wehen bleiben. Wenn das Ziehen geringer wird, können Sie beruhigt zu Hause bleiben. Wenn die Wehen in der Badewanne stärker werden, melden Sie sich bei Ihrer Hebamme oder fahren in das Krankenhaus Ihrer Wahl.
- Diese Wehen beschäftigen Ihre ganzen Sinne und beanspruchen Ihre gesamte Aufmerksamkeit. Sie müssen hinatmen und dabei bleiben. Sie wollen keine großen Überlegungen mehr treffen und während einer Wehe nicht weiter reden. Sie brauchen Ihre Konzentration, um bei Ihrem Kind zu bleiben, bis sich alles in der Wehenpause entspannt.
- Wenn Sie beim **zweiten oder dritten Kind** richtig kräftige Wehen haben, gehen Sie besser erst dort in die Badewanne, wo Ihr Kind zur Welt kommen soll. Bei leichteren Wehen tut das Baden natürlich gut.
- Ganz wichtig ist es, vor allem beim ersten Kind, dass Sie versuchen, auf jeden Fall zu **schlafen**, wenn es nacht ist. Die Angst, die Wehen zu verpassen, ist ganz und gar unbegründet. Die Wehen, die Ihren Muttermund öffnen, werden Sie im Schlafe wecken. Die erste Geburt zieht sich oft über mehr als 12 Stunden hinweg, und da ist es besser, im Schlaf noch Kraft zu schöpfen, als sich zu früh zu verausgaben.
- Wenn es tagsüber losgeht, ist es ratsam, **spazieren zu gehen**. Die Bewegung lockert das Gewebe.

Fruchtwasser

- Die Geburt kann auch mit dem Blasensprung, also mit dem Abfließen von Fruchtwasser, beginnen. Sie können das Abfließen von Fruchtwasser nicht verhindern. Daran erkennen Sie einen Blasensprung. Meistens kommen die Wehen dann innerhalb der nächsten 12–24 Stunden in Gang.
- Gut ist, wenn Sie bei den letzten Vorsorge-Untersuchungen Ihren Arzt/Ärztin oder Ihre Hebamme fragen, ob das Köpfchen Ihres Kindes schon fest im Becken sitzt. Dann kann die Nabelschnur des Kindes nicht mehr eingeklemmt werden. Und dann brauchen Sie auch nicht liegen, so wie es in manchen Ratgebern empfohlen wird.
- Achten Sie auf die Farbe und die Menge (≈ mehr als eine Tasse) des Fruchtwassers und rufen dann Ihre Hebamme an oder fahren ins Krankenhaus.
- **Tipp**: Zur Autofahrt legen Sie sich zwei Baby-Windeln in den Schlüpfer.

Blutungen

- Blutungen in Periodenstärke sollten sofort im Krankenhaus kontrolliert werden.
- Kleinere „Schmierblutungen" nennen wir „Zeichnungsblutung", denn diese zeigen an, dass sich der Muttermund zu öffnen beginnt. Dies kann auch nach einer vaginalen Untersuchung auftreten. Der Muttermund ist gut durchblutet und kleine Äderchen können dabei verletzt worden sein.

Der Schleimpfropf

- Der Schleimpfropf kann vier Wochen vorher oder bei der Geburt abgehen und sich aus dem Gebärmutterhals entfernen. (Er besteht aus durchsichtigem oder bräunlichem, zähem Schleim.)
- In den letzten vier Wochen ist Ihre Scheide gut durchblutet, deshalb haben Sie viel Schleim und Ausfluss. Das ist nicht schlimm, sondern ein Zeichen dafür, dass sich Ihr Körper auf die Geburt vorbereitet.

Darm – Durchfall

Die Gebärmutter arbeitet mit dem Darm zusammen. Wenn die Wehen anfangen, kommt auch der Darm in Tätigkeit, d.h. sie können öfter Stuhlgang haben. Hierbei handelt es sich nicht um eine Magen-Darmgrippe!!! Ihr Darm entleert sich und Sie fühlen sich freier im Becken.

Die ersten Wehen zu Hause

Ratschläge für die Männer
- **„Die Frauen werden das Zeichen geben**, wann Sie in das Krankenhaus oder das Geburtshaus fahren oder Ihre Hebamme an Ihrer Seite haben wollen. Die Männer sollten in dieser Situation auf Ihre Frauen hören.
- Sollte Ihr Kind sich ganz schnell auf den Weg machen, d. h. zu Hause oder im Auto geboren werden, bewahren Sie Ruhe, rufen die Hebamme und verlassen Sie sich auf Ihre Frau.
- Ist das Kind geboren, decken Sie es gut zu, damit es nicht auskühlt. Sie brauchen sich um nichts anderes zu sorgen. Die Kinder, die schnell zur Welt wollen, sind fit. Es geht ihnen gut.

Ratschläge für die Frauen
Während der **ersten Wehen zu Hause**, können Sie gut ausprobieren, welche Übungen aus unserem Kurs Ihnen gut tun, und was Sie während der Wehenarbeit unterstützt:
- Wie sitze, stehe, liege ich am besten? Laufe ich herum, gönne ich mir Ruhe, lenke ich mich ab?
- Bin ich ganz still für mich oder bewege ich mich (Ball, Gehen, Spaziergang)? Wie finde ich mich in die Atmung ein, wie mein Partner in das Massieren?
- Wie kann ich immer mehr zulassen, dass in meinem Körper „etwas" geschieht? Kann ich mich dem Öffnen hingeben, z. B. mit dem Bild der Blume oder den Vorhängen, Musik…
- Wie kann ich den neuen Bewegungen und dem Geschehen in meinem Körper begegnen? Mit Wärme (Wärmflasche, Badewanne, Körpernähe zum Partner…), mit Kühle…?
- Wie kann ich meinem Kind, das geboren werden möchte und mithilft, indem es sich abstößt, den Weg öffnen?

Wenn Sie sich rund machen, so als wollten Sie Ihrem Kind entgegen sehen, ist es richtig. Spüren Sie in Ihren Körper hinein und probieren Sie aus, was Ihnen gut tut, sodass Ihr Kind den Weg findet. Beziehen Sie Ihren Partner mit ein, wenn Sie dies mögen."

Übungen wiederholen

1. Massieren des Oberschenkels (s. S. 218)
2. Ausstreichen des Beckens, Reinkuscheln des Kindes, das Kind bekommt einen Bezug zum Weg durch das Becken (s. S. 220)
3. Ausstreichen des Rückens (s. S. 220)
4. Beine ausstreichen, wenn die Beine zittern oder unruhig sind (s. S. 219)
5. Das Wiegen des Kindes (s. S. 221)
6. Massieren der Michaelischen Raute (s. S. 250). Diesmal werden nur die Frauen massiert. Mutter und Kind stehen im Mittelpunkt.

Ankunft im Krankenhaus

Wir spielen zusammen eine mögliche Eröffnungs- und Geburtsphase praktisch durch: von der Aufnahme bis in das Geburtszimmer (Kreißsaal) und zur Geburt.

Wiederholung folgender Übungen:
- Atmung (s. S. 242 f)
- Massieren der Michaelischen Raute, weitere Massagepunkte (s. S. 250)
- Der Geburtsweg des Kindes (s. S. 260 f)

Gebärhaltungen

┌─ **PRAXISTIPPS** ──────────────────

  Didaktisches Hilfsmittel:
  Darstellung von verschiedenen Gebärhaltungen kopieren und verteilen, die wichtigsten ausprobieren lassen.

└──────────────────────────────────

S. auch Kap. 7, S. 134 ff

Erklärungsbeispiel:

„In der Phase verhalten sich die Frauen sehr unterschiedlich. Manchmal wollen sie sich viel bewegen, manchmal wollen sie nur noch so bleiben, wie sie gerade sind. Spüren Sie gut in sich hinein, probieren Sie aus, wo sich Ihr Kind am besten gerade nach unten schiebt und wie Sie es am besten können. Der Wechsel verschiedener Positionen ist fast immer gut.

Beim zweiten Kind bekommen Sie das Drängen Ihres Kindes oft bewusster mit. Beim ersten Kind sind Sie meist einfach überwältigt von diesem Geschehen."

Dann wiederholen wir die wichtigsten Aspekte:

Zum Thema: „**Wenn das Kind geboren ist**"
- Wo lege ich das Kind nach der Geburt hin? Zur Mutter oder zwischen ihre Beine, dass sie es selbst nehmen kann?
- Wer nabelt ab? Wann soll abgenabelt werden? (warmes, evtl. rotes Handtuch)
- Das Kind muss nicht gleich schreien, es darf etwas blau sein
- Verformung des Kopfes
- Geburt der Plazenta, Vollständigkeit, Naht
- Wann Stillen im Kreißsaal, wann danach?
- Wie lange ist die neue Familie im Kreißsaal?

ÜBUNG **Körperreise und Visualisierung der Geburt aus kindlicher Sicht** _____

Übungsziele:
- Kontakt zum Kind verstärken durch die Vorstellung, was das Kind bei der Geburt empfinden mag.

Zunächst kommt wieder die Körperreise (10 Minuten, s. S. 233 oder 20 Minuten, s S. 257). Darauf folgt die „**Visualisierung der Geburt aus kindlicher Sicht**".

Anleitung
- Die Frauen möchte ich bitten, mit Ihrer Aufmerksamkeit zu Ihrem Bauch und zu Ihrem Kind zu gehen.
- Die Männer können sich an Ihre Frauen kuscheln, wenn Sie mögen. Die Hand können Sie dann zu Ihrem Kind legen und in Gedanken mitgehen. Oder Sie spüren das Geburtsgeschehen in Gedanken, als Sie von Ihrer Mutter geboren wurden. Meist ergibt sich von selbst, wohin die Bilder gehen.
- Ich spreche in der Visualisierung die Frauen an. Die Männer mögen sich so einfinden, wie Sie es wünschen.
- Nun spüren Sie in Ihren Bauchraum.
- Fragen Sie Ihr Kind, wie nahe Sie ihm kommen dürfen.
- Ihr Kind bewegt sich im Fruchtwasser. Es ist geschützt, umgeben vom Wasser, von der Fruchtblase, der Gebärmutter und Ihrem Bauchraum.
- Es schwimmt schwerelos, d. h. es kann gut auf seinem Kopf stehen.
- Sein „Zuhause" ist von roter Farbe durchflutet. Wenn die Sonne scheint, ist Licht da, wenn es Nacht ist, ist es dunkel.
- Es hört unsere Stimmen, alle Geräusche anders, als wenn es auf der Welt ist, doch viel deutlicher in ihrem Klang.
- Es ist der Klang, der die Atmosphäre ausmacht.
- Die Kinder haben schon ihre Eigenheiten, ihre speziellen Stunden, ihren Rhythmus, ihr Wesen.
- Sie bekommen gut mit, wie es uns geht.
- Sie wachsen und irgendwann wird ihr Zuhause zu klein, d. h. die Nahrung vom Mutterkuchen verringert sich, das Fruchtwasser nimmt ab, der Platz wird kleiner und so entscheiden sie, auf die „Welt" zu kommen und diese Bühne zu betreten.
- Dann merken sie, wie sie umschlossen und nach unten geschoben werden.
- Es wird eng um sie herum.
- Dann wird es wieder weit.
- Nach einer Weile werden sie wieder nach unten geschoben.

- Dies wiederholt sich, wird häufiger und der Druck wird stärker.
- Bei jedem „Nach unten drücken" dehnen die Kinder mit ihrem Köpfchen Millimeter für Millimeter das Gewebe zur Seite, sie öffnen die Vorhänge.
- Sie hoffen, dass es leicht geht, dass ihr Kopf nicht gegen eine Wand stößt.
- Dann entspannt sich alles, es wird weich um sie herum.
- Und wieder werden sie nach unten gedrängt, sie wollen raus, das Licht erblicken
- und wieder hoffen sie auf das Weiterkommen und dass sich ihr Weg gut aufdehnen kann.
- Irgendwann spüren sie das Wasser neben ihrem Kopf herausfließen, ihr Zuhause wird noch kleiner. Sie rutschen noch ein Stück runter, können sich noch besser den Weg bahnen, sind aber auch weniger abgepolstert.
- Dann kommt der Moment, wo sie das Licht der Welt sehen können, wo sie die Bühne betreten und hoffen, dass sie liebevoll aufgenommen, begrüßt und begleitet werden.
- Spüren Sie nun diesen Moment nach und lassen Sie ihn auf sich wirken.
- Pause
- Nun verabschieden Sie sich allmählich wieder von dieser Reise.
- Die Bilder können verblassen, so wie es gut für Sie ist.
- Nehmen Sie sich Ihre Zeit und verabschieden Sie sich von Ihrem Kind. Danken Sie ihm und spüren Sie, wie es ihm geht.
- Denken Sie sich zurück in den Raum, in dem Sie jetzt liegen. Spüren Sie Ihren Atem wieder fließen. Spüren Sie Ihren ganzen Körper wieder.
- Räkeln Sie sich und öffnen Sie in Ihrem Tempo die Augen.

PRAXISTIPPS

Frauen, bei denen der Geburtstermin noch weit voraus liegt, sollte man darauf hinweisen, dass sie jederzeit mit der Visualisierung aufhören können, wenn es sich für sie nicht richtig anfühlt. Sie lassen dann einfach die von mir gesprochenen Worte in den Hintergrund treten und konzentrieren sich auf ihre Atmung und ihr Kind.

Wieder angekommen wird der Raum für eine **Rückmelderunde** geöffnet. Es berichten nur diejenigen, die etwas erzählen mögen.

Visualisierungen können unbewusste Gedanken oder Gefühle wachrufen. Es ist sehr wichtig, den TeilnehmerInnen deutlich zu machen, dass die Kursleiterin darum weiß und für sie ansprechbar ist.

Ausblick: Abschlussabend

Für den nächsten Kursabend muss genau geklärt werden, bei welchen Teilnehmern der Abend stattfinden wird. Die Adresse und vielleicht eine Wegbeschreibung müssen verteilt werden. Außerdem ist zu organisieren, wer Getränke und Knabbereien mitbringt. Auch diejenigen, die schon vor dem Ende des Kurses entbunden haben, sind herzlich eingeladen.

8.10   Kurseinheit 9: Die Zeit nach der Geburt

Tab. 8-**9** Die Zeit nach der Geburt

Zeit	Dauer	Lernziele	Inhalt	Methode	Medien
	10 Min.	• Begrüßung • Raum für Fragen • Einstieg ins Thema	Austausch Die Zeit nach der Geburt	Offene Runde Vortrag	Getränke, Knabbe- reien
10	15 Min.	Hören von verschiedenen Erfahrungsberichten über das Wochenbett	Berichte über Wochenbett-Erfahrungen von Eltern	Aufgreifen der angesprochenen Themen	
25	10 Min.	Hormonelle Veränderungen bei der Frau	• Stillen • Stimmungsveränderungen der Frau • Wochenfluss • Nachwehen	Beispiele der Gruppe, Frage – Antwort	
35	15 Min.	Die Bedürfnisse der neugeborenen Kinder kennenlernen	• Warum schreit mein Kind? • Unser Kind in unserem Bett? • Verwöhnen des Kindes?	Gemeinsames Erarbeiten und Zusammentragen	
50	2 Min.	Mut machen fürs Tragetuch	Das Tragen der Kinder	Vortrag/Demonstration	Tragetuch, Puppe oder Stofftier
52	3 Min.	Tipps gegen Blähungen	Massagen, Wärme	Vormachen Vortrag	Puppe oder Stofftier
55	3 Min.	Neugeborenenpflege	• Äußere Auffälligkeiten beim Kind? • Pflegemittel	Gemeinsam erarbeiten	
61	4 Min.	Die Grundlage schaffen für eine individuelle Entscheidung über den Ort des frühen Wochenbettes	Ambulante Geburt	Erzählen lassen Pro-Contra-Diskussion	

Tab. 8-10 Fortsetzung

Zeit	Dauer	Lernziele	Inhalt	Methode	Medien
65	7 Min.	Geburt einer Familie	• Umgang mit Ratschlägen • Tagesablaufveränderungen • Einbeziehen der Geschwisterkinder • Paarbeziehung, Veränderungen und Tipps • Beziehung zum Vater • Von der berufstätigen Frau zur Mutter	Austausch und Diskussion	
72	3 Min.	Aufmerksamkeit auf den großen Kontext: „Gesundheit für unser Kind" werfen	• Impfungen, Prophylaxen • Wie gehen wir mit Gesundheit um?	Vortrag	Empfehlung von Literatur
75	15 Min.	Feedback	Abschlussrunde: • Was hat gefallen? • Was hat gefehlt?	Feedback über den gesamten Kurs	Blatt zum Mitschreiben
90	5 Min.	Zusammenhalt in der Gruppe fördern	Ausblick Verabschiedung		Evtl. Flyer verteilen

Lernziele:
- Intensivierung des Kontaktes unter den Paaren
- Vorbereitung auf die Veränderungen im Wochenbett
- Vorbereitung auf den Umgang mit dem Kind
- Letzte Fragen klären
- Feedback über den Kurs

Einstieg ins Thema

Erklärungsbeispiel:
„Wenn wir Bilder oder Filme von Geburten sehen, zeigen Sie uns oft ausgeschlafene, glückliche Mütter und Paare in aufgeräumten Wohnungen. Nach meiner Erfahrung ist das unrealistisch. Nach der Geburt werden Sie verschwitzt und erschöpft sein. Sie sind froh, dass Sie die Geburt gemeistert haben, doch die Beziehung zu Ihrem Kind fängt jetzt erst richtig an.

Das Gefühl der Verbundenheit mit Ihrem Kind mag direkt ganz tief sein, aber es kann auch eine Zeit brauchen, bis es ganz „klick" ... macht. Dieser Kennenlernprozess kann bis zu drei Monaten andauern. Mutter- und Vaterschaft kommen nicht einfach so beim ersten Kind.

Sie waren möglicherweise gut in Ihrem Beruf verankert. Ihre Lebensstrukturen, wie auch immer sie gewesen sind, unterliegen einem radikalen Wandel. Das „alte" Leben ist vorbei. Das „neue" Leben nimmt erst langsam Gestalt an. So ist es verständlich, dass Gefühle von Verunsicherung und Hilflosigkeit auftreten können. Jeder Mensch geht unterschiedlich damit um. Der Eine wird wütend, der Andere zieht sich zurück, vielleicht isolieren Sie sich usw.

Dieser Abend soll Ihnen ein wenig Sicherheit geben im Umgang mit den neuen Veränderungen und Ihnen Mut machen, den Kontakt mit Menschen zu finden, die in der gleichen Lebensphase sind wie Sie."

Austausch über das Erleben der Wochenbettzeit

Die Eltern, die schon ein oder mehrere Kinder geboren haben, berichten von ihren Erfahrungen. Manchmal ist zu diesem Zeitpunkt auch schon ein Kind eines Kurs-Paares geboren, sodass die Eltern jetzt aktuell von ihren Erlebnissen erzählen können.

Wichtige Themen:
- Stillen (Veränderung der Milchmenge, Wachstumsschübe)
- Stimmungsveränderungen bei der Frau
- Wochenfluss
- Nachwehen

Warum schreit mein Kind?

Weinen ist das einzige Mittel, mit dem sich ein Neugeborenes mitteilen kann. Mit der Zeit lernen Sie, was es Ihnen sagen will. Dies ist ein gemeinsamer Lernprozess. Ein Kind will immer etwas ausdrücken, und wenn es die Spannung im Raum ist, welche die Kinder oft stärker wahrnehmen, als wir selbst."

Mögliche Gründe:
- Hunger
- Blähungen
- Bäuerchen
- Langeweile
- Müdigkeit
- Nasse Windel
- Kälte/Wärme
- Bedürfnis nach Nähe

Weitere Themen
- Unser Kind in unserem Bett?

- Verwöhnen des Kindes?
- Das Tragen der Kinder
- Neugeborenenpflege
- Äußere Auffälligkeiten beim Kind (Geburtsgeschwulst, Storchenbiss, Lanugo, Gelbsucht, Pickel, Ziegelmehl, Hexenmilch, Geschlechtsorgane)
- Impfungen und Rachitisprophylaxe

Massagen gegen Blähungen

Die Kursleiterin zeigt die Massagen an einer Puppe.

Massagemöglichkeiten
- Das Kind liegt mit seinem Rücken auf meinen Oberschenkeln und ist mir zugewandt. Die Beine des Kindes werden angebeugt und mit diesen der Bauch im Uhrzeigersinn massiert.
- Massieren des Bauches mit den Händen im Uhrzeigersinn
- Wärme auf den Bauch und mit dem Kirschkernsäckchen massieren
- Feuchtwarmen Wickel auf den Bauch legen (1 warmer feuchter Waschlappen, 1 trockenes Gästetuch, 1 Kirschkernsäckchen oder eine nicht ganz heiße Wärmflasche)
- Babymassage nach Leboyer
- Der „Fliegergriff": Das Kind liegt bäuchlings auf meinem Unterarm.

Die Geburt einer Familie

„Als „frisch gebackene" Eltern werden Sie, besonders beim ersten Kind viele **gut** gemeinte Hinweise und Ratschläge bekommen. Es gibt viele Möglichkeiten, Dinge zu tun (viele Wege führen nach Rom), doch wird jetzt eine Möglichkeit die Richtige für Sie sein. So ist es wichtig, diese Hinweise an sich heran zu lassen und für sich im Herzen zu prüfen: Ist dies für mich stimmig oder nicht? Sie können und werden verschiedene Ratschläge ausprobieren. Bleiben Sie in Kontakt mit Ihrem Gefühl."

◼ Tagesablaufveränderungen

„Ihr Tagesablauf wird sich verändern, die Nächte sind unterbrochen. Verlängern Sie Ihre Schlafzeit bis morgens um 9 oder 10 Uhr. So verschiebt sich Ihr Rhythmus. Bis Sie und Ihr Kind fertig sind, ist es oft 12 Uhr mittags. So ist es bei vielen neuen Familien.

Machen Sie sich keinen Stress, auch wenn Sie den Briefträger immer im Bademantel empfangen. Meist dauert diese Zeit ein halbes Jahr. Ein Mittagsschlaf ist sehr empfehlenswert, weil die Abendstunden zwischen 17 und 23 Uhr meist unruhig sind, Ihre Kinder oft trinken wollen und den Tag verarbeiten.

Es ist für Sie eine ganz neue Phase, in der Ihre Verantwortlichkeit jeden Augenblick gefordert ist.

Ob Sie auf der Toilette oder unter der Dusche sind, Sie haben immer ein Ohr bei Ihrem Kind. So kann es Ihnen eine große Hilfe sein, wenn sich Ihr Partner nach seiner Rückkehr von der Arbeit eine halbe Stunde zu Ihrem Kind setzt, in der Sie als Frau dann nicht weiter nach Ihrem Kind lauschen müssen.“

◼ Einbeziehung der Geschwister

„Die Geschwister können, je nach Alter, ihr neues Geschwisterchen aufnehmen und begleiten. Ein früher Kontakt ist wichtig, d. h. eine sensible Kontaktaufnahme (bei Kleinen das Händchen führen), es im Schoß behalten, ein Badefest machen. Wenn Sie Pflegemittel benutzen, dürfen die Geschwisterkinder z. B. das Kind einölen.

Die älteren Geschwister müssen ihre **Vorrangstellung** (Prinz/Prinzessin) **abgeben.** Stellen Sie sich vor: Ihr Partner kommt nach Hause und sagt: „Ich habe noch eine Freundin, doch bist Du mir weiterhin wichtig.“ Wie fühlen Sie sich? Die ersten Kinder eines Paares bekommen Ihre ungeteilte Aufmerksamkeit, allerdings werden sie auch mit Ihren Unsicherheiten konfrontiert.

Die zweiten Kinder profitieren von Ihrer Sicherheit im Umgang mit einem Kind und kommen schon in eine Familie, in eine soziale Struktur. Dies ist von großem Wert.“

◼ Veränderte Beziehungen

„Sie waren ein Paar, jetzt sind Sie Mutter und Vater und Kind. Ihre Zweierbeziehung wird zur Dreierbeziehung bzw. beim 2., 3. oder 4. Kind zur Großfamilie, wo jeder seinen Platz hat und auch braucht. Doch ist das Hineinwachsen ein langsamer Prozess. Die größte und deshalb schwierigste Veränderung ist: von keinem zu einem Kind. Ein zweites Kind wächst schon in eine Familienstruktur hinein.

Das neue Kind ist ein Teil von Ihnen und doch ein fremdes Wesen. Das **gegenseitige Vertrauen** wächst schrittweise und darf seine Zeit dauern. Schauen Sie immer hin, was Ihr Kind braucht, was es von Ihnen möchte und gehen Sie nicht nur starr nach einer Regel vor.

Sie können sich **gegenseitige Entwicklungshilfe geben**. Schauen Sie sich an, fühlen Sie, spüren Sie und lernen Sie sich lieben, auch wenn es anstrengende Tage und Nächte gibt. Die kleinen Wesen erfassen zuverlässig unsere Stimmungen. Wir können ihnen nichts „vorspielen“. Eine geladene Atmosphäre wird meist mit Weinen ausgedrückt. Dann helfen keine Schuldgefühle oder gar Schuldzuweisungen. Da hilft nur ehrliche Aussprache und möglichst viel Klarheit.

Und doch bleiben Sie bei allen Veränderungen ein Paar und sollten **Ihre Paarbeziehung nicht vernachlässigen,** sondern bewusst pflegen. Denn das Wichtigste für Ihr Kind sind die Eltern. Am Anfang werden Sie sich viel über Ihr Kind verständigen. Alles dreht sich um Ihr Kind.

Sobald es Ihnen möglich ist, ist es hilfreich, sich als Paar gegenüber zu setzen und zu spüren:

Was haben wir uns zu sagen? Vielleicht hilft ein fester Termin im Monat, an dem nur Sie zwei sich wieder finden, sich spüren können und sich so nicht aus den Augen verlieren. Tauschen Sie sich mit anderen Eltern über diese Veränderungen aus.

In der Kleinfamilie ist der **Vater** nach der Geburt die wichtigste Kontaktperson für die Mutter. Es tut gut, die erste Zeit so oft wie möglich gemeinsam zu verbringen und sich gegenseitig zu helfen. Die Männer können die Beziehung zu Ihrem Kind durch Körperkontakt pflegen, z. B. können Sie sich Ihr Kind nackt auf die Brust legen."

■ Von der berufstätigen Frau zur Mutter

„Versuchen Sie schon vor der Geburt, sich Freiräume zu schaffen, sodass Sie nachher daran gewöhnt sind, Ihre Zeit zu Hause zu verbringen. Zunächst wird Ihr ganzer Rhythmus durcheinander kommen und Sie müssen Ihre Identität neu definieren. Mutterschaft kommt nicht einfach so, sondern jeden Tag kommt ein Stück neu dazu. Sicherheit entwickelt sich langsam.

Es mag Eifersüchte auf Ihren Mann geben, der einfach weiter seine Arbeit tun kann, oder Ihr Mann ist eifersüchtig, weil sich alles um das Kind dreht. Sprechen Sie miteinander und mit vertrauten Menschen."

Abschlussrunde über den gesamten Kurs

Diese Rückmelderunde ist wichtig, um zu spüren, wie die Stimmung im Kurs ist, ob etwas Wichtiges vergessen wurde und was die Kursleiterin noch besser oder anders machen kann. Sie gibt auch die Möglichkeit, noch nicht ausreichend besprochene Themen zu klären.

In Form einer **Offenen Runde** bittet die Kursleiterin alle TeilnehmerInnen um ein kurzes Feedback auf die Fragen:
● Was hat mir gefallen?
● Was hat gefehlt?
● Sind meine Erwartungen an den Kurs erfüllt worden?

PRAXISTIPPS

Über das Feedback kann eine Kursleiterin am besten lernen. Es geht hier nicht um einen Lobgesang oder eine böse Kritik, sondern um wichtige Informationen für den nächsten Kurs.

■ Ausblick

Zuletzt gibt es Hinweise auf **Kursangebote** für die Zeit nach der Geburt (Rückbildung, Babymassage, PEKIP) und die Anregung, ein **Nachtreffen** zu organisieren, wenn alle Kinder geboren sind. Dazu sollte die Kursleiterin nur so viel Unterstützung wie nötig anbieten, weil die Verantwortung für den Zusammenhalt der Gruppe jetzt an die Gruppe selbst abgegeben wird.

PRAXISTIPPS

Beim Nachtreffen ist besonders lehrreich, von den einzelnen Paaren zu erfahren, was ihnen bei der Geburt oder im Wochenbett tatsächlich geholfen hat und welchen Beitrag der Kurs dabei geleistet hat.

Literatur

1. Klein, Margarita, Beckenboden – eine geheime Kraft, Rowohlt Tb, 2003
2. Veldman, Frans, Science de l'affectivité, Presses Universitaires de France, 1989
3. Koppe, Angelika, Mut zur Selbstheilung, Diametric Verlag, 2. Aufl. 2007
4. Marquardt, Hanne, Praktisches Lehrbuch der Reflexzonenarbeit am Fuß, Hippokrates, 6. Aufl. 2005

9 Frauen- und Paarkurs mit Schwerpunkt Stillförderung

Andrea Birk

9.1 Kurskonzept

Der überwiegende Teil der schwangeren Frauen wünscht sich, dass ihr Partner sie bei der Geburt begleitet. Da ist der Wunsch nach dem gemeinsamen Besuch eines Geburtsvorbereitungskurses naheliegend. Die Frauen erhoffen sich, dass ihr Partner „viel lernt", um sie gut bei dem bevorstehenden Ereignis zu unterstützen. Diesem Wunsch stehen jedoch oft **Hemmungen der Schwangeren** vor männlichen Kursteilnehmern gegenüber, besonders bei gymnastischen Übungseinheiten oder wenn intimere Themen wie Sexualität in der Schwangerschaft angesprochen werden.

Die meisten **werdenden Väter** beschäftigen sich mit ihrer neuen Rolle, indem sie alle notwendigen technischen Anschaffungen zu ihrem Ressort erklären. Oft sind sie darüber hinaus noch sehr interessiert und fragen gerne ihre Partnerin aus oder lesen sich in das Thema ein. Die Teilnahme an einem „Hechelkurs" über 14 Stunden erscheint ihnen oft aber zu lange und übertrieben. Viele Männer lassen sich auf bestimmte Themen wie Beckenboden nur sehr schwer ein oder stören die Kursstunde mehr als dass sie die Frauen unterstützen.

Viele Paare würden vielleicht gerne einen Kurs gemeinsam besuchen, um neben dem Alltagsstress wenigstens einmal pro Woche sich bewusst auf das Kind vorzubereiten. Dieser gute Vorsatz scheitert oft daran, dass vor allem die Männer Probleme haben, sich 7 Abende aus ihren (beruflichen oder sonstigen) Verpflichtungen freizuhalten.

! Für all diese Paare, die grundsätzlich interessiert sind, kann das „Kombinationsangebot" eine Alternative sein. Es enthält alle wichtigen Themen, auch intimere, die zur Geburtsvorbereitung gehören, beinhaltet weitgehend alle Vorteile der Geburtsvorbereitungskurse für Paare (Stärkung der Beziehung und gemeinsame Vorbereitung auf die bevorstehenden Veränderungen etc.) und die Stundenanzahl ist für die Männer trotzdem überschaubar.

Sicher ist es vom Klientel (Stadt, Land, Stadtteil …) und der Zusammensetzung eines Kurses abhängig, wie groß die Offenheit unter den Paaren im **Umgang mit sehr persönlichen Themen** ist, z. B.

- Beckenboden
- Schwangerschaftsbeschwerden
- Ambivalente Gefühle in der Schwangerschaft
- Veränderungen in der Partnerschaft
- Mutter werden, Vater werden
- Dammmassage
- Vorbereitung auf das Stillen

Es ist wichtig, diese Themen zum Bestandteil des Kurses zu machen und nicht wegen Schamgefühlen auf Seiten der KursteilnehmerInnen oder der -leiterin außen vor zu lassen. Vielleicht ist es die erste und einzige Möglichkeit, dass eine Frau ihren Beckenboden bewusst erspüren lernt oder sie bekommt erst durch den Kurs die Möglichkeit, sich gut informiert für oder gegen das Stillen zu entscheiden. Die genannten Themen eignen sich gut für den/die Frauenabende ohne die männlichen Kursteilnehmer. Neben viel Respekt vor der Intimsphäre jeder Schwangeren sind auch eine gute Vorbereitung und Präsentation auf diese Kurseinheiten wichtig.

Das Kombinationsangebot ist auch für Einsteigerinnen und für Kolleginnen, die bisher keine Männer in ihren Kursen hatten, **ein guter Einstieg** bzw. eine alternative Kursform.

Im Vorfeld sollte die Kursleiterin ein **klares Kursprofil** erstellen. Es muss für die Schwangere und ihren Partner transparent sein, wie sich das Kombinationsangebot vom reinen Frauen- und reinen Paarkurs unterscheidet. Die Zielgruppe, der Kursaufbau (wie viele Frauenabende und wann diese stattfinden) und der Inhalt der Frauenabende sollte in einem Flyer und/oder auf der Homepage gut verständlich gemacht werden. Denn nur so kann die Hebamme erreichen, dass sich wirklich interessierte und motivierte Paare anmelden, was eine Grundvoraussetzung für einen gelungenen Kurs ist.

Ein weiterer Schwerpunkt des Konzeptes ist das **Thema Stillen** in der Geburtsvorbereitung.

Junge Frauen und Männer werden heutzutage kaum noch mit dem Thema Stillen konfrontiert, es ist nicht Bestandteil ihrer Erziehung und oft haben sie keine (guten) Vorbilder in ihrem Umfeld. In unserer Gesellschaft fehlt eben mindestens eine Generation stillerfahrener Frauen, von deren Wissen die jungen Mütter profitieren könnten. Während dieses Kurses wird den Paaren Zeit gegeben, sich immer wieder (nicht nur an einem „Stillabend") mit dem Thema Stillen zu beschäftigen und unterschiedliche Aspekte der Muttermilchernährung zu beleuchten.

> **Ziele der Stillvorbereitung:**
> - Frauen sollen für sich klären: Will ich stillen oder nicht?
> - Stärkung des Vertrauens der Frau in ihre Stillfähigkeit
> - Bedeutung des Stillens und gesundheitliche Vorteile
> - Vorbereitung der Brust
> - Grundzüge der Physiologie des Stillens
> - Bedeutung des guten Stillbeginns und dessen Umsetzung
> - Unterstützung des Bondings
> - Erkennen von Problemen
> - Einfluss des Umfeldes – Unterstützungsnetzwerk aufbauen

Das zu vermittelnde Stillwissen wird bewusst stark reduziert, denn am Ende des Kurses sollen keine Stillexperten ausgebildet worden sein, sondern es sollen **stillbegeisterte Paare** sein, die wissen, was zu einer guten (Still-)Vorbereitung gehört, auf was bei dem wichtigen Stillbeginn zu achten ist und wo bei Bedarf (professionelle) Hilfe beansprucht werden kann. Die „Stillstunden" sollten in vorurteilsfreier Atmosphäre stattfinden und den Paaren sollte das Gefühl gegeben werden, dass auch eine Entscheidung gegen das Stillen voll und ganz akzeptiert wird.

Die **einzelnen Still-Module** sind auf verschiedene Kursstunden verteilt. Sie lassen sich abgewandelt auch auf einen reinen Frauen-/Paarkurs übertragen oder sogar zu einem reinen Stillvorbereitungskurs zusammenstellen.

Zeitplan

Der „Kombinationskurs" besteht aus 7 Treffen zu je 2 Stunden (5 Paarabende und 2 Frauenabende). Es empfiehlt sich, die Frauenabende in die Mitte der Kurszeit zu legen, da für die Gruppendynamik und das Kennenlernen die gemeinsamen Paartermine am Anfang wichtig sind. Auch das letzte Treffen sollte ein Paarabend sein.

Tab. 9-1 Inhaltsübersicht Geburtsvorbereitungskurs für Frauen und Paare

	1. Doppelstunde	2. Doppelstunde	3. Doppelstunde (Frauenabend)	4. Doppelstunde (Frauenabend)	5. Doppelstunde	6. Doppelstunde	7. Doppelstunde	Nachtreffen
Atmung		Wahrnehmung der Atemräume, Ein- und Ausatmung während der Wehe	Beckenboden, Tönen		Wiederholung Wehenatmung, Tönen ... Wehensimulationsübungen	Hecheln und Schieben		Babynachtreffen 6 Wochen nach der Geburt des letzten Kursbabys
Körperarbeit	Körperwahrnehmung, Entstauungsübung		Beckenboden, Alltagsverhalten	Rücken- und Ischiasbeschwerden	Paarübungen, Dehnung		Schultermuskulatur	
Entspannungsübungen		Atmung und Entspannung	Fantasiereise	Fantasiereise	An- und Entspannung, Entspannungsübungen	Berührungsentspannung	Fantasiereise	
Schwerpunktthema	• Kennenlernen • Physiologie der Geburt	• Geburtsvorbereitende Maßnahmen • Positionen EP	• Becken und Beckenboden • Damm	• Wellness für Schwangere • Zeitmanagement	• Kind als Individuum wahrnehmen • Übergangsphase • Schmerzmittel	• Austreibungsphase • Nachgeburtsphase • Bonding • Rituale	• Säuglingspflege • Wochenbett • Eltern werden – Elternsein	

Tab. 9-1 Fortsetzung

	1. Doppelstunde	2. Doppelstunde	3. Doppelstunde (Frauenabend)	4. Doppelstunde (Frauenabend)	5. Doppelstunde	6. Doppelstunde	7. Doppelstunde	Nachtreffen
Stillen	Info-Material	• Bedeutung des Stillens • Gesundheitliche Vorteile	• Vorbereitung der Brust • Brustmassage • Netzwerkaufbau Stillen	• Ernährung in der Stillzeit	• Stillfreundliche Klinik • Bonding- und Stillstandards	• Grundzüge der Physiologie des Stillens • Korrektes Anlegen des Kindes	• Ein guter Stillbeginn • Will ich stillen oder nicht?	
Massage	Einführung in die Massage, Rückenmassage		Dammmassage, Brustmassage	Fußmassage	Bauchmassage, Massage unter Wehen zur Schmerzlinderung		Schultermassage oder Rückenmassage	
Büchertisch	Mutterschutz, Elternzeit, -geld	Stillbücher	Beckenboden, Rückbildung		Wassergeburt, Massage	Bonding, Tragen von Kindern, Babymassage, Rituale	Wochenbett, Säuglingspflege	
Besonderheit					Kreißsaalführung	Gemeinsames Essen		

Vorbereitungen für den Kurs

Ab 6 Wochen vor Kursbeginn:

- Teilnehmerliste erstellen (max. 8 Paare)
- Termine festlegen
- Teilnehmer anrufen, Anmeldung verschicken, evtl. Vortreffen mit den einzelnen Paaren (falls erwünscht)
- Moderationskasten überprüfen, evtl. auffüllen
- Bücherliste und Handzettel überarbeiten
- Konzept überarbeiten
- Broschüren/Info-Material bereitstellen oder evtl. anfordern
- Teilnehmermappen, Namensschilder besorgen

Ab 3 Wochen vor Kursbeginn:

- Rückmeldungen und Einzahlungen überprüfen, evtl. Nachfragen beantworten und Nachrücker informieren
- Teilnehmermappen anlegen
- Kopien sämtlicher Handzettel machen, Kopiertag einlegen
- Plakate vorbereiten/überarbeiten

Kursmappe

Zu Beginn des Kurses empfiehlt sich die Anlage einer Kursmappe für jedes teilnehmende Paar. Zum einen ist es eine Sammelmappe für sämtliche Handzettel, Broschüren etc., die im Laufe des Kurses ausgegeben werden, zum anderen auch ein Erinnerungsstück an den Kurs und sollte dementsprechende schön gestaltet werden. Geeignet sind Klemmhefter oder Sammelmappen in DIN-A4-Format.

Gut ausgearbeitete Handzettel über die Säuglingspflege und die Neugeborenen-Prophylaxen finden Sie z. B. in dem vom Bund Deutscher Hebammen herausgegebenen Buch „Das Neugeborene in der Hebammenpraxis".

Inhalt der Kursmappe

1. Kurseinheit

- Deckblatt (z. B. Logo der Hebammenpraxis und Schriftzug: „Geburtsvorbereitungskurs für Frauen und Paare, Monat/Jahr)
- Visitenkarte der Kursleiterin
- Flyer der Hebammenpraxis mit Leistungsangebot der Praxis
- Arbeit der Hebammen; BDH-Flyer (zu beziehen über die BDH-Geschäftsstelle)
- Anmeldeformular zum Ausfüllen für Versicherungsdaten (s. Kap. 5, S. 57)
- Infobroschüren zu den Themen Mutterschutzgesetz, Elternzeit und Kindergeld vom Bundesfamilienministerium (http://www.fmfsfj.de/
- Schwangerschafts- und Stillkalendarium (BDH)
- Stillen ist der beste Start (BDH-Broschüre)
- Stillpass der Nationalen Stillkommission (gehört in den Mutterpass)
- Bücherliste mit empfehlenswerten Büchern, die im Laufe des Kurses vorgestellt werden

2. Kurseinheit

- Handzettel: Vorteile der vertikalen Gebärhaltungen
- Handzettel: Klinikkoffer

3. Kurseinheit

- Handzettel: Beckenbodenschonendes Verhalten in der Schwangerschaft (s. S. 451)
- Checkliste: Vorbereitung auf das Stillen
- Handzettel: Brustmassage (z. B. Mannet-Technik von La Leche Liga [LLL])
- Einladung zur Stillgruppe oder Flyer der Stillgruppe

4. Kurseinheit

- Adressenliste der KursteilnehmerInnen

5. Kurseinheit
- Handzettel: Massage während der Geburt

6. Kurseinheit
- Handzettel: Bonding
- Handzettel: Stillpositionen (La Leche Liga)
- Handzettel: Richtiges Anlegen des Kindes beim Stillen
- Handzettel: Wegweiser Geburt

7. Kurseinheit
- Handzettel: Gebote im Wochenbett
- Handzettel: Guter Stillbeginn
- Fragebogen/Kritik/Lob/Anregungen – Auswertung des Kurses

Bezugsquellen für Infomaterial

Berufsverbände
- www.hebammenverband.de
  Broschüren, Formulare, Infomaterial rund um die Hebammenarbeit und Infomaterial für Eltern
- http://www.bfhd.de
  Infomaterial rund um die Hebammenarbeit

Stillen
- http://www.apsite.at/stillbuch_shop/
  Fachbuchversand und Medien zum Thema Stillen

- www.stillen.de
  Infos und Fachbuchversand und Medien rund ums Stillen
- www.afs-stillen.de
  Infos und Material rund ums Stillen; auch Downloads von Handzetteln
- http://www.bildband-stillen.de/
  Atlas zum Thema Stillen
- http://www.lalecheliga.de/
  Infos und Fachversand rund ums Stillen
- http://www.stillen-institut.com/de/
- http://www.twinmedia.ch/
  Fachverlag für Literatur zum Thema Mehrlinge
- http://www.schwangerschafts-still-kalendarium.de/
  Schwangerschafts- und Stillkalendarium
- www.embryotox.de
  sehr gute Internetseite bzgl. Medikation in Schwangerschaft und Stillzeit
- http://www.breastfeeding-support.de/
  Homepage von Marta Guoth-Gumberger
- www.babyfreundlich.org
  Initiative Babyfreundliches Krankenhaus
- www.stillaufkleber.de
  Stillpiktogramm als Download oder Aufkleber bestellen
- www.stillen-info.de
  Adressen zur Stillunterstützung
- www.breastfeeding-support.de/
  sehr hilfreiche Seite von Marta Guoth-Gumberger

9.2   Kurseinheit 1: Kennenlernen und Einführung in das Thema

Tab. 9-2 Kurseinheit Kennenlernen und Einführung in das Thema

Zeit	Dauer	Lernziele	Inhalt	Methode	Medien
	5 Min.	TN ankommen lassen	• Hebamme begrüßt Paare und Kinder • Vorstellen der Räumlichkeiten • Organisation des Kurses • Kursmappe erläutern	Vortrag, affektiv	Vorbereitete Flipchart, Musik
5	5 Min.	TN lernen den Ablauf des Abends kennen	Was ist Inhalt des heutigen Abends?	Vortrag mit Zwischenfragen	Vorbereitete Flipchart
10	5 Min.	Kennenlernen der TN untereinander	Wahrnehmen der anderen TN	Warming-up, Aufstehen – Setzen	
15	15 Min.	Kennenlernen der Teilnehmer untereinander	Austausch der Paare untereinander über Wohnort, Hobbies, ET ...	Partnerinterview	Memorykarten, Flipchart mit Vorgaben; Stifte und Zettel, kleiner Ball
30	10 Min.	Erwartungen/ Wünsche an den Kurs	• Was soll der Kurs vermitteln? • Wünsche der TN berücksichtigen	Haufenweise	Moderationskarten, Stifte, Plakat mit Kurskonzept, Duplosteine
40	5 Min.	Ziele des Kurses festlegen	Sinn der Geburtsvorbereitung erläutern	Vortrag mit Rückfragen	Vorbereitetes Plakat, Rucksack, Postkarte mit Bergmotiv
45	10 Min.	Regeln für gutes Miteinander erstellen	• Keine Geschichten über dramatische Geburten vor der Gruppe • Du oder Sie • Zwischenfragen jederzeit stellen • Bei Verhinderung Kursstunde absagen • Jeder sorgt für sich selbst	Paararbeit	Flipchart, Moderationskarten, Stift, Pinnwand
55	5 Min.	Gute Körperhaltung/guten Stand erlernen	Körperwahrnehmung	Anleitung einer praktischen Übung	Noppenbälle

Tab. 9-**2** Fortsetzung

Zeit	Dauer	Lernziele	Inhalt	Methode	Medien
60	5 Min.	Verbesserung der Haltung durch Fußübung mit Spürhilfe	Körperarbeit	Anleitung einer praktischen Übung	Kirschkernsäckchen
65	5 Min.	Stoffwechselanregung und Entstauung der Beine	Infos und Körperarbeit zur Stoffwechselanregung und Entstauung	Vortrag, Anleitung einer praktischen Übung	Noppenbälle
70	5 Min.	Pause			
75	15 Min.	Einführung in das Thema Geburt	• TN betrachten Bilder unter bestimmten Kriterien • Unterschiedliche Vorstellungen/Ängste/Wünsche/Erwartungen bzgl. Geburt	Ausstellung, Vortrag	Bilder von Geburten, Flipchart, Rucksack, Moderationskarten, Stift
90	25 Min.	Grundlagen der Physiologie der Geburt	• Baby, Becken, Uterus und Plazenta erklären • Verschiedene Wehenarten • Phasen der Geburt	Vortrag mit Zwischenfragen, Ausstellung	Geburtsatlas, Puppe, Demo-Becken und -Plazenta, gestrickter Uterus, Plakate mit verschiedenen Wehentypen
115	10 Min.	Einführung in die Massage, Entspannung erleben	• Wirkung der Massage kennenlernen • Vorbereitung/Grundlagen • Rückenmassage für Männer	Text vorlesen, Vortrag, praktische Übung	Kirschkernkissen, Noppenball
125	5 Min.	Ausblick auf nächste Stunde, Verabschiedung		Vortrag	Vorbereitete Flipchart

Lernziele:
- Kennenlernen
- Regeln aufstellen
- Ziele des Kurses festlegen
- Einführung in das Thema Geburt
- Einführung in die Körperarbeit

Besonderheiten des 1. Kurstermins

1. **Anfangssituationen sind Unsicherheitssituationen**, die überwiegend aus Informationsmangel entstehen Deshalb:
   - Im Vorfeld gute Infos über Kursaufbau und Inhalt (Flyer, Telefongespräch, Anmeldeformular oder Treffen).

2. **Die Paare sollen sich willkommen fühlen**, deshalb:
   - Ansprechende Raumgestaltung
   - Freundliche Begrüßung
   - Kursmappe
   - Orientierung (wo ist WC, Getränke ...), Beschriftung der Räume/Wegweiser
   - „Wo ist unser Platz?"
3. **Die KursteilnehmerInnen sollen als Gruppe zusammenwachsen**. Zu einer guten Gruppenbildung gehören:
   - Gemeinsamer Kursbeginn
   - Gemeinsame Regeln sowie Ziele/Inhalte des Kurses formulieren
   - Vertrauen schaffen
   - Kommunikation untereinander fördern
   - Gutes Arbeitsklima für die Gruppenarbeit
   - Gemeinsamer Abschluss am Ende des Kurses

Begrüßung und Ablauf klären

Durchführung:
- Paare und Kinder begrüßen
- Vorstellen der Kursleiterin, Referenzen
- Vorstellen der Räumlichkeiten, Kursangebote, Leistungen
- Organisation des Kurses
- Erläuterung der Kursmappe
- Erläuterung des Büchertisches

Der **Ablauf des heutigen Abends** kann z. B. mithilfe einer vorbereiteten Flipchart erklärt werden (Abb. 9-**1**).

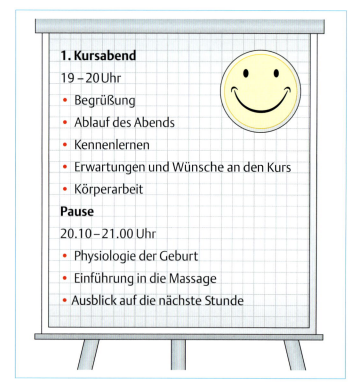

Abb. 9-**1** Gestaltungsbeispiel für den Ablauf des Abends

1. Kursabend

19 – 20 Uhr

- Begrüßung
- Ablauf des Abends
- Kennenlernen
- Erwartungen und Wünsche an den Kurs
- Körperarbeit

Pause

20.10 – 21.00 Uhr

- Physiologie der Geburt
- Einführung in die Massage
- Ausblick auf die nächste Stunde

Kennenlernen

ÜBUNG **Warming-up, Aufstehen – Setzen** _____

Anleitung:
- Die Kursleiterin stellt nacheinander die verschiedensten Fragen
- Die KursteilnehmerInnen, welche die Frage mit „Ja" beantworten können, erheben sich kurz, werden von den anderen wahrgenommen und setzen sich wieder.

Mögliche Fragen sind z. B.:
- Für wen ist es das erste Kind?
- Wer war schon einmal bei einer Geburt dabei?
- Wer hat schon einmal ein Baby gewickelt?
- Wer kam per Kaiserschnitt auf die Welt?
- Wer wurde gestillt?

ÜBUNG **Partner-Interview mit Memorykarten** _____

Anleitung:
- Zettel, Stifte verteilen
- Jedes Paar zieht eine Memorykarte
- Jedes Paar sucht sein Gegenpaar mit der gleichen Memorykarte
- Die Paare interviewen sich gegenseitig. Als Hilfestellung dienen Flipchartposter mit Vorgaben (Vorname, Wohnort, Hobbys, wievieltes Kind? Errechnetter Geburtstermin, Junge oder Mädchen? Name des Kindes, wo soll das Kind geboren werden? Warum Kombinationskurs? Erwartungen an den Kurs?)
- Die Paare können sich kleine Notizen (zur Gedächtnisstütze) machen
- 10 Minuten Zeit für Interviews lassen
- Namensschilder verteilen und beschriften lassen
- Die Kursleiterin wirft einem Paar einen Ball zu; das Paar soll seine Interviewpartner vorstellen

- Der Ball wird weitergeworfen bis alle Paare vorgestellt sind.

Die Kursleiterin greift die Themen und Wünsche auf und übernimmt sie in die folgende Kurseinheit.

Erwartungen und Wünsche an den Kurs

Es gibt flexibel zu gestaltende Zeit im Kurskonzept, die von den TeilnehmerInnen mitbestimmt werden. So ist **Raum für gezielte Themenwünsche** der Paare in Form eines Murmelgruppengesprächs, Vortrags oder einer praktischen Anleitung (z. B. Tragetuch binden). Die Kursleiterin hat somit auch ausreichend Zeit, um sich auf (außergewöhnliche) Themenwünsche vorzubereiten und muss diese nicht zwischen Tür und Angel mit wenige Hintergrundwissen zu ihrer und der Unzufriedenheit der Teilnehmer abhandeln.

ÜBUNG **„Haufenweise" Wünsche gewichten** _____

Übungsziele:
- Erwartungen und Wünsche der Teilnehmer an den Kurs ermitteln

Materialien:
- Großes Plakat mit Kurskonzept (im Format A2 oder A1), siehe Tab. 9-**1**
- Moderationskarten
- Stifte
- Für jede(n) KursteilnehmerIn 10 Duplosteine

Anleitung:
- Duplosteine austeilen
- Ein Plakat mit dem Kurskonzept auf dem Boden auslegen

- Die Kursleiterin ergänzt Wunschthemen aus der Vorstellungsrunde in ihrem Konzept mit Moderationskarten
- Die TeilnehmerInnen sollen Duplosteine genau dort ablegen, wo ihr Interesse am größten ist
- Zeit lassen
- Die Kursleiterin kommentiert das Ergebnis
- Klärung offener Fragen

Zusammenfassung der Ziele des Kurses

Materialien:
- Plakat (Beispiel s. Ziele-Kasten)
- Symbole des Abends (Rucksack, Postkarte mit Bergmotiv)

Ziele der Geburtsvorbereitung:
- Information zu verschiedenen Themen
- Aufklärung über den normalen Geburtsvorgang
- „Gebärcode wecken"
- Atemarbeit, Entspannungsübungen, Körperwahrnehmung, -arbeit
- Umgang mit Schmerz, Unsicherheiten und Ängsten
- Vorbereitung auf das Leben mit dem Kind
- Eigenverantwortung und Selbstvertrauen stärken
- Kontakt zu Paaren in der gleichen Lebenssituation
- Unterstützung durch Partner erleben/ erlernen
- Zeit mit Partner und Kind(ern)

Die Kursleiterin erläutert die **Symbole des Abends**: Postkarte mit Bergmotiv (Berg = Geburt) und Rucksack (= Kurs):

- Der Kurs liefert **kein Patentrezept**, jeder besteigt den Berg etwas anders, die Geburt ist ein individueller Weg.
- **Am Ende des Kurses**: gutes Körpergefühl, gut informiert, selbstbewusst in die Geburt gehen; Jeder muss den Berg selbst gehen, ein Kurs kann nur Inhalt für den Rucksack geben, es wird auch Ballast dabei sein.
- Der Kurs will auch über die Geburt hinaus vorbereiten („wenn der Gipfel erreicht ist"); die TeilnehmerInnen sollen, wenn sie wieder im Tal sind (nach der ersten Euphorie der Geburt) den Alltag mit dem Kind gut bewältigen können;
- Korrekter Name wäre eigentlich **Elternvorbereitungskurs!**

Regeln aufstellen

- Die Kursleiterin schreibt die Frage auf die Flipchart: **Was darf auf keinen Fall passieren?**
- Die Paare sollen die Frage miteinander besprechen und Antworten auf Moderationskarten schreiben
- Zeit lassen
- Moderationskarten einsammeln und anpinnen
- Die Kursleiterin ergänzt Antworten mit Lösungsvorschlägen, z. B. keine Geschichten über dramatische Geburten vor der Gruppe! Gerne nach der Kursstunde Thematisierung des Falles im Einzelgespräch.
- Die Kursleiterin ergänzt Regeln, falls notwendig, z. B.

Regeln
- Jeder sorgt für sich selbst
- Zwischenfragen jederzeit
- Du oder Sie?
- Bei Verhinderung Kursstunde absagen
- Jeder sorgt für Ordnung

Körperhaltung und Stand

ÜBUNG ## Körperwahrnehmungs-übung (von Angela Heller)

Übungsziele:
- Guter Stand und gute Haltung als Grundlage für weniger Schwangerschaftsbeschwerden (Wirbelsäule, Ischias) und einen physiologischen Geburtsverlauf.

Anleitung:
Alle stehen auf und suchen einen sicheren Stand.

Die Kursleiterin stellt Fragen, die KursteilnehmerInnen nehmen den jeweiligen Körperabschnitt wahr und korrigieren evtl. ihren Stand, nachdem die Kursleiterin die physiologisch richtige Antwort wiederholt hat (die richtige Antwort ist fett gedruckt):
- Wie stehen die Füße? Dicht beieinander oder **in Hüftgelenksbreite**?
- Zeigen die Fußspitzen nach innen, **nach außen** oder geradeaus?
- Welcher Fußknöchel steht höher? **Der innere** oder der äußere?
- Sind die Kniegelenke durchgedrückt oder **leicht gebeugt**?
- Zeigen die Kniescheiben **nach vorn** oder nach außen oder innen?
- Wie steht das Becken/die Lendenwirbelsäule?
  - Starkes Hohlkreuz (Flexion in den Hüftgelenken = keine Gebärstellung)
  - Kein Hohlkreuz (Extension in den Hüftgelenken = Gebärstellung)
  - **Leichtes Hohlkreuz** (Norm), physiologische Lordosestellung
- Wie stehen Brustkorb/Brustwirbelsäule und Schultergürtel/Kopf über dem Becken?
  - Brustkorb/Brustwirbelsäule und Schultergürtel/Kopf **sind übereinander**
  - Kopf davor oder **über dem Brustkorb?**
- Austausch über Erfahrungen, Vergleich zum Übungsbeginn

(aus: A. Heller, Geburtsvorbereitung Methode Menne-Heller, Thieme Verlag 1998)

ÜBUNG ## Fußübung mit Kirschkernsäckchen (nach Angela Heller)

Übungsziele:
- Verbesserung der Haltung mit Spürhilfe (Kirschkernsäckchen)

Anleitung:
Ausgangsstellung: Stand, der rechte Fuß wird auf ein am Boden liegendes Kirschkernsäckchen (dient als Spürhilfe) abgestellt.
- Die Fußsohle „bearbeitet" das Kirschkernsäckchen und wird somit massiert. Zunächst wird die ganze Fußsohle massiert, anschließend die Fußaußenkante, dann die Ferse, die Fußinnenkante, alle Zehen und zum Abschluss wieder die ganze Fußsohle.
- Standposition ohne Spürhilfe einnehmen: Welcher Fuß hat mehr Bodenkontakt?
- Austausch über die Erfahrungen
- Linke Fußsohle massieren
- Nachspüren ohne Spürhilfe
- Austausch über die Erfahrungen

Stoffwechselanregung und Entstauung der Beine

Durch den Progesteronanstieg in der Schwangerschaft kommt es zu einer Senkung des Gefäßtonus in den Venen und einer Verlangsamung des venösen Blutstromes. Die Folge können Varizen und Ödeme in den Beinen sein.

ÜBUNG ### Wadenmuskelpumpe mit Spürhilfe aktivieren (nach Angela Heller)

- **Ausgangsstellung**: Stand
- Ein Noppenball wird unter einer Ferse gelagert.
- Die Ferse „pumpt" den Noppenball durch kräftige Auf- und Abbewegungen mit Luft auf. Die Zehen behalten dabei Bodenkontakt.
- Seitenwechsel.

ÜBUNG ### Wadenmuskelpumpe aktivieren (nach Angela Heller)

- **Ausgangsstellung**: Rückenlage, die Beine auf dem Pezziball ablegen, jeweils ein Kissen unter den Kopf und unter das rechte Becken legen (wegen Vena-cava-Syndrom). Beide Hände liegen beim Kind auf dem Bauch.
- Partnerübung: Der Partner steht hinter dem Ball und mobilisiert Beine und Becken seiner Frau, indem er den Ball hin und her rollt
- Fußtretbewegung: Die Füße werden mehrmals kräftig hochgezogen (in Richtung Schienbein) und weggetreten.
- Die Füße machen nun die gleiche Übung gegenläufig.
- Zeit lassen.
- Der Partner sitzt auf dem Ball, die Unterschenkel der Frau sind auf den Beinen des Mannes abgelegt. Der Partner massiert die Beine nacheinander von der Fußsohle bis zur Hüfte.

! Keine Massage bei auffälligen Krampfadern!

Massagerichtung immer vom Fuß in Richtung Becken

In dieser Ausgangsposition kann je nach Zeitplan noch eine Fußmassage für die Frau angeleitet werden (s. S. 200).

Einführung in das Thema Geburt

Materialien:
- 8-10 Fotos von Geburten
- Flipchart
- Moderationskarten
- Stifte

Anleitung:
- Alle KursteilnehmerInnen betrachten die Bilder unter bestimmten Kriterien, die auf Flipchart stehen, z. B. welches Foto beeindruckt mich am meisten? Welches Foto ängstigt mich am meisten?
- 5 Min. Zeit geben
- Jede(r) Teilnehmer(in) stellt das zu einer bestimmten Frage gewählte Bild vor und erzählt über die Gründe für die Wahl.

Grundlagen der Geburtsphysiologie

Materialien:
- Baby, gestrickter Uterus, Becken, Plazenta, Geburtsatlas, Muttermundkalender
- 6 Plakate mit den verschiedenen Wehentypen

Das **Anfertigen der Plakate** ist zwar etwas aufwändig, die Plakate lassen sich aber über viele Kurse hinweg verwenden. Sie dienen als „Roter Faden" durch den Kurs, denn so lassen sich die letzten Tage vor der Geburt (Vor-/Senkwehen), Geburtsbeginn (Eröffnungswehen), gut erklären und sie dienen als Einstieg in Themen, die diese Phase betreffen.

Die Plakate werden über mehrere Abende unter Mitarbeit der KursteilnehmerInnen ergänzt und „lebendig" gestaltet, z. B. kommt auf dem Nachwehenplakat auch das Thema Wochenbett vor. Ergänzende Gestaltungsmöglichkeiten sind dann z. B. Tempopackung für Baby-Blues, Stilleinlagen oder ein Rezept für eine stärkende Hühnersuppe.

■ **Vortrag mit Zwischenfragen:**

- Beckenmodell, Baby, Plazenta und gestrickter Uterus werden erklärt und an die Kursteilnehmerinnen weitergegeben
- Geburtsatlas vorstellen und erklären
- Was sind Wehen, was sind Kontraktionen? Lokalisation?
- Physiologie der Schwangerschaftswehen anhand des Plakates erklären

---

Plakat 1: Schwangerschaftswehen

Wirkung:
- fördert das Wachstum der Gebärmuskulatur
- die Gebärmuskulatur übt
- keine Wirkung auf den Gebärmutterhals

Ab wann, wie oft?
- Ab der 25. Schwangerschaftswoche
- Unregelmäßig
- Mehrmals täglich
- Nicht schmerzhaft
- Nicht zu verwechseln mit einer Mutterbanddehnung

- Mithilfe des Geburtsatlanten wird der Muttermundsbefund und der Höhenstand des Kopfes vor den Senkwehen erklärt.
- Unterschied zwischen Schwangerschaftswehen und Vor-/Senkwehen sowie die Physiologie der Senkwehen mithilfe des Plakats erklären.

Plakat 2: Vor-/Senkwehen

Wirkung:
- Der Kopf nimmt beim ersten Kind Bezug zum Becken auf, der „Bauch senkt sich"
- „mehr Atem", weniger Sodbrennen
- Der Gebärmutterhals wird weicher, evtl. verkürzt er sich

Ab wann, wie oft?
- 3-4 Wochen vor der Geburt
- 1-2 pro Stunde, zunehmend koordiniert
- Wird von den meisten Frauen deutlich wahrgenommen (z.T. schmerzhaft)

- Wirkung der Vor-/Senkwehen anhand des Geburtsatlas erklären
- Physiologie der Eröffnungswehen mithilfe des Plakats erklären

---

Plakat 3: Eröffnungswehen

Wirkung:
- Muttermundwirksam
- Kopf tritt tiefer

Ab wann, wie oft?
- Zu Beginn unregelmäßig, dann immer regelmäßiger, häufiger und schmerzhafter
- Bis Muttermund vollständig eröffnet

- Die Wirkung der Eröffnungswehen wird anhand von Geburtsatlas, Muttermundkalender, Baby und gestricktem Uterus erklärt.
- Die Physiologie der Geburtswehen (Austreibungs-/Presswehen) anhand des Plakats erklären

Plakat 4: Geburtswehen

Wirkung:
- Das Kind wird durch das Becken und die Scheide geschoben, das Kind wird geboren
- In der Endphase verspürt die Frau den Drang, mitzuschieben

Ab wann, wie oft?
- Alle 2–3 Minuten
- Ab vollständigem Muttermund bis zur Geburt des Kindes
- Lassen sich oft besser verarbeiten und sind dementsprechend weniger schmerzhaft als Eröffnungswehen

- Die Wirkung der Geburtswehen anhand von Geburtsatlas, Becken und Baby erklären.
- Die Physiologie der Nachgeburtswehen anhand des Plakates erklären.

Plakat 5: Nachgeburtswehen

Wirkung:
- Führen zur Verkleinerung der Plazentahaftfläche und damit zur Lösung der Plazenta und der Eihäute

Ab wann, wie oft?
- Geburt des Kindes bis zur Geburt der Plazenta
- Mäßig schmerzhaft

- Die Wirkung der Nachgeburtswehen anhand von Geburtsatlas und Plazentamodell erklären
- Bonding und Stillbeginn werden nur erwähnt; in einer späteren Kurseinheit erfolgt die ausführliche Besprechung.
- Die Physiologie der Wochenbettwehen (Nachwehen, Dauerkontraktion und Reizwehen) anhand des Plakates erklären.

Plakat 6: Wochenbettwehen

Wirkung:
- Blutstillung, Rückbildung der Gebärmutter

Ab wann, wie oft?
- Beginnen mit der Geburt der Plazenta
- z.T. spürbar

- Die Wirkung der Wochenbettwehen anhand des Geburtsatlanten erklären
- Abschließend Plakate auf TeilnehmerInnen wirken lassen und offene Fragen klären

Einführung in die Massagetechnik

Nach einer mündlichen Einführung über die Bedeutung und Wirkung von Massagen erhalten die **Männer** als Abschluss der Kurseinheit eine Massage am Rücken sowie im Schulter- und Nackenbereich.

ÜBUNG Rücken- und Nackenmassage ⎯⎯⎯⎯

Übungsziele:
- Massage als Entspannungsmöglichkeit kennenlernen

Vorbereitung:
- Die Männer sollen es dich bequem machen: auf dem Bauch legen oder rittlings auf den Stuhl setzen oder über Pezziball legen.
- Die Männer machen den Oberkörper frei (darauf achten, dass die Männer während der Massage nicht frieren)
- Das Paar kann wählen: Bälle oder Holzkralle als Massagehilfe
- Die Frau sucht sich eine bequeme „Arbeitshaltung"
- Ruhe im Raum einkehren lassen, Licht evtl. dimmen, Entspannungsmusik

- Die massierende Frau sollte sich zuerst von oben nach unten über den Körper streichen, um die eigene Anspannung zu lösen, die Augen schließen, einige Male kräftig ein- und ausatmen und zu sich selbst kommen

Massage mit Igelball oder Holzkralle
- Oben auf der Schulter und um die Schulterblätter herum in kleinen kreisenden Bewegungen massieren (niemals auf den Schulterblättern massieren, da wenig Unterhautfettgewebe!).
- In kleinen kreisenden Bewegungen neben der Wirbelsäule (niemals auf der Wirbelsäule) langsam tiefer tretend bis zum Gesäß massieren.

- Evtl. noch Kopfmassage: kleine kreisende Bewegungen überall da, wo Kopfhaar wächst
- Zeit zum Nachspüren lassen
- Kurzer Austausch zwischen dem Paar über Wirkung: Was war angenehm, was unangenehm?

Ausblick auf die nächste Stunde

Der Ausblick auf die nächste Stunde soll Lust auf den zweiten Kurstag machen. Dies kann gut mithilfe des Flipcharts oder anhand der Kursübersicht erfolgen.

9.3 Kurseinheit 2: Letzte Zeit der Schwangerschaft und Geburtsbeginn

Tab. 9-**3** Kurseinheit Letzte Zeit der Schwangerschaft und Geburtsbeginn

Zeit	Dauer	Lernziele	Inhalt	Methode	Medien
	5 Min.	Begrüßung Kennenlernen	TN ordnen sich nach Vorgaben	Soziometrische Reihung	
5	3 Min.	TN lernen den Ablauf des Abends kennen	Vorstellung der Themen des heutigen Abends	Vortrag	Vorbereitetes Flipchart
8	5 Min.	Optimierung des Kursablaufes	Organisatorisches	Zuruffragen	
13	5 Min.	Bedeutung des Atmens	• Einstieg in die Atemarbeit • Zusammenhänge zwischen den Atemorganen • Bedeutung des Atems für die Geburt	Vortrag mit Zwischenfragen	Plakat/Anatomische Tafel, vorbereitetes Plakat über Atemphasen
18	15 Min.	Wahrnehmung der Atmung	Körperarbeit, Atemorgane, -raum, -rhythmus erspüren	Anleitung einer praktischen Übung	Musik, Flipchart
33	10 Min.	Wehenatmung kennenlernen	• Atmung während der Wehe • Wie lang dauert eine Wehe	Anleitung einer praktischen Übung	Flipchart
43	5 Min.	Pause			

Tab. 9-3 Fortsetzung

Zeit	Dauer	Lernziele	Inhalt	Methode	Medien
48	5 Min.	Vorbereitung auf die Geburt	Info über die letzten Wochen vor der Geburt	Vortrag mit Zwischenfragen, Zuruffrage	Vorbereitetes Plakat (Vor-/Senkwehen), vorbereitete Moderations-karten
53	15 Min.	Jedes Paar erarbeitet sich seinen individuellen Handzettel mit geburtsvorbereitenden Maßnahmen	Info über geburtsvorbereitende Maßnahmen, Klinikkoffer	Ausstellung, Paararbeit	Zettel, Stifte, Himbeerblättertee & Co, Handzettel Klinikkoffer
68	10 Min.	TN kennen die Grundzüge der Eröffnungsphase	Infos über Geburtsphase	Vortrag, Gruppenarbeit	Vorbereitetes EP-Plakat, vorbereitete Moderationskarten, Flipchart
78	15 Min.	TN kennen die Grundzüge der Physiologie der Gebärhaltungen und Vorteile der aufrechten Positionen sowie Bewegung	Gebärhaltungen in Theorie und Praxis	Textarbeit, praktische Anleitung	Text, Stifte, Flipchart, Pezziball, Gebärhocker, Lagerungskissen
93	15 Min.	Wissen über Stillen vermitteln	• Infos über Stillen • Bücher zum Thema Stillen vorstellen	Quiz	Fragebogen, Stifte, Preise, mikroskopische Aufnahme von Muttermilch und künstlicher Säuglingsmilch, gute Stillbücher
108	12 Min.	Atmung und Entspannung erleben	Rückendehnung	Anleitung einer praktischen Übung	Entspannungsmusik
120	3 Min.	Vorschau auf die nächste Stunde, Verabschiedung		Vortrag mit Rückfragen	Flipchart

Lernziele:
- Die Gruppe lernt sich besser kennen
- Einführung in die Atemarbeit
- Vorbereitung auf die letzten Wochen vor der Geburt und die Eröffnungsphase
- Bedeutung und gesundheitliche Vorteile des Stillens vermitteln

Kennenlernen

Damit sich die KursteilnehmerInnen noch besser kennenlernen, beginnen wir die zweite Unterrichtseinheit mit dem Kennenlernspiel „Soziometrische Reihung" (s. S. 106).

Einstieg in die Atemarbeit

Erklärungsbeispiel:
„**Unsere Atmung** ist unser wichtigstes Lebensmittel. Ohne Nahrung und Flüssigkeit kommen wir einige Zeit aus, ohne Atmung nicht. Sie ist wichtig für sämtliche Stoffwechselvorgänge in unserem Körper, gibt uns Lebenskraft und scheidet verbrauchte Stoffe aus.

Die Atmung ist zum Teil unwillkürlich und spiegelt unsere momentane körperliche bzw. seelische Verfassung wider, z. B. in Stresssituationen durch Hyperventilation. Atmung lässt sich aber auch willkürlich beeinflussen und kann in körperlich und psychisch anstrengenden Situationen zur **Entspannung** beitragen. Diese Hilfe kann erlernt werden, indem man sich seine Atmung bewusst macht und für sich eine individuelle Atemtechnik findet, die dem Körper in Extremsituationen hilft, diese besser zu bewältigen.

Während der Geburtswehen ist die Atmung ein wunderbares Mittel, um u.a. Kraft zu schöpfen, „Dampf abzulassen", Schmerzlinderung zu erfahren, den Beckenboden für das Kind zu öffnen und das Kind mit Sauerstoff zu versorgen."

Der Vortrag der Kursleiterin kann durch ein vorbereitetes Plakat (Abb. 9-**2**) optisch unterstützt werden.

Atmung ist …	Ausatmung ist …
• Lebenskraft • Energiequelle • Kommunikation • Individuell im eigenen Rhythmus • Luft fließen lassen • Enstpannungshilfe • kraftvoll • Gasaustausch • Einatmug – Ausatmung – Atempause	• ausströmen lassen • wegatmen verbrauchter Energie • wegatmen verbrauchter Atemluft • wegatmen von Negativem • lösen von Anspannung • kraftvoll • Dampf ablassen • Raum schaffen für neue Energie
Einatmung ist …	**Atempause ist …**
• Einströmung von Luft • Versorgung mit frischem Sauerstoff • Versorgung mit Energie	• Atemmuskulatur und Lungengewebe entspannen sich • etwas Luft entweicht weiterhin • warten auf den nächsten Einatemimpuls

Abb. 9-**2** Beispiel für die Gestaltung eines Plakates über die einzelnen Atemphasen

„Der Atem sollte in uns eingehen wie edle Perlen, dann gibt es keine Stelle, die er nicht erreichen könnte."

(Wang Chung Yü)

Wahrnehmung der Atmung

Übungsziele:
* Wahrnehmung und Bewusstmachen des Atems
* Bewusste Atembewegung im Eigenrhythmus

ÜBUNG   Wahrnehmung der Atemorgane _____

Anleitung:
* Die Paare legen sich bequem hin, evtl. mit Kissen gut lagern
* Sie legen die Hände auf den Bauch/zum Kind und spüren ihrem Atem nach
* Frage an die Gruppe: Was macht die Zunge bei der Einatmung, was macht sie bei der Ausatmung?
* Rückmeldung der Gruppe einholen
* Ebenso nach Nase, Kehle, Rippen, Zwerchfell und Beckenboden fragen.
* Mit den Händen spüren, was bei der Ein- und Ausatmung passiert

ÜBUNG   Wahrnehmung des Atemraumes und des Atemrhythmus _____

Anleitung:
* Die Frauen setzen sich vor ihren Partner
* Die Männer legen zunächst die Hände auf die Schulter der Frau und bitten sie, zu den Händen hin zu atmen; einige Atemzüge verweilen
* Danach legt der Partner seine Hände auf folgende Körperabschnitte:

  - Mitte des Rückens
  - seitlich auf den Brustkorb
  - auf die Taille
  - im Lendenwirbelbereich
  - zum Kind
* Austausch über Atemraum und Atemrhythmus

■ **Veränderung der Atmung bei Stress und Angst**

Die TeilnehmerInnen überlegen gemeinsam, was ihnen bisher in Stresssituationen geholfen hat. Die Antworten werden auf dem Flipchart gesammelt. Mögliche Antworten: Körperkontakt, Augenkontakt, Beruhigung, ruhige Atmosphäre schaffen ...

Wehenatmung

Die Kursleiterin zeichnet einen Wehenberg auf das Flipchart und erklärt dabei die Wehenatmung:
* Angenehme Position wählen
* Großer Atemzug zu Wehenbeginn
* Einatmung über die Nase; zum Kind „riechen"
* Langsames Ausatmen über den geöffneten Mund
* Atempause
* Eigenen Atemrhythmus zulassen
* Nächsten Atemzug kommen lassen
* Wiederholung des Atemzuges
* Großer Atemzug nach der Wehe

Die Frauen wählen dazu eine angenehme Position, evtl. auf dem Pezziball. Der Partner unterstützt die Schwangere durch Massage, ist eine Stütze bei bestimmten Positionen oder legt die Hand auf den Bauch zum Kind und gibt somit Atemunterstützung.

Die Kursleiterin kommentiert die Wehe: „Die Wehe beginnt langsam, Sie nehmen einen großen Atemzug zu Wehenbeginn, die Wehe wird stärker, … die Wehe lässt nach …" über eine Wehenlänge (1 Min.) und die Frauen atmen entsprechend mit.

Vorwehen/Senkwehen

- Mithilfe des Vorwehen/Senkwehenplakats aus der 1. Kurseinheit wird das Thema kurz wiederholt.
- Ergänzung und Erläuterung des Plakates mit folgenden **vorbereiteten Moderationskarten** (Rubrik: was passiert?)
  - Das Kind senkt sich
  - Mehr Druck auf die Harnblase
  - Der Gebärmutterhals wird weicher
  - Der Muttermund öffnet sich etwas
  - Der Gebärmutterhals verkürzt sich
  - Unregelmäßige Kontraktionen
  - Nestbautrieb
  - Der Schleimpfropf geht ab
  - Durchfall
- Zuruffrage: Was gibt es in dieser Zeit zu tun?
- Die TeilnehmerInnen schreiben ihre Antworten auf Moderationskarten und pinnen sie auf das Flipchart, z. B.
  - Vorräte anlegen
  - Mittagsschlaf einführen
  - Entspannungsbad
  - Entspannungsübungen
  - Geburtsvorbereitende Maßnahmen (z. B. Himbeerblättertee)
  - Ausruhen
  - Schöne Dinge tun
- Offene Fragen klären

Geburtsvorbereitende Maßnahmen

Ziele:
- Die Paare sollen erkennen, dass nicht jeder alle Maßnahmen braucht
- Sie sollen entscheiden, was für sie sinnvoll ist
- Jedes Paar erarbeitet sich seinen individuellen Handzettel mit geburtsvorbereitenden Maßnahmen

Die Kursleiterin hat eine Ausstellung mit Plakaten zu verschiedenen Geburtsvorbereitenden Maßnahmen vorbereitet, z. B.
- Himbeerblättertee
- Akupunktur
- Dammmassage
- Sitzbad
- Geschroteter Leinsamen
- Homöopathie usw.

Jedes Plakat sollte über die Wirkungsweise, Kontraindikationen, Durchführung (ab wann, wie oft, für wen geeignet) informieren. Die einzelnen Stationen können durch Teeproben, Duftproben etc. noch lebendiger gestaltet werden

Anleitung:
- Die Paare erhalten Zettel und Stift. Sie werden aufgefordert, sich die einzelnen Stationen anzusehen und evtl. testen. Sie sollen zusammen besprechen, was für sie infrage kommt.
- Offene Fragen werden auf die Plakate geschrieben
- 10 Min. Zeit lassen
- Klärung der offenen Fragen
- Zeit lassen zum Abschreiben der für das einzelne Paar wichtigen geburtsvorbereitenden Maßnahmen

Danach teilt die Kursleiterin den Handzettel „Kliniktasche" (s. S. 300–301) aus und bespricht alle Fragen dazu.

Kliniktasche

Für die Geburt

- Dicke, warme (Woll-)Socken
- 2 bequeme lange T-Shirts/Nachthemden oder ähnliches; eines für die Zeit vor der Geburt, das andere für die Zeit nach der Geburt
- Bequeme, weite Hosen/Jogginghosen
- Bequeme (Baumwoll-)Unterhosen, evtl. Einmalunterhosen
- Bequeme Hausschuhe oder rutschfeste warme Socken
- Haargummi o. Ä. für längere Haare
- Waschlappen
- Brille für Kontaktlinsenträgerinnen
- Lippenpflege
- Lieblingsmassageöl
- Massageutensilien (Noppenball, Kirschkernsäckchen, ...)
- Lieblingsbadezusatz
- Lieblingsmusik zum Entspannen
- Duftlampe incl. Zubehör und Aromaöl
- Getränk und/oder Eiswürfel zum Lutschen (halten sich mehrere Stunden in der Thermoskanne)
- Traubenzucker, Zitronenbonbons, saure Drops, Fruchtschnitten o. Ä.
- Handzettel „Wegweiser für werdende Eltern"
- Kleines Notizbuch/Tagebuch o. Ä. zur Dokumentation der Geburt
- Fotoapparat, Videokamera

Für den werdenden Vater bzw. die Begleitperson

- Bequeme Kleidung und Schuhe; Achtung: im Kreißsaal kann es sehr warm werden
- Kulturbeutel
- Proviant und Getränke

  Die Utensilien für die Zeit im Kreißsaal am besten in einen großen Rucksack packen, so ist alles übersichtlich beisammen.

Für die Zeit im Krankenhaus

- Kulturbeutel/Pflegeutensilien (Zahnputzzeug, Deo, Creme ...)
- Nachthemden oder bequeme Schlafanzüge
- Bequeme Kleidung (T-Shirts, Hosen, Jogginghosen)
- Bademantel
- Hausschuhe
- Warme (Woll-)Socken
- Mehrere bequeme (Baumwoll-)Unterhosen
- Große Binden ohne Plastikfolie (werden evtl. von der Klinik gestellt)

- Handtücher und Waschlappen
- Buch/Zeitschriften, Schreibzeug
- Persönliche Dinge zum Wohlfühlen (Kuschelkissen, -decke …)
- Adressbuch mit den wichtigsten Telefonnummern (Familie, Freunde, Hebamme …)

Für Stillende

- Schlafanzüge oder Nachthemden sollten stillfreundlich sein, d. h. sie sollten weit und bequem und zum Aufknöpfen sein (evtl. Pyjamahemden)
- Stillbustier oder Still-BH (1 Cup größer als im letzten Schwangerschaftsdrittel); vorläufig nur einen anschaffen; 2–3 Wochen nach der Geburt mehrere passende kaufen.
- Stilleinlagen (Einmaleinlagen oder Wolle/Seide-Einlagen)
- Milchbildungstee
- Milchbildungsöl
- Stillbuch
- Stillkissen (wird oft von der Klinik zur Verfügung gestellt)

Für die Heimfahrt mit dem Baby

- Body/Unterwäsche
- Strampler/Hemdchen/Hose/Pullover o. Ä. je nach Jahreszeit
- Jäckchen
- Windel
- Mütze
- Warme (Woll-)Socken
- Decke
- Spucktuch
- Kindersitz fürs Auto (Testeinbau!)

Formalitäten

- Mutterpass
- Einweisung vom Frauenarzt
- Versicherungskarte
- Leistungen der Privatkassen/Zusatzversicherungen vor dem Krankenhausaufenthalt abklären
- Allergiepass oder andere relevante medizinische Unterlagen
- Personalausweis
- Bei unverheirateten Frauen: Geburtsurkunde, bei verheirateten Frauen: Stammbuch

Eröffnungsphase

Durchführung:

- Kurze Wiederholung des Themas mithilfe des Eröffnungswehenplakats aus der 1. Kurseinheit
- Ergänzung und Erläuterung des Plakates mit folgenden vorbereiteten Moderationskarten (Rubrik: was passiert?)
  - Wehen werden häufiger, regelmäßiger und intensiver
  - Der Muttermund öffnet sich
  - Evtl. Blasensprung
- Aufteilung der Gruppe in 2–3 Kleingruppen, die Paare bleiben zusammen.
- Die TeilnehmerInnen sammeln auf einem Arbeitsblatt die Möglichkeiten, wie die Gebärende unterstützt werden kann und was ihr gut tun könnte; die Antworten werden auf Moderationskarten geschrieben.
- Zeit lassen
- Die Antworten sammeln und das Plakat damit ergänzen, Beispiele:
  - Die Frau nicht allein lassen
  - Für Ruhe sorgen
  - Musik
  - Wärmeanwendungen (Wärmflasche, Auflagen, Socken ...) falls die Frau es wünscht
  - Für Erfrischung sorgen (kühler Waschlappen ...), falls die Frau es wünscht
  - Lippenpflege
  - Richtige Position suchen, Positionswechsel
  - Stütze sein
  - Intimsphäre schützen
  - Evtl. Baden
  - Evtl. Essen und Trinken
  - Regelmäßig Urin lassen (wehenfördernd)
  - Massage, falls die Frau es wünscht
  - Auf entspannte Wehenpausen achten
  - Dokumentation als Erinnerung
  - Atemanleitung; auf regelmäßigen, entspannten Atem achten
  - Bewegung (v.a. im Becken)
  - Der werdende Vater tut sich selbst etwas Gutes, Pause machen
- Offene Fragen klären

Gebärhaltungen für die Eröffnungsphase

Übungsziele:

Die Grundzüge der Physiologie der Gebärhaltungen und die Vorteile der aufrechten Positionen und Bewegungen während der Geburt kennenlernen.

■ Textarbeit

- Bilder von Gebärhaltungen (z. B. aus dem Atlas der Gebärhaltungen von Hanna Fischer) sollen eine Vorstellung über mögliche Gebärpositionen vermitteln. Die Bilder werden von der Kursleiterin erläutert.
- Die TeilnehmerInnen erhalten die Kopiervorlage „Vorteile der aufrechten Gebärhaltungen" von Liselote Kuntner (s. S. 303–304) oder populärwissenschaftliche Texte zum Thema „Aufrechte Gebärpositionen".
- Sie lesen den Text in Einzelarbeit durch und machen sich zu Textstellen Zeichen:
  - ? bedeutet Unklarheit, mögliche Frage notieren
  - ! bedeutet Wichtig, Aha-Erlebnis
  - > bedeutet Zusatzbemerkung, weiteres Gespräch erwünscht, möglichst auch weitere Informationen
- ca. 5 Min. Zeit lassen zum Bearbeiten
- Jetzt wird der Text Absatz für Absatz mit den TeilnehmernInnen gemeinsam durchgearbeitet. Die TeilnehmerInnen melden sich entsprechend ihren Zeichen zu Wort.

ÜBUNG ## Gebärhaltungen ausprobieren _____

Materialien:

- Stühle, Pezzibälle, Kissen, Lagerungskissen, Seil an der Decke, Gebärstuhl
- Bilder mit verschiedenen Gebärpositionen (z. B. aus „Atlas der Gebärhaltungen" von Hanna Fischer)

Vorteile der aufrechten Gebärhaltung und der Bewegungsfreiheit der Gebärenden

Erleichterung der Geburt

- Die Wehen können durch Bewegen (Umhergehen) und Wechseln der Körperstellung, entsprechend den Bedürfnissen der Frau, besser verarbeitet werden.
- Schmerzempfindungen werden durch angepasstes und wehengerechtes Verhalten gemindert.
- Zwischen den Wehen ist Entspannung besser möglich.
- Die Muttermunderöffnung wird erleichtert und gefördert. Eröffnungszeit und gesamte Geburtsdauer werden verkürzt.
- Die Kontraktionen der Gebärmutter sind stärker, regelmäßiger und häufiger.
- In aufrechten Positionen erweitert sich der Durchmesser des Geburtskanals.
- Durch die Stellung des Beckens und der Lendenwirbelsäule in stehender und hockender Stellung ist der Verlauf des Geburtskanals gestreckt und fast lotrecht. Das Tiefertreten des kindlichen Kopfes wird dadurch erleichtert.
- Die Beweglichkeit des Beckens ist fast optimal, am größten in der Hängehaltung.
- Das Zusammenspiel von beckenauswärtstreibender Muskelkraft und herabziehender Schwerkraft unterstützt die Geburtsdynamik, ist aber nur in einer aufrechten Gebärhaltung möglich.
- Die Bauchpresse wirkt kräftiger bei minimaler Muskelanstrengung.

Vorbeugung von Komplikationen

- Die Beckenbodenmuskulatur wird gleichmäßiger gedehnt und passt sich physiologisch dem Tiefertreten des kindlichen Kopfes an.
- Das Risiko eines Dammrisses und die Notwendigkeit eines Dammschnittes werden verringert.
- Durch eine nach vorne geneigte, abgestützte Körperhaltung wird erwiesenermaßen die Durchblutung von Gebärmutter, Kind und Nachgeburt gefördert.
- Blutdruckabfall wird verhindert. Mütterliche Kreislaufstörungen treten seltener auf.

→

Bessere Sauerstoffversorgung von Mutter und Kind

- Die mütterliche Atmung wird nachweisbar verbessert. Erhöhung der Lungenvolumina um 10 %.
- Die Sauerstoffsättigung von Mutter und Kind wird erhöht, insbesondere im Vierfüßlerstand.
- Die mütterliche und kindliche Kreislaufsituation wird verbessert.
- Die Plazenta (Nachgeburt) wird besser durchblutet.
- Die kindliche Herzfrequenz wird verbessert.
- Das Kind passt sich nach der Geburt besser an. Atmung und Herzfrequenz sind stabiler.

Auswirkungen auf den Hormonhaushalt

- Die Mobilität beeinflusst den Hormonhaushalt. Die Ausschüttung von „körpereigenen Schmerzmitteln" und Hormonen mit gefäßerweiternder Wirkung wird begünstigt. Insbesondere steigt beim Wechsel von der Seitenlage zum Stehen nachweisbar der Prostazyklinspiegel.
- Der Körperkontakt mit helfenden Personen wirkt entspannend auf die Gebärende. Über Regulationsmechanismen können Endorphine (körpereigene Opiate) freigesetzt werden.
- Durch Abbau von Stress, Angst und Spannung wird die Wirkung des Hormons Oxytozin unterstützt. (Wärmeanwendungen haben die gleiche Wirkung.)

Allgemeine Vorteile für Mutter und Kind

- Die Frau ist aktiv, leistungsfähig und hat eine bessere Kontrolle über ihren Körper.
- Die emotionelle Mutter-Kind-Bindung wird durch den sofortigen visuellen Kontakt in aufrechter Haltung unterstützt und gefördert.
- Der Verbrauch von Medikamenten (Wehen-, Entspannungs- und Schmerzmittel) wird verringert.

Durchführung:

- Jedes Paar sucht sich anhand der Bilder/Broschüre eine Gebärposition aus.
- Die Paare veratmen eine Wehe in dieser Position unter Anleitung der Kursleiterin (s. S. 299).
- Die KursteilnehmerInnen tauschen sich untereinander aus, was war gut, was war schlecht.
- Neue Position suchen.
- Nächste Wehe veratmen.

PRAXISTIPPS

Diese Übungseinheit lässt sich sehr gut bei deiner Kreißsaalbesichtigung des Kurses durchführen bzw. wiederholen.

---

s. auch Kap. 7, S. 134 ff

ÜBUNG **Stillquiz** ──────────────

Nach dieser sehr informativen und arbeitsreichen Unterrichtseinheit eignet sich ein Quiz, um das Thema Stillen zu bearbeiten.

Übungsziele:

- Spaß
- Wissen über Stillen vermitteln (Bedeutung der Stillens, gesundheitliche Vorteile)

Material:

- Fragebogen (s. S. 306)
- Stifte
- Preise (z. B. eine Packung Stilltee, Stillöl, Malzbier)
- Mikroskopische Aufnahme von Muttermilch und künstlicher Säuglingsmilch (Bezugsquelle: Fachbuchversand Stillen www.apsite.at/stillbuch)

Anleitung:

- Die mikroskopische Aufnahme von Muttermilch und künstlicher Säuglingsmilch wird

für alle Teilnehmer sichtbar hochgehalten oder rumgehen lassen.

- Mögliche Zuruffragen: Was könnte das sein? Was ist Muttermilch, was ist künstliche Säuglingsmilch? Was sind die gravierendsten Unterschiede zwischen den beiden Aufnahmen? Welche unterschiedlichen Wirkungsweisen lassen sich daraus ableiten?...
- Jedes Paar bekommt einen Fragebogen (s. S. 306) und Stift. Es soll die Fragen zusammen beantworten.
- Zeit lassen
- Die Kursleiterin geht den Fragebogen mit den Paaren durch und erläutert bzw. ergänzt die Antworten
- Besonderer Bonus: Jedes Paar zählt seine richtigen Fragen zusammen; das Gewinnerpaar erhält den Preis.

In diesem Stillquiz soll die Bandbreite der gesundheitlichen Vorteile, vielleicht auch weniger bekannte positive Aspekte des Stillens aufgezeigt werden. Bei den TeilnehmerInnen soll das Interesse für das Stillen geweckt werden, um sich so evtl. im Eigenstudium mit geeigneter Literatur (anschließende Buchvorstellung!) mehr mit dem Thema zu beschäftigen.

Auflösung: (Richtige Antworten)

1 c	6 d	10 c
2 a	7 a	11 b
3 a	8 a	12 a
4 c	9 b	
5 a		

ÜBUNG **Rückendehnung** ──────────

Übungsziele:

- Atmung und Entspannung erleben
- Vertrauensbildung mit Partner
- Rückendehnung

Stillquiz

1. Welche der folgenden Aussagen stimmt nicht?
a. Stillen vermindert das Risiko des Plötzlichen Säuglingstodes für das Kind.
b. Muttermilch schützt vor Infektionen der Atemwege, des Harntraktes, der Verdauungs-organe, Mittelohres etc.
c. Stillen verhindert Allergien.
d. Stillen reduziert das Risiko für logopädische und kieferorthopädischen Behandlungen im Schulalter.

2. Stillen bedeutet für die Mutter …
a. …ein geringeres Risiko an Brust-, Eierstockkrebs oder Osteoporose zu erkranken.
b. … mit Diabetes einen höheren Verbrauch an Insulin.
c. …ein höheres Risiko, wegen der starken körperlichen Belastung an Depressionen zu erkranken.

3. Sind nächtliche Stillmahlzeiten erforderlich?
a. Auch nachts soll nach Bedarf gestillt werden.
b. Eine 8-stündige Stillpause von 22.00–6.00 Uhr ist anzustreben.
c. Ja, aber höchstens zweimal.

4. Was ist die häufigste Ursache für unzureichende Milchbildung?
a. Die Mutter hat Stress.
b. Die Mutter hat eine zu kleine Brust.
c. Das Baby wird zu wenig angelegt.
d. Hormonmangel.

5. Woran erkennt man, dass ein gestilltes Baby genug trinkt?
a. Es hat 6–8 nasse Windeln am Tag.
b. In jeder Windel ist Stuhlgang.
c. Durch Wiegen vor und nach der Mahlzeit.

6. Ab welchem Alter braucht ein gestilltes Baby Beikost zur Muttermilch?
a. Ab dem 4.–6. Monat.
b. Ab dem 6.–8. Monat.
c. Ab dem 10.–12. Monat.
d. Wenn das Kind zwischen dem 5.–8. Monat Interesse daran hat.

7. Kolostrum
a. Ist die erst Milch nach der Geburt und ist besonders kalorienreich (hoher Fettgehalt), sowie reich an Abwehrstoffen.
b. Enthält mehr Eiweiß als reife Frauenmilch.
c. Reicht in den ersten Tagen meist nicht aus, um den Nahrungsbedarf des Babys zu decken.
d. Kann nicht tiefgefroren werden.

8. **Das Baby hat Durchfall. Darf es trotzdem weiter gestillt werden?**
   a. Ja, Muttermilch ist auch hier die beste „Diätnahrung".
   b. Das Baby muss einige Tage eine spezielle Diätnahrung bekommen, die Mutter sollte in der Zwischenzeit abpumpen.
   c. Das Baby sollte auf jeden Fall 24 Stunden nur Tee bekommen.

9. **Eine stillende Mutter hat einen Infekt (Husten, Schnupfen). Darf sie weiterstillen?**
   a. Nein, Sie könnte ihr Kind anstecken. Sie darf erst dann wieder stillen, wenn sie wieder gesund ist.
   b. Ja, über die Muttermilch bekommt das Kind gleichzeitig Antikörper, sodass es vor einer Ansteckung geschützt wird.

10. **Welche Bedeutung hat Muttermilch im Vergleich zu industriell hergestellter Babynahrung?**
    a. Es gibt keinen wesentlichen Unterschied, beides ist gleich gut.
    b. Muttermilch ist zwar besser, aber die Vorteile sind unwesentlich.
    c. Muttermilch kann nicht nachgeahmt werden, und Stillen hat große Vorteile für Mutter und Kind.

11. **Welche Bedeutung hat Muttermilch bei der Entstehung von Allergien?**
    a. Wenn die Mutter Allergien hat, sollte sie nicht stillen, weil das Kind diese dann auch bekommt.
    b. Ausschließliches Stillen in den ersten 6 Monaten kann den Ausbruch von Allergien verhindern, bzw. abschwächen.
    c. Hypoallergene Nahrung (HA-Nahrung) ist genauso gut wie Muttermilch.

12. **Die Qualität der Muttermilch:**
    a. bleibt auch bei einer sehr langen Stillmahlzeit erhalten. Muttermilch liefert dem Kind weiterhin viele wichtige Nähr- und Schutzstoffe.
    b. nimmt im Laufe der Stillzeit kontinuierlich ab. Muttermilch hat nach dem 6. Lebensmonat keine ernährungsphysiologischen Vorteile für das Kind.
    c. wird durch die Ernährung der Mutter stark beeinflusst.
    d. wegen der Schadstoffbelastung sollte nach dem 6. Lebensmonat abgestillt werden.

Anleitung:

- Ruhe einkehren lassen, Entspannungsmusik
- Die Paare sitzen Rücken an Rücken und nehmen über den Rücken Kontakt miteinander auf
- Die Paare sollen der Atmung am Kreuzbein des anderen „lauschen"
- Zeit lassen
- Rücken dehnen 1: Die Paare fassen sich an den Händen und dehnen den Rücken hin und her, um die Rückenmuskulatur zu entspannen und zu sensibilisieren
- Die Paare versuchen, Rücken an Rücken synchron aufzustehen

- Rücken dehnen 2: Die Paare stellen sich Rücken an Rücken hin, der Mann fasst die Frau an der Hüfte und lädt sie auf seinen Rücken auf, indem er mit seinem Gesäß unterhalb des Gesäßes der Frau ansetzt. Die Frau lässt sich bequem gedehnt über dem Rücken ihres Partners hängen.
- Evtl. Rückentanz
- Wieder der Atmung des anderen im Sitzen lauschen (wie am Anfang)
- Zeit lassen
- Erfahrungsaustausch über das „Lauschen" vor und nach der Rückendehnung

9.4 Kurseinheit 3: Beckenboden (Frauenabend)

Tab. 9-**4** Kurseinheit Beckenboden

Zeit	Dauer	Lernziele	Inhalt	Methode	Medien
	5 Min.	• Begrüßung • TN lernen den Ablauf des heutigen Abends kennen	Themen des Abends vorstellen	Vortrag mit Zwischenfragen	Vorbereitetes Flipchart
5	10 Min.	• Einstieg in das Thema Beckenboden • Wünsche der TN abfragen	Vorwissen und Emotionen beim Thema Beckenboden abklären	Impulsplakat	Vorbereitete Plakate, Stifte, Musik
15	10 Min.	• Anatomie und Physiologie des Beckens bzw. des Beckenbodens kennenlernen	Infos über Anatomie und Funktion des Beckens und Beckenbodens	Vortrag mit Zwischenfragen	Beckenmodell, Beckenbodenmodell, Anatomische Zeichnungen, Körbchen
				Gruppenarbeit	Arbeitsblätter, Moderationskarten, Pinnwand, Stifte
25	10 Min.	Wahrnehmung des Beckenbodens	• Wo ist Becken, wo ist Beckenboden • Bewegungsmöglichkeiten der Beckens	Anleitung einer praktischen Übung	Kirschkernsäckchen

Tab. 9-4 Fortsetzung

Zeit	Dauer	Lernziele	Inhalt	Methode	Medien
35	15 Min.	Sensibilisierung des Beckenbodens	• Feldenkrais-Übungen • Entspannungsübungen • „Haselnuss"-Übungen	Anleitung einer praktischen Übung	
50	10 Min.	Erlernen von Becken-boden-schonendem Verhalten	• Wann ist der Beckenboden stark belastet? • Wie kann der Beckenboden entlastet werden?	Zuruffrage	Flipchart, Stift
60	5 Min.		Pause		
65	5 Min.	Erlernen der phonetischen Atmung	Bedeutung und Wahrnehmung der phonetischen Atmung	Anleitung einer praktischen Übung, Zuruffrage	
70	5 Min.	Erlernen der Atmung in der EP	Hinführung zur langsamen kostoabdominalen Atmung und der phonetischen Ausatemhilfe	Vortrag mit Zwischenfragen, Anleitung einer praktischen Übung	Vorbereitetes Plakat
75	15 Min.	• Sensibilisierung für den Dammbereich • Vorbereitung auf die Geburt	• Info über Damm und Dammmassage • Wahrnehmungsübung	Vortrag mit Zwischenfragen	Anatomische Bilder, Damm-massageöl
90	5 Min.	• Bewusstsein schaffen für die Notwendigkeit von Rückbildungsgymnastik	Wie wird der Beckenboden nach der Geburt gestärkt?	Zuruffrage	Korb (Symbol des Abends), Flyer über Rückbildung, Liebeskugeln
95	20 Min.	• Erkennen von Hohl- oder Schlupfwarzen • Vorbereitung der Brust auf das Stillen • Pflege der Brust • Netzwerkaufbau für Stillende	• Sinn und Unsinn von „Abhärtungsmaßnahmen" der Brustwarze • Abtasten und Pflege der Brust • Wer hilft bei Stillproblemen? • Frauen bauen sich ihr persönliches Netzwerk auf	Zuruffrage Vortrag, praktische Demonstration Zuruffrage, Einzelarbeit	Brustmodell Brustmassageöl Handzettel Checkliste Stillgruppenflyer Einladung zur Stillgruppe

Tab. 9-4 Fortsetzung

Zeit	Dauer	Lernziele	Inhalt	Methode	Medien
115	10 Min.	Erlernen einer Entspannungsmethode	Fantasiereise	Praktische Anleitung	
125	3 Min.	• Vorschau auf die nächste Stunde • Vorbereitung der nächsten Stunde • Verabschiedung		Vortrag	Flipchart, Mitbringliste

Lernziele:
- Beckenboden wahrnehmen und sensibilisieren
- Zusammenhang zwischen Beckenboden und Geburt bewusst machen
- Information und Vorbereitung zum Thema Damm
- Vorbereitung auf das Stillen

Symbol des Abends: In einem kleinen Körbchen (Symbol für den Beckenboden) werden im Laufe des Abends Dinge gesammelt, die den Beckenboden stärken oder schützen.

Einstieg in das Schwerpunktthema Beckenboden

Materialien:
- Vorbereitete Plakate
- Stifte
- Musik

Durchführung:
- Im Kursraum hängen 6 vorbereitete Plakate, die von den Frauen ergänzt werden :
  - Das Thema Beckenboden ist für mich wie...
  - Ich befürchte, dass...
  - Meine bisherigen Erfahrungen zum Thema Beckenboden sind...
  - Ich erhoffe mir von dem Abend...
  - Offene Fragen...
  - Damit ich mich wohlfühle muss...

- Die Frauen gehen von Plakat zu Plakat und ergänzen die Plakate durch Satzenden oder Skizzen.
- Die Kursleiterin fasst jedes einzelnen Plakat zusammen und versucht die Wünsche/Fragen/Befürchtungen im Verlauf der Kursstunde zu berücksichtigen.

Anatomie und Physiologie des Beckenbodens

■ Einführender Vortrag mit Zwischenfragen

Materialien: Beckenmodell, Beckenbodenmodell, Anatomische Zeichnungen (Vergleich des Beckenbodens von Frau und Mann)

Durchführung:
- Beckenmodell erklären und rumgehen lassen
- Beckenbodenmodell erklären und rumgehen lassen
- Vergleich zwischen Beckenboden und Korb erläutern und den Korb als Symbol des Abends vorstellen
- Anatomische Zeichnungen erläutern
- Zusammenhang zwischen Beckenboden, Glottis und Mundraum erklären
- Zusammenhang zwischen Beckenboden, Bauchmuskulatur und Rückenmuskulatur erläutern
- Evtl. Kissenmodell nach Heller zur Veranschaulichung

■ **Vertiefung durch Gruppenarbeit**

Materialien:
- Arbeitsblätter
- Moderationskarten
- Stifte

Durchführung:
- Die Gruppe wird in Kleingruppen aufgeteilt.
- Jede Gruppe erhält Arbeitsblätter mit jeweils 2 Fragen:
  - Welche Funktion hat der Beckenboden?
  - Was hat Beckenboden mit Sexualität zu tun?
  - Bei welchen Tätigkeiten entspannt man den Beckenboden?
  - Bei welchen Tätigkeiten spannt man den Beckenboden an?
- Die Antworten werden auf Moderationskarten gesammelt.
- Mit den Karten wird nun ein „Beckenboden-Plakat" optisch ansprechend gestaltet.
- Offene Fragen klären

Körperübungen für Becken und Beckenboden

ÜBUNG **Wahrnehmungsübung mit Kirschkernsäckchen** ____

Übungsziele:
- Wahrnehmung des Beckens und des Beckenbodens

Anleitung:
- Die Frauen stehen und tasten ihr Becken von der Symphyse über die Darmbeinschaufeln bis zum Kreuzbein/Steißbein ab.
- Die Frauen stehen, die Füße in hüftbreitem Abstand, die Knie sind leicht gebeugt.
- Kreisende Bewegungen mit dem Becken zunächst in die eine, dann in die andere Richtung.
- Die Frauen beschreiben eine Acht durch ihre Beckenbewegung; Richtungswechsel.

- Dann beschreiben sie das Unendlichzeichen durch ihre Beckenbewegung; Richtungswechsel.
- Die Frauen sitzen auf ihren Händen und erspüren die Sitzbeinhöcker.
- Sie nehmen eine Hand und legen sie von vorn nach hinten zwischen die Sitzbeinhöcker. Dadurch bekommen sie einen Eindruck von der Lokalisation des Beckenbodens.
- Die Frauen setzen sich auf Kirschkernsäckchen und lenken die Aufmerksamkeit auf Symphyse, Sitzbeinhöcker, Steißbein und Beckenboden.
- Sie lenken ihren Atem zum Beckenboden.
- Nach einigen Minuten wird das Kirschkernsäckchen entfernt und nochmals eine Hand auf den Bereich des Beckenbodens gelegt; nachspüren lassen. Der Beckenboden sollte jetzt deutlich spürbarer sein.

ÜBUNG **Feldenkrais-Uhr** _____

Übungsziele:
- Entspannung des Beckenraums
- Beckenbeweglichkeit steigern
- Spannungen lösen

s. Kap. 8, S. 208 ff

Nach der Übung wird eine Uhr/Zifferblatt in den Korb (Symbol des Abends) gelegt.

ÜBUNG **Feldenkrais-Schlange** _____

Übungsziele:
- Entspannung der LWS
- Verbesserung der Brustkorbbeweglichkeit und somit bessere Sauerstoffaufnahme

s. Kap. 8, S. 208

ÜBUNG **Entspannung**
des Mundraums _____

Anleitung:
- Die Frauen liegen entspannt in Seitenlage und überlegen: Wo liegt die Zunge? (Die Lage der Zunge sagt etwas über den Grad der Entspannung aus).
- Sie tasten den Mundraum mit der Zungenspitze ab.
- Den Mundraum dabei locker und weit lassen.
- Versuchen, mit der Zunge zu schnalzen.
- Die Zunge bewusst einige Sekunden gegen den oberen Gaumen stemmen und dann die Zunge wieder gehen lassen.
- Die Zunge gegen die unteren Zähne stemmen und dann wieder loslassen.
- Die Zungenspitze nach oben hinten zum hinteren Gaumen wandern lassen (meist wird dadurch ein Gähnen ausgelöst).
- Hat sich an der Lage der Zunge, am Spannungszustand der Zunge, etwas geändert?

Nach dieser Übung wandert eine Zahnbürste in den Korb (Symbol des Abends)
- Die Übungen zur Entspannung des Mundraumes und somit die Entspannungshilfe für den Beckenboden können täglich im Zusammenhang mit dem Zähneputzen gemacht werden.

ÜBUNG **Sensibilisierungsübung**
für den Beckenboden _____

Anleitung:
- Die Atmung vertiefen, über die Nase einatmen, über den leicht geöffneten Mund ausatmen
- Den Atmen in Richtung Becken schicken
- Das knöcherne Becken bewusst machen:
  - Wo sind die Sitzbeinhöcker?
  - Wo ist das Kreuzbein?
  - Wo ist das Steißbein?
  - Wo ist die Symphyse?

- Zwischen diesen knöchernen Begrenzungen liegt der Beckenboden.
- Den Atem bewusst dort hinschicken
- Mit den Schamlippen zwinkern
- Die Atmung fließt weiter

_____

ÜBUNG **Haselnuss** _____

Übungsziel:
- Sensibilisierung für den Beckenboden

Anleitung:
- Die Frauen stellen sich vor, dass eine Haselnuss vor der Scheide liegt.
- Die Haselnuss wird in der Scheide hochgezogen wie in einem Lift.
- Die Haselnuss fährt wieder Richtung Scheidenausgang.
- Mehrmals wiederholen
- Am Ende der Übung die Nuss beim Ausatmen über „bah" herauskullern lassen.
- Die Lippenbremse „f" holt den Beckenboden aus dem „Herausgebetonus" zurück in den Eutoniezustand.
- Austausch über die Übung.
- Eine Nuss in den Korb legen (Symbol des Abends).

_____

ÜBUNG **Ein Band lang und**
kurz werden lassen _____

s. Kap. 7, S. 145

_____

Nach diesen Sensibilisierungsübungen für den Beckenboden werden die Erfahrungen in der Gruppe ausgetauscht. Welche Unterschiede gibt es im Vergleich zum Beginn der Stunde zum „Erstkontakt" mit dem Beckenboden?

Beckenbodenschonendes Verhalten im Alltag

Durchführung:
- **Zuruffrage an die Gruppe**: Wann wird der Beckenboden im Alltag besonders stark belastet?
- Die Antworten werden auf dem Flipchart gesammelt.
- **Zuruffrage**: Wird der Beckenboden beim Handling mit dem Baby/Säugling/Kind belastet? Und wenn ja, wann?
- Antworten auf dem Flipchart sammeln.
- Lösungen und Alltagshilfen für jede gegebene Antwort suchen.
- Die Kursleiterin kann falsches und richtiges Alltagsverhalten vormachen (z. B. Kisten hochheben).
- Handzettel zu beckenbodenschonendem Verhalten austeilen (s. Kap. 12, S. 451).
- Einen Handzettel in den Korb (Symbol des Abends) legen.

Atemübungen

ÜBUNG **Phonetische Atmung** ⸺

Übungsziel:
- Erlernen der Phonetischen Atmung

Anleitung:
- Die Frauen suchen sich eine bequeme Lage
- Bewusstmachen des Mund- und des Beckenbodenraumes: Wo ist die Zunge?
- Was passiert mit dem Beckenboden bei folgenden Vokalen?
  - laut auf „o" ausatmen
  - laut auf „u" ausatmen
  - laut auf „e" ausatmen
  - laut auf „i" ausatmen
  - laut auf „a" ausatmen
- Austausch über die Erfahrungen nach jedem Vokal: „Wo ist Zunge? Was macht Kehlkopf? Welchen Körperteil lässt der Vokal schwingen?"

- Zuruffrage: Wann stöhnen, seufzen oder tönen wir im Alltag? Was passiert dabei mit dem Beckenboden?
- Austausch mit der Gruppe über die Antworten
- Danach erläutert die Kursleiterin die Bedeutung der phonetischen Atmung während der Geburt.

Atmung in der Eröffnungsphase

Die Kursleiterin fasst die Bedeutung der langsamen kostoabdominalen Atmung und der phonetischen Ausatemhilfe mithilfe eines vorbereiteten Plakats zusammen:
- Verringerung der Atemfrequenz durch Vergrößerung des Atemvolumens
- Bei der Einatmung „zum Kind atmen/riechen"
- Langsame Ausatmung mit „Tönen", „Stöhnen" oder „Seufzen"
- Das Kind gedanklich und verbal mit einbeziehen
- Eine günstige Gebärposition wählen
- Positive Atmosphäre

ÜBUNG **Wehenatmung in der Eröffnungsphase** ⸺

Anleitung:
- Die Frauen veratmen eine Wehe in einer von ihnen gewählten Position
- Die Kursleiterin kommentiert die Wehe („Sie spüren, dass langsam eine Wehe kommt, lassen Sie sie kommen, beginnen Sie zu Ihrem Kind hinzuatmen ...") s. S. 299.
- Wehenpause
- Austausch über die Erfahrungen
- Eine weitere Wehe wird in einer anderen, von den Frauen gewählten Position veratmet.

Damm/Dammmassage

In einem **Vortrag mit Zwischenfragen** werden die TeilnehmerInnen über den Dammbereich informiert und sensibilisiert.

Materialien:
- Anatomisches Bild vom Beckenboden/Damm
- Dammmassageöl

Durchführung:
- Erläuterung des Dammbereiches mithilfe anatomischer Bilder vom Beckenboden und Dammbereich.
- Unterschied zwischen Dammriss und Dammschnitt erklären.
- Grundzüge der Pflege des verletzten Dammbereiches im Wochenbett.
- Dammmassage Definition, Sinn, ab wann, mit was.
- Sinn und Unsinn von Dammdilatatoren und Dammmassageölen.

ÜBUNG **Dammwahrnehmung** ———

s. Kap. 8, S. 261

Danach wird Dammmassageöl in den Korb (Symbol des Abends) gelegt.

Die Bedeutung der Rückbildungsgymnastik

Durchführung:
- Alle versammeln sich um den Korb
- Wiederholung: Was ist bereits im Korb drin?
- Die Kursleiterin stellt die Fragen:
  - Was fehlt noch in unserem Korb?
  - Was könnte nach der Geburt wichtig in Bezug auf den Beckenboden sein?
- Die Antworten werden gesammelt und gemeinsam besprochen

- Der Korb kann noch mit folgenden Gegenständen ergänzt werden:
  - Anmeldeformular für Rückbildungsgymnastik
  - Flyer zur Rückbildungsgymnastik
  - Liebeskugeln o. Ä.
  - Buchstabenkarten mit Vokalen, die wichtig sind für Rückbildung

Am Ende dieser Kurseinheit sollte auch der Sinn von Rückbildungsgymnastik, der Anspruch der Frauen auf Rückbildungsgymnastik und der beste Zeitpunkt für den Beginn der Rückbildungsgymnastik besprochen sein.

Vorbereitung auf das Stillen

Die Vorbereitung auf das Stillen ist ein wichtiger Teil der Geburtsvorbereitung. Ziel ist es, alle notwendigen Voraussetzungen für einen guten Stillbeginn und dessen Umsetzung zu schaffen. Die **Checkliste** soll der schwangeren Frau helfen, parallel zum Kurs die einzelnen Punkte zu bearbeiten und „abzuhaken". Mit der Beantwortung der letzten Frage soll sich die Frau ihrer Motivation für das Stillen bewusst werden. Ist sie wirklich davon überzeugt oder möchte sie stillen, weil es von ihr erwartet wird?

Vorbereitung der Brust auf das Stillen

■ **Erkennen von Hohl- oder Schlupfwarzen**

Material: Evtl. Fotos von Hohl- oder Schlupfwarzen zur besseren Veranschaulichung
- Zuruffrage: Wessen Brust/Brustwarze wurde in der Schwangerschaft von einer Hebamme oder einem Frauenarzt bereits untersucht?
- Austausch über bisherige Erfahrungen darüber
- Erläuterung, was Hohl- und Schlupfwarzen sind; Behandlungsmöglichkeiten, Besonderheiten bei Stillbeginn

- „Hausaufgabe": Wenn noch nicht geschehen, sollen sich die Frauen zu Hause ihre Mamillen bewusst anschauen
- Angebot der Kursleiterin: Bei Unsicherheiten kann die Hebamme „unter vier Augen" sich die Brust/Mamille ansehen und entsprechend beraten.
- Empfehlungen zu Abhärtungsmaßnahmen für die Brustwarze gibt es nicht mehr.

! Die beste Prophylaxe von wunden Brustwarzen ist das Erlernen verschiedener Stillpositionen und das effektive, korrekte Saugen des Kindes.

■ Abtasten und Pflege der Brust

Ziele:
- Vorbereitung der Brust auf das Stillen
- Prophylaxe gegen Schwangerschaftsstreifen
- Sollte z. B. im Falle eines Milchstaus von der Frau richtig durchgeführt werden
- Die Frau „lernt" ihre Brust kennen

Zunächst erläutert die Kursleiterin die Bedeutung des Abtastens der Brust und ihre Pflege.

Durchführung:
- Demonstration des richtigen Abtastens anhand eines Brustmodells
- Sinn und Unsinn von Ölen zur Brustpflege besprechen
- Öl zur Geruchsprobe rumgehen lassen
- Rückfragen beantworten

Netzwerkaufbau für Stillende

Die Kursleiterin erläutert die Bedeutung des Netzwerkes für eine Stillende und was damit gemeint ist: (Zuruffrage: Wer hilft bei Stillproblemen?) Antworten werden auf dem Flipchart gesammelt. Jede Stillende sollte bei Fragen und Problemen **kompetente Ansprechpartnerinnen** bzw. gute Beratung in Anspruch nehmen: Hebamme/Stillberaterin, Gynäkologen, Kinderarzt, Stillgruppe oder stillkompetente Freundin.

- Verweis auf den rechtlichen Anspruch bzgl. Wochenbettbetreuung und Stillberatung im und nach dem Wochenbett.
- Einladung zur Stillgruppe (Beispiel s. S. 317) und/oder Stillgruppenflyer an Schwangere verteilen
- Vorstellung und Verteilung des Handzettels: „Checkliste: Vorbereitung auf das Stillen" (s. S. 316)
- Jede Frau soll diesen Handzettel für sich allein durchgehen und beantworten
- Zeit lassen
- Klärung offener Fragen, die sich durch die Bearbeitung ergeben haben, Verweis auf folgende Kursstunden z. B. beim Thema Stillhilfsmittel.

ÜBUNG **Körperreise (10 Minuten)** ——

Übungsziele:
- Entspannung

s. Kap. 8, S. 233

Checkliste: Vorbereitung auf das Stillen

☐ **Stillwissen**
  – „gutes Stillbuch"

☐ **Vorbereitung der Brust**
  – Mamillen kontrollieren lassen evtl. vorbereiten
  – Brust abtasten
  – Pflege der Brust

☐ Evtl. **Stillhilfsmittel** anschaffen

☐ Ist während der Stillzeit eine **Medikation** absehbar? z.B. bei chronischer Erkrankungen?

☐ **Still-/Babyfreundliches** Krankenhaus auswählen

☐ Wann brauche ich **professionelle Hilfe? Notfallkoffer**

☐ An wen wende ich mich bei **Fragen oder Problemen**? Evtl. Kontakt herstellen.

☐ Gibt es kompetente Hilfe/**Unterstützung in der Familie** oder im Freundeskreis?

☐ **Will ich stillen** oder nicht?

Einladung zum Stillcafé

WANN?

Am _____ von 9.30 bis 11 Uhr

WO?

In der Hebammenpraxis _____ (Straße, Ort)

WER KOMMT?

Stillende Frauen mit ihren Stillkindern

Am Stillen interessierte Schwangere

– OFFENES TREFFEN, KEINE ANMELDUNG ERFORDERLICH –

WAS IST DA LOS?

Informationsaustausch, Beratung, Bücherverleih

Das Schwerpunktthema des Treffens in diesem Monat lautet:

_____

WAS KOSTET DAS?

4 Euro pro Treffen

Ich freue mich auf Ihr Kommen!

Hebamme   Weitere Infos zum Stillcafé unter Tel.: _____

9.5   Kurseinheit 4: Wellness und Zeitmanagement (Frauenabend)

Tab. 9-**5** Kurseinheit Wellness und Zeitmanagement (Frauenabend)

Zeit	Dauer	Lernziel	Inhalt	Methode	Medien
	5 Min.	Begrüßung TN lernen den Ablauf des heutigen Abends kennen	Ablauf des Abends erklären	Vortrag mit Zwischen-fragen	Vorbereitetes Flipchart
5	5 Min.	Bedeutung des Begrif-fes Wellness klären	Assoziationen sammeln	Scrabble	Blätter, Stifte, Preise
10	5 Min.	TN setzen die Schwer-punkte des Abends	TN geben Meinung ab, was ihnen am heutigen Abend besonders wichtig ist	Interessens-punkte	Vorbereitetes Flipchart mit Themenliste, Klebepunkte
15	20 Min.	Sensibilisierung und Wahrnehmung für die Veränderungen in der Schwangerschaft	• Was verändert sich in der Schwangerschaft? • Wie sehe ich mich? • Wie sehen mich die ande-ren? • Hilfe bei Schwanger-schaftsbeschwerden	Gruppen-arbeit	Moderations-karten, Stifte, Flipchart, Geburtsatlas
	15 Min.*	• Veränderungen durch die neue Rolle wahrnehmen • Angstquellen auf-decken	• Wie verändern sich meine verschiedenen Rollen? • Was ist wichtig in dieser Zeit großer Veränderun-gen?	Impulsplaka-te, Zuruffrage	Flipchart, vorbereitete Plakate, Stifte
	20 Min.	• Körperwahrneh-mung fördern • Beweglichkeit der Wirbelsäule fördern	• Aufwärmphase • Feldenkrais-Uhr • Spannungen lösen • Dehnungsübungen	Anleitung einer prakti-schen Übung	Luftballons oder Kissen
	5 Min.*	• Lösen von Ischias-beschwerden		Anleitung einer prakti-schen Übung	
	15 Min.	• Besseres Zeitma-nagement • Freie Zeit schaffen	• Wie sieht meine Zeitein-teilung jetzt aus? • Wie könnte sie nach der Geburt aussehen?	Murmelgrup-pengespräch	Arbeitsblätter. Stifte, Flipchart
		• Bessere Organisa-tion • Ressourcen er-schließen	• Wie kann ich mich besser organisieren? • Wer könnte wie helfen?	Gruppenar-beit	Arbeitsblätter

Tab. 9-5 Fortsetzung

Zeit	Dauer	Lernziel	Inhalt	Methode	Medien
	10 Min.*	Zusammenfassung der individuellen Entlastungsmöglichkeiten		Einzelarbeit	Blätter, Buntstifte
	20 Min.	• Bewusstsein für gesunde Ernährung schaffen • Spaß • Förderung der Kommunikation	• Gemeinsames Essen vorbereiten und einnehmen • Sammlung von gesunden, schnellen Rezepten anlegen • Ernährung in der Stillzeit	Gruppenarbeit	Zutaten Obstsalat, Arbeitsblätter, Fingerfood
	10 Min.	Frauen sollen sich selbst etwas Gutes tun	• Selbstmassage der Füße	Anleitung einer praktischen Übung	Massageöl oder -creme
	5 Min.*		• Rückenmassage		Noppenball/ Tennisball
	15 Min.	Entspannungstechnik erlernen	• Phantasiereise	Anleitung einer praktischen Übung	
	3 Min.	Vorschau auf die nächste Stunde Verabschiedung	Adressenliste verteilen	Vortrag	Flipchart

* längere Variante

Lernziele:
• Hilfe bei Schwangerschaftsbeschwerden
• Einführung in das Zeitmanagement
• Grundzüge einer gesunden Ernährung

Besonderheiten des Abends

Viele Schwangere tun sich schwer, vor der Gruppe über ihre **Schwangerschaftsbeschwerden** zu reden. Um diesem wichtigen und für die Frauen oft belastenden Thema in angenehmer Atmosphäre Raum zu geben (und gleichzeitig das Ganze positiver zu besetzen), kann ein **Wellnessabend für Schwangere** gestaltet werden.

Im Alltag nach der Geburt haben die Frauen oft den Wunsch nach einer kleinen Auszeit für sich, was oft an der fehlenden Zeit scheitert. Aber ist es wirklich immer Zeitmangel? Oder doch eher ein schlechtes Zeitmanagement und Kursstress mit Kind (PEKiP und Babymassage und Babyschwimmen und ...), weshalb den jungen Müttern keine Zeit für sich selbst oder den Partner bleibt? In der Zeit nach der Geburt sind eine Neuorganisation der Abläufe im Haushalt und eine andere Zeitplanung notwendig, bis ein neuer Alltagsrhythmus mit Kind gefunden wird. Deshalb ist es naheliegend, die Themen Wellness und **Zeitmanagement** an einem Kursabend zusammenzulegen.

Die Frauen sollten auch nach der Geburt Zeit und Raum für ihre Wellnesstunden finden. Natürlich geht das nicht ohne die Unterstützung des Partners, der sich aktiv in die neue Rolle einbringen muss. Nach diesem Abend sollten die Frauen mit ihrem Partner zu Hause gemeinsam Ideen bzgl. Zeitmanagement, Neuorganisation und Ressourcen entwickeln.

> **!** Bei der Kursübersicht wurde bewusst auf Zeitangaben verzichtet, denn die Schwangeren sollen zu Beginn mitbestimmen, welche Schwerpunkte sie legen wollen. Jeder Kursteil (Veränderungen in der Schwangerschaft, Massage, Gymnastik, gesundes Essen, Entspannung, Zeitmanagement) hat eine kurze und lange Variante (gekennzeichnet durch einen Stern).

Ergibt sich zu Stundenbeginn, dass die TeilnehmerInnen z. B. einen ausgiebigen Entspannungsteil möchten, kann im Anschluss an die Entspannungsübung noch eine Fantasiereise angeleitet werden. Natürlich kann die Kursleiterin den Abend auch im Vorfeld genau planen, dann ist auf die Kurseinheit „Interessenspunkte" zu Beginn des Abends zu verzichten.

Bei diesem Kursabend wurde besonders Wert auf die **Kommunikation zwischen den KursteilnehmerInnen** gelegt, frei nach dem Motto: „Zu einer guten Gruppe gehört die gemeinsame Arbeit, das Gespräch, das Spiel und die Feste."

Ideen zur Gestaltung dieses Abends gibt es viele. Sie hängen sehr stark vom Interesse der Gruppe ab, von den räumlichen Möglichkeiten und von den Qualifikationen der Hebamme. So wäre als 2. Frauenabend auch ein reiner Yoga-Abend oder eine Kurseinheit im Schwimmbad vorstellbar.

ÜBUNG **Scrabble zum Thema Wellness** _____

Übungsziel:
- Die Bedeutung des Begriffes Wellness klären

Materialien:
- DIN A4-Blätter mit dem Aufdruck Wellness. (Abb. 9-3)
- Stifte
- Preis (z. B. eine Probepackung Bademilch)

Anleitung:
- Je 2 Frauen bilden ein Team
- Blätter und Stifte verteilen
- Aufgabe: „Welche Assoziationen fallen Ihnen zu dem Wort Wellness ein und wie lassen sie sich in Scrabble-Form auf dem Arbeitsblatt ergänzen?" (s. Abb. 9-**3**).
- Das Team, das als erstes fertig ist, erhält den Preis.
- Alle Bilder werden im Kursraum aufgehängt.

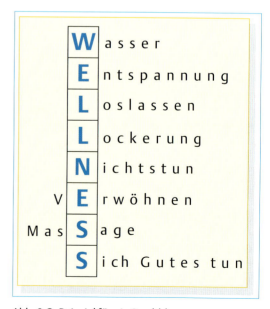

Abb. 9-**3** Beispiel für ein Scrabble

Interessenspunkte

Jede Frau bekommt 4 Klebepunkte und soll diese an ihre Favoriten verteilen, mehrere Punkte für ein Thema sind möglich (Tab. 9-**6**).

Die Kursleiterin fasst Ergebnisse/Schwerpunkte zusammen und gestaltet den Abend dementsprechend.

Veränderungen in der Schwangerschaft

Materialien:
- Stifte, Moderationskarten
- Flipchart
- Geburtsatlas

Durchführung:
- 2 Gruppen bilden
- Jede Gruppe erhält ein Arbeitsblatt mit den gleichen Fragen, die in der Kleingruppe zu besprechen sind:
  - Wie habe ich mich in der Schwangerschaft verändert?
  - Wie hat sich das Verhalten anderer mir gegenüber verändert, seit ich schwanger bin?
- Die Antworten werden auf Moderationskarten geschrieben.

- 10 Min. Zeit lassen.
- Jede Gruppe trägt ihre Ergebnisse vor.
- Allgemeiner Austausch über die Erfahrungen.
- Die Kursleiterin sammelt die erwähnten Schwangerschaftsbeschwerden auf der Flipchart.
- Sie erläutert die körperlichen Veränderungen anhand eines Geburtsatlas mit anatomischen Zeichnungen einer Schwangeren und zeigt die Physiologie der Veränderungen auf.
- Sinnvolle und weniger sinnvolle Hilfen bei den genannte Schwangerschaftsbeschwerden werden diskutiert bzw. Erfahrungen ausgetauscht.

▪ Schwangerschaft: Veränderung auf verschiedenen Ebenen (* längere Variante)

Materialien:
- Vorbereitete Plakate
- Stifte
- Flipchart

Durchführung:
- Im Kursraum werden vorbereitete Plakate aufgehängt. Die Plakate sollten von den Frauen bez. möglicher Veränderungen durch die neue Rolle ergänzt werden:

Tab. 9-**6** Interessenspunkte	
Themen	**Schwerpunkte**
Veränderungen in der Schwangerschaft	
Massage	
Gymnastik	
Gesundes Essen	
Zeitmanagement	
Entspannung	

- „Ich" (z. B. eigene Interessen zurückstellen, endgültiger Abschied vom Kindsein)
- Paar (z. B. Rollenverteilung, Veränderung der Sexualität)
- Familie/Verwandte (z. B. neue Mutter-Tochter-Beziehung)
- Freunde
- Wohnbereich
- Kollegen/Beruf
- Gesellschaft
- Weltbild
- Die Schwangeren gehen umher und ergänzen die Plakate mit eigenen Vorstellungen/Ängsten.
- **Zuruffrage**: „Was könnte in dieser Zeit großer Veränderungen helfen?", „Wie finde ich meine neue Rolle?"
- Die Antworten werden auf dem Flipchart gesammelt, z. B.
  - Gespräch mit Partner
  - Rituale
  - Prioritäten setzen
  - Austausch von Menschen in gleichen Lebenssituation
  - Hilfe annehmen können
  - Zeitmanagement
- Offene Fragen klären

Körperübungen

Übungsziele:
- Körperwahrnehmung fördern
- Beweglichkeit der Wirbelsäule fördern

■ Allgemeine Tipps bei Rücken-/Ischiasbeschwerden

- Rückenschonende Arbeitsweise
- Beckenboden und Bauchmuskulatur beachten
- Gute Haltung
- Guter Stand
- Richtiges Aufstehen (demonstrieren)

ÜBUNG ## Aufwärmen

Gehen durch den Raum auf unterschiedliche Art:
- Fußsohle bewusst abrollen lassen, von der Ferse bis zu den Zehenspitzen
- Fersenlauf
- Fußspitzenlauf
- Auf den Außenkanten laufen
- Auf den Innenkanten laufen
- Wechseln zwischen Fersen und Fußspitzenlauf
- Links auf den Zehenspitzen, rechts auf der Ferse laufen
- Rechts auf den Zehenspitzen, links auf der Ferse laufen
- Schleichgang
- Stampfende Gangart
- Knie beim Gehen hochziehen
- Frauen gehen in ihrer Lieblingsgangart durch den Raum und schwingen die Arme mit und lassen die Arme kreisen

ÜBUNG ## Feldenkrais-Uhr

s. S. 208 ff

ÜBUNG ## Beweglichkeit der Wirbelsäule fördern

1. Übung
Ausgangsstellung: Rückenlage
- Die Knie anziehen und mit den Händen umfassen, Kreise im Uhrzeigersinn auf dem unteren Rücken und Po beschreiben.

2. Übung
Ausgangsstellung: Rückenlage, Füße anstellen
- Beim Ausatmen: Knie geschlossen zu einer Seite sinken lassen, den Kopf in die entgegengesetzte Richtung drehen

- Beim Einatmen: Knie und Kopf wieder in Ausgangsstellung
- Beim Ausatmen: s.o. zur anderen Seite
- Im individuellen Atemrhythmus

3. Übung

Ausgangsstellung: Rückenlage, Füße körperbreit anstellen

- Die Füße geben leichten Druck in den Boden
- Beim Einatmen: Steißbein bewegt sich zum Schambein, Schambein bewegt sich zum Bauchnabel, so wird das Becken langsam von der Unterlage gelöst
- Beim Ausatmen: Becken langsam wieder ablegen, Beckenbodenspannung bleibt dabei aufrecht erhalten
- Fußkontrolle: Füße sollen entspannt sein
- Beim Einatmen: Becken und unterer Teil der Wirbelsäule werden nach dem gleichen Prinzip wie eben angehoben im individuellen Atemrhythmus
- Beim Ausatmen: Wirbel für Wirbel und Becken unter Aufrechterhaltung der Beckenbodenspannung langsam ablegen
- Nach diesem Prinzip langsam Stück für Stück bis zu den Schultern hocharbeiten

ÜBUNG Linderung von Ischias- und Kreuzbeinbeschwerden

Ausgangsstellung: Seitenlage, zwischen beiden gebeugten Beinen liegt ein Luftballon oder Kissen; die obere Hand der Schwangeren liegt auf ihrem Kreuzbein in Höhe der Iliosakralgelenke. Die Kursleiterin gibt evtl. Hilfestellung

- Oberer Oberschenkel bewegt sich sehr langsam parallel zum unteren Oberschenkel aus der Hüfte heraus
- Oberes Knie soll unteres Knie überholen, bis es ein Stück vor dem untenliegenden Oberschenkel ist.
- Die Hand am Kreuz spürt die Dehnung der Iliosakralgelenke

- Oberer Oberschenkel bewegt sich wieder zurück bis er wieder in Ausgangsstellung liegt.
- Übung einige Male wiederholen.
- Seitenwechsel

ÜBUNG Zusatzübung gegen Ischiasbeschwerden

Dauer: 5 Minuten

Anleitung:

Ausgangsposition: Vierfüßlerstand mit geradem Rücken

- Beim Einatmen: Ein Bein langsam nach hinten ausstrecken, Nacken lang machen, der Blick bleibt auf dem Boden gerichtet
- Beim Ausatmen: Wirbelsäule runden, Knie langsam so weit wie möglich anziehen, den Kopf in Richtung Knie anziehen
- Im eigenen Atemrhythmus wiederholen
- Seitenwechsel

ÜBUNG Dehnung der Wirbelsäule

Ausgangsstellung: Fersensitz

- Beide Hände direkt vor die Knie auf die Matte setzen, die Fingerspitzen zeigen jeweils zur anderen Seite.
- In kleinen Schritten nach vorn kriechen, bis die Wirbelsäule gestreckt ist (kein Hohlkreuz!)
- In dieser Position inne halten
- In kleinen Schritten zurück kriechen, langsam Wirbel für Wirbel, in Embryonalstellung kommen.
- Verweilen, evtl. Knie für Bauch öffnen
- Die Stirn liegt auf dem Boden; die Arme neben dem Körper ablegen.
- Auf Atmung achten
- Vom Kreuz aus langsam aufrichten, Wirbel für Wirbel

- Übung wiederholen, jetzt aber mit Kissen zwischen Ober- und Unterschenkel, Po drauf ablegen
- Entspannen

Zeitmanagement

„Einen Menschen lieben heißt: Für ihn Zeit haben."

(Hans Bürki)

Ziele:
- Besseres Zeitmanagement
- Freie Zeit für sich selbst oder mit dem Partner schaffen.

■ Zeitkuchen

s. Kap. 7, S. 180

Beim Austausch in der gesamten Gruppe über die Ergebnisse sollte klar werden, dass die neue Rolle ein **Full-Time-Job** ist. Es ist sozusagen eine Einarbeitungszeit nötig, in der die Aufgaben und Abläufe sich erst mit der Zeit neu finden. Dazu braucht es Ruhe, Zeit und Gespräche mit dem Partner (aber auch dafür muss erst Zeit „gefunden" werden).

Ein **Sprichwort** besagt sinngemäß: Es dauert drei mal 9 Monate, bis eine neue Familie entstanden ist.

In den ersten neun Monaten wächst das Paar zusammen, beschließt eine Familie zu gründen. Die zweiten 9 Monate sind die Schwangerschaft. In den dritten 9 Monaten findet sich die Familie, jeder findet seinen neuen Platz.

■ Ressourcen erschließen

Durchführung:
- 2 Gruppen bilden
- Arbeitsblätter mit dem Arbeitsauftrag verteilen: „Was könnte nach der Geburt Entlastung schaffen? Welche Aufgaben lassen sich abgeben?"
- Die Ergebnisse werden auf Moderationskarten gesammelt.
- Zeit lassen
- Die Moderationskarten werden von der „Gruppensprecherin" vorgestellt und angepinnt.
- Möglichkeiten, evtl. ergänzen mit Moderationskarten, z. B.
  - Hilfe von Freunden/Verwandten annehmen
  - Evtl. Anspruch auf Haushaltehilfe
  - Besucher bringen Essen mit
  - Lieferservice von frischem Obst/Gemüse
  - Vorrat an Tiefkühlkost
  - Gemeinsamer Spaziergang mit Partner: beruhigt Baby und bringt Zeit für Gespräche
  - Mit Freundinnen bei der Kinderbetreuung abwechseln
  - Kind soll weitere Bezugsperson neben den Eltern haben (Babysitting)
  - Welche Aufgaben kann der Partner übernehmen (z. B. Einkauf auf dem Weg nach Hause)
  - Schnelle Rezepte
  - Nicht täglich einkaufen, Einkauf auf Vorrat
  - Prioritäten im Haushalt setzen (was muss wirklich gebügelt werden? Leben nach dem Motto: Von einem ungemachten Bett wird niemand krank!)
  - Planung von regelmäßigen gemeinsamen Abenden mit Partner
  - Ein Kalender für alle mit den wichtigsten Aktivitäten/beruflichen Terminen
- **Fazit**: in der ersten Zeit mit Kind gibt es wenig spontane Aktivitäten in Bezug auf Wellness, gemeinsame Kinobesuche mit Partner etc. Diese Zeit allein bzw. mit dem Partner

allein ist aber wichtig und sollte schon jetzt geplant werden (Babysitting, Milch abpumpen). Jede Familie muss ihre Ressourcen nutzen und individuell gestalten.

- Die Aufgabenverteilung sollte unbedingt zu Hause mit dem Partner besprochen werden, sozusagen als Hausaufgabe
- Klärung offener Fragen

■ Individueller Entlastungsplan (* längere Variante)

Ziele:
- Zusammenfassung der eigenen Entlastungsmöglichkeiten und -ideen
- Gestaltung eines individuellen Entlastungsplans

Durchführung:
- Jede Kursteilnehmerin schreibt sich ihren Entlastungsplan und Ideen für Entlastungsmöglichkeiten auf
- Das Blatt sollte schön gestaltet werden; z. B. mit Zeichnungen, Rahmen...
- Der „Plan" kann dann zu Hause an der Küchenpinnwand oder einer anderen zentralen Stelle aufgehängt werden

Gesunde Ernährung

Ziele:
- Förderung der Kommunikation zwischen der Gruppenmitgliedern
- Spaß
- Bewusstsein für gesundes Essen schaffen

Materialien:
- Zutaten für Obstsalat, jede Teilnehmerin sollte etwas mitbringen
- Sonstiges Fingerfood

Durchführung:
- Einteilung in 2 Gruppen
- Eine Gruppe bereitet das Essen vor:
  - Kursraum aufräumen/schön gestalten
  - Büffet anrichten

- Obst schnippeln
- Die andere Gruppe erhält Arbeitsblätter mit folgenden Aufträgen:
  - Sucht nach Rezepten Fingerfood für zeitsparende gesunde Ernährung während Wochenbett/Stillzeit. Die Ergebnisse werden auf Moderationskarten geschrieben.
  - Gibt es Besonderheiten bez. der Ernährung in der Stillzeit? Auch hier werden die Antworten auf Moderationskarten gesammelt.
- Präsentation der Ergebnisse
- Ergänzung und Klärung offener Fragen
- Gemeinsames Essen
- Beim gemeinsamen Essen können Themen wie Gelüste, Sodbrennen, Ernährung bei Gestose angesprochen werden
- Gemeinsames Aufräumen

ÜBUNG ## Selbstmassage _____

! Selbstmassagen sollten nicht zwischen Tür und Angel ablaufen. Die Frau sollte sich bewusst Zeit dafür nehmen und es sich gemütlich machen. Diese Art der Massage hat einen geringeren Entspannungseffekt als Partnermassagen, weil die Hände aktiv sind. Es sollte nur so lange massiert werden, wie es angenehm ist und bevor Arm und Hände erschöpft sind.

Übungsziele:
- Sich selbst etwas Gutes tun

Zuerst erklärt die Kursleiterin die Bedeutung von warmen Füßen für die allgemeine Körperentspannung und für die Geburt.

Anleitung:
Ausgangsposition: Die Frau sitzt evtl. mit Lagerungshilfen

Entspannende Massage:
- Zu Hause vor der Massage ein warmes Fuß- und Handbad nehmen

- Die Hände sollten vor der Fußmassage warm sein, evtl. erst Handmassage
- Mit dem linken Fuß anfangen
- Der Fuß wird zunächst ausgeschüttelt
- Massageöl oder -creme in den Händen verteilen
- Fußrücken und -sohle mit kreisenden Bewegungen einreiben, die Kreisrichtung wechseln
- Den Fuß kreisen lassen
- Die Zehzwischenräume einreiben
- Jeden einzelnen Zeh bearbeiten, einreiben und kreisen lassen
- Dann den anderen Fuß ebenso
- Warme Socken anziehen

ÜBUNG **Rückenmassage mit Noppen- oder Tennisball**

Zusätzliche Übung, s. S. 295

ÜBUNG **Fantasiereise „Auftanken" (von Frauke Lippens)**

Übungsziele:
- Entspannung

Anleitung:
Ausgangslage: Die Frauen machen es sich bequem, möglichst in Seitenlage und schließen die Augen
- Langsam zur Ruhe kommen; die Atemzüge werden tiefer und langsamer.
- Nutzen Sie Ihren Atem, um mit jedem Atemzug ein bisschen mehr zur Ruhe zu kommen.
- Verändern Sie Ihre Lage, wenn es noch nicht bequem ist, bis Sie wirklich bequem und entspannt liegen.

- Alles um Sie herum ist im Moment ganz unwichtig, Sie brauchen sich um nichts zu kümmern, Sie müssen nichts leisten.
- Und nun nehmen Sie einmal wahr, wie Sie liegen, wo Ihr Körper Kontakt zur Unterlage hat.
- An Ihren Füßen, den Beinen, dem Po, dem Rücken oder der Seite, den Armen, den Schultern, dem Kopf.
- Nehmen Sie Ihren Körper ganz genau wahr.
- Vielleicht bemerken Sie, dass Sie über etwas nachdenken. Schauen Sie sich die Gedanken kurz an...
- ... und lassen Sie sie weiterziehen wie kleine, weiße Wölkchen am blauen Himmel.
- und nun wenden Sie Ihre Aufmerksamkeit wieder Ihrem Körper zu und nehmen ihn wahr.
- Vielleicht ist Ihr Atem inzwischen ruhiger geworden? Vielleicht spüren Sie Ihren Puls, einen Rhythmus... nehmen Sie alles ganz genau wahr und lassen Sie sich Zeit dafür.
- Sie sind jetzt völlig entspannt und gleichzeitig aufmerksam und wach. Sie hören meine Stimme und Sie werden sich an alles erinnern, was Sie während dieser Fantasiereise erlebt haben.
- Und nun stellen Sie sich einen Ort vor, der für Sie mit Ruhe und Kraftschöpfen verbunden ist. Vielleicht ist es ein Ort, den Sie aus dem Urlaub kennen.
- Vielleicht ist es ein Platz aus Ihrer Kindheit.
- Vielleicht erschaffen Sie ihn aus Ihrer Fantasie.
- Stellen Sie sich diesen Ort ganz genau vor: seine Farben, seinen Geruch, seine Geräusche.
- Nehmen Sie alle Bilder oder auch Bruchstücke von Bildern an, die in Ihnen auftauchen.
- Gehen Sie noch tiefer in das Bild hinein und sehen Sie alle Einzelheiten genau an.
- Nehmen Sie alle Details Ihres Platzes der Ruhe und der Kraft in sich auf.
- Genießen Sie seine Ausstrahlung.
- Lassen Sie alles zu, was geschieht. Es ist in Ordnung so.

- Genießen Sie Ihren Ort der Ruhe und der Kraft; nehmen Sie so viel von seiner Energie auf, wie es Ihnen ermöglich ist und lassen Sie sich Zeit dabei.
- Dies ist Ihr Ort der Ruhe und der Kraft ... an dem alle Sorgen und Ängste von Ihnen abfallen, ... an dem Sie neue Lebensenergie und Zuversicht für sich und Ihr Kind aufnehmen können.
- Vielleicht verändern sich die Bilder ... Vielleicht sehen Sie sich mit anderen Menschen, die für Sie wichtig sind ...
- Sie wissen, Sie können jederzeit in Ihrer Vorstellung an diesen Ort der Ruhe und Kraft zurückkehren, um neue Energie zu tanken.
- Nun verabschieden Sie sich für heute von Ihrem Platz der Ruhe und Kraft.
- Nehmen Sie ein paar tiefe Atemzüge.
- Beginnen Sie langsam die Zehen zu bewegen; nun die ganzen Füße.
- Beginnen Sie langsam Ihre Arme und Beine zu bewegen.

- Und nun fangen Sie an, sich ganz genüsslich zu rekeln und zu recken. Lassen Sie sich Zeit, bis Sie soweit und bereit sind, langsam in die Gruppe und die Gegenwart zurückzukommen.

(aus: F. Lippens, Geburtsvorbereitung – eine Arbeitshilfe für Hebammen, Elwin Staude Verlag, 9. Aufl. 2006)

Zu Hause können die Schwangeren einen **kleinen Gegenstand von dem „Ort der Kraft und Ruhe"** (z. B. ein Mitbringsel aus dem Urlaub wie Stein, Bild oder Postkarte), der mit positiven Erinnerungen besetzt ist, in die Geburtstasche packen. Der Gegenstand soll bei der Geburt helfen, durch die positive Assoziation schneller in die Entspannung zu kommen. Ist der Gegenstand während der Geburt präsent, verleiht er dem Geburtsraum außerdem eine persönlichere Atmosphäre.

9.6 Kurseinheit 5: Wehenatmung und Umgang mit Schmerz

Tab. 9-**7** Kurseinheit Wehenatmung und Umgang mit Schmerz

Zeit	Dauer	Lernziele	Inhalt	Methode	Medien
	5 Min.	Begrüßung TN lernen den Ablauf des heutigen Abends kennen	Ablauf des Abends erklären	Vortrag mit Zwischenfragen	Vorbereitetes Flipchart
5	12 Min.	Dehnung, Wahrnehmung des Atemrhythmus	Dehnungsübungen	Paararbeit	Lagerungshilfen, Kissen
17	35 Min.	Kinder werden als eigenständige Persönlichkeiten wahrgenommen	• Kind vorstellen • Bauchmassage • Leopoldsche Handgriffe • Wünsche für das Kind	Paararbeit	Blätter, Stifte, Kinderschminke, Puder, Massageöl, Bastelkästchen, DIN A6-Blätter
52	5 Min.	Pause			
57	5 Min.	Verfestigung der bereits erlernten Wehenatmung	Wiederholung Wehenatmung	Angeleitete Körperübung	

Tab. 9-7 Fortsetzung

Zeit	Dauer	Lernziele	Inhalt	Methode	Medien
62	15 Min.	• Info über Übergangsphase • Erlernen der Atmung ÜP	• Übergangsphase • Kerzenatmung • Wehensimulationsübung	Vortrag, Zuruffrage, angeleitete Körperübung	Wehenplakat EP, vorbereitete Moderationskarten
77	20 Min.	Sinn und Umgang mit Geburtsschmerz vermitteln	• Physiologie des Geburtsschmerz • Erfahrungen der Teilnehmer im Umgang mit Schmerz	Murmelgruppengespräch	Moderationskarten, Stifte, Flipchart, Pinnwand, „Momo" von Michael Ende
97	10 Min.	Die Paare erlernen Massagemöglichkeiten als Entspannungshilfe und Schmerzlinderung unter der Geburt	Massage während der Geburt	Angeleitete Körperübung	Massageöl, Tennisbälle, Noppenbälle, Handzettel Massagen
107	15 Min.	Zwischenbilanz: Erwartungen an den Kurs	Reflektion	Gruppenarbeit	Plakat mit Kursübersicht aus erster Stunde, Plakat mit Zielen/Erwartungen an den Kurs, Pinnwand, Flipchart, Moderationskarten
122	15 Min.	Erlernen einer Entspannungstechnik	Entspannungsübung	Angeleitete Entspannungsübung	Musik
137	3 Min.	Vorschau auf die nächste Stunde Verabschiedung		Vortrag	Flipchart

Lernziele:
• Das Kind als Individuum wahrnehmen
• Wiederholung und Vertiefung der Wehenatmung
• Umgang mit Schmerz
• Massagen während der Geburt erlernen
• Kriterien einer Still-/Babyfreundlichen Klinik (falls Kreißsaalführung möglich ist)

Das **Symbol des Abends** ist ein schön gestaltetes Kästchen (Wünsche für das Kind)

Körperarbeit-Partnerübungen

Übungsziele:
• Dehnung der Beinmuskulatur, des Beckenbodens und der Mutterbänder
• Wahrnehmung des Atemrhythmus

ÜBUNG ## Paarübung 1

Anleitung:
Ausgangsposition: Die Schwangere liegt gut gelagert in Seitenlage, die Beine sind leicht angewinkelt. Das obere Bein wird vom Partner in Hüfthöhe der Frau gehalten, dabei stützt der Mann mit einer Hand das Knie der Frau und mit der anderen Hand das Fußgelenk.
- Der Mann achtet auf die Atmung seiner Frau:
  - Bei der Einatmung bringt er das Bein in eine sanfte Streckung.
  - Bei der Ausatmung beugt er das Knie der Frau und zieht es leicht über den schwangeren Bauch in Richtung Schulter.
- Dauer der Übung; 2–5 Min.

ÜBUNG ## Paarübung 2

Anleitung:
Ausgangsposition: Die Frau sitzt mit dem Rücken an der Wand, ihre Fußsohlen liegen aneinander. Der Partner hockt vor der Frau und legt seine Handinnenflächen an die Außenseiten ihrer Knie.
- Bei der Einatmung der Frau hebt der Mann die Knie an.
- Bei der Ausatmung der Frau lässt sie ihre Knie locker fallen und überlässt sie dem Partner; am Ende der Ausatmung dehnt der Mann die Oberschenkelinnenseiten der Frau, indem er seine Handinnenflächen auf die Innenseiten der Knie legt und vorsichtig nach untern drückt.
- Die Dehnung darf für die Frau nicht schmerzhaft sein
- Dauer: 3 Min.

ÜBUNG ## Paarübung 3

Anleitung:
Ausgangsposition: Der Mann steht in Schrittstellung, die Partner umfassen sich gegenseitig an den Unterarmen.
- Die Frau nimmt langsam eine Hockstellung ein, die Knie sollen leicht gespreizt sein, der ganze Fuß ist auf dem Boden.
- Die Frau versucht, ihre Beckenbodenmuskulatur zu entspannen
- Dauer: 2 Min.

ÜBUNG ## Das Kind vorstellen

Übungsziele:
- Das ungeborene Kind als eigenständige Persönlichkeit wahrnehmen

Materialien:
- Blätter
- Buntstifte
- Vorbereitete Flipchart

Anleitung:
- Blätter und Stifte verteilen
- Jedes Paar entwirft gemeinsam einen Steckbrief seines Kindes; Anregungen zur Gestaltung und Inhalte sind auf dem vorbereiteten Flipchart.

Unser Kind:
- Geschlecht
- Name, Spitzname
- Gewohnheiten
- Vorliebe
- Abneigungen
- Schluckauf?
- Lage
- Erste Kindbewegungen
- Träume, Vorstellungen über das Aussehen
- Highlights

- Wann und wie hat sich die Schwangerschaft bemerkbar gemacht?
- Etc.

10 Minuten Zeit lassen

Jedes Paar stellt reihum sein Kind vor. Dabei bleibt es den Paaren selbst überlassen, was sie der Gruppe erzählen, da auch sehr persönliche Dinge dabei sein können.

Das Kind im Bauch ertasten

Übungsziele:
- Bessere Wahrnehmung des Kindes
- Erlernen der Bauchmassage

Materialien:
- Kinderschminkstifte
- Massageöl/Puder

ÜBUNG Bauchmassage _____

Die Kursleiterin stellt zunächst die Vorteile, Wirkung und Indikationen der Bauchmassage vor.

Die Frauen setzen sich bequem an die Wand. Den Paaren bleibt es selbst überlassen, ob sie den Bauch der Frau mit Öl, Puder oder als „Trockenübung" (mit verdecktem Bauch) massieren.

Anleitung:
- Halbmonde beschreiben: im Uhrzeigersinn zunächst auf einer Seite, dann auf der anderen Bauchhälfte massieren.
- Halbkreise beschreiben: unterhalb des Bauchnabels (im Uhrzeigersinn, also von der linken zur rechten Beckenschaufel) massieren.

- Sonnenstrahlen beschreiben: Die Massagebewegungen gehen vom Nabel aus in alle Richtungen nach außen.

Die Männer werden angeleitet, eher oberflächlich in kreisförmigen Bewegungen um den Bauchnabel herum (Uhrzeigersinn) zu massieren. Unter der Geburt kann diese Massage mit mehr Druck ausgeübt werden, dann wirkt sie wehenstimulierend.

Die Paare sollen sich danach über die Massage austauschen: Was war angenehm? Was war unangenehm?

! Vorsicht bei Frauen mit vorzeitigen Wehen!

ÜBUNG Leopoldsche Handgriffe ____

Anleitung:
- Die Kursleiterin zeigt an einer Schwangeren (Achtung der Intimsphäre wichtig, evtl. nicht am nackten Bauch, sondern mit eng anliegendem T-Shirt) die Leopoldschen Handgriffe 1–3.
- Die Paare werden aufgefordert, selbst die Lage ihres Kindes zu ertasten.
- Die Kursleiterin gibt Hilfestellung, falls nötig.
- Evtl. mit Kinderschminkstiften die Lage des Kindes auf den Bauch zeichnen.

PRAXISTIPPS

Kursleiterinnen, die Erfahrung mit Haptonomie haben, können an dieser Stelle Übungen aus diesem Bereich anleiten.

ÜBUNG ## Wünsche für das Kind _____

Übungsziel:
- Austausch mit dem Partner über die Wünsche für das Kind

Materialien:
- DIN-A6-Blatt aus schönem Papier
- Bunt- und Filzstifte
- Kleine Kiste zum Zusammenfalten und selbst gestalten (gibt es im Bastelgeschäft oder -versand).

Anleitung:
- Jedes Paar tauscht sich über seine Wünsche für das Kind aus und schreibt jeden Wunsch auf einen kleinen Zettel.
- Zeit lassen
- Das Paar baut das Kästchen zusammen und bemalt es.
- Die Zettel kommen in das Kästchen.
- Die Kursleiterin erklärt das Symbol der Abends bzw. den Sinn des Kästchen.
  – Es kann jederzeit ergänzt (z. B. Erziehungswerte, Sehenswürdigkeiten, die man zusammen mit dem Kind besuchen will) oder überarbeitet werden
- Klärung offener Fragen

ÜBUNG ## Wehenatmung _____

Übungsziele:
- Verfestigung der bereits erlernten Wehenatmung durch Wiederholung
- Die Männer lernen die Wehenatmung kennen

Die Kursleiterin wiederholt kurz die Grundzüge der Wehenatmung (Bei der Einatmung zum Kind „riechen", s. S. 298).

Anleitung:
- **Ausgangsposition**: Das Paar sitzt hintereinander. Die Männer sitzen an der Wand, der Mann legt seine Hände auf den Bauch der Frau, sodass sich die Fingerkuppen berühren.
- Die Kursleiterin kommentiert die Wehe („jetzt beginnt langsam eine Wehe ..."), dementsprechend beginnen die TeilnehmerInnen mit der Wehenatmung in ihrem eigenen Atemrhythmus.

Die Kursleiterin kommentiert die Wehenpause und sammelt von den KursteilnehmerInnen Vorschläge, wie die Zeit zwischen den Wehen genutzt werden kann (z. B. andere Position, Essen/Trinken, Gespräche, Entspannung/Ruhe).
- Noch eine Wehe veratmen

Übergangsphase

Materialien:
- Eröffnungswehenplakat aus 1. Kursstunde mit Ergänzungen aus der 2. Stunde
- Vorbereitete Moderationskarten

Die Kursleiterin definiert und erklärt die Übergangsphase und stellt die Zuruffrage an die TeilnehmerInnen: Was könnte in dieser Phase helfen?

Mögliche Hilfen in der ÜP sind:
- Alle Maßnahmen, die in der EP helfen
- Knie-Ellenbogen-Position u.ä.
- Pressdrang veratmen
- Tönen
- Die Partnerin loben, ermutigen
- Kerzenatmung, Vokalatmung

Danach werden die offenen Fragen geklärt.

ÜBUNG **Kerzenatmung** ────────

Übungsziele:
- Erlernen des Atemmusters für kräftige Wehen in der Übergangsphase
- Wehensimulation: Atmung während körperlicher Belastung erfahren

Anleitung:
Übung 1:
Die Kursleiterin erklärt die Kerzenatmung: Bei
der Ausatmung sollen die Frauen sich vorstel-
len, ca. 15 Kerzen auszupusten oder -hauchen.
- Das Paar nimmt eine bekannte Position zur
  Veratmung der Wehen ein.
- Die Kursleiterin leitet zwei Wehen an, am
  Höhepunkt der Wehen sollen die Frauen die
  Kerzenatmung durchführen.
- Austausch über die Erfahrungen, Klärung of-
  fener Fragen.

Übung 2:
Ausgangsposition: Das Paar steht Rücken an
Rücken und beide nehmen den Reiterstand ein

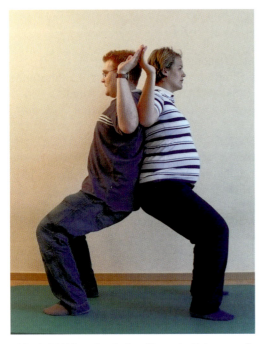

Abb. 9-**4** Wehensimulationsübung im Reiterstand

und beugen die Knie. Die Arme werden in U-
Form nach oben gestreckt, die Handrücken der
Partner berühren sich (Abb. 9-**4**).
- Die Paare versuchen in dieser Position 2 Min.
  zu bleiben und dabei ruhig ein- und auszu-
  atmen.
- „Wehenpause" einlegen
- Austausch über die Erfahrungen
- Wiederholung der Übung
- Klärung offener Fragen

────────────────────────

Umgang mit Schmerz

Material:
- Buch „Momo" von Michael Ende
- Vorbereitete Flipchart
- Pinnwand
- Moderationskarten
- Stifte

▪ Bisheriger Umgang mit Schmerz

Durchführung:
- Moderationskarten und Stifte verteilen
- Flipchart mit den Fragen
  - „Was war das schmerzhafteste Ereignis in
    Ihrem Leben?"
  - „Was hat geholfen?"
- Jeder soll sich spontan überlegen, welches
  Ereignis das war und was damals geholfen
  hat bzw. wie er damit umgegangen ist. Jedes
  hilfreiche Mittel wird auf eine Moderations-
  karte geschrieben.
- 5 Min. Zeit lassen
- Die Kursleiterin heftet folgende Rubriken
  auf die Pinnwand: Kopf, Körper, Zuwendung,
  Schmerzmittel.
- Dann erläutert die Kursleiterin die Pinnwand:
  Jeder hat sehr unterschiedliche Erfahrungen
  im Umgang mit Schmerz. Es gibt verschiede-
  ne Ebenen, Schmerz zu verarbeiten.
  - **Kopf**: die Einstellung zum Schmerz, z. B.
    „Der Geruch beim Zahnarzt versetzt mich
    schon in Panik!"

- **Körper**: z. B. Schonhaltung
- **Zuwendung durch Partner/Freunde, Therapeuten**: z. B. Massage, Zuspruch
- **Schmerzmittel**: Medikamente und/oder andere Methoden
- Die KursteilnehmerInnen ordnen nun die Moderationskarten mit ihren Strategien den 4 Rubriken zu und pinnen sie an.
- Gemeinsames Besprechen der Ergebnisse.

■ Thema Geburtsschmerz

- Die Gruppe wird in 2 Kleingruppen aufgeteilt.
- Jede Gruppe soll zu jeder Rubrik Hilfen für den Umgang mit dem Wehenschmerz finden.
- Jedes Mittel wird auf eine Moderationskarte geschrieben.
- Zeit lassen
- Die Kursleiterin entfernt die Moderationskarten zum allgemeinen Umgang mit Schmerz oder die folgenden Ergebnisse zum Wehenschmerz sollen mit deutlichem Absatz ergänzt werden.
- Jede Gruppensprecherin präsentiert die Ergebnisse und pinnt die Moderationskarten in die entsprechende Rubrik
- Die Kursleiterin ergänzt die Rubriken, falls nötig, und erläutert sie (Beispiel s. unten).
- Die TeilnehmerInnen haben Zeit, die Pinnwand auf sich wirken zu lassen.
- Klärung offener Fragen, davon gibt es meist viele (z. B. wie funktioniert die PDA?).
- Als Ausstieg ist der Auszug „Beppo der Straßenfeger" aus Momo (Seite 36/37) von Michael Ende geeignet.
- An die Auseinandersetzung mit dem Schmerz schließt sich eine Massage als eine Möglichkeit der Schmerzlinderung während der Geburt an.

Hilfreiche Maßnahmen zur Linderung des Wehenschmerzes

Kopf

- **Sinn verstehen**: Trennung/Abschied/Übergänge im Leben sind oft mit Schmerz verbunden (z. B. Pubertät, Tod von Eltern/Freunden; Geburtsschmerz: Abschied vom Mädchensein)
- **Als normal akzeptieren**: Frau „funktioniert" richtig, am Ende der Schwangerschaft folgt Geburt, Muskeln tun ihre vorgesehene Arbeit
- **Zeitlich begrenzt**: Geburt insgesamt ist kein Dauerzustand, jede Wehe ist zeitlich begrenzt, Wehenpausen
- **Sich auf etwas Angenehmes konzentrieren**: sich an entspannende Orte erinnern
- **Geburtsort angenehm gestalten**: Düfte, Musik

Körper

- **Bedürfnisse erkennen und sich darauf einlassen**: eine angenehme Position finden in den unterschiedlichen Geburtsphasen
- **Dem Schmerz. Ausdruck verleihen/mitteilen**: tönen, seufzen, stöhnen, dem Partner die Hand drücken
- **Mit dem Schmerz gehen**: Bewegung, Becken kreisen
- **Sich gehen lassen**: nicht intellektuell wirken wollen, keine Rolle spielen, Erbrechen zulassen

Partner:

- **Stütze sein**: Gebärende hängt sich an den Partner, Motivator
- **Massage** zur Schmerzlinderung, Atemunterstützung
- **Versorgung**: Erfrischung, Wärme, Getränke...
- **Zuwendung**, nicht zutexten

▶

Massagen während der Geburt

Massagen während der Geburt können für die Gebärende eine gute Möglichkeit sein, Verspannungen zu lösen und somit Schmerzen zu lindern. Wann (während oder nach der Wehe), wo und wie (Ausstreichen der Oberfläche, tiefergehendes Ausstreichen, tiefergehender Druck oder Kneten; schnell oder langsam) massiert wird, hängt von den Bedürfnissen der Frau ab.

Massageöl oder Puder können je nach Wunsch der Frau eine sinnvolle Ergänzung für die Massage sein.

Schulter- und Rückenmassage

- Streichende Bewegungen vom Nacken zum Steißbein.
- Kneten der Schultern, besonders verspannte Stellen.
- Massage seitlich entlang der Wirbelsäule durch kleine kreisend Bewegungen.

Massage im Bereich des Beckens

- Druckpunktmassage der seitlichen Begrenzungen der drachenförmigen Michaelis-Raute.
- Kreisförmige, kräftige Massage über dem Kreuzbein.
- Ausstreichende Massage mit beiden Händen von der Mitte der Lendenwirbelsäule über die Hüfte bis zur Außenseite der Oberschenkel.

Bauchmassage

- Um den Bauchnabel herum im Uhrzeigersinn sanfte, kreisende Massagebewegung mit der flachen Hand.
- Wie oben, nur einen Halbkreis unterhalb des Nabels.
- Beidseits von den Hüften über den Unterbauch bis zum Schambogen streichen, evtl. noch weiter über die Oberschenkelinnenseite bis zu den Knien.

Fußmassage

- Einen Fuß nach dem anderen massieren.
- Die Fußsohlen mit kleinen, kreisenden Bewegungen massieren.
- Jeden einzelnen Zeh durchbewegen und mit kleinen, kreisenden Bewegungen massieren.
- Der Fußrücken wird durch eine ausstreichende Technik von den Mittelfußknochen zu den Zehen hin massiert.

! Die Frau sollte ihrem Partner Rückmeldung geben über bevorzugte Massagen sowie deren Stärke und Tempo. Denn nur so kann der entspannende und schmerzlindernde Effekt von Massagen optimal ausgenutzt werden.

Schmerzmittel

- Entspannungsbad, evtl. mit Aromaölen
- Homöopathie
- Akupunktur
- Suppositorien
- Infusion mit Spasmolytika oder Opiaten
- PDA, Vollnarkose

Massage während der Geburt

Ziel:

Die Paare erlernen Massagemöglichkeiten als Entspannungshilfe und zur Schmerzlinderung während der Geburt

Die Kursleiterin wiederholt zunächst die Grundzüge der Massage und fasst die bisher erlernten Massagen und deren Bedeutung für die Geburtsarbeit zusammen:

- Rückenmassage
- Massage mit Hilfsmitteln
- Bauchmassage
- Fußmassage

ÜBUNG ## Massage der Michaelis-Raute ⎯⎯⎯⎯⎯

Ausgangsposition: Jede Frau sitzt vor ihrem Mann auf einem Hocker oder Kissen mit dem Rücken zu ihm

- Die Kursleiterin erklärt die Lage der Raute, die Männer suchen diese bei ihrer Frau auf
- Die Männer sollten im Kurs nur mit mäßig und mit wenig Druck massieren, jeweils 1 Min. mit oder ohne Massageöl. Austausch mit der Partnerin über die Wirkung und Verbesserungsmöglichkeiten nach jeder Massage
- Die Männer streichen druckvoll mit den Handballen von der Mitte der Raute zur Hüfte aus
- Ihre Daumen massieren um die seitlichen Grübchen

- Der Handballen beschreibt eine Acht auf der Raute
- Die flache Hand oder Faust massiert die Raute mit einer kreisenden Bewegung
- Austausch über die Erfahrungen und Klärung offener Fragen
- Paare bekommen Handzettel mit sämtlichen Massagemöglichkeiten während der Geburt ausgehändigt (s. S. 334).

PRAXISTIPPS

Die Massage kann nun mit einem Tennis- oder Noppenball wiederholt werden.

Zwischenbilanz

Der Zeitpunkt für diese Reflektion ist zwar eher spät (Ende der 5. Lerneinheit), er sollte aber auf jeden Fall mit den männlichen Teilnehmern stattfinden.

Materialien:

- Plakat mit Kursübersicht aus der 1. Stunde
- Plakat mit Zielen/Erwartungen an den Kurs
- Pinnwand
- Flipchart
- Moderationskarten

Durchführung:

- Plakate an der Pinnwand aufhängen
- Arbeitsblatt für jede(n) Teilnehmer(in):
  - Welche Erwartungen sind schon erfüllt?
  - Welche sind hinfällig geworden?
- Alle klären diese Fragen zunächst für sich allein
- Zeit lassen
- Austausch in großer Runde
- 2–3 Kleingruppen bilden
- Flipchart mit der Frage „Was erhoffe ich mir noch von diesem Kurs?"

- Kleingruppen bearbeiten diese Frage, die Gruppenschreiberin notiert die Ergebnisse auf Moderationskarten.
- Die Ergebnisse werden an der Pinnwand präsentiert
- Kursleiterin und TeilnehmerInnen klären, inwieweit die Erwartungen zeitlich und inhaltlich realistisch sind.

ÜBUNG ### Aktive Entspannung (von Frauke Lippens) _____

Übungsziel:
- Erlernen einer Entspannungstechnik

Anleitung:
Ausgangsposition: Rückenlage, evtl. Kissen unter dem Kopf und/oder unter den Knien. Die Arme liegen an der Seite. Falls die Rückenlage für die Frauen unangenehm ist, können sie eine Seitenlage ausprobieren. Anstelle des Anhebens der Körperteile sollen die Frauen Arm, Bein ... nun in Seitenlage anspannen.
- Die Augen schließen.
- Nehmen Sie Ihren Atem wahr und lassen Sie ihn langsam und ruhiger werden.
- Nehmen Sie bei der nächsten Einatmung einen Arm **wenige** Zentimeter hoch und lassen Sie ihn bei der Ausatmung wieder fallen.
- Weiter im eigenen Atemrhythmus: Einatmend den Arm ein kleines Stückchen anheben, ausatmend fallen lassen.
- Den Arm ruhen lassen.
- Die Aufmerksamkeit nun zum anderen Arm lenken. Nehmen Sie bei der nächsten Einatmung den Arm wenige Zentimeter hoch und lassen Sie ihn bei der Ausatmung wieder fallen.
- Weiter im eigenen Atemrhythmus: Einatmend den Arm ein kleines Stückchen anheben, ausatmend fallen lassen.
- Den Arm ruhen lassen.
- Nun lenken Sie Ihre Aufmerksamkeit in die Beine. Entscheiden Sie, mit welchem Bein Sie beginnen möchten.

- Wieder einatmend ein kleines Stück anheben, ausatmend fallen lassen.
- Im eigenen Atemrhythmus weiter...
- Nun das Bein ruhen lassen und zum anderen wechseln.
- Einatmend ein wenig anheben, ausatmend fallen lassen.
- Das Bein ruhen lassen.
- Wechseln Sie mit Ihrer Aufmerksamkeit zum Kopf.
- Einatmend das Kinn Richtung Brust bewegen, ausatmend den Kopf schwerer ins Kissen sinken lassen (Nicht den Kopf anheben und dann fallen lassen!).
- Weiter im eigenen Atemrhythmus.
- Nun den Kopf ruhen lassen.
- ... und nun die ganze Übung noch einmal in der Vorstellung, das heißt, das Anheben und Fallen lassen nur in der Vorstellung durchspielen, die Körperteile bleiben ruhig liegen. Die Augen bleiben weiterhin geschlossen.
- Lenken Sie Ihre Aufmerksamkeit wieder in einen Arm... Und nun stellen Sie sich vor, Sie würden mit dem Einatem den Arm anheben... und mit dem Ausatem ihn fallen lassen, ohne dies aktiv zu tun.
- Und so mit jedem Ein- und Ausatem weiter.
- Nun lassen Sie den Arm auch in der Vorstellung ruhen.
- Lenken Sie Ihre Aufmerksamkeit jetzt in den anderen Arm.
- Und nun stellen Sie sich vor, Sie würden bei jedem Einatem diesen Arm anheben und bei jedem Ausatem fallen lassen.
- Jetzt lassen Sie wieder den Arm auch in Ihrer Vorstellung ruhen.
- Gehen Sie in Ihrer Vorstellung nun runter zu den Beinen.
- Und stellen Sie sich wieder vor, wie Sie mit jedem Einatem ein Bein ein wenig anheben und es mit jedem Ausatem wieder fallen lassen.
- Und mit jedem Atemzug wieder...
- Nun lassen Sie das Bein in der Vorstellung ruhen.
- Wechseln Sie hinüber zum anderen Bein.

- Stellen Sie sich wieder vor, dass Sie mit jedem Einatem das Bein anheben und es mit jedem Ausatem fallen lassen.
- Lassen Sie auch dieses Bein ruhen.
- Nun lenken Sie die Aufmerksamkeit noch einmal in den Kopf.
- Und nun stellen Sie sich vor, dass Sie mit dem Einatem das Kinn Richtung Brust bewegen und mit dem Ausatem den Kopf wieder schwer ins Kissen sinken lassen.
- Und mit jedem Atemzug so weiter.
- Wenn Ihr Kopf in Ihrer Vorstellung das nächste Mal wieder schwer auf dem Kissen liegt, beenden Sie jegliche Vorstellung...
- Und genießen Sie einfach das Nichtstun, die Ruhe.
- Abschließend tief durchatmen, die Hände und Füße bewegen, den ganzen Körper bewegen, strecken, räkeln, gähnen. Langsam über die Seite aufrichten.

(aus: F. Lippens, Geburtsvorbereitung – eine Arbeitshilfe für Hebammen, Elwin Staude Verlag, 9. Aufl. 2006)

9.7   Kreißsaalführung

Wann die Kreißsaalführung stattfindet, hängt von der Belegung der Räumlichkeiten ab. Eine Absprache mit den diensthabenden Kolleginnen ist erforderlich. Günstig wäre die Besichtigung nach der 5 oder 6. Lerneinheit, denn dann wurden Themen wie Gebärpositionen im Kurs bereits besprochen und die Paare wissen, was mit dem Seil und Hocker anzufangen. Evtl. kann dabei auch ein Teil der praktischen Übungen (z. B. Wehenzirkel) „vor Ort" wiederholt werden.

Räumlichkeiten

Die Räumlichkeiten werden in Form eines Rundganges durch die Klinik vorgestellt:
- Kreißsäle
- Wehenzimmer
- Bondingzimmer
- Aufnahmezimmer
- Bad

- OP
- Wochenstation
- Säuglingszimmer
- Schwangerenambulanz
- Anmeldung/Verwaltung

Organisation
- Wie viele Hebammen pro Schicht? Beleghebammen?
- Arzt im Haus? Anästhesie? Kinderarzt?
- Ablauf/Voraussetzungen für eine ambulante Geburt
- Wie lange bleiben Frau und Kind in der Geburtsklinik?
- Besuchszeiten

Kreißsaal besichtigen:
- Kreißbett/Hocker/Geräte erklären
- Das Paar animieren, verschieden Positionen auf/am Seil, Hocker, Ball ... auszuprobieren

Still-/Babyfreundliche Klinik
- Was bedeutet still-/babyfreundlich?
- Empfehlungen der WHO-Initiative „Babyfreundliches Krankenhaus" erläutern und deren Umsetzung an diesem Haus erklären
- Wie sieht die Stillförderung des Hauses aus (Bonding, Rooming-in, Beding-in, Familienzimmer, Stillstandards ...)?

Wassergeburt
- Wirkung von Wasser unter der Geburt
- Voraussetzungen für eine Wassergeburt, Besonderheiten der Wassergeburt
- Vorbereitung auf die Wassergeburt in der Schwangerschaft

! Wenn möglich, sollte die Besichtigung zusammen mit der diensthabender Hebamme gestaltet werden.

9.8   Kurseinheit 6: Bonding und Stillen

Tab. 9-8 Kurseinheit Bonding und Stillen

Zeit	Dauer	Lernziele	Inhalt	Methode	Medien
	5 Min.	• Begrüßung • TN lernen den Ablauf des heutigen Abends kennen	Ablauf des Abends erklären	Vortrag mit Zwischenfragen	Vorbereitetes Flipchart
5	5 Min.	Wiederholung und Verfestigung der Wehenatmung	Wiederholung Wehenatmung	Angeleitete Körperübung	
10	5 Min.	Information über die Austreibungsphase	Was passiert in AP? Was ist zu tun in AP?	Vortrag mit Rückfragen, Zuruffrage	Vorbereitetes Plakat AP aus 1. Kursstunde, vorbereitete Moderationskarten, Moderationskarten, Stifte
15	15 Min.	Die Paare kennen verschiedene Gebärpositionen	Schieben vesus Pressen Wehenzirkel AP	Vortrag mit Rückfragen, Paarübung	Bilder mit Gebärpositionen, auch Negativbeispiele (z. B. Maikäferposition), Gebärhocker, Lagerungskissen, evtl. Seil, das von der Decke hängt, Hilfsmittel für Massage (Tennisball, Noppenball ...)
30	5 Min.	Information über Nachgeburtsphase	Was passiert in NP?	Vortrag mit Rückfragen	Vorbereitetes Plakat NP aus 1. Kursstunde, vorbereitete Moderationskarten
35	10 Min.	• Die Paare für die Fähigkeiten des Neugeborenen sensibilisieren • Bedeutung und Umsetzung von Bonding kennen	• Mit welchen Fähigkeiten kommt das Kind auf die Welt? • Bedürfnisse des Neugeborenen achten	Ausstellung, Vortrag, Zuruffrage	Vorbereitete Plakate, Bilder, Fotos von wachen Neugeborenen, Post-its, Stifte, vorbereitetes Flipchart
45	15 Min.	Eltern mit Urvertrauen vertraut machen	Was ist Urvertrauen? Wie wird Urvertrauen gefördert?	Praktische Demonstration, Zuruffrage, Gruppenarbeit	Großes hohes Glasgefäß, große Steine, kleine Steine (Kieselsteine), Sand, Moderationskarten, Stifte

Tab. 9-**8** Fortsetzung

Zeit	Dauer	Lernziele	Inhalt	Methode	Medien
60	5 Min.	TN wissen, wie sie diese Phase gut mitgestalten können	Zusammenfassung NP Was ist zu tun in NP?	Vortrag mit Rückfragen	NP-Plakat, vorbereitete Moderationskarten, Reinhard Mey: „Die erste Stunde" oder „Menschenjunges", CD-Player
65	5 Min.	Pause			
70	15 Min.	• TN kennen Bedeutung und Sinn von Ritualen • TN machen sich ihre eigenen Rituale bewusst • Bedeutung von Ritualen für Kinder und neue Lebensabschnitt	Definition von Ritualen Was sind die persönlichen Rituale der Teilnehmer Welche Rituale sind uns als Paar und für unser Kind wichtig	Murmelgruppengespräch	Flipchart, Moderationskarten, Stifte, Buch „Der kleine Prinz"
85	45 Min.	• TN kennen die Grundzüge der Physiologie des Stilles	• Bedeutung des Stillens, • Prinzip von Angebot und Nachfrage, • Hungerzeichen beim Kind, • Vordermilch/Hintermilch, • Stillpositionen, • Korrektes Anlegen, • Richtiges Saugverhalten, • Alternative Fütterungsmethoden, • Stillen nach Bedarf, • Dauer einer Stillmahlzeit, • Beikost ab wann?	Gruppenarbeit, Vortrag	
130	10 Min.	Erlernen einer Entspannungstechnik	Berührungsentspannung	Praktische Anleitung	Musik
140	3 Min.	Vorschau auf die nächste Stunde Verabschiedung		Vortrag	Flipchart

Lernziele:

- Information über Austreibungs- und Nachgeburtsphase
- Information über Bonding und Urvertrauen
- Grundzüge der Physiologie des Stillens sowie das korrekte Anlegen des Kindes vermitteln
- Einführung in die Berührungsentspannung

Wehenatmung/Wehensimulation

ÜBUNG Wehenatmung/ Wehensimulation

Übungsziele:
- Wiederholung und Verfestigung der Wehenatmung

Anleitung:
Ausgangsposition: Das Paar steht sich soweit gegenüber, dass es sich gerade noch mit angewinkelten Armen die Hände geben kann. Die Füße stehen schulterbreit. Beide gehen dann gemeinsam in die halbe Hocke, die Knie zeigen

nach außen. Zwischen Ober- und Unterschenkel sollte ein 90°-Winkel sein (Abb. 9-**5**).

- Das Paar verharrt 1 Wehenlänge (1,5 Min.) in der Hocke und übt die Wehenatmung.
- Wehenpause, Ausgangsposition auflösen
- „Nächste Wehe" beatmen, Ausgangsposition einnehmen
- Austausch über die Übung

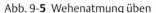

Austreibungsphase

Materialien:
- Wehenplakat AP aus der 1. Kursstunde
- Vorbereitete Moderationskarten
- Moderationskarten
- Stifte

Durchführung:
- Mithilfe des Becken-Baby-Modells und des Geburts-Atlas wird wiederholt, was Austreibungswehen/ Presswehen sind.
- Ergänzung und Erläuterung des Plakates mit vorbereiteten Moderationskarten (Rubrik: was passiert?)
  - Muttermund ist ganz geöffnet
  - Das Kind rutscht durch das Becken
  - Pressdrang

Abb. 9-**5** Wehenatmung üben

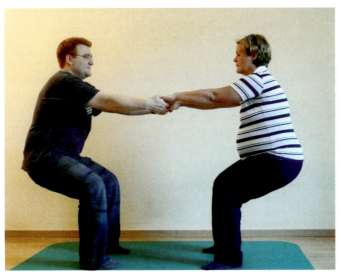

- **Zuruffrage**: „Sammeln Sie Möglichkeiten, wie die Gebärende unterstützt werden kann und was ihr gut tun könnte"
- Die Antworten werden auf Moderationskarten geschrieben und das Plakat damit ergänzt
- Evtl. ergänzen:
  - motivieren
  - auf Beckenboden achten
  - Kraft sammeln in den Wehenpausen
  - gute Position finden
  - Kerzenatmung/Tönen
  - Stützen, Halten
  - Frau oder Mann fühlen Baby in der Scheide
  - Haarfarbe erahnen
  - Spiegel

ÜBUNG **Wehenzirkel AP** _____

Übungsziele:
- Verschiedene Gebärhaltungen für die Austreibungsphase kennenlernen

Materialien:
- Bilder mit Gebärpositionen, auch Negativbeispiele (z. B. Maikäferposition)
- Gebärhocker
- Lagerungskissen
- Evtl. Seil, das von der Decke hängt
- Hilfsmittel für Massage (Tennisball, Noppenball ...)

Durchführung:
- Die Kursleiterin erklärt zuerst den Unterschied zwischen Powerpressen und Schieben bei Presswehen
- Wiederholung der Kerzenatmung/Tönen
- Die Kursleiterin baut einen **Wehenzirkel** auf:

Die Stationen entsprechen der Anzahl der Paare
  - An jeder Station ein Bild, Beschreibung und Utensilien (z. B. Gebärhocker, Seil, Pezziball, Massagehilfen) für die Gebärposition

- Die Paare probieren reihum jede Station aus, Dauer je Station ca. 2 Min.
- Die Frauen sollen an den jeweiligen Stationen eine Wehe veratmen und „mitschieben"
- An der Station „Maikäfer auf dem Rücken" sollte Powerpressing gemacht werden.
- Die Hebamme geht umher und gibt Hilfestellung falls nötig.
- Austausch über die Erfahrungen
- Klärung offener Fragen

Nachgeburtsphase

Mithilfe des Wehenplakats NP aus der 1. Kurseinheit wiederholt die Kursleiterin, was Nachgeburtswehen sind.
- Ergänzung des Plakates mit vorbereiteten Moderationskarten (Rubrik: was passiert?)
  - Erstversorgung des Kindes kurz erläutern (Abtrocknen, Abnabeln, APGAR, evtl. Absaugen) und auf Handzettel verweisen
  - Nachgeburt wird geboren
  - Erschöpfung, zittern
  - Versorgung von Dammschnitt oder -riss
  - Vorsorgeuntersuchung U1
- Klärung offener Fragen

ÜBUNG **Ausstellung: Die Sinne des Neugeborenen** _____

Übungsziele:
- Die Paare sollen für die Fähigkeiten des Neugeborenen sensibilisiert werden

Materialien:
- Vorbereitete Plakate über die Sinne des Neugeborenen (Abb. 9-**6** bis 9-**10**)
- Zeitungsartikel über die erste Zeit nach der Geburt
- Fotos von Neugeborenen in der ersten Zeit nach der Geburt
- Stifte, Post-its

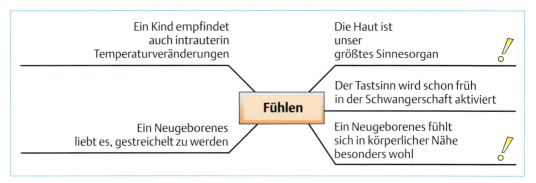

Abb. 9-**6** Die Sinne des Neugeborenen: Fühlen

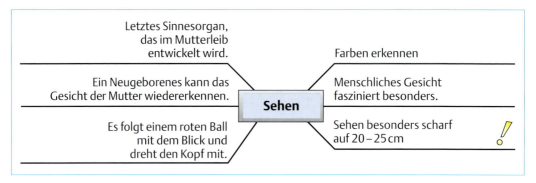

Abb. 9-**7** Die Sinne des Neugeborenen: Sehen

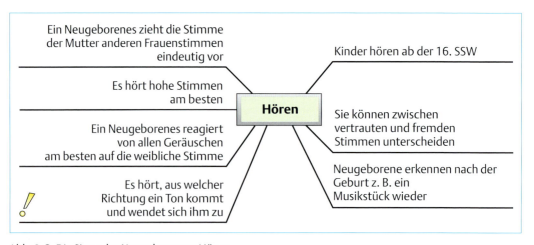

Abb. 9-**8** Die Sinne des Neugeborenen: Hören

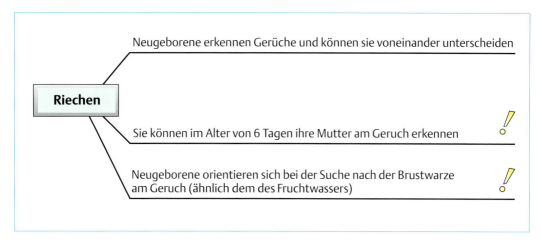

Abb. 9-**9** Die Sinne des Neugeborenen: Riechen

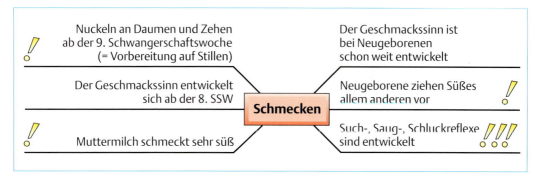

Abb. 9-**10** Die Sinne des Neugeborenen: Schmecken

Durchführung:

- Die Kursleiterin hängt Plakate, Artikel und Fotos auf und lädt die TeilnehmerInnen zu der Ausstellung ein. Ausrufezeichen auf den Plakaten sollen hervorheben, wie wichtig dieser Aspekt für das Stillen ist (= Kinder kommen bestens vorbereitet für das Stillen auf die Welt)
- Auftrag an die Paare: Die Paare sollen sich die Ausstellung gemeinsam anschauen und über Inhalt austauschen, offene Fragen mit Post-its an die Plakate kleben
- Zeit lassen
- Offene Fragen klären

Bonding

Die Kursleiterin definiert zuerst den Begriff Bonding und erklärt die Bedeutung für die Eltern-Kind-Beziehung.

„Bonding", wörtlich übersetzt **Bindung**, gewinnt in den letzten Jahren immer mehr an **Bedeutung in der Geburtshilfe**. Ursprünglich kommt der Begriff aus der Psychotherapie und beschreibt, wie wichtig Bindungsverhalten für einen Menschen ist. Die erste Beziehung eines Menschen ist die Beziehung zur Mutter bzw. zu den Eltern, dementsprechend prägend ist sie auch für die weiteren Beziehungen im Leben.

Die ersten Stunden nach der Geburt

...Ihr Kind befindet sich durchschnittlich ca. 40 Minuten im ruhigen Wachzustand.

...weit geöffnete Augen, interessierter Blick, geringe motorische Aktivität.

...Ihr Kind erforscht die Welt und lernt die Eltern kennen.

...Wenn die Mutter das Kind im Arm hält, bleibt es länger ruhig.

...In den nächsten Tagen wird Ihr Kind nicht mehr so extrem aufnahmefähig und kommunikativ sein wie in dieser ersten Stunde nach der Geburt.

 Es ist eine ganz besondere Phase in seinem Leben und im Beziehungs-aufbau zu seinen Eltern.

 Bonding lässt sich nachholen:
Stillen, Tragetuch, Känguru-Methode,
Heilbad nach einer traumatischen Geburt

Die Vorteile des Bondings

Die Eltern-Kind-Bindung
ist besser

Seltener
behandlungsbedürftige
Neugeborenengelbsucht

wirkt Vernachlässigungen
und Misshandlungen entgegen

**Vorteile des
Bondings für
das Kind**

Stabilerer Blutzucker

Alle Vorteile der prblemloseren
und längeren Stillzeit

Schnellere Gewichtszunahme
durch größere Milchmengen
bei der Mutter und bessere
Saugtechnik

Die Bindung hilft in anstrengenden Zeiten
(z. B. Wachstumsschub),
„Opfer" zu bringen

Mutter und Vater fühlen
sich als Eltern kompetenter

Die Eltern können ihr Kind
schneller und leichter beruhigen

Mütter lernen ihr Kind schneller kennen
und sind zuhause sicherer

**Vorteile des
Bondings für
die Eltern**

Wochenbett-Blues ist seltener

Größere Milchmengen

Einfaches Stillen, da die
Reflexe nach der
unmittelbaren Geburt
besonders stark ausgeprägt sind

schneller, problemloser Milcheinschuss

erhöht die Bereitschaft zu 24 h-Rooming-in

Mütter können besser auf kindliche
Bedürfnisse reagieren

Problemlosere und längere Stillzeit.

Nach der Geburt kommt es zur ersten Begegnung zwischen Eltern und Kind außerhalb der Gebärmutter. Die Eltern und das Neugeborene befinden sich nach der Geburt in einem wahren Hormonrausch, der sie sehr offen und zugänglich für neue Bindungen macht. Diese erste gemeinsame Zeit hat entscheidenden Einfluss auf die Entwicklung der Eltern-Kind-Bindung. Viele wissenschaftliche Arbeiten haben mittlerweile bewiesen, welche positiven Langzeitwirkung sich aus der Bondingphase resultieren.

„Und jedem Anfang wohnt ein Zauber inne, der uns beschützt und der uns hilft zu leben."

(Hermann Hesse)

Anschließend werden gemeinsam Antworten auf folgende Fragen gesammelt:

Welche Standards gibt es im Kreißsaal zur Bondingförderung?
* Den Eltern Zeit lassen, bis sie selbst auf das Kind reagieren, dann erst unterstützen
* Das Kind in angewärmte Tücher hüllen
* Die Abnabelung erfolgt nach angemessener Zeit
* Wenn die Eltern es wünschen: mindestens1 Stunde ununterbrochener Körperkontakt
* Evtl. erstes Stillen
* Intimsphäre beachten
* Gedämpftes Licht, Ruhe
* U1 auf dem Bauch der Mutter
* Messen und Wiegen des Kindes haben Zeit

Was ist, wenn Bonding nicht „bilderbuchmäßig" möglich ist? Zuruffrage: **„Wie kann Bonding nachgeholt werden?"**
* Frühestmöglicher Hautkontakt mit Mutter oder Vater (auch im OP)
* Häufiger Hautkontakt
* 24h-Rooming-in/Bedding in
* Stillförderung
* Geeignete Tragehilfe
* Viel Ruhe und Zeit, wenig Besuch usw.

Die Antworten werden auf dem Flipchart gesammelt. Danach erhalten alle Paare **Handzet-**

tel zum Bonding** und zur Bondingförderung (s. S. 344–345)

ÜBUNG **Urvertrauen (nach A. Hemmelmayr und E. Bogensperger)**

Übungsziele:
* Die Eltern mit Urvertrauen vertraut machen
* Die Eltern lernen die Bedeutung des Urvertrauens für die Entwicklung eines Kindes kennen: Urvertrauen ist die sichere Basis, auf der die Kinder später zu selbstbewussten und eigenständigen Persönlichkeiten werden können.

Material:
* Ein hohes Glasgefäß
* Große Steine
* Kleine Steine (Kieselsteine)
* Sand
* Moderationskarten
* Stifte

Anleitung:
* Die Kursleiterin füllt das Glasgefäß mit großen Steinen. Große Steine stehen für Urvertrauen und Grundbedürfnisse.
* Die Kursleiterin füllt nun die Zwischenräume mit Kieselsteinen, die den Lösungsprozess und das Selbstständigwerden symbolisieren (z. B. alleine schlafen, essen ...)
* Danach füllt die Kursleiterin die Zwischenräume mit Sand, dem Symbol für „Verwöhnen mit materiellen Dingen", z. B. teure Kleidung, Spielsachen ... (Abb. 9-**11**).
* Erkenntnis: Wenn man die materiellen Dinge an die erste Stelle setzt (d. h. den Sand zuerst in das Glas füllt), dann bleibt nicht mehr genügend Raum für die Grundbedürfnisse eines Kindes (d. h. für die großen Steine).

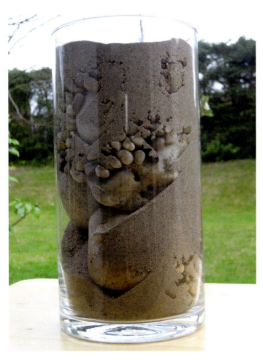

Abb. 9-**11** Übung Urvertrauen

- Aufteilung der Gruppe in 2 Kleingruppen
- Arbeitsaufträge an die Gruppen verteilen:
  - Für Gruppe 1: Wie kann Urvertrauen gefördert werden? Was sind Grundbedürfnisse des Neugeborenen /Säuglings?
  - Für Gruppe 2: Wie wird Selbstständigkeit gefördert? Wann verwöhnt man ein Kind?
- Die Ergebnisse sollen auf jeweils eine Moderationskarte geschrieben werden.
- Zeit lassen
- Die Gruppensprecherinnen tragen die Ergebnisse vor und ordnen sie den großen und kleinen Steinen bzw. dem Sand zu.
- Diskussion der Ergebnisse
- Offenen Fragen klären

Was ist in der Nachgeburtsphase zu tun?

Material:
- Nachgeburts-Plakat (s. S. 294)
- Vorbereitete Moderationskarten
- Evtl. Moderationskarten der TeilnehmerInnen
- Handzettel „Wegweiser Geburt"
- Reinhard Mey : „Die erste Stunde" oder „Menschenjunges"
- CD-Player

Durchführung:
- Die Kursleiterin ergänzt das Plakat über die Nachgeburtsphase mit Moderationskarten „Was ist zu tun?"
  - Bonding
  - Erstes Stillen
  - Ruhe/Erholung
  - Die Frau macht sich frisch
- Ergänzung mit Moderationskarten, die von den KursteilnehmerInnen kommen
- „Feierliche Überreichung" des Handzettels „Wegweiser durch die Geburt" an jedes Paar (s. S. 248–249)
- Danach sollen die Paare es sich gemütlich machen, die Hände liegen auf dem Bauch der Frau
- Reinhard Mey: „Die erste Stunde" oder „Menschenjunges" vorspielen

Rituale

Ziele:
- Die TeilnehmerInnen lernen die Bedeutung und den Sinn von Ritualen kennen
- Sie machen sich ihre eigenen Rituale bewusst
- Sie erfahren die Bedeutung von Ritualen für Kinder und für einen neuen Lebensabschnitt

Material:
- Flipchart
- Moderationskarten
- Stifte

Wegweiser durch die Geburt

Vorwehen

Was passiert ...

Kind senkt sich
Mehr Druck auf Harnblase
Gebärmutterhals wird weicher
Muttermund öffnet sich etwas
Gebärmutterhals verkürzt sich
Unregelmäßige Kontraktionen
Nestbautrieb
Schleimpfropf geht ab
Evtl. Durchfall
innere Unruhe

Was ist zu tun ...

Vorräte anlegen
Mittagsschlaf einführen,
Entspannungsbad/-übungen
Kinderarzt aussuchen
Geburtsvorbereitende Maßnahmen
(Himbeerblättertee,...), Stillvorbereitung
Ausruhen
Koffer packen
Formulare anfordern/ausfüllen und
Behördengänge erledigen
Anmeldung zur Geburt, Geburtsplanung

Eröffnungsphase

Was passiert ...

Wehen werden regelmäßiger, häufiger
und intensiver
Muttermund öffnet sich
Blasensprung
Evtl. Durchfall

Was ist zu tun ...

Frau nicht allein lassen, für Ruhe sorgen
Verständnis, respektvoller Umgang
Musik
Wärmeanwendungen (Wärmflasche,
Socken, ...) oder vielleicht doch eher
für Erfrischung sorgen (kühler Wasch-
lappen, ...)
Lippenpflege
Richtige Position suchen, Positionswechsel,
Bewegung v.a. im Becken
Stütze sein
Intimsphäre schützen
Baden
Evtl. Essen und Trinken
Regelmäßig Urin lassen (wehenfördernd)
Massage
Auf entspannte Wehenpausen achten
Dokumentation (Bilder, Notizen, …)
Atemanleitung
Werdender Vater tut sich selbst Gutes,
Pause machen

Übergangsphase

Was passiert …
Sehr kräftige Wehen
Muttermund fast offen
Evtl. Erbrechen
Evtl. Vorzeitiger Pressdrang

Was ist zu tun …
Siehe Eröffnungsphase
Evtl. Knie-Ellenbogen-Position o.ä.
Evtl. Pressdrang veratmen/hecheln
Partnerin ermutigen
Frau darf laut sein

Austreibungsphase

Was passiert …
Muttermund ist ganz geöffnet
Kind rutscht durchs Becken
Pressdrang

Was ist zu tun …
motivieren
Auf Entspannung des Beckenbodens achten
Kraft sammeln in den Wehenpausen
„Rutsche" bauen (Omega, Becken kippen)
Gute Position finden (Schwerkraft!)
Stützen, Halten
Zu gegebener Zeit mitschieben

Nachgeburtsphase und die Zeit danach im Kreißsaal

Was passiert …
Bindungsphase
Nachgeburt wird geboren
Erschöpfung, zittern
Versorgung von Dammschnitt oder -riss
U1 beim Kind
Prophylaxen

Was ist zu tun …
Bonding
Staunen, freuen
Willkommensritual
Kind an Brust legen, Stillen
Frau macht sich frisch
Für Ruhe und Erholung sorgen
Evtl. Familie/Freunde informieren

Wochenbett

Was passiert …
Rückbildung, Wundheilung
Milchbildung oder Abstillen
„Kind kommt an"
Familienbildung
Screening/Prophylaxen beim Neugeborenen

Was ist zu tun …
„Flitterwochen" genießen, siehe
„Gebote im Wochenbett"
Bonding
Haushaltshilfe
Rückbildungsübungen
Vorsorgeuntersuchungen und
Prophylaxemaßnahmen beim Kind
Formalitäten erledigen

- Auszug aus „Der Kleine Prinz" von Antoine de Saint-Exupéry

Die Kursleiterin sammelt die Assoziationen zum Begriff „Ritual" der TeilnehmerInnen auf dem Flipchart. Dann stellt sie die Definition des Begriffes vor:

> **!** Ein Ritual (von lateinisch *ritualis* = „den Ritus betreffend") ist eine nach vorgegebenen Regeln ablaufende, feierlich-festliche Handlung mit hohem Symbolgehalt. Sie wird häufig von bestimmten Wortformeln und festgelegten Gesten begleitet und kann religiöser oder weltlicher Art sein (z. B. Gottesdienst, Begrüßung, Hochzeit, Begräbnis, Aufnahmefeier usw.). Ein festgelegtes Zeremoniell (Ordnung) von Ritualen oder rituellen Handlungen bezeichnet man als Ritus.

Jedes Paar sammelt zuerst seine Rituale:
- die täglichen, z. B. beim Essen, Körperpflege
- die wöchentlichen, z. B. Autoputz, Einkauf
- die monatlichen, z. B. Treffen mit Freunden
- die jährlichen, z. B. Ostern, Weihnachten, Geburtstage
- zu besonderen Anlässen, z. B. Arbeitsplatzwechsel, Trauerfall, Hochzeit
- mit der Familie
- mit Freunden

■ Gruppenarbeit

Einteilung in 2 Gruppen:
Jede Gruppe erhält ein Arbeitsblatt mit folgenden Aufgaben:
- – Welche Bedeutung haben Rituale für Kinder?
- – Was könnten Rituale für Kinder sein?
- Die Ergebnisse werden auf Moderationskarten gesammelt.
- Zeit lassen
- Alle Ergebnisse werden nun auf die Pinnwand übertragen.

Zweite Gruppenarbeit: Welche Rituale sind bei der Geburt/beim Übergang zur Elternschaft bekannt?
- Zeit lassen
- Ergebnisse auf Pinnwand sammeln

Die Kursleiterin gibt Anregungen zur Gestaltung dieses Übergangs. (z. B. aus dem Buch „Mamatoto" von Dunham). Diese Riten sind zwar nicht unbedingt auf unseren Kulturkreis übertragbar, aber sie sind sehr unterhaltsam und regen die TeilnehmerInnen zum Nachdenken an.

Nach der Klärung offener Fragen bietet sich als Abschluss dieser Lerneinheit ein Text aus „**Der Kleine Prinz**" von Antoine de Saint-Exupéry an:

„Es wäre besser gewesen, du wärst zur selben Stunde wiedergekommen" sagte der Fuchs. „Wenn du zum Beispiel um vier Uhr nachmittags kommst, kann ich um drei Uhr anfangen glücklich zu sein. Je mehr die Zeit vergeht, um so glücklicher werde ich mich fühlen. Um vier Uhr werde ich mich schon aufregen und beunruhigen; ich werde erfahren, wie teuer das Glück ist. Wenn du aber irgendwann kommst, kann ich nie wissen, wann mein Herz da sein soll... Es muss feste Bräuche geben." „Was heißt „fester Brauch?" sagte der kleine Prinz. „Auch was in Vergessenheit Geratenes", sagte der Fuchs. „Es ist das, was einen Tag vom anderen unterscheidet, eine Stunde von den andern Stunden. Es gibt zum Beispiel einen Brauch bei meinen Jägern. Sie tanzen am Donnerstag mit den Mädchen des Dorfes. Daher ist der Donnerstag der wunderbare Tag. Ich gehe bis zum Weinberg spazieren. Wenn die Jäger irgendwann einmal zum Tanze gingen, wären die Tage alle gleich und ich hätte niemals Ferien."

Die Bedeutung des Stillens

Material:
- Moderationskarten
- Stifte
- Plakat

- Bücher zum Thema Stillen
- Info-Material
- Brustmodell
- Stillatlas
- Puppen
- Lagerungskissen
- Löffel
- Trinkhalme
- Nussnougatcreme

ÜBUNG ## Gebrauchsanleitung Stillen

Übungsziele:
- Die Grundzüge der Physiologie des Stillens kennenlernen

Anleitung:
- Jede(r) Teilnehmer(in) erzählt kurz ihre/seine Erfahrungen mit dem Thema Stillen
  - Wurde sie/er selbst gestillt?
  - Wer kennt stillende Frauen?
  - Stillen in der Öffentlichkeit? Was empfinden Sie dabei?
- Die TeilnehmerInnen entwerfen eine Gebrauchsanweisung/Packungsbeilage zum Stillen
- Einteilung in 4 Kleingruppen, jede Gruppe erhält ein **Arbeitsblatt mit Aufgaben**:
- **Gruppe 1:** Zusammensetzung der Muttermilch:
  - Wie verändert sich Muttermilch im Laufe der Stillzeit?
  - Wie verändert sich Muttermilch im Laufe einer Mahlzeit?
- **Gruppe 2:** Wirkungsweise der Muttermilch bzw. des Stillens:
  - Vorteile
  - Nachteile
- **Gruppe 3:** Dosierung:
  - Wann sollte das Kind angelegt werden?
  - Wie lange dauert eine Stillmahlzeit?
  - Wie häufig sollte pro Tag gestillt werden?
  - Therapiedauer: Ab wann ist Beikost empfehlenswert?
- **Gruppe 4:** Zu beachten ist ...
  - Unterstützende Maßnahme
  - Tipps für den „Therapieerfolg"

- – Notwendige Hilfsmittel
- 10-12 Minuten Zeit lassen.
- Die TeilnehmerInnen können Bücher, Info-Material zuhilfe nehmen.
- Die Kursleiterin geht durch die Gruppen und gibt Hilfestellung, falls nötig
- Die Ergebnisse werden auf Moderationskarten geschrieben und unter der entsprechenden Rubrik auf dem Plakat zusammengefasst, sodass ein „Beipackzettel" entsteht (Abb. 9-**12**).
- Die Gruppen stellen ihre Ergebnisse vor.

Nach der Vorstellung der einzelnen Aufgaben kann die Kursleiterin Fakten, Zusammenhänge und praktische Demonstration ergänzen. Am Ende der Lerneinheit sollten auf jeden Fall folgende Punkte besprochen worden sein:

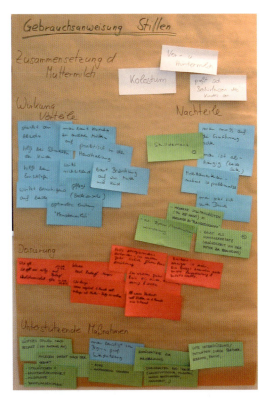

Abb. 9-**12** Beispiel für eine „Gebrauchsanleitung Stillen"

- Bedeutung des Stillens für Mutter und Kind
- Prinzip von Angebot und Nachfrage
- Vordermilch/Hintermilch
- Hungerzeichen beim Kind
- Korrektes Anlegen ist Prophylaxe für viele Stillprobleme (wunde Mamillen, zu wenig Milch, Milchstau)
  - Stillpositionen:
    Grundzüge erklären 3 Positionen demonstrieren und die Paare selbst ausprobieren lassen
  - Wie wird ein Kind korrekt angelegt? (Kann gut an Bildern gezeigt werden)
  - Wie saugt es korrekt? Unterschied zwischen dem Saugen an der Brust und dem Trinken an der Flasche erläutern.
- Alternative Fütterungsmethoden
- Stillen nach Bedarf
- Zufüttern? Wann und wenn ja wie?
- Ab wann Beikost
- Zusammenfassung der wichtigsten Voraussetzungen für einen guten Stillbeginn
- Klärung offener Fragen

Von der La Leche Liga gibt es gute Handzettel zu den Themen Stillpositionen und Anlegetechnik.

Die **Kopiervorlage** „Richtiges Anlegen des Kindes" sollte nur nach ausführlicher Erläuterung durch die Kursleiterin verteilt werden (s. S. 353–354).

┌─ PRAXISTIPPS ─────────────────────────

Die TeilnehmerInnen einer Stillgruppe können eine „Gebrauchsanweisung für das Stillen" oder einen „Beipackzettel Muttermilch" entwerfen. So können stillerfahrene Mütter ihr Wissen an werdende Eltern weitergeben. Das Plakat kann dann im Geburtsvorbereitungskurs in Form einer Ausstellung präsentiert und besprochen werden.

└──

ÜBUNG **Nutella-Test** _____

Übungsziele:

- Um den Unterschied zwischen dem Saugen an der Brust und dem Saugen an der Flasche zu verdeutlichen, eignet sich ein Test mit Nussnougatcreme.

Anleitung:

- Zuerst alle TeilnehmerInnen an einem Trinkhalm saugen lassen. Dieses Saugen entspricht dem Saugen aus der Flasche. Die TeilnehmerInnen sollen sich gegenseitig beobachten: Was machen die Backen bei dem Saugvorgang? Was macht die Zunge? ...
- Anschließend soll jeder sich einen Teelöffel Nussnougatcreme nehmen. Der Löffel wird in den harten Gaumen gelegt, sodass die

Abb. 9.**13** Nutella-Test

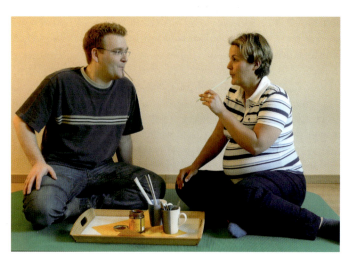

Richtiges Anlegen des Kindes beim Stillen

- **Achten Sie auf Hungerzeichen bei Ihrem Kind**: Zeigt es Such- oder Saugbewegungen, macht es Sauggeräusche oder werden die Hände zum Mund geführt? Dann ist der Zeitpunkt zum Anlegen günstig. Ein schon schreiendes Kind lässt sich schwer anlegen.

- Ein **Wechsel der Stillpositionen** ist wichtig, es sei denn, es gibt Gründe von Seiten der Mutter oder des Kindes, die für eine bestimmte Position sprechen.

- **Machen Sie es sich bequem** (im Sitzen bzw. im Liegen). Arme, Rücken und Füße werden bei Bedarf mit Lagerungshilfen wie (Still-)Kissen oder Fußbank gestützt. Alle Dinge, die Sie während des Stillens brauchen werden, z. B. Getränk, Spuckwindel, Buch, sollten in Handreichweite sein.

- Das Kind sollte **auf Brusthöhe** gut abgestützt liegen. Auch hier können Lagerungshilfen nützlich sein. Die Brustwarze sollte genau vor dem Mund des Kindes liegen.

- Mutter und Kind sollen einander zugewandt sein. Zu Beginn und während der Stillmahlzeit ist auf eine **gerade Linie von Ohr, Schulter und Hüfte** zu achten. Der kindlicher Kopf sollte nicht verdreht oder überstreckt sein.

- Die Brust sollte im **C-Griff** gehalten werden. Mit der Brustwarze wird dann die Unterlippe des Kindes berührt, um so den Suchreflex auszulösen. Bei Bedarf (z. B. bei großer Brust) kann mit diesem Griff die Brust auch nach dem Ansaugen gestützt werden.

- Sobald der Mund des Kindes **weit geöffnet** ist, wird das Kind schnell an die Brust herangeholt. Das **Kind soll zur Brust gebracht werden** und nicht umgekehrt.

- Sobald die Brustwarze den Gaumen des Kinds berührt, beginnt es zu saugen.

- **Nasenspitze und Kinn** sollten die Brust (fast) berühren**.**

- **Zeichen für ein korrektes Erfassen der Brust:**
  - Das Kind hat nicht nur die Brustwarzenspitze, sondern auch das umgebende Brustwarzengewebe im Mund.
  - Die Lippen sollten nach außen gestülpt sein.
  - Die Wangen sind voll und rund, die Wangen ziehen sich beim Saugen nicht ein.
  - Der Unterkiefer bewegt sich rhythmisch und zeigt keine Beißbewegung.

- Bei anhaltenden **Schmerzen nach dem Ansaugen** sollte das Kind noch einmal neu angelegt werden, evtl. mit Unterstützung einer Fachkraft.

- Ihre **Haltung** sollte auch nach dem Ansaugen noch **entspannt und bequem** sein.

- Während oder spätestens nach der Stillmahlzeit lässt sich die **Brust** auf Verhärtungen oder Rötungen **abtasten bzw. beobachten**. Bei Bedarf kann durch Veränderung der Anlegeposition, physikalische Maßnahmen, Massage etc. reagiert werden.

- Wenn das Kind satt ist, lässt es die Brust los. Bei Bedarf können Sie das Kind von der **Brust lösen**, indem Sie zuerst den **Sog** durch Einführen des Fingers in einem Mundwinkel lösen.

- **Auf Sättigungszeichen achten**. Mögliche Zeichen sind:
  - Während des Stillens hört man das Kind schlucken
  - Der Säugling lässt die Brust von selbst los, wenn er satt ist.
  - Entspannte Haltung des Kindes während/nach dem Stillen
  - Hungerzeichen sind verschwunden (s.o.)

- Das **Anlegen (in verschiedenen Stillpositionen)** sollte in den ersten Tage nach der Geburt ab und an gemeinsam mit einer Hebamme geschehen. Sie kann Ihnen weitere Tipps geben und achtet darauf, dass sich in dieser prägenden Phase keine Fehler „einschleichen".

- Auf **Schnuller und Zufütterung mit der Flasche (wenn möglich) verzichten**. Falls Zufütterung notwendig ist, empfiehlt sich eine Fütterung mit Becher oder Spritze unter Anleitung einer Fachperson.

Creme nach unten auf die Zunge zeigt. Die TeilnehmerInnen sollen versuchen, Nutella von dem Löffel zu lecken. Auch hier wieder die Fragen: Was machen die Backen bei diesem Vorgang? Was macht die Zunge?...

- Abschließend können Bilder von Flaschen- und Stillkindern (gut und schlecht saugende) gezeigt und kommentiert werden.

ÜBUNG ## Berührungsentspannung (nach Marion Stüwe) ―――

Übungsziele:
- Erlernen einer Entspannungstechnik

Anleitung:
Passives Durchbewegen
- Die Frau lagert ihren Mann mithilfe von Kissen... in einer bequemen Rückenlage und setzt sich auf die linke Seite ihres Mannes.
- Sie nimmt die linke Hand und das Handgelenk ihres Partners. Durch einen leichten Zug hebt sie Hand und Arm etwas an und lockert Ober- und Unterarme mit einer leichten Schüttelbewegung.
- Im Anschluss bewegt sie jeden einzelnen Finger durch.
- Wie mit Hand und Handgelenk verfährt sie mit Fuß und Fußgelenk. Durch einen leichten Zug hebt sie Fuß und Fußgelenk etwas an und lockert Ober- und Unterschenkel mit einer leichten Schüttelbewegung.
- Im Anschluss bewegt sie jeden Zeh einzeln durch.
- Die Frau wechselt zur rechten Seite ihres Partners und wiederholt die Lockerungsübung mit dem rechten Arm und Bein des Mannes.
- Zum Abschluss sitzt die Frau hinter dem Kopf es Mannes. Mit beiden Händen hebt sie den Kopf an und durch leichten Zug erfährt dieser eine sanfte Streckung.
- Der Mann versucht seinen Kopf in die Hände der Frau sinken zu lassen. Liegt der Kopf

schwer und entspannt in den Händen der Frau, kann sie kleine Drehbewegungen nach links und rechts durchführen.
- Sanfte Nick- und Streckbewegungen schließen diesen Übungsteil ab.

Berührung als Entspannung
- Der Mann liegt nach wie vor in Rückenlage, die Frau sitzt neben ihm.
- Die Kursleiterin benennt Körperteile, die von dem Mann angespannt werden sollen. Die Partnerin legt ihre warme Hand auf die angespannte Körperregion, worauf der Mann mithilfe der Berührung bewusst zu entspannen versucht.
- Stirn in Falten legen
- Zähne zusammenbeißen
- Schulterblätter zusammendrücken
- Bauchdecke einziehen
- Oberschenkel aneinander pressen

Abklopfen
Zur Mobilisierung nach der Entspannungsübung. Alternative: Rückentanz zu zweit.
- Der Mann steht mit leicht gebeugten Knien und hüftbreit auseinander gestellten Füßen hinter einer Stuhllehne. Er stützt sich mit seinen Händen auf der Lehne ab.
- Die Frau klopft mit der flachen Hand sanft die Schultern und den Rücken rechts bzw. links neben der Wirbelsäule ab.
- Anschließend werden der Po und zunächst ein Bein und Fuß abgeklopft.
- Wiederholung am anderen Bein.
- Zunächst wird der linke, dann der rechte Arm abgeklopft.
- Kopfhautmassage
- Die Übung endet damit, dass der gesamte Körper ausgestrichen wird.

Rollentausch: Die Frau wird verwöhnt.

Abschließend erläutert die Kursleiterin die Einsatzmöglichkeiten dieser Entspannungsmöglichkeit während der Geburt.

9.9   Kurseinheit 7: Wochenbett und Eltern sein

Tab. 9-**9** Kurseinheit Wochenbett und Eltern sein

Zeit	Dauer	Lernziele	Inhalt	Methode	Medien
	5 Min.	• Begrüßung • TN lernen den Ablauf des heutigen Abends kennen	Ablauf erklären	Vortrag mit Zwischenfragen	Vorbereitetes Flipchart
5	30 Min.	Information über • Physiologie des Wochenbettes, • Realistische Erwartungen im Wochenbett	Physiologie des Wochenbettes	Vortrag, Murmelgruppengespräch	
35	10 Min.	Werdenden Eltern Sicherheit im Umgang mit dem Kind geben	Handling des Säuglings	Praktische Übung	Puppen
45	20 Min.	• Eltern finden für sich Entscheidungshilfen, wie und mit was sie ihr Kind pflegen wollen • Information über Säuglingspflege	• Basics der Säuglingspflege und Pflegeprodukte • Allergieprophylaxe	Murmelgruppengespräch, Vortrag	Pflegeprodukte, Moderationskarten, Pinnwand, Stifte
65	5 Min.	Pause			
70	35 Min.	• Bedeutung des guten Stillbeginns und dessen Umsetzung vermitteln • Vorbereitung auf das Stillen • Entscheidungsfindung für oder gegen das Stillen	• Guter Stillbeginn • Checkliste Stillen • Will ich stillen oder nicht? • Unterstützungsnetzwerk für das Stillen	Ausstellung, Zuruffrage, Vortrag, Paararbeit, Gruppenarbeit	Info-Material über Vorteile des guten Stillbeginns, Flipchart, Stillutensilien, Handzettel „Ein guter Stillbeginn"
105	10 Min.	Übung zur Entspannung und Stärkung des Schultergürtels	Schultermuskulatur wird entspannt und gestärkt	Körperarbeit	
115	10 Min.	• TN sollen zur Ruhe kommen, entspannen • Bewusstmachen der eigenen Gefühle bez. der Elternschaft	• Fantasiereise „Mein Kind ist da"	Angeleitete Körperübung	Entspannungsmusik

Tab. 9-9 Fortsetzung

Zeit	Dauer	Lernziele	Inhalt	Methode	Medien
130	10 Min.	• Nachtreffen organisieren • Auswertung des Kurses • Kurs beenden • Verabschiedung	Nachtreffen, wann und wo? Auswertungsbogen austeilen und ausfüllen lassen		Auswertungsbogen, Postkarten mit Landschaftsbildern, kleine Flaschen mit Massageöl

---

Lernziele:
- Informationsvermittlung über Physiologie des Wochenbettes
- Information zur Säuglingspflege
- Bedeutung und Umsetzung des guten Stillbeginns
- „Eltern werden – Eltern sein"
- Auswertung des Kurses
- Kurs beenden

Beim letzten Kurstreffen wird der **Kursraum** besonders gestaltet:
- Getränke bereitstellen, Musik
- In der Raummitte: Überraschungssack, Kerze; kleine Flaschen mit Massageöl, je nach Anzahl der teilnehmenden Paare

- Symbol des Abends: Postkarte mit geschlossener Tür
- Durch den Raum eine Wäscheleine ziehen, an der Windeln, Babykleidung, Bilder von Babys oder Cartoons hängen (Abb. 9-**14**).

Wochenbett

Materialien:
- Überraschungssack mit Dingen, die mit dem Wochenbett zu tun haben (z. B. Windel, Taschentuch, Stilleinlage, Tragetuchanleitung …)
- Moderationskarten

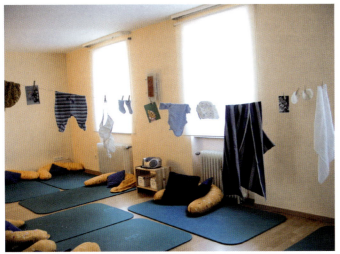

Abb. 9-14 Beispiel für eine Raumgestaltung beim Thema Wochenbett

▪ Überraschungssack

Der Überraschungssack (Abb. 9-**15**) dient als Einstieg in das Thema Wochenbett:

- Jedes Paar greift sich „blind" einen Gegenstand aus dem Sack und überlegt sich, was dieser mit dem Wochenbett zu tun hat.
- Reihum werden die Gegenstände und die Ideen, wie der Zusammenhang mit dem Wochenbett sein könnte, präsentiert.
- Abschließend werden Windel, Stilleinlage etc. an die Wäscheleine gehängt.

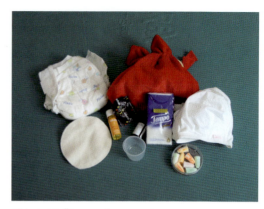

Abb. 9-**15** Überraschungssack

▪ Einführender Vortrag über die Physiologie des Wochenbettes

- Definition, Dauer, Geschichte (Woher das Wort kommt ...)
- Hormonabfall, Baby-Blues (physiologisch)
- Enorme Umstellung, Übergangsphase im Leben, vor allem beim ersten Kind
- Auf das emotionale Hoch direkt nach der Geburt folgt meist die körperliche Erschöpfung
  - Frauen verarbeiten die Geburt
  - Evtl. Schlafdefizit schon in den Tagen/ Wochen vor der Geburt, während der Geburt; Ruhe-/Schlafbedürfnis
  - Schlafdefizit im Wochenbett
  - Rückbildung als körperliche Höchstleistung: Uterus, Wochenfluss, Wasserausschwemmung durch Haut und Blase
  - Wundheilung: Uterus, Scheide, Damm ...
  - Sämtliche Rhythmen sind gestört: Essen, Schlafen, Verdauung ...
  - Stillen als körperliche Anstrengung
  - Schmerz: Nachwehen, Brust(-warze), Damm, Sectionaht, beim Urin lassen ...
- Versorgung des Kindes als ungewohnte Aufgabe, 24-h-Job
- Die Frauen sind oft labil (körperlich und psychisch)
- Wochenbett als Übergangphase in einen neuen Lebensabschnitt, „Krisenzeit"

▪ Gruppenarbeit

- Aufteilung in eine Frauen- und Männergruppe, Aufgabenverteilung auf Arbeitsblatt:
  - Was wünschen ich mir von meinem Partner?
  - Was wünsche ich mir von meinem Umfeld/Familie?
  - Was wünsche ich mir von Hebammen/ Pflegepersonal/Ärzten?
- Die Antworten werden auf Moderationskarten gesammelt
- Zeit lassen
- Austausch über die Ergebnisse in der großen Runde. Die Moderationskarten werden in die entsprechende Rubrik (Partner, Familie/ Umfeld, Hebammen/Pflegepersonal/Ärzte) gepinnt.

Abschließend spricht die Kursleiterin über:
- Hebammenleistungen im Wochenbett
- Haushaltshilfe
- Sonstige Unterstützungsmöglichkeiten
- Geburtsurkunde, Elterngeld ... wo und wie wird es beantragt.

Als **Zusammenfassung** werden die „Gebote im Wochenbett" auf einem Plakat präsentiert. Alle TeilnehmerInnen erhalten die Gebote dann noch als Handzettel für zu Hause.

Gebote für die Zeit des Wochenbettes

- Machen Sie sich keine oder nur die nötigste Hausarbeit. Leben Sie nach dem Motto: Ein ungemachtes Bett macht niemand krank!

- Genießen Sie die Flitterwochen mit Ihrem Kind.

- Nehmen Sie Hilfe von außen an.

- Nehmen Sie Hilfe von Ihrem Partner an (gilt besonders für die Frauen).

- Lassen Sie sich von einer Hebamme betreuen.

- (Lassen Sie sich) täglich etwas Leckeres kochen und auch sonst verwöhnen.

- Lehnen Sie alle zusätzlichen Verpflichtungen ab.

- Halten Sie sich (anstrengenden) Besuch vom Hals.

- Unternehmen Sie täglich einen ausgedehnten Spaziergang, wenn es Ihnen guttut.

- Nehmen Sie sich Zeit für gemeinsame Gespräche, evtl. bei einem Spaziergang zu dritt.

- Delegieren Sie Aufgaben so gut es geht (Bügelwäsche zur frisch gebackenen Oma ...)

- Laufen Sie ruhig mal bis mittags im Schlafanzug rum.

- Verschließen Sie die Ohren vor den gutgemeinten Ratschlägen aus der Verwandtschaft und Bekanntschaft.

- Schlafen Sie, wenn das Baby schläft.

- Stellen Sie den Anrufbeantworter an und die Türklingel aus.

- Lassen Sie sich von niemandem hetzen oder unter Druck setzen.

- Genießen Sie diese Zeit und haben Sie vor allem kein schlechtes Gewissen!

(modifiziert nach: www.geburtskanal.de)

Handling

- Jedes Paar bekommt eine Puppe
- Die Kursleiterin erklärt die Grundzüge des Handling, auf was besonders zu achten ist
- Sie erklärt folgende Handlingabläufe nach einander und gibt den Paaren zwischen- durch Zeit zum Üben:
  - Hochnehmen
  - Wickeln: dabei kann auch das Thema Popflege besprochen werden (Wie oft, mit was wird der Po gesäubert bzw. gepflegt?)
  - Drehen
  - Fliegegriff
  - Anziehen
  - Baden
- Klärung offener Fragen

Säuglingspflege

Übungsziele:
- Eltern finden für sich Entscheidungshilfen, wie und mit was sie ihr Kind pflegen wollen
- Informationen über Säuglingspflege

■ Gruppenarbeit

Material:
- Moderationskarten
- Pinnwand
- Stift
- ca. 20 Pflegeprodukte, es sollte die Band- breite an Pflegeprodukten und deren Inhalts- stoffe transparent werden

Durchführung:
- Aufteilung in 2 Gruppen
- Jede Gruppe sammelt Kriterien, nach denen sie im Geschäft ein Baby-Produkte auswäh- len. Die Kriterien werden auf Moderations- karten geschrieben.
- Zeit lassen
- Die Gruppen präsentieren ihre Ergebnisse und pinnen die Moderationskarten an
- Falls noch nicht von den Gruppen erwähnt, ergänzt die Kursleiterin folgende Kriterien:
  - Allergiegefährdung
  - Inhaltsstoffe
  - Preis-Leistungs-Verhältnis
  - Notwendigkeit/Wem nützt es: Dem Kind oder nur der Industrie?
- Die TeilnehmerInnen gehen wieder in ihre Gruppe und jede Gruppe erhält ca. 10 Pflege- produkte („gute" und „schlechte")
- Die TeilnehmerInnen sollen in ihren Grup- pen die einzelnen Produkte in empfehlens- wert und nicht empfehlenswert einteilen, und dabei folgende Kriterien beachten:
  - Die erarbeiteten Kriterien an der Pinn- wand
  - eigene Geruchs- und Tastproben
  - Inhaltsstoffe
- Zeit lassen
- Die Gruppen stellen die einzelnen Produkte vor und bewerten sie.

Jedes Paar hat bei diesem Thema andere Vor- stellungen und Prioritäten, es geht nicht darum, eine für alle akzeptierte Einteilung in gute und schlechte Produkte zu treffen. Die **Ziele** dieser Lerneinheit sollten vielmehr sein:
- Jedem Paar sollen seine Prioritäten bewusst gemacht werden und somit eine Entschei- dungshilfe sein
- Werbung sollte hinterfragt werden
- Die Paare dafür zu sensibilisieren, ob die Pro- dukte den Bedürfnissen des Kindes entspre- chen
- Die Paare sollen durch die Diskussion und den Austausch in der Gruppe angeregt wer- den, ihre bisherigen Kriterien zu überdenken bzw. zu ergänzen

■ Vortrag

Nach der Klärung offener Fragen informiert die Kursleiterin über die absoluten Basics der Säuglingspflege und Säuglingspflegeprodukte.

Als Leitlinie für den Vortrag dient ein **Plakat**
- Wie oft sollte gewickelt werden?
- Wie sollte der Po gepflegt werden?
- Wie oft baden/waschen? Mit was?
- Die notwendigsten Pflegeprodukte (Wundcreme für Po, Körperöl, Nagelschere ...)

Vorbereitung auf einen guten Stillbeginn

Ziele:
- Bedeutung des guten Stillbeginn und dessen Umsetzung vermitteln
- Entscheidungsfindung für oder gegen das Stillen

Material:
- Info-Material über die Vorteile eines guten Stillbeginns
  – Selbst entworfene Plakate über die Vorteile des frühen Stillbeginns (problemlosere initiale Brustdrüsenschwellung, seltener wunde Brustwarzen ...)
  – Die 10 Schritte zum erfolgreichen Stillen (WHO)
  – Populärwissenschaftliche Artikel zum Thema guter Stillbeginn
  – Zusammenhang zwischen Bonding, Stillen und Rooming-in
- Flipchart
- Stillutensilien

Die Kursleiterin erläutert als Einstieg die WHO-Empfehlungen zur Stilldauer. Doch die Realität sieht anders aus:

Statistik aus der SuSe-Studie über die **Stillquote in Deutschland:**
- Primär stillwillig: 90 %

- Bei Entlassung aus dem Krankenhaus (4.–6. Tag pp): 78 %
- Ausschließlich gestillt nach 2 Wochen: 75 %
- Ausschließlich gestillt nach 2 Monaten: 45 %
- Ausschließlich gestillt nach 6 Monaten: 12 %

Die statistischen Erhebungen sind weit entfernt von der WHO-Empfehlung, ein Kind 6 Monate lang ausschließlich zu stillen und bis zum 2. Geburtstag langsam abzustillen.

Anleitung:
- Die Paare schauen sich die Ausstellung zum Thema „Guter Stillbeginn" an und kleben Post-its mit Fragen auf die Plakate, bei denen es Unklarheiten gibt.
- Zeit lassen
- Klärung der Fragen und Unklarheiten
- Die Kursleiterin fasst den Zusammenhang zwischen einem guten Stillbeginn und einer insgesamt längeren, problemloseren Stillzeit zusammen
- Zuruffrage: Was ist für einen guten Stillbeginn wichtig?
- Die Antworten werden auf dem Flipchart gesammelt
- Die Kursleiterin vervollständigt die Antworten, sodass das Flipchart mindestens folgende Informationen enthält (s. Kopiervorlage, S. 362)

■ Stillutensilien kennenlernen

Die Kursleiterin verteilt in der Raummitte Stillutensilien (sinnvolle und weniger sinnvolle)
  – Still-/Lagerungskissen
  – Stillhütchen
  – Still-BH
  – Stillöl
  – Milchbildungstee
  – Utensilien für alternative Fütterungsmethoden
  – Creme gegen wunde Brustwarzen
  – Brustpumpe
  – Schnuller

Ein guter Stillbeginn

Vor der Geburt

- Siehe Checkliste: Vorbereitung auf das Stillen

In den ersten Stunden nach der Geburt

- Wenn möglich auf Schmerzmittel während der Geburt verzichten
- Ausgiebiges Bonding
- Das Kind an die Brust anlegen, sobald es Stillzeichen zeigt (und die Mutter in der Lage ist, zu stillen)

In den ersten Tagen nach der Geburt

- Hungerzeichen/Stillzeichen beachten
- Das Kind früh, richtig und so oft wie möglich (bis zu 8- bis 12-mal täglich) anlegen, auch nachts
- Korrekte Anlegetechnik und verschiedene Stillpositionen zeigen lassen
- Stillen nach Bedarf
- Rooming-in
- Falls Zufüttern aus medizinischen Gründen notwendig ist, mit alternativen Fütterungs-methoden
- Kein Schnuller oder Sauger in der ersten Zeit
- Beobachtung bzw. Pflege der Brüste und Brustwarzen
- Viel Körperkontakt mit dem Kind
- Unterstützung in Anspruch nehmen!

- Austausch mit den KursteilnehmerInnen über Sinnvolles bzw. weniger Sinnvolles und was vor der Geburt noch angeschafft werden sollte.
- Die TeilnehmerInnen gehen ihre Checkliste Stillen durch (s. S. 316)
- Zeit lassen
- Nach der Bearbeitung der Checkliste wird es bestimmt noch Fragen geben.
- Die Frage am Ende der Checkliste „Will ich stillen oder nicht?" richtet sich an die Frauen und die Kursleiterin sollte betonen, dass jede Entscheidung, auch gegen das Stillen, voll und ganz akzeptiert und respektiert wird.

■ Gruppenarbeit

Zum Schluss dieser Kurseinheit sollten noch folgende Fragen in einer Frauen- und Männergruppe unbedingt bearbeitet werden: Die Fragestellungen sind auf Arbeitsblättern formuliert.
- Frauengruppe: „Was ist, wenn es mit dem Stillen nicht klappt?" bzw. „Wie kann auch ohne Stillen eine gute Mutter-Kind-Bindung gelingen?"
- Männergruppe: „Wie kann ich eine gute Vater-Kind-Bindung aufbauen?"
- Zeit lassen
- Die Ergebnisse werden von den Gruppen auf das Flipchart geschrieben
- Die Gruppen präsentieren ihre Ergebnisse
- Klärung offener Fragen

Zuletzt erhalten die Paare einen Handzettel über den guten Stillbeginn (s. S. 362).

Entspannung

ÜBUNG **Entspannung und Stärkung des Schultergürtels** ────────

s. Kap. 7, S. 176 ff

ÜBUNG **Fantasiereise „Mein Kind ist da"** ────────

s. Kap. 7, S. 159 f

Abschied

Materialien:
- Auswertungsbogen
- Postkarten mit Landschaftsbildern
- kleine Flaschen mit Massageöl

Die Kursleiterin fasst die Besonderheiten und Highlights des Kurses zusammen und bittet alle, sich im Wochenbett kurz bei ihr zu melden. Dann wird die Frage geklärt: „Wer organisiert das Nachtreffen?"

┌─ **PRAXISTIPPS** ────────

Ein Brunch in einem rauchfreien Café/ Restaurant als Nachtreffen eignet sich sehr gut. Jede Familie kann kommen und gehen, wie es ihren Bedürfnissen entspricht.

Alle KursteilnehmerInnen erhalten nun einen **Auswertungsbogen** mit der Bitte, diesen (anonym) ausgefüllt zurückzugeben (Muster s. S. 35, 187). Zeit lassen zum ausfüllen.

Die Kursleiterin erläutert das **Symbol des Abends**: eine Postkarte mit geschlossener Tür: Dieser Kurs ist zu Ende (die Tür schließt sich), aber ist auch Neubeginn (z. B. können sich Frauen/Paare regelmäßig weiter treffen und aus dem Geburtsvorbereitungskurs wird z. B. ein Rückbildungskurs). Die Postkarten mit Landschaftsbildern werden in der Raummitte verteilt. Die TeilnehmerInnen suchen sich eine Postkarte aus, die am ehesten ihre eigene Stimmung während des Kurses wiederspiegelt. Jede(r) zeigt ihre/seine Karte und begründet die Auswahl; Die Antworten sollten nicht von der Kursleiterin oder anderen Teilnehmern kommentiert werden, Begründung einfach so stehen lassen!

Zum Abschied stellen sich alle im Kreis auf und fassen sich an den Händen Die Kursleiterin schickt einen **kräftigen Händedruck** als Symbol für die Kraft, die sich alle für die bevorstehenden Ereignisse gegenseitig geben, auf die Reise. Der Händedruck sollte nach Rundlauf wieder bei der Kursleiterin landen.

Jedes teilnehmende Paar darf sich eine kleine **Flasche mit Massageöl** mit nach Hause nehmen. Es soll eine Aufforderung für Massage in der Schwangerschaft, während der Geburt, im Wochenbett oder zur Babymassage sein.

Literatur

1. Appelt, Michael (2003): Geburten; Schwarzkopf & Schwarzkopf
2. Balaskas, Janet (2000): Aktive Geburt; Kösel Verlag
3. Biancuzzo, Marie (2005): Stillberatung; Urban & Fischer
4. Bund Deutscher Hebammen (2004): Das Neugeborene in der Hebammenpraxis; Hippokrates Verlag
5. Buzan, Tony/ Buzan, Barry (2002): Das Mind-Map Buch; MVG Verlag
6. Dunham, Carroll: Mamatoto (1992); vgs Verlagsgesellschaft
7. Ende, Michael (1973): Momo; Thienemann Verlag
8. Fischer, Hanna (2003): Atlas der Gebärhaltungen; Hippokrates Verlag
9. Geißler, Karlheinz (2000): Schlusssituationen; Beltz-Verlag
10. Geist, Christine/Harder, Ulrike/Stiefel, Andrea (2005): Hebammenkunde; Hippokrates Verlag
11. Harder, Ulrike (2005), Wochenbettbetreuung in der Klinik und zu Hause, Hippokrates Verlag
12. Hebammenforum: Ausgabe Januar 2007 S. 6–13
13. Heller, Angela (1998): Geburtsvorbereitung Methode Menner Heller; Thieme Verlag
14. Hemmelmayr, Andrea/Bogensperger, Eva (2003): Lehrbehelf Stillen, Eigenverlag
15. Kuntner, Liselotte (1994): Die Gebärhaltung der Frau; Marseille Verlag
16. Lippens, Frauke (2006): Geburtsvorbereitung; Elwin Staude Verlag
17. Lodes, Hiltrud (2000): Atme richtig; Mosaik Verlag
18. Muß, Karin (2005): Stillberatung und Stillförderung; Wissenschaftliche Verlagsgesellschaft mbH
19. Neuland, Michèle (2003): Neuland Moderation; Manager Seminare Verlag
20. Nolan, Mary (2001): Professionelle Geburtsvorbereitung; Hans Huber Verlag
21. Rabenstein, Reinhold/Reichel, René/Thanhoffer, Michael (2001): Das Methoden Set; Ökotopia Verlag
22. Rachow: Ludus Cards (2004); Neuland Verlag
23. Reichle, Barbara (1999): Wir werden Familie; Juventa Verlag
24. Saint-Exupéry, Antoine (1998): Der kleine Prinz; Karl Rauch Verlag
25. Scherbaum, Veronika/Perl, Friederike M./Kretschmer, Ursula (2003) Stillen; Deutscher Ärzte Verlag
26. Seifert, Josef W. (2005): Visualisieren, Präsentieren, Moderieren; Gabal Verlag
27. Stüwe, Marion (2003): Gymnastik und Yoga in der Geburtsvorbereitung; Hippokrates Verlag
28. Vogel, Thea (1998): Familienbegleitung; Bundeszentrale für gesundheitliche Aufklärung
29. Weidemann, Bernd (2002): Erfolgreiche Kurs und Seminare; Beltz Verlag
30. Wilberg, Gerlinde M./Hujber, Karlo (1991): Natürliche Geburtsvorbereitung und Geburtshilfe; Kösel Verlag

Frauenkurs mit Schwerpunkt Selbstvertrauen fördern

Katja Krauß und Sabine Krauss-Lembcke

10.1 Kurskonzept

Das Angebot eines Geburtsvorbereitungskurses nur für Frauen geht auf die Ursprünge von Mütterkursen in den 30er-Jahren zurück. Reine Frauenkurse sind die älteste Form der Geburtsvorbereitung. Sie orientieren sich ausschließlich an den Bedürfnissen der Schwangeren. Es gibt sehr **unterschiedliche Gründe**, warum schwangere Frauen einen Geburtsvorbereitungskurs nur für Frauen wählen:

- Der Partner übernimmt die Kinderbetreuung, während die Frau an dem Kurs teilnimmt.
- Der Partner hat aus beruflichen Gründen keine Zeit, an regelmäßigen Kursenterminen teilzunehmen.
- Frauen suchen einen geschützten Raum, in dem sie sich unter Gleichgesinnten austauschen können.
- Frauen, die ohne Partner ihr Kind gebären wollen, sind darauf angewiesen, sich in einem Frauenkurs vorbereiten zu können.
- Frauen wollen zu „ihrer Hebamme" und akzeptieren das Kursangebot, das von ihr gemacht wird.
- Zunehmend sind es auch finanzielle Gründe, warum die Frauen alleine in den „kostenlosen" Kurs kommen. So entfällt die Zuzahlung durch den Partner. Dies gilt vor allem für sozial schwächer gestellte Familien.

Nach Enkin et al. (2) sind wichtige **Ziele der Geburtsvorbereitungskurse** „ein verbessertes Gesundheitsbewusstsein, Stressmanagement und Angstreduzierung, die Förderung der Beziehungsfähigkeit innerhalb der Familie, mehr Selbstbestimmtheit, Selbstwertgefühl und Zufriedenheit."

Diese Ziele lassen sich sehr gut realisieren, wenn Frauen im geschützten Raum mit Gleichgesinnten zunächst Erfahrungen am eigenen Körper machen und ihre Erfahrungen mit anderen Frauen austauschen können (3, 5, 6).

Geburtsarbeit bedeutet immer auch eine harte Arbeit am eigenen Körper. Die Frauen brauchen deshalb ein hohes Maß an Konzentration auf sich selbst (3, 6–10). Die Erfahrung zeigt, dass in Frauenkursen **mehr Körperarbeit** möglich ist. Männliche Kursteilnehmer wollen in erster Linie Informationen und praktische Hinweise zu ihrer Rolle bei der Geburt.

Die **Vorbereitung auf die Rolle der Elternschaft** gelingt allerdings besser, wenn die Paare sich gemeinsam auf diese Situation vorbereiten. Unter diesem Aspekt sind kombinierte Frauen- und Paarkurse einem reinen Frauenkurs überlegen. Ein Wunschtraum ist es immer noch, dass männliche Kursleiter ihre Geschlechtsgenossen auf die Vaterschaft vorbereiten. Entsprechende Modelle gibt es in Deutschland, leider konnten sie sich bislang nicht flächendeckend durchsetzen (4).

10.2   Kurseinheit 1: Kennenlernen und Einführung in die Körperarbeit

Tab. 10-**1** Kurseinheit Kennenlernen und Einführung in die Körperarbeit

Zeit	Dauer	Lernziele	Inhalt	Methode	Medien
	5 Min.	Kennenlernen der Kursleiterin	• Begrüßung • eigene Vorstellung	Vortrag	Flipchart
5	10 Min.	• Erstes Kennenlernen der TN untereinander • Vertrauen aufbauen	TN stellen sich im Raum nach unterschiedlichen Kriterien auf und finden Gemeinsamkeiten mit anderen TN	Soziometrische Reihungen und Gruppen bilden	
15	20 Min.	Wünsche und Befürchtungen	• Was wünschen Sie sich? • Was wollen Sie hier nicht tun?	Paaraufgabe, Paare notieren ihre Stichworte auf Karten	Moderationskarten, Stifte
35	5 Min.	Kurskonzept kennenlernen	Überblick über den Kurs	Vortrag	Plakat oder vorbereitetes Flipchart, Handzettel
40	5 Min.	Restliche Organisation	Paarstunden, Bezahlung etc.	Vortrag	
45	5 Min.	Pause			
50	30 Min.	Haltungsaufbau	• Igelballmassage für die Füße • Knie lockern • Becken abtasten, erklären und bewegen • Zusammenhang zwischen Füßen und Beckenboden	Gemeinsames Ausprobieren, begleitender Vortrag	Igelball, Beckenmodell
80	20 Min.	Beckenbeweglichkeit und Rückendehnung	• „Kuh-Katze"-Übung • Beckenuhr nach Feldenkrais	Körperarbeit	Matten, kleine Kissen
100	15 Min.	Entspannung und Kontaktförderung unter den TN	Kreuzbeinmassage	Paarübung	Igelball
115	5 Min.	Abschied und Ausblick		Vortrag	

Lernziele:
- Organisation klären
- Scheu voreinander und vor dem Kurs verlieren
- Vertrauen aufbauen
- Kurskonzept und -aufbau vorstellen
- Die TeilnehmerInnen sollen sich über ihre eigenen Wünsche bezüglich des Kurses klar werden.
- Gemeinsamkeiten mit anderen TeilnehmerInnen entdecken
- Einstieg in die Körperarbeit
- Vor allem sollte die erste Stunde Lust auf „mehr", auf den ganzen Kurs machen. Mit ihr soll der Grundstein dafür gelegt werden, dass die Frauen sich mit dem Kurs identifizieren und gerne wiederkommen.

Begrüßung und Vorstellung der Kursleiterin

Ein Plakat oder Flipchart mit **„Herzlich willkommen"** ist eine schöne Ergänzung zur mündlichen Begrüßung. Wer kein Flipchart hat, kann an einer gut sichtbaren Wand des Kursraumes eine große Korkpinnwand anbringen, auf der sich Plakate, aber auch kleinere Zettel für sog. „Kärtchenfragen" gut befestigen lassen.

Jede Frau erhält noch einmal einen **Info-Zettel** über den Kurs mit den Kursterminen und -zeiten und mit regionalen Angeboten für Schwangere (z. B. Yoga, Bauchtanz). Eine Kursliste/Adressliste zum Eintragen liegt aus.

PRAXISTIPPS

Die TeilnehmerInnen sollten beschäftigt werden, bis alle da sind. Meist entsteht spontan kein Gespräch untereinander und alle sind froh, wenn es etwas zum Lesen und zum „Festhalten" gibt.

Der **Raum** und seine Gestaltung sollten eine entspannte Atmosphäre ausstrahlen und vielleicht auch schon etwas über die Persönlichkeit der Kursleiterin und den Kurs erzählen.

Die **Vorstellung der Kursleiterin** sollten den beruflichen Werdegang und die Tätigkeitsbereiche umfassen.

Zu Beginn muss die **Anrede** untereinander geklärt werden: Wollen alle geduzt oder lieber gesiezt werden?

Abschließend folgt ein **kurzer Überblick über die heutige Stunde**, visualisiert auf einem Plakat oder Flipchart. Am besten bleibt diese Übersicht für den Rest der Stunde hängen, damit die Frauen zur Orientierung immer mal wieder einen Blick darauf werfen können.

Spätestens in der ersten Stunde, besser noch mit der Kursanmeldung, sollte besprochen werden, ob die Wochenbettbetreuung von der Kursleiterin oder von einer Kollegin übernommen wird, ebenso sollten schon jetzt Informationen über Beleggeburten und Rückbildungsgymnastik gegeben werden, damit die Frauen sich rechtzeitig anmelden können (Info-Zettel!).

Erstes Kennenlernen

Ziel: Die Schwangeren sollen die Scheu voreinander, vor der Kursleiterin und dem Geburtsvorbereitungskurs verlieren und Gemeinsamkeiten mit den anderen TeilnehmerInnen entdecken.

Meist finden die TeilnehmerInnen eines reinen Frauenkurses leichter und schneller Kontakt zueinander als in einem Paarkurs, aber natürlich gilt es auch hier, die erste Schüchternheit zu überwinden. Von der ersten Stunde an gehört es zu den Aufgaben der Kursleiterin, die Entwicklung der Gruppe im Auge zu behalten und aufmunternd oder manchmal auch bremsend einzugreifen.

ÜBUNG **Soziometrische Reihungen**

Um die erste Schüchternheit zu überwinden und von Anfang an Dynamik in die Gruppe zu bringen, bieten sich soziometrische Reihungen an, da die TeilnehmerInnen sich bewegen und miteinander ins Gespräch kommen, anstatt sich nur nacheinander ihre „Daten" aufzusagen.

Anleitung:
Beispiele: Die Kursleiterin nennt ihren Vornamen und bittet die TeilnehmerInnen, sich passend dazu anhand des Alphabets aufzureihen. Weitere Möglichkeiten sind die Reihung nach dem Alter und dem Entbindungstermin (s. auch Kap. 7, S. 106).

ÜBUNG **Grüppchen bilden**

Anleitung:
Im Raum finden sich die Frauen in Grüppchen zusammen, die alle ihr erstes, zweites etc. Kind bekommen. Dann stellen sich die Frauen aus den gleichen Wohnorten oder Stadtteilen zueinander. Zuerst macht die Kursleiterin Vorgaben, vielleicht fällt später auch den Frauen selbst ein, welche Gemeinsamkeiten es noch geben könnte.

ÜBUNG **Paare zusammenstellen**

Anleitung:
Um Paare für die nachfolgende Zweier-Aufgabe zu finden, kann die Kursleiterin z. B. Memorykärtchen oder selbst gebastelte „Minipuzzle" mit jeweils zwei Teilen oder verschiedene paarweise vorkommende Bonbons verteilen, bei einer ungeraden TeilnehmerInnenzahl an drei von einer Sorte denken.

Wünsche und Befürchtungen

Kein Kurs ist wie der andere, da jede Gruppe ihren Geburtsvorbereitungskurs mitgestaltet. Jede Frau kommt mit ihrer eigenen Geschichte und ihren Bedürfnissen in den Kurs und ist mitverantwortlich dafür, dass sie zum einen das „bekommt", was sie braucht und wissen möchte, und zum anderen auch, dass sie selbst etwas dafür tut, z. B. indem sie Übungen zuhause wiederholt.

Auf diese Weise hat auch die Kursleiterin die Möglichkeit, ihre Wünsche und Befürchtungen zum Kurs und den TeilnehmerInnen zu äußern.

Die Kursleiterin stellt **Fragen** an die Zweiergruppen, die möglichst klar formuliert und nur auf den Kurs bezogen sind, um Antworten wie „dass bei der Geburt nichts passiert" zu vermeiden:
- Was wünschen Sie sich von diesem Kurs?
- Was soll sich durch den Kurs bei Ihnen verändern?
- Was befürchten Sie, was hier auf Sie zukommen könnte?
- Worauf haben Sie keine Lust?
- Was möchten Sie hier nicht tun, nicht hören und nicht besprechen?

Die **Antworten** werden von den Zweiergruppen auf Moderations- oder Karteikärtchen geschrieben und zu den Karten „Wünsche" und „Befürchtungen", die die Kursleiterin selbst ausgelegt hat, auf den Boden oder an die Pinnwand gruppiert.

Bei sehr ruhigen Kursen empfiehlt es sich, Hintergrundmusik aufzulegen, damit die Grüppchen sich nicht gegenseitig ablenken.

Besprechung: Die Kursleiterin ordnet die Kärtchen, legt bzw. hängt gleiche zueinander, liest sie vor und fragt eventuell noch genauer nach, wenn die Aussagen unklar formuliert sind. Dann setzt sie die Wünsche in Zusammenhang mit den geplanten Kursinhalten und ihren eigenen Schwerpunkten, z. B. „Entspannung ist mir in meinen Kursen sehr wichtig, weil … ich versuche in jeder Stunde ein entspannendes Element zu haben …" oder „für Säuglingspflege reicht die Zeit des Kurses leider nicht aus, ich würde bei Interesse einen speziellen Säuglingskurs empfehlen".

Ergänzen: Wichtige Informationen, die in dieser Sammlung fehlen, werden von der Kursleiterin **ergänzt**, z. B. dass „keine Horrorgeschichten über Geburten erzählt werden." In diesem Zusammenhang bietet sich ein Gespräch über den Umgang mit früheren Erlebnissen oder Gehörtem an.

Mehrgebärenden, die noch „Altlasten" von vorherigen Schwangerschaften und Geburten mit sich herumtragen, können Sie bei Bedarf Einzeltermine anbieten, um noch mal über die Erlebnisse zu sprechen.

Machen Sie den KursteilnehmerInnen immer wieder deutlich, dass das Erleben einer Geburt von sehr vielen Faktoren abhängig ist und nicht objektiv beurteilt oder von den Erlebnissen anderer Frauen abgeleitet werden kann.

Körperhaltung und Haltungsaufbau

ÜBUNG Igelballmassage für die Füße

Übungziele:
* Körperwahrnehmung

Anleitung:
* **„Ist-Zustand" wahrnehmen**: Die Schwangeren stehen auf beiden Beinen (strümpfig), spüren ihren Stand/Belastung für jedes Bein und wandern mit der Wahrnehmung durch den Körper. Wie fühlt sich der Rücken, Bauch, Knie, Becken z.Zt. an? Welche Körperhälfte ist mehr belastet? Wie ist die Gewichtsverteilung zwischen Ferse und Ballen?
* **Massage**: Den Ball unter einen Fuß legen, die ganze Fußsohle mit wechselnd starkem Druck massieren, dabei auf einen guten, aufrechten Stand achten.
* **„Füße vergleichen"**: Nun stehen die TeilnehmerInnen wieder auf beiden Füßen und vergleichen rechts und links. Hat sich auch für das Knie, Bein, die Beckenhälfte oder die ganze Körperhälfte etwas verändert?
* Jetzt wird der **andere Fuß mit dem Igelball massiert**. Wichtig ist auch hier, dass die Frauen aufrecht und nicht mit schiefer Hüfte stehen.
* **Verändertes Standgefühl wahrnehmen**: Die Schwangeren stehen wieder auf beiden Füßen und spüren etwaigen Veränderungen nach.

ÜBUNG Knie lockern (nach Claudia Scholl-Kleinfelder)

Anleitung:
„Hüftbreites" Stehen wird gemeinsam ausprobiert. Die TeilnehmerInnen (TN) sollen ihre eigene „Spurbreite" finden und spüren, welche Auswirkungen die Stellung der Füße (nach in-

nen oder außen gedreht oder parallel) auf die Knie hat. Die Kursleiterin zeigt den Unterschied zwischen „Knie angespannt" (Kniescheiben werden festgehalten und das Knie fast nach hinten durchgedrückt) und „Knie entspannt" (Kniescheiben und umgebende Muskeln locker lassen) und alle probieren dies aus. Je nach Zeit kann noch eine Paarübung zur Lockerung der Knie angeschlossen werden:

- TN1 steht mit gleichmäßiger Gewichtsverteilung auf beiden Beinen.
- TN2 kniet oder sitzt neben ihr am Boden und umfasst ein Knie mit beiden Händen.
- TN1 beginnt nun langsam, dieses Knie zu beugen und wieder zu strecken, TN2 folgt den Bewegungen mit ihren Händen.
- TN1 verlagert fast ihr ganzes Gewicht auf dieses Bein, beide nehmen wahr, was sich für das Knie verändert.
- TN1 variiert die Belastung des Knies immer wieder und lässt es abschließend auch vorsichtig kreisen, immer begleitet von den Händen der Partnerin.
- TN1 steht wieder auf beiden Beinen, TN2 nimmt ihre Hände weg und TN1 nimmt sich einen Moment Zeit, um zu vergleichen.
- Dann wird zum anderen Bein gewechselt

ÜBUNG Das Becken erkunden

Anleitung:
Abtasten: Jede Teilnehmerin tastet ihr Becken von außen ab: Beckenschaufeln, Schambein, Symphyse, Kreuzbein, Übergang zur Wirbelsäule. Die Kursleiterin begleitet die Übung an ihrem eigenen Becken und mit dem Beckenmodell.

Vormachen und ausprobieren: Die ganze Körperhaltung wird durch die Beckenstellung verändert, die Schwangeren probieren aus, im „Hohlkreuz" und mit gerundetem Rücken und mit aufgerichtetem, zentrierten Becken zu stehen. Die Kursleiterin macht den „**typischen**

Schwangerenwatschelgang" vor und erklärt seine Ursachen und Folgen: Durch die hormonelle Auflockerung der Beckenknorpel (Symphyse und Iliosakralgelenke) ist das Becken in der Schwangerschaft deutlich instabiler und der Gang wird etwas unsicherer. Dazu kommt das ungewohnte Gewicht des größer werdenden Bauches, von dem sich viele Frauen im unteren Rücken nach vorne ins Hohlkreuz ziehen lassen und dieses dadurch auszugleichen versuchen, dass sie sich mit dem Oberkörper nach hinten beugen. Meist sind dabei die Knie aus „Stabilitätsgründen" durchgedrückt und man kann eine Schwangere schon an ihrem Gang erkennen, bevor man ihren Bauch entdeckt hat. Dieses meist unbewusste „Gewatschel" hat natürlich schmerzhafte Folgen, vor allem für den Rücken. Es belastet aber auch die Muskeln des Beckenbodens unnötig.

PRAXISTIPPS

So können die Schwangeren dazu angeleitet werden, sich im Alltag immer wieder selbst zu beobachten, die eigene Haltung zu korrigieren und dadurch Rückenschmerzen zu lindern.

In diesem Zusammenhang kann die Kursleiterin auch auf die Veränderung des Beckens und dessen Knorpel durch Schwangerschaftshormone eingehen, z. B. Symphysenlockerung und -schmerzen. Wenn in der Gruppe Bedarf besteht, gibt sie dazu nähere Erläuterungen oder Übungen. Erwähnt werden sollte in diesem Zusammenhang auch die Lage und die Stütz- und Verschlussfunktion des Beckenbodens.

Im Sitzen: Finden und abtasten der Sitzbeinhöcker.

- Die Frauen sitzen ohne Matte auf dem Boden, die Hände liegen unter dem Po. Die Frauen rutschen etwas hin- und her, bis die Sitzbeine deutlich zu spüren sind.
- Hände wegnehmen und ausprobieren, wie sich die Haltung verändert, wenn man auf, hinter oder vor den Sitzbeinen sitzt.

- Aufstehen und Sitzbeinhöcker auch im Stehen ertasten.

ÜBUNG **Zusammenhang zwischen Füßen und Beckenboden spüren** _____

Anleitung:
Paarübung:
- TN1 steht ohne Schuhe aufrecht mit gleichmäßiger Gewichtsverteilung, lockeren Knien und entspannten Zehen hüftbreit.
- TN2 sitzt hinter ihr auf dem Boden und hat ihre Hände an den Füßen der Partnerin. Die Daumen liegen an der Innenkante der Füße, die restlichen Finger an der Außenkante, die Hände sind auf dem Boden abgestützt.
- TN1 schiebt ihre Fersen ganz sanft aufeinander zu, dabei bleiben die Zehen entspannt, TN2 gibt leichten Gegendruck mit ihren Daumen nach außen.
- Spannung für 2–3 sec. halten.
- Mehrmalige Wiederholungen, es soll jedoch kein Kräftemessen daraus entstehen.
- Was passiert an der Fußsohle? Wie verändert sich die Standfläche?
- Nach einigen Wiederholungen versuchen, nun auch auf Veränderungen in den Knien, Oberschenkeln, im Becken zu achten.
- Wechseln, nun steht TN2 und TN1 sitzt hinter ihr.

Wiederholung als Einzelübung im Kreis:
- Die Übung mit gedachtem Widerstand an den Fersen wiederholen.

ÜBUNG **Alternative: „Seidenpapier unter den Füßen"** _____

Dies ist im Grunde die gleiche Übung, aber mit Betonung der Fußballen. Die Zehen sind ganz entspannt. In der Vorstellung liegt unter den Fußballen ein zerknittertes, dünnes Seidenpapier, das mit einer kaum sichtbaren, fächerförmigen Drehung der Füße geglättet, aber nicht zerrissen werden soll.

■ **Spüren und Wahrnehmen der Körperhaltung**

Die Frauen berichten, was sie an sich selbst oder den anderen beobachten. Bei zögerlichen Antworten stellt die Kursleiterin gezielte Fragen, z. B. „Wie verändert sich der Kontakt zum Boden?"
Danach wird gemeinsam nochmals ausprobiert und erklärt, was sich verändert: Das Fußgewölbe baut sich auf und wird tragfähiger, die Fußaußenkante und das Großzehengrundgelenk tragen das meiste Gewicht, die Knie und Oberschenkel drehen sich nach außen. Die Sitzbeine werden aufeinander zu gezogen, der Beckenboden spannt sich an! Dadurch werden Kreuzbein und Iliosakralgelenke entlastet.

! Die Schwangeren sollen die Zusammenhänge im Körper wahrnehmen, verstehen und für ihren Alltag nutzen: durch bewusstes Stehen kann der Rücken entlastet und der Beckenboden trainiert werden.

Kuh – Katze

Übungsziele:

- Beckenbeweglichkeit
- Rückendehnung und -kräftigung
- Sanftes Training der Bauch- und Beckenbodenmuskulatur
- Konzentration auf den Atem
- Koordination von Atem und Bewegung
- Entspannung

Anleitung:

- **Ausgangsstellung „Kuh":** Die Frauen begeben sich in den Vierfüßlerstand, die Hände stützen sich schulterbreit auf die Matte, die Finger zeigen leicht nach innen (das schont die Handgelenke), die Ellenbogen sind etwas gebeugt. Die Knie sind unter den Hüften, d. h. die Oberschenkel sind im rechten Winkel zum Boden, hüftbreit auseinander, die Füße liegen fast beieinander und sind entspannt. Die Wirbelsäule ist gerade. Kein Hohlkreuz machen und nicht den Kopf in den Nacken legen (Abb. 10-**1**).
- Bewegung hin zur „Katze", zum „Katzenbuckel": Den Kopf auf die Brust nehmen, den Rücken soweit wie möglich runden und die Arme strecken (Abb. 10-**2**).
- Mehrfacher Wechsel zwischen „Kuh" und „Katze".

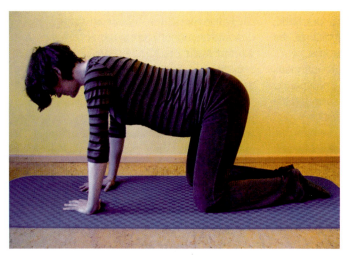

Abb. 10-**1** Übung „Kuh": Der Rücken ist gerade, der Kopf in Verlängerung der Wirbelsäule

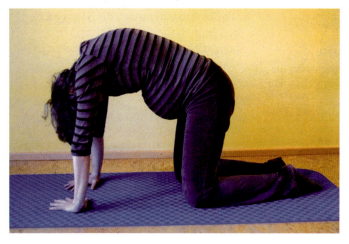

Abb. 10-**2** Übung „Katze": Einen Katzenbuckel machen, dabei das Kinn auf die Brust ziehen

- Verbindung mit dem Atem: Wenn der Ablauf der Übung klar ist, probieren die Schwangeren aus, wie der Atem zu den Bewegungen passt. Wann fühlt sich die Einatmung und wann die Ausatmung „richtiger" an?

_____

Besprechung: Die Frauen berichten von ihren Beobachtungen („wer atmet wie?"). Da meistens verschiedene Ergebnisse bzw. Vorlieben herauskommen, kann die Kursleiterin in diesem Zusammenhang auf die Brustkorb- und Bauchraumatmung und die Konsequenzen für die Übung eingehen: Frauen, die hauptsächlich mit dem Brustkorb atmen, werden vermutlich berichten, dass sie bei der „Katze" eingeatmet haben oder gar keinen Unterschied festgestellt haben, wohingegen Frauen, die gewohnt sind mit dem Bauch zu atmen, es sicherlich leichter finden, bei der „Kuh" einzuatmen, da in dieser Position der Bauch entspannter ist.

Abschließend bietet sich eine nochmalige **Wiederholung der Übung mit tiefer Bauchatmung** an. Es ist wichtig zu betonen, dass Brustkorbatmen nicht automatisch falsch ist, aber im Geburtsvorbereitungskurs ein tiefes und ruhiges, „Stress resistentes" Atmen geübt werden soll und dies den meisten Menschen mithilfe des Bauches leichter fällt.

ÜBUNG **Alternative: „Kamelritt"** ___

Übungsziele:
- Wie Übung Kuh – Katze, alternative Übung zur Steigerung der Becken- und Rückenbeweglichkeit

Frauen, die im Vierfüßlerstand Schmerzen in den Handgelenken haben oder vielleicht sogar diese Position gar nicht einnehmen können, kann man anbieten, sich auf die Fäuste oder Ellenbogen statt auf die Handflächen zu stützen oder eine Alternativübung vorschlagen, z. B. den „Kamelritt".

Anleitung:
Ausgangsposition ist hier der Fersensitz, eventuell mit einem Kissen oder einer Rolle zwischen Fersen und Po unterstützt.
- Wie bei „Kuh–Katze" den Kopf auf die Brust nehmen und die ganze Wirbelsäule runden, soweit das „mit Bauch" möglich ist (Abb. 10-**3**).
- Bei der Streckung der Wirbelsäule die Schultern nach hinten nehmen und das Brustbein nach vorne dehnen, das Kinn hochnehmen (Abb. 10-**4**).
- Wenn es angenehm ist, darf der Kopf etwas im Nacken liegen und die Wirbelsäule auch etwas ins Hohlkreuz gedehnt werden, da in dieser Position kein Gewicht an ihr zieht, wie das bei der „Kuh–Katze"-Übung der Fall ist.

Auch diese Übung sollte natürlich ganz **langsam und behutsam**, am besten „mit Genuss" an der Bewegung, ausgeführt werden. Impulsgeber ist auch hier die Atmung. Beim Ausatmen rundet sich die Wirbelsäule. Wenn möglich sollte der natürliche Einatemreflex abgewartet werden und der Einatem „von selbst" einströmen und die Streckbewegung einleiten.

_____

ÜBUNG **Beckenuhr nach Feldenkrais** _____

Die Schwangeren liegen in Rückenlage mit angestellten Beinen, unter dem Kopf ein kleines Kissen zur Unterstützung der Halswirbelsäule. Ähnlich wie bei „Kuh–Katze" geht die Bewegung vom Becken und der Lendenwirbelsäule aus (s. Kap. 8, S. 208 ff).

Verbindung mit dem Atem: Auch bei dieser Übung probieren die TeilnehmerInnen aus, wie ihnen die Verbindung von Atem und Bewegung leichter fällt.

Besprechung der ersten Erfahrungen mit dieser Übung: wie fühlt sie sich für den Rücken an?

_____

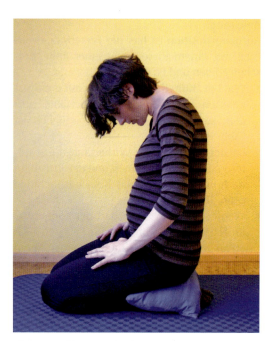

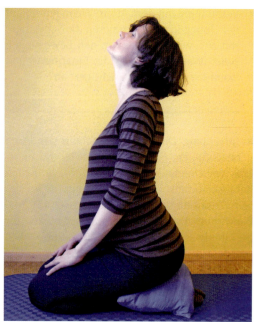

Abb. 10-**3** Übung „Kamelritt": Dehnung der Wirbelsäule und des Rückens, das Kinn wird in Richtung Brust geschoben.

Abb. 10-**4** Übung „Kamelritt": Vorsichtige Streckung der Wirbelsäule, der Kopf kann dabei etwas in den Nacken gelegt werden.

PRAXISTIPPS

Frauen, die nicht mehr auf dem Rücken liegen können, sollten die Seitenlage wählen. Da in der Seitenlage aber der Druck des Bodens auf dem Kreuzbein und der Lendenwirbelsäule fehlt, ist die Übung so etwas schwieriger und es macht durchaus Sinn, in der Rückenlage zu beginnen.

■ **Abschließende Besprechung der Übungen**

Diese Übungen („Kuh–Katze" und die „Beckenuhr") stellen ein sanftes **Muskeltraining** für Bauch, Rücken und Beckenboden dar. Sie sind sowohl in der Schwangerschaft als auch in der Zeit nach der Geburt hilfreich.

Die **Beckenbeweglichkeit und Mobilität des Rückens wird gesteigert**. Dies ist für die Schwangerschaft wichtig, da Rückenschmerzen gelindert werden und die Anpassung an ein neues Körpergefühl unterstützt wird. Aber auch im Hinblick auf die Geburt sind beide Übungen hilfreich, denn eine gesteigerte Beweglichkeit des Beckens und Rückens ermöglicht mehr Bewegungsfreiraum und kann so dem Kind helfen, durch das mütterliche Becken zu rutschen. Außerdem kommen mobilere Frauen bei der Geburt meist besser mit ihrem Wehenschmerz zurecht, da sie leichter verschiedene Positionen einnehmen können.

Die TeilnehmerInnen erhalten die **Übungen als „ständige Hausaufgabe"** und werden zu häufigem Üben „in allen Lebenslagen", z. B. auch zum Beckenkippen im Stehen, ermuntert (evtl. Übungsanleitung kopieren und den Frauen mitgeben).

ÜBUNG ## Kreuzbeinmassage als Paarübung

Übungsziele:

- Entspannung
- Die Frauen kommen sich näher, haben durch den Igelball anfangs aber noch einen kleinen „Abstandshalter" zwischen sich.
- Die Massage hat einen deutlichen Bezug zum Thema der Unterrichtseinheit („Becken") und rundet sie somit ab.
- Einige grundsätzliche Dinge zum Thema Massieren können vermittelt und nachgespürt werden.
- Die Wahrnehmung wird geschult, die Frauen sollen spüren und ihrer Übungspartnerin mitteilen, was ihnen guttut.

Die Kursleiterin nimmt bei dieser Übung das Beckenmodell nochmals zur Hand, um den Massierenden zu verdeutlichen, wo das Kreuzbein ist, und begleitet die Übung am Modell.

Anleitung:

- TN1 liegt auf der Seite, mit vielen Kissen gut ausgepolstert. TN2 sitzt an ihrem Rücken, nah genug an ihr dran, dass auch sie gut sitzen kann und ihren Rücken nicht belastet.

- Zuerst ertastet TN2 das Kreuzbein der Partnerin mit ihren Händen.
- Nun nimmt TN2 den Igelball zur Hand und massiert das Kreuzbein der Partnerin, dann den ganzen Rücken und beendet die Massage wieder auf dem Kreuzbein.
- TN2 legt den Ball zur Seite und ihre Hände auf das Kreuzbein und massiert und gibt Gegendruck mit den Händen.
- Abschließend wird mehrmals der Rücken von oben nach unten ausgestrichen.
- TN1 gibt schon während der Massage Rückmeldungen, wenn Berührungen anders sein sollten.
- Nachdem TN1 sich einen Moment Zeit zum Nachspüren genommen hat, wird gewechselt und TN2 massiert.

Die Kursleiterin macht abschließend **weitere Massagevorschläge** anhand des Beckenmodells und erklärt die Besonderheiten rund ums Massieren bei der Geburt, wie z. B., dass es nicht auf ausgefeilte Massagegriffe ankommt, sondern die meisten Frauen lieber nur die Hand und den Gegendruck des Partners am Kreuzbein spüren wollen.

10.3   Kurseinheit 2: Beckenbewegung und Geburtsmechanik

Tab. 10-**2** Kurseinheit Beckenbewegung und Geburtsmechanik

Zeit	Dauer	Lernziele	Inhalt	Methode	Medien
	5 Min.	Ankommen und Ablauf kennenlernen	• Begrüßung • Überblick über die Stunde	Vortrag	
5	10 Min.	• Kennenlernen • Kontakte fördern	Zweite Namensrunde		
15	40 Min.	Wiederholung und Vertiefung der Körperarbeit	• Übungen zur Beckenlockerung • Dehnung • Therapeutische Übungen (Kreuzschmerzen, Thrombose-Prophylaxe)	Körperarbeit mit Vortrag	
55	15 Min.	• Bedeutung der Beckenbewegung für die Geburt • Geburtsmechanik	Welchen Weg nimmt das Kind bei der Geburt durch das Becken und wie kann es dabei unterstützt werden?	Vortrag	Modell des Beckens, Puppe
70	30 Min.	Geburtsvorbereitende Maßnahmen kennenlernen	• Dammmassage • Akupunktur etc.	Vortrag, Gespräch	Demo-Material, Handzettel
100	15 Min.	• Eigenen Atem und Atemräume kennenlernen • bewusste Veränderung des Atemflusses	Einführung in das Thema „Atem"	Geführte Atemübung Entspannung	Matten und Kissen
115	5 Min.	Abschied und Ausblick auf die nächste Stunde		Vortrag	

Lernziele:
- Gruppenfindungsprozess und Kennenlernen vertiefen
- Wiederholung und Vertiefung der Körperarbeit aus der ersten Lerneinheit
- Einführung in das Thema „Atmung"

Einstieg

Zu Beginn jeder Unterrichtseinheit ist eine Übersicht über die folgenden zwei Stunden angebracht, visualisiert über Handzettel, Plakat oder Flipchart. Sie gibt den TeilnehmerInnen eine Art Fahrplan an die Hand und hilft ihnen, sich auf das Kommende besser einzulassen.

■ Zweite Namensrunde

Jede Teilnehmerin nennt ihren Namen und ihre wichtigsten „Eckdaten" und erzählt ein Detail, das ihr von der ersten Stunde in Erinnerung geblieben ist. Entweder reihum oder die Kursleiterin bestimmt, z. B. durch das Zuwerfen eines Balls, eine Teilnehmerin, die den Anfang machen soll. Dazu wählt sie eine Frau aus, die den Eindruck macht, dass sie sich traut, frei vor der Gruppe zu sprechen, damit die anderen sich ein Beispiel daran nehmen können.

Wiederholung und Weiterführung der Körperarbeit

ÜBUNG Im Stehen _____

Übungsziele:
- Verbesserung der Körperhaltung
- Beckenlockerung

Anleitung:
- **Füße „verschrauben"** (Wiederholung aus der ersten Lerneinheit). Dabei werden die Schwangeren noch einmal an den Zusammenhang zwischen den Füßen und dem Be-

ckenboden und an eine aufrechte Körperhaltung im Alltag erinnert.
- **Becken bewegen mit Musik:** Zuerst erfolgt eine Aufwärmphase mit flotten Bewegungen auf der Stelle oder im Raum, dann werden verschiedene Beckenbewegungen ausprobiert, zuerst mit Anleitung der Kursleiterin, dann vielleicht selbständig von den TeilnehmerInnen. Eine gewisse Ähnlichkeit mit Bauchtanz ist durchaus erwünscht. Die Wichtigkeit der Beckenbewegungen für die Geburt wird auch hier erneut betont.

ÜBUNG Hocken üben _____

Übungsziele:
- Beckenbeweglichkeit fördern

Anleitung:
Zu zweit als Paarübung oder alleine mit dem Rücken an die Wand gelehnt üben. Die Fußsohlen sollten ganz auf dem Boden sein, so dehnt das Hocken die Oberschenkel und den Beckenausgang (Abb. 10-**5** bis 10-**7**).

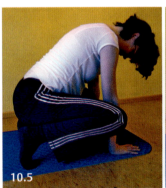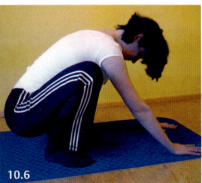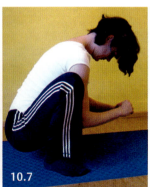

Abb. 10-**5** Hocken üben (1): Dehnen der Fußgelenke als Vorbereitung zum Hocken; mehrmals auf die Zehenspitzen rollen
Abb. 10-**6** Hocken üben (2): Vorsichtig nach hinten auf die Fersen gehen.
Abb. 10-**7** Übungsziel (3): freie Hocke; die Fußsohlen sind flächig auf dem Boden.

ÜBUNG Beine und Becken dehnen —

Anleitung:
- Die Frauen sitzen im Schneidersitz mit aneinander gelegten Fußsohlen (Abb. 10-**8**). Der

Rücken soll möglichst gerade bleiben. Frau-
en, denen dies schwer fällt, können sich mit
den Händen nach hinten abstützen und/oder
auf ein kleines Kissen setzen.
- Nun wird versucht, die Knie in Richtung Boden zu senken.
- Verstärkt wird die Dehnung durch das Heranziehen der Füße zum Körper (Abb. 10-**9**)
oder durch Druck auf die Knie von oben
(Abb. 10-**10**), sofern die Arme nicht zum Abstützen gebraucht werden.

Bei Symphysenschmerzen sollten die Schwangeren nicht beidseitig dehnen, das übt einen
zu starken Zug an der Symphyse aus. Für diese Frauen eignen sich Übungen, bei denen die

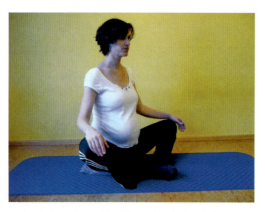

Abb. 10-**8** Dehnen der Oberschenkel und des
Beckenausgangs

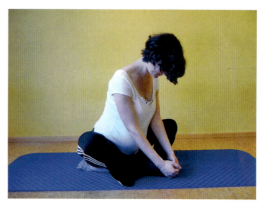

Abb. 10-**9** Heranziehen der Füße

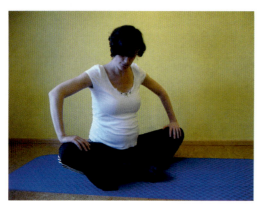

Abb. 10-**10** Druck von oben auf die Knie

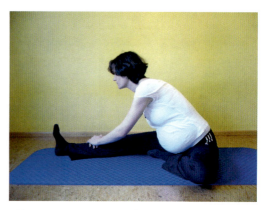

Abb. 10-**11** Einseitiges Dehnen, z. B. bei Symphysenschmerzen

Beine abwechselnd gedehnt werden (Abb. 10-**11**):

- Die Frauen sitzen mit gegrätschten Beinen auf dem Boden, ein Bein ist angewinkelt.
- Der Oberkörper wird zum gestreckten Bein gebeugt, doch nicht die Nasenspitze soll in Richtung Knie gehen, sondern das Brustbein.

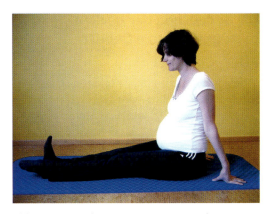

Abb. 10-**12** Wadenpumpe zur Venenentlastung

ÜBUNG Kuh – Katze

Wiederholung der Übung, s. S. 372

ÜBUNG Beckenuhr nach Feldenkrais

Wiederholung der Übung, s. S. 208 f

Möglicherweise können sich die Frauen bei diesen bereits bekannten Übungen jetzt schon stärker auf ihre Atmung konzentrieren.

ÜBUNG Venenentlastung

Übungsziele:
- Thromboseprophylaxe
- Zwischendurch leitet die Kursleiterin als Ausgleich Venenentlastungsübungen an und erklärt dabei deren Wichtigkeit im Hinblick auf die erhöhte Thrombosegefahr rund um Schwangerschaft und Geburt. Die sog. „Muskelpumpe" der Wadenmuskulatur unterstützt den Blutrückfluss in den Beinvenen und kann im Sitzen, Stehen oder Liegen aktiviert werden.

Anleitung:
- Die Frauen sitzen mit ausgestreckten Beinen auf dem Boden und ziehen langsam

und kräftig die Fußspitzen zum Körper und strecken sie nach kurzem Festhalten wieder, sodass die Wadenmuskeln deutlich spürbar arbeiten (Abb. 10-**12**).
- Die Füße können einzeln oder gemeinsam bewegt werden oder auch Kreisbewegungen ausführen.
- Im Stehen erreicht man eine Entlastung der Venen durch langsames „Auf-den-Zehenspitzen-Stehen".
- In der ersten Zeit nach der Geburt können diese Übungen im Liegen, am besten mit etwas hoch gelagerten Beinen, ausgeführt werden. Besonders Frauen mit Venenproblemen und Wassereinlagerungen sollten diese Übungen ernst nehmen!

Bei Bedarf kann die Kursleiterin die Übungsanleitung kopieren und **Übungshandzettel** verteilen, auf denen z. B. auch Kontaktadressen für Schwangerenschwimmen oder sonstige Bewegungsangebote vermerkt sind. Die Übungen werden anhand des Blattes noch einmal kurz besprochen und deren Bedeutung für die Schwangerschaft und auch das Wochenbett betont.

Die Bedeutung der Beckenbewegung für die Geburt

Erklärungsbeispiel:
„Ähnlich wie man einen Korken aus der Flasche oder einen Ring vom Finger zieht, nämlich durch Drehung und Bewegung, so kann die Mutter auch ihrem Kind durch das Becken helfen, indem sie bei der Geburt in (Becken-) Bewegung bleibt und verschiedene Haltungen ausprobiert."

Die Kursleiterin gibt einen kurzen Überblick über die Eröffnungsphase. Sie zeigt anhand des Stoffbeckens und der Puppe, wie der Kopf des Kindes sich am Ende der Schwangerschaft und in der Eröffnungsphase ins mütterliche Becken senkt und dann, wie das Kind mit einer Drehung durch das Becken rutscht, wenn der Muttermund ganz offen ist.

Sie erklärt, wie das Kind ins Becken eintritt, wo es sich dreht und welche verschiedenen Kräfte auf das Kind einwirken. Dabei sollte stets der physiologische Ablauf betont werden, die meisten Kinder gehen den „leichtesten Weg des geringsten Widerstandes"; auf Pathologie besser nur auf Nachfragen eingehen.

Anhand eines **Beckenmodells mit Puppe** lässt sich gut zeigen, wie Veränderungen der Körperhaltungen zu einem schnelleren Geburtsfortschritt durch Ausnützung der Schwerkraft und leichtere Verarbeitung der Wehen führen können.

Geburtsvorbereitende Maßnahmen

Ziel: Den TeilnehmerInnen werden Anregungen gegeben, was sie selbst tun können, um sich noch besser auf die Geburt vorzubereiten. Ihre Eigenverantwortlichkeit soll gefördert und gestärkt werden.

ÜBUNG Dammmassage _____

Übung mit „Überraschungseffekt", deshalb nicht als Dammmassage ankündigen (s. Kap. 8, S. 261)

_____

■ **Maßnahmen, die die Frauen selbst ergreifen können**

Die TeilnehmerInnen sammeln, welche Maßnahmen und Tipps bekannt sind, die Kursleiterin ergänzt und erklärt die fehlenden Informationen, z. B.
● Himbeerblättertee soll die Muskulatur des kleinen Beckens auflockern
● Leinsamen soll eine für die Geburt wünschenswerte Schleim fördernde Wirkung auf die Geburtswege, bzw. deren Schleimhäute haben
● Heublumendampfsitzbäder sollen das Dammgewebe weich und dehnbar machen
(Quelle: Ingeborg Stadelmann)

■ **Maßnahmen, die angeboten werden:**

In einer „Blitzlichtrunde" wird schon Bekanntes gesammelt und ergänzt, Adressen und Kontakte werden weitergegeben (z. B. Akupunktur, Akupressur oder Homöopathie zur Geburtsvorbereitung).

Einführung in die Atemarbeit

Ziele:
● Den eigenen Atem wahrnehmen, die Konzentration auf den Atem üben
● Bewusste Veränderung des Atems, Wahrnehmung der Auswirkungen auf das Körperempfinden
● Entspannung

ÜBUNG Geführte Atemübung _____

Anleitung:

Vor Beginn der Übung erklärt die Kursleiterin, was auf die TeilnehmerInnen zukommt, z. B. dass bei schnellem Atmen mit Schwindel zu rechnen ist. Die Übung findet in einer bequemen Seitenlage statt, abgepolstert mit vielen Kissen. Die Hebamme leitet die Übung an und gibt vor, wie der Atem verändert wird. Die Frauen sollen versuchen, ihren Atemfluss zu verändern und bei Unwohlsein zu ihrem normalen Atemrhythmus zurückkehren.

Die Kursleiterin beginnt mit einer **einleitenden Entspannung**, die den Schwangeren hilft, das „Drumherum" auszublenden und sich auf sich selbst zu konzentrieren. Eine ruhige Musik im Hintergrund kann dabei vielleicht unterstützend wirken, vor allem in den Sprechpausen. Leiten Sie die Frauen dazu an, in sich hinein zu lauschen und zu spüren, ob sie gut liegen oder etwas verändern müssen, um es zu tun.

> ┌─ **PRAXISTIPPS** ────────────
>
> Wenn Sie **reichlich Zeit** für diese Unterrichtseinheit haben, können Sie die TeilnehmerInnen zu einer Reise durch den Körper einladen, bei der, ähnlich wie bei der „Muskelentspannung nach Jacobsen", die Muskulatur zuerst angespannt und anschließend mit dem Ausatmen bewusst gelöst wird.
>
> Haben Sie **weniger Zeit** oder das Gefühl, dass die Gruppe mit einer langen Entspannungsübung im Liegen vielleicht überfordert ist, dann können Sie diese Art der „dynamischen Entspannung" auch etwas genereller halten und die Frauen dazu anleiten, mehrere Muskelgruppen gemeinsam (z. B. Beine, Füße, Arme und Hände) anzuspannen und beim Ausatmen los- und der Unterlage zu überlassen, statt wie bei der ausführlicheren Reise durch den Körper nacheinander.

- Nach der einleitenden Entspannung wird die Aufmerksamkeit der Schwangeren auf den momentanen Atemfluss gelenkt, die Atembewegungen und der Atemrhythmus werden erspürt, ohne dass daran etwas bewusst verändert wird.
- Wahrnehmen, ob Pausen beim Atmen gemacht werden oder ob Ein- und Ausatmen pausenlos aufeinander folgen.
- Beide Möglichkeiten (Pause nach Einatem, Pause nach der Ausatmung) werden nun ausprobiert.
- Vom normalen Atemvolumen hin zu „nur noch einen Fingerhut voll Luft ein- und ausatmen", mit jedem Atemzug eine immer kleiner werdende Luftmenge einatmen.
- Wie verändern sich die Atembewegungen? Wie fühlt sich die Atmung an?
- Nach einer kurzen Pause, in der sich der Atem beruhigt, die Atemzüge immer tiefer werden lassen, bis soviel Luft wie möglich ein- und ausgeatmet wird.
- Wie viel Luft ist maximal möglich? – Die Frauen vergleichen, wie viel Luft durch kräftiges, aktives „Einsaugen" und „Rausschieben" geatmet wird und wie viel Luft durch Weitmachen, „Einströmen lassen" und Öffnen geholt wird. (Das Ziel ist, möglichst tiefe, ruhige Atemzüge mit wenig Anstrengung zu machen.)

Die Schwangeren werden immer wieder dazu aufgefordert, den Veränderungen im Körper durch den Atem nachzuspüren. Die Kursleiterin gibt dabei immer wieder Tipps, wie der Atemfluss vielleicht noch besser fließen könnte, z. B. durch das Weitmachen der Nasenflügel, als ob man versuchen würde, an etwas zu riechen, oder dadurch, dass die Zunge schwer und entspannt im Mund liegt und nicht an den Gaumen gedrückt wird.

- Zum Abschluss geht die Aufmerksamkeit zum Kind. Die Schwangeren schicken ihren Atem zum Kind und stellen sich vor, wie es von allen Richtungen mit Atem umhüllt wird.

- Dann nehmen wir die Entspannung langsam zurück und atmen ein paar Mal tief durch, wir gähnen oder seufzen.

Je nach Stimmung in der Gruppe fasst die Kursleiterin abschließend die Übung und ihre Ziele noch einmal zusammen oder/und die Frauen berichten von ihren Eindrücken

10.4 Kurseinheit 3: Atemräume und Beckenboden erfahren

Tab. 10-**3** Kurseinheit Atemräume und Beckenboden erfahren

Zeit	Dauer	Lernziele	Inhalt	Methode	Medien
	5 Min.		• Begrüßung • Überblick über die Stunde		
5	10 Min.	Namenlernen	Vertiefen des Kennenlernens		
15	10 Min.	Gruppenbildung	Gemeinsame Bewegung, Rücken an Rücken, „Rückenrubbeln"	Körper- und Paarübung	Overball (Igel- oder Tennisball)
25	30 Min.	Atemwahrnehmung	Erfahrung der Atemräume, Konzentration auf Atmung	Atem- und Paarübung	Evtl. Hocker
55	50 Min.	Beckenboden kennenlernen	• Blitzlichtrunde • Funktion • Der Beckenboden im Alltag • Übungen für den Beckenboden	Gespräch Erfahrungsaustausch Vortrag Körpererfahrung	Hocker, Modell, Handzettel
105	10 Min.	Verbindung von Atem und Beckenboden	• Konzentration auf den Beckenboden • Entspannung • „Reise zum Becken"	Geführte Entspannungsübung	Matten, Kissen
115	5 Min.	Abschied und Ausblick auf die nächste Stunde		Vortrag	

<table>
<tr><td>

Lernziele:

- Unterstützung des Gruppenprozesses
- Weiterführung des Themas „Atem", Wahrnehmung der verschiedenen Atemräume und willentliche Beeinflussung der Atmung
- Kontaktaufnahme mit dem Beckenboden

</td></tr>
</table>

Unterstützung der Gruppenbildung

▪ Namenlernen

Jede Teilnehmerin zieht ein verdecktes Namensschildchen und versucht, die richtige Teilnehmerin zu finden und ein Detail von ihr zu nennen (z. B. wie vieltes Kind, Wohnort).

▪ Paare für Partnerübungen finden

Haben Sie den Eindruck, dass schon jetzt immer die gleichen TeilnehmerInnen „zusammenglucken", können Sie Vorgaben für die Paarbildung machen, z. B. zwei Frauen mit ähnlicher Körpergröße sollen sich zusammenfinden oder Sie verteilen wie in der ersten Stunde Memorykärtchenpaare o. Ä., sodass die Paare sich nach dem Zufallsprinzip zusammenstellen.

ÜBUNG „Rückenrubbeln" ─────────

Übungsziele:
Diese „Aufwärmübung" vor der eigentlichen Atemübung soll die TeilnehmerInnen einander näher bringen und den Gruppenbildungsprozess unterstützen, meist wird auch viel gelacht dabei. Zusätzlich fordert diese Übung aber auch dazu heraus, auf die eigenen Bedürfnisse zu achten und für das eigene Wohlbefinden zu sorgen.

Anleitung:
- Die Frauen stehen Rücken an Rücken und konzentrieren sich auf die Wahrnehmungen am Rücken: Wie ist die momentane Haltung? Wie und wo der Kontakt zur Partnerin? Wie stark lehne ich mich an? Wie stark „stütze" ich die Partnerin?
- Ein Overball (weicher Gymnastikball aus Vinyl), Igelmassageball oder Luftballon wird zwischen den oberen Rücken der TeilnehmerInnen geklemmt. Der Ball soll durch Bewegung der Rücken hin- und herrollen und zwischen den Schwangeren in Richtung Kreuzbein befördert werden, möglichst ohne dass sie ihre Hände dazu benutzen. (Meist klappt das nicht wirklich lange. Aber die Bewegungen, die dabei entstehen, sehen witzig aus und tragen sicherlich schon mal zur „allgemeinen Erheiterung" bei.)
- Den Ball zur Seite legen.
- Nun stehen die Frauen eng aneinander und sollen die Partnerin ganz egoistisch als „Kratzbaum" benutzen, d. h. beide Partnerinnen bewegen sich gleichzeitig und „schrubbeln" ihren Rücken an dem der Partnerin so, wie es ihnen selbst guttut. (Anfangs sind die TeilnehmerInnen meist noch schüchtern und etwas ungelenk. Sie finden aber erfahrungsgemäß recht schnell zueinander.)
- Dann wieder stehen bleiben, zur Ruhe kommen, wieder mit der Aufmerksamkeit zum eigenen Rücken und dessen Befinden kommen: Hat sich etwas verändert?
- Rücken an Rücken stehen bleiben, die Frauen fassen sich an den Händen und kommen vorsichtig miteinander in Bewegung: Die Füße bleiben stehen, die Körper beginnen mit einer leichten, „schwankenden" Bewegung von rechts nach links.
- Der Bewegungsausschlag wird langsam größer, die Paare probieren aus, wie groß die Bewegungen werden können, ohne dass es unsicher wird.
- Dann vor- und rückwärts und zum Schluss auch kreisförmig bewegen, immer mit viel Kontakt zum Rücken der Partnerin.

- Nochmals zur Ruhe kommen. Die Frauen lehnen aneinander, jede bleibt aber für sich stabil stehen und spürt den Rücken.
- Dann langsam voneinander lösen.
- Austausch unter den TeilnehmerInnen.

ÜBUNG **Atemwahrnehmung**

s. Kap. 8, S. 237

Kontaktaufnahme mit dem Beckenboden

Ziele: Der Geburtsvorbereitungskurs ist meist das erste Mal, dass sich Erstgebärende bewusst mit ihrem Beckenboden beschäftigen. Auch viele Mehrgebärende haben noch Schwierigkeiten, ihren Beckenboden zu „finden". Die Unterrichtseinheit soll dabei helfen und zeigen, wie der bewusste Einsatz der Beckenbodenmuskulatur den Alltag erleichtern kann und z. B. Rückenschmerzen lindert. Sie soll eine Vorstellung von der Lage, der Anatomie, den Aufgaben und Funktionen des Beckenbodens vermittelt und die Bedeutung für Schwangerschaft, Geburt und Wochenbett betonen.

Material: Hocker, flache Sitzkissen, Kirschkernsäckchen Beckenboden- und Beckenmodell, Infoblätter und Bilder, die Assoziationen zum Beckenboden darstellen und als Vorstellungshilfe dienen können.

Die Schwangeren sitzen im Kreis, sodass jede einen guten Blick auf die Kursleiterin und ihre Modelle und Bilder hat. Hilfreich sind hierfür Holzhöckerchen, die die TeilnehmerInnen recht deutlich ihre Beckenknochen spüren lassen und die Lage des Beckenbodens erfahren helfen.

Je nach Länge der Kurseinheit kann es aber auch zu Beschwerden unter den Schwangeren kommen und Sie sollten **Alternativpositionen** vorschlagen. Geeignet ist der Schneidersitz, unterstützt mit einem Kissen oder auch der Fersensitz oder Kniestand.

> ┌─ **PRAXISTIPPS** ─────────────
> │
> │ Spürübungen rund um den Beckenboden im Liegen zu machen, können zu einer schnell nachlassenden Aufmerksamkeit unter den TeilnehmerInnen führen und sind deshalb eher für den entspannenden Teil am Ende der Stunde geeignet.

Zuerst wird der Aufbau des Beckenbodens und seine Aufgaben erklärt, was möglichst kurz und prägnant und mit wenigen medizinischen Fachbegriffen geschehen sollte. Anhand eines Modells wird die Vorstellung und das Sensibilisieren und „Finden" der einzelnen Muskelschichten unterstützt.

Besondere Aufmerksamkeit sollte dem **Beckenboden schonenden Alltagsverhalten** zukommen, da Training für den Beckenboden erst dann wirklich sinnvoll ist, wenn er auch sonst nicht unnötig belastet wird.

■ Blitzlichtrunde

Jede Teilnehmerin sagt, was ihr zum Thema Beckenboden einfällt, ob sie sich mit diesem Thema schon einmal beschäftigt hat, wann sie glaubt, ihn bewusst zu gebrauchen usw. Je nach dem Temperament der TeilnehmerInnen können Sie diese Blitzlichtrunde ganz offen halten und jede Frau sagen lassen, was ihr zum Thema spontan in den Sinn kommt, oder Sie geben vorher ein paar konkrete Fragen in die Runde.

■ Aufgaben und Aufbau des Beckenbodens

Bilder können helfen, sich die Funktionsweise besser vorzustellen und den recht trockenen Stoff etwas lebendiger zu gestalten, z. B. ein Trampolin, auf dem ein Mensch hüpft, kann für die Elastizität des Beckenbodens stehen.

Erwähnt werden sollten insbesondere die verschiedenen Spannungszustände des Beckenbodens: Es gibt den Ruhe- oder Bereitschaftstonus, in dem der Beckenboden sich meistens befindet, den Verspannungs- oder Sicherheitstonus, in den er sich bei plötzlicher Belastung durch Husten, Niesen, Hüpfen begibt und der wie ein Sicherheitsgurt funktioniert, und den Öffnungs- oder „Loslassentonus", der z. B. beim Wasserlassen gebraucht wird. Der Beckenboden hat also die Funktionen des **Stützens, Festhaltens und aber auch des Loslassens**.

Die **Muskelfasern** verlaufen in verschiedenen Richtungen, man kann also von einem Muskelgeflecht aus längs und quer verlaufenden und ringförmigen Muskeln sprechen. Der Beckenboden enthält schnell und langsam arbeitende Muskelfasern. Die langsamen sind z. B. dafür da, die volle Blase zu stützen, die schnellen, dafür zu sorgen, dass die Blase auch beim Niesen nicht „ausläuft".

Auch der **Zusammenhang mit der restlichen Rumpfmuskulatur**, den Bauchmuskeln, Rückenmuskeln und dem Zwerchfell sollte aufgezeigt werden. In der Schwangerschaft gerät dieses Zusammenspiel oftmals etwas durcheinander aufgrund der Mehrbelastung durch den wachsenden Bauch und führt deshalb zu Problemen wie Rückenschmerzen und einer stärkeren Belastung des Beckenbodens. Hierzu ist eine Darstellung des Rumpfes hilfreich, die auch zeigt, wie sich Zwerchfell und Beckenboden als obere und untere Begrenzung der sog. Rumpfkapsel gegenüberliegen, sich beeinflussen und bei der Atmung gemeinsam schwingen können.

■ Beckenbodenmodell

Wichtig für die Veranschaulichung des für die meisten Frauen doch recht abstrakten und vielleicht auch etwas ominösen Themas sind Modelle. Das kann z. B. ein „Mehrschichtmodell" aus Papier oder Filz oder ein aus Kissen und Tüchern gelegtes Modell des Beckenbodens sein und/oder Bilder, die die dreidimensionale Lage im Becken zeigen.

Die einzelnen Schichten werden kurz mit ihren Besonderheiten besprochen. Dann versucht jede Frau, sie durch An- und Entspannen, Hinspüren und Erklären zu finden. Immer wieder sollte die Kursleiterin betonen, dass der Anfang meist schwer fällt und erst „Übung den Meister macht".

■ Beckenbodenschonendes Verhalten im Alltag

„Richtiges" Aufstehen und Hinsetzen, Stehen und Gehen, Verhalten bei Miktion und Stuhlgang, Schonung bei Geburt und Wochenbett werden jetzt noch einmal erklärt.

Der Grundstein für das Verständnis wurde schon in der ersten Kurseinheit gelegt, in der die Zusammenhänge im Körper besprochen wurden, sodass die KursteilnehmerInnen schon eine Vorstellung davon haben, wie wichtig z. B. eine aufrechte, geschlossene Körperhaltung für die „Alltagsspannung" des Beckenbodens ist. Im Umkehrschluss ist für die Geburt, das „Loslassen" des Kindes eine offene, gerundete Körperhaltung von großer Bedeutung.

■ Körperübungen

Schon bekannte Übungen, wie z. B. **Kuh–Katze** (s. S. 372) und/oder die Feldenkrais-Beckenuhr (dieses Mal im Sitzen oder Stehen) mit Betonung auf den Beckenboden und die Atmung (s. S. 381) werden wiederholt.

! Da in der Geburtsvorbereitung das Ziel in der Kontaktaufnahme und dem Wahrnehmen der unterschiedlichen Spannungszustände des Beckenbodens liegt, ist es besser, diese Übungen in Variationen zu wiederholen, als viele neue Übungen vorzuschlagen. Da der Bewegungsablauf weitgehend bekannt ist, können sich die TeilnehmerInnen jetzt auf die Atmung und die Beckenbodenmuskulatur konzentrieren.

Mit dem Einatmen öffnet sich reflektorisch der Beckenboden, mit dem Ausatmen schließt er sich. Die eigentlich unwillkürlichen Vorgänge können mit diesen Übungen gut gespürt und durch willentliches An- und Entspannen unterstützt werden, der Beckenboden wird gekräftigt.

Als Abschluss kann die Kursleiterin noch einen **Handzettel** mit Übungen und Tipps für beckenbodenschonendes Verhalten in der Schwangerschaft (s. S. 451) und im Wochenbett verteilen (s. S. 147).

ÜBUNG **Reise zum Becken** _____

Übungsziele:
- Verbindung von Atem und Beckenboden
- Die Schwangeren haben die Möglichkeit, auszuprobieren, ob ihnen innere Bilder und Visualisierungen dabei helfen können, körperliche Vorgänge wie die Atmung oder das Öffnen und Schließen des Beckenbodens zu erspüren. Diese Konzentrationshilfen können auch für die Wehenverarbeitung von Bedeutung sein.

Anleitung:
Die Frauen liegen bequem auf ihren Matten, mit vielen Kissen unterstützt.

Nach einer einleitenden Entspannung mithilfe der Konzentration auf den Atemfluss wird die Aufmerksamkeit auf das Innere des Beckens und den Beckenboden gelenkt.

- Die Schwangeren spüren zu der Auflagefläche des Beckens auf der Matte hin. Ist die Position im Moment so angenehm oder muss sie verändert werden?
- Die TeilnehmerInnen versuchen, eine Vorstellung von ihrem Becken vor ihrem geistigen Auge entstehen zu lassen und die Beckenhöhle wie ein Töpfer, der das Innere einer Schale modelliert, flächig zu ertasten.
- Sie beginnen mit der Auflagefläche, den Knochen, die sie im Moment am deutlichsten spüren und wandern mit der Aufmerksamkeit einmal rund um die Beckenhöhle, am Inneren der Knochen entlang.
- Dann wird als untere Begrenzung, als unterer Abschluss der Beckenschale, das „Beckenbodentrampolin" eingezogen, das zwischen den Knochen gespannt wird.
- Die Schwangeren sollen das Trampolin ein paar Mal willentlich „federn" lassen, indem sie den Beckenboden anspannen und ihn anschließend wieder bewusst locker lassen.
- Die Kursleiterin stellt eine Verbindung zwischen dem Atemfluss und der Bewegung des Beckenbodens her und erinnert noch einmal daran, dass bei der tiefen Bauchatmung der Beckenboden mit dem Zwerchfell schwingt, d. h. dass er sich beim tiefen Einatmen öffnet und bei der Ausatmung schließt und etwas anspannt. Dabei helfen Vorstellungen, „innere Bilder", z. B. eine Blüte, die sich öffnet und schließt, oder ein Meeresschwamm, der sich mit Wasser voll saugt und ausgedrückt wird, um diese Wahrnehmung des schwingenden Beckenbodens zu unterstützen.
- Mit einigen tiefen und kräftigen Atemzügen und Dehnen und Räkeln endet die Übung.

10.5 Kurseinheit 4: Gebärpositionen

Tab. 10-4 Kurseinheit Gebärpositionen

Zeit	Dauer	Lernziele	Inhalt	Methode	Medien
	5 Min.		• Begrüßung • Überblick über die Kursstunde	Vortrag, Gesprächs-runde	
5	15 Min.	Den Zusammen-hang zwischen Atem und Beckenboden verstehen	• Wiederholung des Zusammenhangs • Üben des bewuss-ten Loslassens des Beckenbodens • Einführung ins Tönen	Entspannungs- und Körperspürübung	
20	50 Min.	Phasen der Geburt	Theoretischer Überblick über den Geburtsablauf	Vortrag, Visualisierung, Fragerunde, Erfahrungs-austausch	Beckenmo-dell, Geburts-atlas
70	45 Min.	Positionen wäh-rend der Wehen kennenlernen	Ausprobieren verschiedener Hal-tungen und Bewe-gungen, die bei der Wehenbewältigung helfen können	• Körpererfahrung • Individuelles und ge-meinsames Auspro-bieren	Kissen, Pezzi-ball, Matten
115	5 Min.	Schlussrunde			

Lernziele:
- Bewusstes Loslassen des Beckenbodens
- Den Geburtsablauf kennenlernen
- Gebärhaltungen ausprobieren
- Vertrauen in die Gebärfähigkeit stärken

ÜBUNG ## Körperspürübung: „Atem und Beckenboden" —

Übungsziele:
- Weiterführung des Themas der letzten Stun-de.
- Die Schwangeren spüren zuerst noch einmal den unwillkürlichen Zusammenhängen von Atmung und Beckenboden nach, um diese dann willentlich zu beeinflussen.

- Erfahren und geübt werden soll das **be-wusste, willentliche Entspannen des Becken-bodens.**
- Die Ausatmung wird dabei als Hilfsmittel eingesetzt, um die Beckenmuskulatur zu entspannen.
- Je nach der Stimmung im Kurs, kann diese Übung mit einer Einführung in das Tönen verbunden werden.

Anleitung:
- Die Schwangeren sitzen im Kreis, entweder aufrecht auf einem Kissen oder an die Wand angelehnt.
- Sie konzentrieren sich auf den eigenen Atem-fluss.
- Die Kursleiterin leitet zu einer tiefen Bauch-atmung mit Betonung der Ausatmung an

und ruft für einen Moment nochmals die Bilder der letzten Stunde ins Gedächtnis, die für das gemeinsame Schwingen des Beckenbodens und des Zwerchfells standen (z. B. Blüte, Meeresschwamm).

- Die Frauen versuchen, das Gefühl der Entspannung, des Lockerlassens im Beckenboden auch bei der Ausatmung beizubehalten, den Beckenboden „geöffnet" zu lassen.

┌─ **PRAXISTIPPS** ──────────────────

Als Visualisierungs- und Spürhilfe kann hier der Atemfluss dienen, der durch den Beckenboden hinausströmt und ihn öffnet und entspannt. Erinnern Sie die Frauen auch an einen entspannten, weiten Mundraum und seinen Zusammenhang mit dem Beckenboden.

Das **Tönen** stellt eine Möglichkeit dar, die Entspannung durch den Atem noch zu unterstützen und kann bei der Geburt eine gute Hilfe bei der Wehenbewältigung sein (s. S. 245). Im Kurs braucht es je nach Stimmung und TeilnehmerInnen meist erst mal eine gewisse Überwindung, das Tönen einzuführen. Wichtig ist, die Frauen kurz darauf vorzubereiten und zu signalisieren, dass es in Ordnung ist, wenn bei diesen „Trockenübungen" außerhalb des Kreißsaales auch mal gekichert wird.

Vielleicht fällt es den Frauen leichter, wenn mit einem „gehauchten HAAA", als ob man im Winter seine Hände warm hauchen wolle, begonnen wird und nach und nach mehr Stimme dazukommt. Die Kursleiterin gibt die verschiedenen Vokale vor. Besondere Bedeutung erhalten dabei neben dem „A", das den meisten Frauen am leichtesten fällt und eine öffnende Wirkung besitzt, auch das „O" und „U", da diese Vokale vor allem im Bauch bzw. im Becken schwingen.

Die Phasen der Geburt

Material: Ein „Geburtsatlas" oder ähnliche Bilder zeigen die Abläufe bei der Geburt. Mit dem Beckenmodell und einer Puppe kann das Tiefertreten des Köpfchens etc. noch einmal demonstriert werden.

Als **Einstieg in das Thema** empfiehlt sich eine knappe Erklärung der Anatomie „rund um die Gebärmutter" und der dazugehörenden Fachbegriffe, mit denen die Frauen beim Frauenarzt und im Kreißsaal in Berührung kommen.

▪ Veränderungen am Ende der Schwangerschaft

Die Portio verkürzt sich, der Muttermund wird weicher und öffnet sich vielleicht schon etwas, das Köpfchen rutscht tiefer. An dieser Stelle berichten viele Frauen davon, dass sich ihr Gebärmutterhals bereits jetzt verkürzt hat. Dies ist eine gute Gelegenheit, um auf die „Unzuverlässigkeit" solcher Zeichen im Hinblick auf den Geburtsbeginn einzugehen und sehr ängstliche Frauen, die sich Sorgen um eine Frühgeburt machen, etwas zu beruhigen, bzw. aufzuklären.

▪ Geburtsbeginn

Alle Fragen rund um „Wie merke ich, dass es jetzt losgeht?" und „Wann muss ich in die Klinik fahren?" können hier geklärt werden. Viele Erstgebärende machen sich Sorgen, sie könnten den Geburtsbeginn verpassen oder „umsonst" ins Krankenhaus fahren und wieder nach Hause geschickt werden. Vielleicht möchten die Mehrgebärenden im Kurs von ihren Erfahrungen am Anfang der Geburt berichten.

Ein wichtiges Thema ist natürlich das **Verhalten bei einem vorzeitigen Blasensprung**, hierfür zeigt die Kursleiterin noch einmal mit dem Modell, wann das Köpfchen „Beziehung zum Becken" aufgenommen hat und wann es besser ist, sich liegend ins Krankenhaus transportieren zu lassen.

Ebenso sollte der **Wehenbeginn** und die Entwicklung des Wehenrhythmus besprochen werden, der Abgang des Schleimpfropfes und die anderen Anzeichen, die auf den Beginn der Geburt hindeuten können (s. auch Kopiervorlage, S. 270).

Im Hinblick auf die Frage, wann eine Klinik aufgesucht werden sollte, ist es wichtig, auch kurz auf die **Notfälle** rund um den Termin einzugehen und den Frauen Verhaltensmaßnahmen, z. B. im Falle einer vaginalen Blutung, an die Hand zu geben und sie zu ermutigen, sich bei Unsicherheiten Rat zu holen.

■ Geburt

Eröffnungsphase:
Fortschreitende Wehentätigkeit, die Wehenpausen werden kürzer, die Wehen kräftiger, der Muttermund öffnet sich aufgrund des Drucks durch das Köpfchen und die Wehen, die den Muttermund wie einen Rollkragen über den Kopf des Kindes nach hinten ziehen.

Übergangsphase:
Der Muttermund ist bis auf einen kleinen Saum ganz offen, das Köpfchen meist schon tief ins Becken gerutscht, sodass manche Frauen schon jetzt das Gefühl haben, mit schieben zu müssen.

Austreibungsphase:
Der Muttermund ist ganz geöffnet, sodass das Kind sich auf seinen Weg durch das Becken machen kann. In diesem Zusammenhang wird an die zweite Kurseinheit erinnert, in der über die Geburtsmechanik gesprochen wurde und an die letzte Stunde und das Thema Beckenboden bei der Geburt, um den Frauen ins Gedächtnis zu rufen, wie viel sie selbst dafür tun können, damit das Kind gut durchs Becken rutschen kann.

Positionen während der Wehen

Übungsziele:
Die Frauen sollen spüren, was ihnen helfen könnte, mit den Geburtswehen besser zurecht zu kommen, welche Positionen für sie besser geeignet sind, um ihren Beckenboden zu entspannen und in der Austreibungsphase gut schieben zu können, möglichst ohne dass allzu viel erklärt oder vorgegeben wird.

Siehe auch Kap. 8, S. 134 ff.

ÜBUNG Im Stehen

Anleitung:
Die Schwangeren stützen sich an die Wand und spüren zu ihrem Becken, unteren Rücken und ihrem Beckenboden hin und probieren aus, wie sie durch entspanntes Stehen, Beckenkreisen und -kippen, tiefes Atmen mit entspanntem Mundraum… besser stehen und loslassen können.

ÜBUNG Im Knien, über einen Pezziball oder ein Kissen gelehnt

Anleitung
Auch hier versuchen die Frauen, sich rund zu machen und herauszufinden, was ihnen hilft, um sich zu öffnen. In diesem Rahmen, wenn die Frauen ganz auf sich konzentriert sind, fällt es ihnen auch leichter, zu versuchen, wie das „Tönen" und laute Ausatmen beim Entspannen helfen kann.

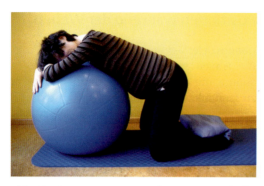

Abb. 10-**13** Position im Knien über einen Pezziball gelehnt

ÜBUNG Im Sitzen, vielleicht an die Wand gelehnt

Diese Position eignet sich auch gut als „Negativbeispiel", bzw. um den Frauen nahe zu bringen, was die Geburt und vor allem die Schlussphase der Geburt behindern kann. Da sie in vielen Kliniken aber die häufigste Gebärposition ist und auch viele Frauen von sich aus diese Position wählen, z. B. weil sie in der Pause gut „alle Viere von sich strecken" können, ist es wichtig, auch in dieser Haltung zu spüren, was die Geburt erleichtern kann.

Anleitung:
Um den Frauen ein Gefühl für den Unterschied zu geben, können Sie zuerst so klassische und doch so hinderliche Dinge wie „Knie unterfassen und Beine ranziehen" oder „tief Luftholen, Augen zu und Mund zu und pressen" ausprobieren lassen. Danach sollen die Frauen ausprobieren, wie es besser sein kann.

Wenn die TeilnehmerInnen nicht von selbst sagen, dass sie in dieser Position unangenehmen Druck auf dem Becken spüren, sollte die Kursleiterin abschließend als Alternative Kissen anbieten, auf die sich die Schwangeren mit einer „Pobacke" setzen, um so nicht direkt auf Kreuz- und Steißbein zu sitzen und den Beckenausgang „unnötig" zu verkleinern.

ÜBUNG Im Liegen

Anleitung:
Auch hier kann man zuerst auf die Widersinnlichkeit der Rückenlage eingehen und die Frauen die klassische „Maikäferhaltung" einnehmen lassen, aber nach dem ausführlichen Ausprobieren im Sitzen kann auch gleich die Seitenlage eingenommen werden.

Um aus der Seitenlage nicht nur eine Wehen-, sondern auch eine Gebärhaltung zu machen, nehmen die Frauen das obere Bein hoch und probieren, wie und wo sie das Bein oder Knie unterfassen wollen. Sehr hilfreich ist in dieser Position auch, wenn das untere Bein angewinkelt gegen einen Widerstand gestemmt und so das Becken gerundet werden kann.

> **!** Wichtig bei dieser Kurseinheit ist das Erleben und Erspüren der Frauen. Darum sollte dieser Teil der Stunde nur sehr „zurückhaltend" verbal begleitet und den Frauen genügend Zeit zum Hinspüren und Konzentrieren gelassen werden.

Nach so viel körperlicher Erfahrung und Ausprobieren macht ein kurzer gemeinsamer Abschluss Sinn, bei dem die Frauen einfach „nur" entspannen dürfen. Die Kursleiterin kann z. B. ein Gedicht vorlesen oder Musik spielen lassen oder auch nur ein paar abschließende Worte zum Thema sagen. Da die Frauen schon während des Ausprobierens ihre Kommentare zu den Gebärhaltungen abgeben, wäre eine Feedbackrunde am Ende zu viel.

10.6   Kurseinheit 5: Sinn des Geburtsschmerzes

Tab. 10-**5** Kurseinheit Sinn des Geburtsschmerzes

Zeit	Dauer	Lernziele	Inhalt	Methode	Medien
	10 Min.	• Begrüßung und Überblick über die Stunde • Durchhalten erfahren	Arme halten	Körperübung aus dem Yoga	Ggf. Musik
10	10 Min.	Voneinander lernen	• Reflexion der Übung • Stressbewältigungsmethoden erfahren	Gruppengespräche	
20	15 Min.	Ressourcen von Schmerzbewältigungsstrategien bewusst machen	Sinn des Geburtsschmerzes	Kleingruppengespräche	Filzstifte, große Papierblätter/Metaplankarten
35	30 Min.	Erfahrungsaustausch	Sinn von Schmerzen	Gruppendiskussion	
65	15 Min.	Die Bedeutung des Geburtsschmerzes für den Bindungsprozess zum Kind verstehen	Die drei Ebenen des Geburtsschmerzes: Kognitive Wahrnehmung Sensorische Wahrnehmung Affektive Wahrnehmung	Vortrag	Flipchart, Metaplankarten
80	20 Min.	Theoretisches Wissen mit eigenem Erleben verbinden	Zusammenhänge von Geburt und Sexualität erfahren	Gruppengespräche	
95	10 Min.	• Kontakt zum Kind aufnehmen, • Vertrauensbildung, • gemeinsam mit dem Kind die Geburt zu meistern	• Traumreise zum Kind	Entspannungsübung	Bequem auf der Matte liegen
115	10 Min.	Abschluss der Kurseinheit	Zusammenfassung der Stunde	Feedback-Runde	

Lernziele:
- Die TeilnehmerInnen lernen die Wirkung der Geburtsschmerzen zu verstehen.
- Sie erfahren von einander unterschiedliche Strategien, um den Schmerz zu bewältigen.
- Die Frauen werden sich ihrer persönlichen Bedürfnisse bewusst (Ressourcenorientierung).
- Sie entdecken, was für sie persönlich die wichtigste Unterstützung im Geburtsschmerz sein kann.
- Sie erfahren, welche Bedingungen den Geburtsprozess fördern oder hemmen oder gar blockieren.
- Sie erfahren die Zusammenhänge zwischen Geburtsarbeit und Bindungsprozess zum Kind.
- Sie werden ermuntert, ihre Ängste auszusprechen, um dann weiter „gut für sich zu sorgen".

In einer Zeit, in der Periduralanästhesien und primäre Sectiones ständig zunehmen, ist der Geburtsschmerz zu einem zentralen Thema in der Geburtsvorbereitung geworden.

In der Regel verfügen alle Frauen über Schmerzerfahrungen z. B. durch Regelschmerzen, Kopf- oder Zahnschmerzen. Nach vier Kurseinheiten haben sich die Beziehungen der Frauen zueinander vertieft. Es ist ein gewisses Vertrauen entstanden, sodass sich die Frauen jetzt auch trauen, über ihre persönlichen Erfahrungen zu sprechen. Arbeiten die Frauen zu diesem Thema in Kleingruppen, entstehen lebhafte Diskussionen.

Durchhalten erfahren

ÜBUNG Arme halten _____

Übungsziele:
Die Frauen erfahren sich im „ durchhalten müssen", wenn der Schmerz kommt, wenn sie nicht mehr weiter machen wollen.

Anleitung s. S. 87

_____

Im Anschluss an diese Übung erzählen die Frauen in der großen Runde, was ihnen erfahrungsgemäß in **Stresssituationen** hilft.

Schmerzbewältigungsstrategien

In Kleingruppen werden dann folgende Fragen bearbeitet:
- Was ist positiv am Schmerz?
- Was ist negativ am Schmerz?

Als Einstieg fragt die Kursleiterin ganz allgemein nach Schmerzerfahrungen und wie die Frauen bisher damit umgegangen sind. Mehrgebärende berichten über ihre Erfahrungen mit dem Geburtsschmerz.

Die anschließend zusammengetragenen Beiträge liefern Stichworte für das Thema: **Sinn des Geburtsschmerzes**, z. B.
- aufmerksamer werden, sich auf sich selbst konzentrieren
- Schmerz als Warnsignal
- das Kind wird dadurch wertvoller
- allein sein wollen
- massiert werden wollen
- schlafen, sich zurückziehen
- die Ursache des Schmerzes kennen wollen
- aber auch: sich ausgeliefert fühlen
- Angst zu Sterben
- Angst, den Schmerz nicht aushalten zu können

- Angst, sich ganz preiszugeben, „außer sich zu sein"
- Angst, von anderen gehört zu werden, rumzuschreien
- wenn es nicht mehr geht, Schmerzmittel nehmen.

Die Stichworte werden für die Gruppe visualisiert, z. B. mithilfe von Moderationskarten oder großen Papierbögen, oder auf dem Flipchart.

In dieser Unterrichtseinheit ist viel Raum für Diskussionen in der Gruppe vorgesehen. Die Kursleiterin kann sich hierbei zurücknehmen und die Frauen miteinander ins Gespräch kommen lassen. Dabei sammelt sie alle Hinweise dazu wie Geburtsschmerz am besten verarbeitet werden kann und kommt darauf im nun folgenden Theorie-Teil zurück.

Die Entstehung des Geburtsschmerzes

Die wichtigsten Vorgänge:
- Das Kind massiert mit seinem Köpfchen von innen die untere Uterusmuskulatur.
- Die Frau gerät in einen gewissen Zustand von „Aufregung", aber auch der zunehmenden Konzentration auf sich selbst.
- Rhythmische Uteruskontraktionen regen den Magen-Darm-Trakt an.
- Diese körperlichen Reize werden an das Stammhirn weiter geleitet und es kommt zu einer vermehrten Ausschüttung von **Oxytocin**, dem Liebeshormon. Die Frau verliert zunehmend das Interesse an ihrer Umgebung und konzentriert sich auf sich selbst. Sie sucht ihren Rhythmus aus Atmung und Bewegung.
- Die Gebärmutterkontraktionen nehmen zu, die Abstände verkürzen sich, der Schmerz nimmt an Intensität zu.
- Jetzt wird verstärkt **Endorphin** – das körpereigene Morphin oder Glückshormon – ausgeschüttet. Die Frau will nicht mehr sprechen, sie schläft oft zwischen den Wehenpausen

kurz ein, sie beginnt vermehrt zu schwitzen, lauter zu atmen. Sie verarbeitet den Geburtsschmerz in einer völligen Konzentration auf sich selbst, sie erreicht einen Zustand von Trance.
- Mit dem Einsetzen des Pressdranges wird sie plötzlich wieder wacher, manchmal auch aggressiver, in einer Ambivalenz von Lust und Unlust. Der Körper schüttet durch den Druck des kindlichen Kopfes auf den Beckenboden Adrenalin – ein Stresshormon – aus. Damit bekommt die Frau eine letzte große Kraftwelle, mit der sie das Kind aus sich heraus schieben kann.
- Mit der Geburt der Plazenta kommt es zu einer verstärkten **Prolaktin**ausschüttung („Mutterinstinkthormon"), sodass die Mutter oft wenige Minuten bis Stunden nach der Geburt sich in ihr Kind verliebt und alle ihre Sinne auf das Kind richtet.

■ Die drei Ebenen des Geburtsschmerzes (nach Verena Schmid)

Zunächst bewertet die Frau den einsetzenden und sich steigernden Geburtsschmerz (**kognitive Ebene**): Welche Ursachen hat der Schmerz? Was weiß sie über den Geburtsablauf? Welche Informationen hat sie über die Geburt? Wer hat ihr etwas über die Geburt erzählt? (Hebamme, die eigene Mutter, der Arzt, Freundinnen ...).

Dabei nimmt sie den Schmerz in ihrem Körper wahr (**sensitive Ebene**) und versucht, damit umzugehen. Wie empfindet sie den Geburtsschmerz? Hat sie Möglichkeiten, mit dem Schmerz zu arbeiten? Beweglichkeit, Gebärhaltungen, Massagen und Atemarbeit sind in diesem Zusammenhang von Bedeutung.

Und wie reagiert die Frau mit ihren Gefühlen auf den Schmerz? (**affektive Ebene**). Ist sie froh, endlich arbeiten zu können? Freut sie sich, dass es los geht? Oder ist der Schmerz bedrohlich, breiten sich Angst und Unruhe aus? Will sie vor dem Schmerz flüchten? Oder will sie sich der

Geburtsarbeit stellen und hat ein großes Vertrauen in sich selbst?

> **!** Hieraus ergeben sich drei **wesentliche Ziele** einer ganzheitlichen Geburtsvorbereitung und Geburtsbegleitung:
>
> 1. Die Frau geht gut informiert in ihre Geburt.
> 2. Die Frau kann Bewegungen, Gebärhaltungen und Atemtechniken anwenden und sich damit Erleichterung verschaffen.
> 3. Die Frau wird in einer liebevoll zugewandten Begleitung und Betreuung durch den Partner, die Hebamme oder andere Menschen emotional unterstützt und bestärkt.

Geburt und Sexualität

Dann beschreibt die Kursleiterin den Zusammenhang zwischen den Geburtshormonen und der Sexualität:

- Das **Liebeshormon Oxytocin** löst Orgasmen aus, regt die Gebärmutter zu Geburtsaktivitäten an und löst beim Stillen den Milchspendereflex aus. Es erzeugt liebevolle Gefühle.
- Das **Glückshormon Endorphin** ist das körpereigene Schmerzhormon. Es löst Gefühle der Euphorie, der Hingabe und der gegenseitigen Abhängigkeit aus.
- Mit der Geburt der Plazenta kommt es zu einem Anstieg des **Mutterinstinkthormons Prolaktin**, es regt die Milchbildung an und erhöht die Wachsamkeit der Mutter für ihr Kind.

> **!** Durch die Geburtsarbeit und in den ersten Stunden nach der Geburt steht die Mutter unter einem Hormonrausch, der die körperlichen und emotionalen Voraussetzungen schafft, dass sich eine Mutter zunächst bedingungslos in ihr Kind verlieben kann. Damit sind die besten Grundlagen für eine gesunde Mutter-Kind-Bindung gelegt.

Frage zur Selbstreflektion an die KursteilnehmerInnen: „Welche äußeren und inneren Bedingungen" brauchen sie für sich, um sich genussvoll ihrer Sexualität hinzugeben, sie lustvoll zu genießen?

Auf diese intime Frage werden nicht alle Frauen etwas sagen. Erfahrungsgemäß gibt es jedoch in fast allen Gruppen Frauen, die schnell antworten: Ich brauche Zeit und Harmonie mit dem Partner, es muss warm sein, gedämpftes Licht, Zärtlichkeit, Vertrauen usw.

Abhängig von der Gruppendynamik und dem Kontakt der Frauen untereinander, entstehen auch jetzt oft wieder Gruppengespräche, denen die Kursleiterin Raum und Zeit gewähren sollte.

Hier ist es wichtig, sehr feinfühlig zu sein, damit keine Frau bloßgestellt wird. Je nach Gruppensituation kann diese Frage den Frauen auch als „Hausaufgabe" mitgegeben werden: für sich persönlich darüber nachzudenken und Erkenntnisse zu gewinnen.

Häufig tritt nach dieser Aufklärung ein beeindruckender „Aha-Effekt" bei den KursteilnehmerInnen ein, z. B.

- Wäre es dann nicht am besten, zu Hause das Kind zu gebären?
- Ich möchte die Hebamme und die Klinik vorher kennen, damit ich weiß, mit wem ich es zu tun habe!
- Hauptsache mein Mann ist dabei, ich weiß dass er mich gut unterstützt!

Bei den Mehrgebärenden „fällt dann oft der Groschen", warum die vorangegangene Geburt als schwierig empfunden wurde, z. B.

- Ich kam mit der Hebamme nicht zurecht.
- Als Schichtwechsel war, hatte ich keine Wehen mehr.
- Für mich hatte niemand Zeit.
- Ich habe mir große Sorgen um das Kind gemacht.
- Mein Partner war gestresst.

Abschließend fasst die Kursleiterin die gewonnenen Erkenntnisse zusammen und erklärt kurz den von M. Odent beschrieben Zustand „Privacy": Eine Frau braucht bei der Geburt das Gefühl, ganz bei sich zu sein, sich unbeobachtet zu fühlen in einer Umgebung, die ihr vertraut ist, in der sie sich wohl fühlt.

Der von Dick Read beschriebene Kreislauf aus **Angst – Spannung – Schmerz** eignet sich ebenso gut als Zusammenfassung des Themas.

ÜBUNG Traumreise zum Kind

Übungsziele:
- Kontakt zum Kind aufnehmen
- Vertrauensbildung: die Geburt wird gemeinsam mit dem Kind gemeistert

Anleitung:
Die Frauen legen sich entspannt auf ihre Matte und in einer ruhig angeleiteten Traumreise zum Kind (s. S. 159f) werden sie darin unterstützt, Kontakt zum Kind aufzunehmen. Sie können die Bewegungen und damit die Kraft ihres Kindes spüren. Sie können zu ihrem Kind Vertrauen aufbauen, um mit ihm gemeinsam die Geburtsarbeit zu bewältigen. – So wird der Gedanke an den Schmerz durch den Gedanken an das Kind abgelöst.

Die Kursstunde schließt mit einem Abschlussblitzlicht, in dem die Frauen ihr Befinden oder ihre Gedanken mitteilen. Die Aussagen bleiben unkommentiert. Die Kursleiterin reagiert mit einer nonverbalen Wertschätzung auf jede Frau (Kopfnicken, zustimmendes Lächeln).

PRAXISTIPPS

Es ist sicherlich eine Kunst, dieses so komplexe und umfangreiche Thema so einfach darzustellen, dass alle Frauen verstehen können, was gemeint ist. Nach dem **Motto „Weniger ist mehr"** sollte die Kursleiterin sehr bewusst auswählen, wie viele fachliche Informationen sie geben möchte, ohne die KursteilnehmerInnen zu überfordern. Sicherlich muss diese Kursstunde immer wieder an den Wissensdurst der jeweiligen Gruppe und das Bildungsniveau angepasst werden. Entscheiden Sie als Kursleiterin selbst, welcher Unterrichtsstil am besten zu Ihnen passt.

10.7   Kurseinheit 6: Vertrauensbildung und Atemarbeit

Tab. 10-**6** Kurseinheit Vertrauensbildung und Atemarbeit

Zeit	Dauer	Lernziele	Inhalt	Methode	Medien
	15 Min.		Feedbackrunde: Gibt es noch Redebedarf zum Thema Geburtsschmerz?	Gesprächsrunde, Fragerunde	
15	25 Min.	Körpererfahrung zum Thema Loslassen und Vertrauen	Paarübung „Sich überlassen"	Körperarbeit	Pezziball u. Hocker, evtl. Entspannungsmusik
35	35 Min.	Den Atem als Hilfe zur Wehenverarbeitung erfahren	Kreuzbeinatem, Vorübung und Belastungsübung	Paarübungen Atemübung mit Unterstützung einer Partnerin	Kissen, Matten
75	40 Min.	Mitschieben	• Erklärung der körperlichen Zusammenhänge in der Austreibungsphase • Ausprobieren und körperliches Erfahren	Vortrag	
115	5 Min.	Zur Ruhe kommen	Schlussübung und Abschied	Atemübung	

Lernziele:
- Loslassen und Vertrauen am eigenen Körper erfahren
- Den Atem als Hilfe bei der Wehenverarbeitung erfahren
- Möglichkeiten zur Unterstützung der Austreibungsphase kennenlernen

Körpererfahrung: Loslassen und vertrauen

Ziel: Körperlich zu erfahren, was es bedeutet, zu vertrauen, los zu lassen, sich halten zu lassen.

ÜBUNG **Paarübung „Sich überlassen"** _____

Anleitung:
- Frau A sitzt auf dem Pezziball, Frau B sitzt daneben am linken Arm. Frau A sucht sich eine stabile Sitzhaltung, die Füße gut am Boden stehend und darf sich jetzt entspannen.
- Frau B nimmt behutsam mit beiden Händen den Arm und hält ihn sicher fest.
- Nach einer kurzen Zeit des Miteinander-vertraut-werdens, beginnt Frau B, den Arm ganz langsam und behutsam zu bewegen. (Das gelingt oft nicht auf Anhieb und braucht Zeit. Ziel der Übung ist es, dass Frau A den Arm ganz in die Hände der Partnerin gibt und sich bewegen lässt.)

- Allmählich kann Frau B die Bewegungen größer und ausladender werden lassen – sie kann experimentieren, wie weit sich Frau A auf Unvorhersehbares einlässt und wann sie wieder die persönliche Kontrolle einsetzt.
- Nach einer kleinen Pause und einem kurzen Austausch der Frauen miteinander sitzt Frau B an den rechten Arm und wiederholt die Übung.
- Danach erfolgt ein Rollentausch.

Gesamte Dauer der Übung ca. 20 Min. Während der Übung läuft im Hintergrund Entspannungsmusik.

Die Frauen machen bei dieser Übung sehr **unterschiedliche Erfahrungen**: Für die einen ist es eine große Herausforderung, die Kontrolle über den Arm für kurze Zeit aufzugeben. Andere wiederum empfinden es als äußerst genussvoll, sich anzuvertrauen und bewegt zu werden, ohne sich dafür anstrengen zu müssen.

In der gemeinsamen Auswertung dieser Übung sprechen die Frauen ihre Erfahrungen aus und benennen dabei oft, dass sie z. B. viel Zeit brauchen, um sich loszulassen. Alle diese Erkenntnisse bringen wir gemeinsam in den **Zusammenhang mit der Geburtsarbeit**, z. B.

- Ich brauche Zeit, um mich auf unvorhersehbare Ereignisse einzulassen.
- Berührtwerden ist mir unangenehm oder angenehm.
- Ich mag mich nur von meinem Partner anfassen lassen.
- Es fällt mir ganz leicht, mich anderen anzuvertrauen.
- Es ist eine große Herausforderung für mich, meinen Arm so „abzugeben".

Egal, was für die Frauen in diesem Moment wichtig erscheint, werden sie von der Kursleiterin darin unterstützt, nur das zuzulassen oder zu tun, womit sie sich gut fühlen. Und das, was sie fühlen, ist in Ordnung. Es gibt eine große Bandbreite von individuellen Empfindungen und Bedürfnissen.

! Bei Körperübungen sollte sich die Kursleiterin niemals negativ über die Wahrnehmungen einer Frau äußern. Einerseits kann es sein, dass eine Frau die Übungsansage nicht richtig verstanden hat oder abgelenkt war. Andererseits kann es sein, dass sie in diesem Moment bestimmte Wahrnehmungen nicht machen kann oder will.

Hier ist es die Aufgabe der Kursleiterin, die Frauen immer wert zu schätzen und eine positive Rückmeldung zu geben!

■ Gruppenarbeit

In Kleingruppen tragen die Frauen nun zusammen: Was hilft mir persönlich, um mich auf die Geburt und den Geburtsschmerz einzulassen?

Die besondere Aufmerksamkeit der Kursleiterin sollte dabei den Frauen gelten, die sich an solchen Diskussionen nicht beteiligen oder sich äußern, dass sie doch am liebsten einen Kaiserschnitt möchten. Diesen Frauen kann sie das Angebot machen, noch einmal unter vier Augen in Ruhe ein Gespräch zu führen. Die Frauen sollten aber nicht vor der ganzen Gruppe angesprochen werden.

Mit dieser Aufklärung und Körperarbeit können wir erreichen, dass die Frauen besser verstehen, was im Geburtsprozess abläuft, warum es vielleicht zu einem operativen Eingriff kommt. Damit ist es möglich, eine Traumatisierung zu verhindern oder zu verarbeiten (Salutogenese Modell).

Atem als Hilfe zur Wehenverarbeitung

ÜBUNG **Den Atem zum Kreuzbein leiten** ⎯⎯⎯⎯

Übungsziele:
Durch diese Paarübung soll der Rücken und vor allem der Lendenwirbelsäulenbereich und das Kreuzbein als Atemraum erfahren werden.

Anleitung:
- Eine der Frauen (TN1) legt sich bequem in die Seitenlage, die andere sitzt nahe bei ihr, sodass sie ihre Hände entspannt an den Rücken der Partnerin legen kann.
- Beginnend am oberen Rücken, an den Schulterblättern, leitet TN2 durch die Berührung und das Nachahmen der Atembewegung mit ihren Händen, die Atmung von TN1 langsam nach unten in Richtung Kreuzbein.
- TN2 legt die Hände an den Rücken der Partnerin, lässt sie für einen Moment einfach ruhig liegen und folgt dann der Atembewegung, die sie an der Stelle vielleicht spürt oder sehen kann. Mit dem Einatem werden ihre Hände etwas leichter, mit der Ausatmung schwerer.
- Nachdem die Hände etwa drei- oder viermal weiter nach unten gewandert sind, ist das Kreuzbein erreicht. Dort sind die Atembewegungen meist sehr schwer zu spüren und TN2 muss sich eher an den Atemgeräuschen der Partnerin orientieren.

Die Kursleiterin begleitet die Übung mit Worten und bietet den Frauen „innere Bilder" an, wie der Atem das Kreuzbein weit macht und z. B. „wie Hefeteig aufgehen" lässt.

ÜBUNG **Kreuzbeinatem als Belastungsübung (nach Frauke Lippens)** ⎯⎯⎯

Übungsziele:
Gleich im Anschluss soll nun geübt werden, mithilfe des Kreuzbeinatems den unteren Rücken zu entspannen und mit dem Druck, den die Partnerin auf das Kreuzbein ausübt, besser klar zu kommen.

Anleitung:
- Es wurde nicht gewechselt, noch immer liegt TN1 in Seitenlage, nimmt am besten auch unter den Bauch ein kleines Kissen, um gut abgestützt zu sein.
- TN2 ertastet erneut das Kreuzbein, legt die Knöchel einer ihrer Hände an und ballt sie zur Faust. Dieser Druck am Kreuzbein soll den Ablauf einer Wehe simulieren.
- Wie eine „echte" Wehe beginnt auch der Druck ganz „harmlos", um dann immer kräftiger zu werden. Auf dem Höhepunkt hält er einige Sekunden sein Niveau und wird dann langsam wieder geringer. (Die Kursleiterin gibt das Kommando und animiert die Frauen nach der ersten „Probewehe", in Absprache mit der Partnerin, tatsächlich so stark zu drücken, dass es eine Herausforderung darstellt und der Atem sich der Belastung anpassen kann.)
- Je nach Zeit und Motivation der KursteilnehmerInnen wird die Übung 3-mal wiederholt. Dann wechseln die Frauen ihre Plätze und beide Übungen zum Kreuzbeinatem beginnen wieder von vorne.

Nachdem die Partnerinnen sich während der Übung schon ausgetauscht haben, besteht danach meist kein ausführlicher Gesprächsbedarf mehr. Die Übungen werden von der Kursleiterin mit Worten begleitet. Schon während der Übung kann sie den Sinn und Zweck erläutern und darauf hinweisen, dass Geburtswehen sich häufig auch in Form von Rückenschmerzen äußern.

Mitschieben in der Austreibungsphase

Die zu dem Thema nötige Vorarbeit wurde vor allem in der 4. Lerneinheit geleistet. Die Frauen haben ein Gefühl dafür entwickelt, wie wichtig es ist, sich für ihr Kind und für die Geburt zu öffnen und was ihnen dabei helfen kann.

In vielen Fällen kann es ausreichend sein, sich dem Körper und seinen Signalen in der Austreibungsphase zu überlassen und nur dann und so viel, wie das unwillkürliche Druckgefühl vorgibt, mitzuschieben. Trotzdem ist es wichtig, mit den Frauen das „aktive Mitschieben" zu üben. Die Voraussetzungen wie Ruhe, Gefühl der Geborgenheit und „Privacy" für den von Michel Odent beschriebene „Fötusausscheidereflex" sind nach wie vor nicht in allen Kliniken gegeben. Auch bei vaginal-operativen Geburten ist es wichtig, dass die Frauen optimal mitarbeiten können.

■ Pressen contra Schieben

Um einen lockeren Einstieg in das Thema zu finden und schon mal zu zeigen, wie es eher nicht sein soll, kann die Kursleiterin an die Geburtsszenen in „schlechten" Arztserien erinnern, in denen Frauen mit aufgeblasenen Backen auf gynäkologischen Stühlen hängen und denen die Hebamme „pressen, pressen" ins Ohr ruft. Sie demonstriert, wie sich „ganz tief Luftholen" auswirkt (der Rücken ist gestreckt, die Luft sitzt nur im Brustkorb, die Backen werden aufgeblasen) und wie sich bei „Augen zu, Mund zu, pressen" der Druck im Kopf erhöht, aber im Bauch nicht viel passiert.

ÜBUNG „Bauchpresse" —————

Übungsziele:
Um das Kind herauszuschieben, werden die Bauchmuskeln benötigt und beim sog. „Pressdrang" auch unwillkürlich eingesetzt. Ziel ist es nun, den Frauen zu zeigen, wie sie diese

„Bauchpresse" nach Bedarf effektiv und möglichst beckenbodenschonend aktivieren, bzw. verstärken können.

Anleitung:
- Die Frauen nehmen eine für sie angenehme Haltung ein, in der sie das Gefühl haben, gut loslassen zu können.
- Sie konzentrieren sich auf sich selbst und ihren Atemfluss und das bewusste Loslassen mit der Ausatmung.
- Nun werden die Frauen aufgefordert, vor allem in den Oberbauch zu atmen und sich vorzustellen, sie würden sich mit dem Einatmen einen Schwimmring rund um den Oberbauch „hinatmen".
- Nach einigen Atemzügen wird die Luft nicht wieder ausgeatmet, sondern angehalten, während gleichzeitig der Rücken gerundet, das Becken „eingerollt" wird.

Die Drucksteigerung nach unten ist deutlich spürbar und unterstützt die Arbeit der Bauchmuskeln, die zusätzlich, natürlich nur angedeutet, ausprobiert wird. Dabei betont die Kursleiterin nochmals, dass das Gesicht und vor allem der Mundraum entspannt bleiben sollen.

PRAXISTIPPS

Hilfreiche Tricks:
- Der Mundraum und das Gesicht können beim Mitschieben leichter entspannt bleiben, wenn man sich vorstellt, man hätte ein „G" im Hals stecken, das sich nicht von der Stelle bewegen will. Nach dem Einatmen in den Oberbauch denkt man an dieses „unaussprechliche G" im Hals und versucht es – ohne Geräusch allerdings – doch zu sprechen. So verschließt sich der Kehlkopf und der ganze Druck geht nach unten und nicht in den Kopf, der Mund bleibt aber „wie von selbst" offen.

- Vor allem in hockenden Positionen kann das Becken besser gerundet und dadurch der Geburtsweg optimiert und auch der Druck gesteigert werden, wenn die Kleinfingerkante der Hand Widerstand bekommt (Hanna Fischer). Wenn der Partner hinter der Gebärenden sitzt, kann er ihren Händen Widerstand geben oder die Frau schiebt ihre Hände mit der Kante voran an den Oberschenkeln in Richtung Knie.

Anleitung:
- Die Frauen stehen etwas breiter als hüftbreit, die Füße sind parallel. Die Hände liegen unterhalb des Bauchnabels.
- Mit dem Einatmen werden die Hände vor dem Körper nach oben gezogen, die Handrücken liegen locker aneinander.
- Über dem Kopf werden die Arme geöffnet, die Ellenbogen bleiben immer rund dabei.
- Mit dem Ausatmen werden die Arme in einem weiten Bogen über außen wieder nach unten geführt, bis zur Schulterhöhe zeigen die Handflächen nach oben, dann werden die Arme gedreht und sie zeigen nach unten.
- Die Übung findet im eigenen Atemrhythmus statt, etwa 2–3 Minuten lang.

ÜBUNG **Abschließende Atemübung** ⸻

Übungsziele:
Am Ende der Unterrichtseinheit sollen sich die TeilnehmerInnen kurz „sammeln" und zur Ruhe kommen. Der Kreislauf wird angeregt.

10.8 Kurseinheit 7: Stillen und „Generalprobe Geburt"

Tab. 10-**7** Kurseinheit Stillen und „Generalprobe Geburt"

Zeit	Dauer	Lernziele	Inhalt	Methode	Medien
	5 Min.		Überblick über die letzte Kurseinheit	Gesprächsrunde	
5	30 Min.	Erste Auseinandersetzung mit dem Thema Stillen	Einleitung zum Thema Stillen	Gruppenarbeit oder Gesprächsrunde	„Stillatlas" oder Brustmodell
15	30 Min.	Stichworte rund ums Stillen besprechen	„Kärtchenfragen" zum Stillen	Kleingruppenarbeit, Gesprächsrunde	Karten mit Stillstichworten
65	30 Min.	„Generalprobe Geburt"	Wiederholung verschiedener Atemmuster für die Geburt	Atemübungen	Kissen, Ball, Matten
95	25 Min.	• Reflexion der erreichten Ziele • Netzwerk aufbauen	Abschlussrunde	Zweiergruppen, Gesprächsrunde	Feedback-Bögen

Lernziele:
- Informationen und Erfahrungsaustausch, um das Stillen und die Zeit nach der Geburt zu erleichtern.
- „Generalprobe Geburt:", Wiederholung verschiedener Atemübungen und des Mitschiebens, um den Frauen das Gefühl zu geben, „alles parat" zu haben.
- Einen guten Kursabschluss finden, vielleicht mit einem Ausblick auf das Weiterführen der Gruppe als Rückbildungsgruppe oder im privaten Rahmen ohne die Hebamme.
- Den Aufbau eines Netzwerks junger Mütter unterstützen.

Einstieg in die Stunde

Die letzte Unterrichtseinheit hängt natürlich noch mehr als die anderen Kurseinheiten vom bisherigen Kursverlauf und den Bedürfnissen der KursteilnehmerInnen ab. Nach einem ersten, ungefähren Überblick über den Ablauf der Stunde können die Frauen sich dazu äußern, ob sie sich z. B. die Wiederholung bestimmter Übungen wünschen oder Fragen stellen, die noch offen sind.

Einführung in das Thema Stillen

Als Einstieg in das Thema **Stillen** bieten sich zwei Vorgehensweisen an:
- **Pro und Contra-Diskussion:** Die Gruppe wird geteilt, eine Gruppe bekommt die Aufgabe, alle positiven Dinge, die Vorteile und die schönen Seiten des Stillens zusammenzutragen. Die andere Gruppe soll die negativen Seiten, die das Stillen haben könnte, sammeln und zu Papier bringen. Jede Gruppe stellt ihre Argumente vor. Die Kursleiterin ergänzt wichtige Punkte, die fehlen. Und Frauen, die schon einmal gestillt haben, berichten über ihre Erfahrungen.

- **Still-Smileys:** Jede Frau bekommt ein Kärtchen und einen dicken Filzstift und malt auf ihr Kärtchen einen Smiley oder ein Gesicht, dessen Ausdruck ihre derzeitige Stimmung zum Stillen widerspiegelt. Auf die Rückseite kann eine Frage oder ein Gedanke notiert werden, der der Teilnehmerin spontan einfällt. Dann stellen die Schwangeren reihum ihre Kärtchen vor und haben dabei die Möglichkeit, Fragen, die „unter den Nägeln brennen" gleich zu stellen.

Dies kann eine gute Gelegenheit sein, um mit diversen Vorurteilen oder zu hohen Ansprüchen oder Dogmen „aufzuräumen", bevor es dann voll ins Thema geht. Da die Frauen sich am Ende des Kurses trauen, recht offen miteinander zu reden, entwickeln sich meist lebhafte Gespräche zum Thema „Wie lange soll das Kind gestillt werden?", „Auf was muss ich alles verzichten, wenn ich stille?", „Bindet mich Stillen nicht sehr an Haus und Kind?"

Danach gibt die Kursleiterin einen kurzen Überblick über den Aufbau der Brust und die Physiologie der Milchbildung, am besten mithilfe von Bildern (z. B. aus einem „Stillatlas") oder eines Brustmodells. Dabei sollte sie auf jeden Fall noch einmal Bezug auf die letzten beiden Lerneinheiten nehmen, also auf die Dinge, die helfen, sich auf die Wehen und die Geburt einzulassen. Ruhe, Ungestörtsein und Geborgenheit helfen auch, sich auf das Stillen einzulassen. Stillen ist ein Teil der Sexualität und auch dabei spielt das Liebeshormon Oxytocin eine große Rolle.

■ Kärtchenfragen

Auf Kärtchen stehen Begriffe wie
- „Stillrhythmus: was tun, wenn das Kind nur an der Brust hängt?"
- „Milcheinschuss"
- „wunde Brustwarzen"
- „zu wenig Milch"
- „Vormilch"

Jede Frau zieht sich eine Karte und sucht sich eine Partnerin.

Die zwei besprechen ihre Themen, stellen sie anschließend in der großen Runde vor und alle ergänzen zusammen.

Dieser Teil der Stunde kann ganz dem bisherigen Verlauf der Gespräche angepasst werden: wurden die meisten Themen schon angesprochen oder lässt die Aufmerksamkeit oder das Interesse der Gruppe am Thema nach, so können Zweier- oder Dreiergruppen nur ein Kärtchen bearbeiten und so nur noch die fehlenden Punkte besprechen.

Zum Schluss werden die Frauen dazu ermuntert, sich in „Stillkrisenzeiten" **Hilfe zu holen** bei der Familie, bei Freundinnen, in Stillgruppen und natürlich bei der Hebamme, auch Literaturempfehlungen sind hilfreich.

ÜBUNG „Generalprobe Geburt" ____

Übungsziele:
Die Atmung wird in den verschiedenen Geburtsphasen wiederholt, um den Frauen Sicherheit zu vermitteln.

Anleitung:
- **Den Atem nach unten leiten**: Vielleicht wieder als Paarübung, nur weniger ausführlich als in der dritten Kurseinheit. Übungsziel ist das Erspüren der verschiedenen Atemräume und -richtungen.
- **Bauchatem**: z. B. im Fersensitz, nach vorne abgestützt. Jede Frau konzentriert sich auf ihren Atemfluss, auf das Weitmachen für den Atem, das möglichst unangestrengte Atmen, die Betonung der Ausatmung, die Öffnung und Entspannung des Beckenbodens mithilfe des Atems. Dies ist eine gute Gelegenheit, um noch einmal an Gelerntes und Erspürtes zu erinnern.
- **Atmen ans Kreuzbein**: Auch diese Wiederholung kann entweder wie in der „Orginalver-

sion" in der sechsten Lerneinheit zu zweit oder einfach als Fortführung der Bauchatmung geübt werden.
- **Mitschieben**: Jede Teilnehmerin nimmt eine von ihr in der letzten Kursstunde als hilfreich erfahrene Gebärposition ein. Die Gruppe wiederholt gemeinsam das Mitschieben in der Austreibungsphase.

Diese „Generalprobe" hängt in ihrem Umfang natürlich sehr von den Wünschen der Gruppe, vom Kursverlauf und von der vorhandenen Zeit in dieser letzten Kurseinheit ab.

Abschlussrunde

Die letzte halbe Stunde ist dem Abschluss des gesamten Kurses vorbehalten:

Ziele der Abschlussrunde:
- Die Frauen erhalten die Möglichkeit, ihre Lernerfahrungen zu kommunizieren.
- Sie beratschlagen, wie sie sich als Gruppe, ohne die Hebamme als Kursleiterin, weiter verabreden wollen.
- Die Kursleiterin kann ihr Kurskonzept auswerten. Feedback-Bögen, die die Frauen anonym und schriftlich ausfüllen, unterstützen eine differenzierte Auswertung (s. S. 35, 187).

■ Welche Erwartungen wurden erfüllt?

- Zwei Frauen setzten sich noch einmal zusammen, vielleicht sind es die beiden Frauen, die in der ersten Vorstellungsrunde miteinander gesprochen haben, vielleicht sind es Frauen, die sich besonders angefreundet haben.
- Sie reflektieren ca. 10 Minuten:
  - Welche Erwartungen an den Kurs sind erfüllt worden? Welche Erwartungen sind unerfüllt geblieben?

– Was hat sich durch den Kurs für Sie verändert?

Während die Frauen miteinander reden, bietet die Hebamme z. B. eine Tasse Tee an und lässt Raum für ein kurzes spontanes Gruppengespräch, z. B. über weiterführende Verabredungen der Gruppe. In der **allerletzten Runde** kommen noch einmal alle Frauen zu Wort und antworten auf die oben gestellten Fragen. Diese Aussagen werden nicht mehr diskutiert, damit die Gruppe ein Ende findet.

Zum Abschluss verabschiedet sich die Kursleiterin, bedankt sich für das entgegenbrachte Vertrauen und weist darauf hin, wie die weitere Hebammenbetreuung aussieht (z.B. Beleggeburt, Wochenbettbetreuung). Es liegt in der Verantwortung der Frauen, ob und wie sie sich als Gruppe weiterhin treffen wollen. Die Kreativität der unterschiedlichen Gruppen ist dabei sehr beeindruckend.

! Damit ist ein wesentliches Kursziel erreicht: Der Anfang für ein Frauennetzwerk junger Mütter ist gemacht.

Literatur

1. Stüwe, Marion 1991, Schwangerschaft u. Geburt – Eine Bildungsaufgabe? Diplomarbeit im Studiengang Diplom-Pädagogik, Univ. Oldenburg
2. Enkin, Keirse, Renfrew; Neilson, 1998, „Effektive Betreuung während Schwangerschaft und Geburt", Ullstein
3. Odent, Michel 1994, „Geburt und Stillen", Beck
4. Richter, Robert 2005, Das Papa-Handbuch, Gräfe und Unzer
5. Alexander, Gerda 1986, Eutonie, Ein Weg der körperlichen Selbsterfahrung, Kösel
6. Wilberg, Gerlinde u. Hujber, Kajo. Ganz bei mir, Selbstverlag Österreich
7. Dick Read, Grantly 1933, „Birth without Fear"; „Mutter werden ohne Schmerz"
8. Ewy , D. & R. 1976, „Die Lamaze-Methode", Goldmann
9. Mitchell I. 1971, „Wir bekommen ein Baby", rororo
10. Kitzinger, Sheyla 1980, „Natürliche Geburt"; 1980, „Frauen als Mütter – Mutterschaft in verschiedenen Kulturen"; 1998, „Schwangerschaft und Geburt"; 1981, „Geburtsvorbereitung" alle Kösel
11. Leboyer, Frederick 1982, „Das Fest der Geburt"; 1983, „Die Kunst zu atmen"; 1984, „Weg des Lichts"; „Atmen und Singen", 1990, „Sanfte Hände"; 1974, „Geburt ohne Gewalt"; alle Kösel
12. Buckley Sarah, Die Ekstatische Geburt, Hebammenforum Heft 1, 2007
13. Stadelmann Ingeborg, 1994, Die Hebammensprechstunde, Stadelmann Verlag
14. Lippens, Frauke, Geburtsvorbereitung, 9. Auflage, Staude Verlag 2006
15. Heller, Angela 1998, Geburtsvorbereitung Methode Menne – Heller, Thieme Verlag
16. Schmid, Verena 2005, Der Geburtsschmerz, Hippokrates Verlag

Offene Kurse

Heidi Bernard

Wie das Kursangebot für Mehrgebärende (s. Kap. 12) zeigt, kann ein offener Kurs durchaus eine gute, vielleicht sogar die bessere Alternative sein. Die Gruppengröße ist ein sehr wichtiges Kriterium für die Entscheidung für oder gegen einen offenen Kurs. Etwaige Nachteile, die sich durch ein offenes Konzept ergeben, können durchaus konstruktiv genutzt werden und somit die Gruppendynamik und den Kursaufbau bereichern.

11.1 Die Bedeutung der Gruppengröße

Über die Gebührenordnung ist für Geburtsvorbereitungskurse eine Obergrenze von 10 TeilnehmerInnen festgelegt. Was aber ist die „optimale" Gruppengröße?

Je kleiner die Gruppe...
- desto individueller wird die Vorbereitung möglich und desto intimer wird die Atmosphäre sein.
- umso schwieriger ist es für einzelne KursteilnehmerInnen, im Hintergrund zu bleiben und
- umso geringer wird die Vielfalt sein, von der die KursteilnehmerInnen untereinander profitieren können.

In einer zu großen Gruppe ...
- wird eine zurückhaltende Kursteilnehmerin eher übersehen und ihre Bedürfnisse bleiben vielleicht zu wenig berücksichtigt.

- macht eine möglicherweise zu große Meinungsvielfalt es schwer, auf einen gemeinsamen Nenner zu kommen.

Eine stimmige Gruppengröße für die Kursleitung...
- ist auch Erfahrungssache. Für Anfängerinnen ist der Einstieg mit einer kleineren Gruppe sicher überschaubarer und somit leichter.
- betriebswirtschaftlich gesehen: Durch die Teilnehmergebühren sollte die Arbeit der Kursleitung möglichst adäquat honoriert werden, oder zumindest eine akzeptable Mischkalkulation möglich sein. Dabei müssen auch nötige Anschaffungen, Raummiete und die administrative Arbeit mit einkalkuliert werden.

Aber auch einen geschlossenen Kurs mit 4–5 Frauen als dauerhaftes Angebot anzubieten, wird der betriebswirtschaftlichen Prüfung selbst bei einem Höchstmaß an beruflichem Idealismus kaum Stand halten können.

11.2 Die Stärken offener Kurse

Zeit, um die Gruppe wachsen zu lassen

! Je weniger speziell ein Kursangebot ist, desto größer ist die Zielgruppe und desto leichter werden sich genügend Interessenten/innen finden lassen, um eine „geschlossene Gruppe" zu bilden.

Um möglichst viele potenzielle Interessentinnen zu erreichen, muss der Kurs in der laufenden Woche **zeitlich günstig** platziert werden. Ein Mehrgebärendenkurs findet deshalb z. B. an einem Vormittag statt, da die meisten Geschwisterkinder dann im Kindergarten oder in der Schule sind. Ob diese Gruppe dauerhaft als offener oder später als geschlossener Kurs angeboten wird, hängt mit von der Gruppenstärke ab.

Um neue Kursideen zu verwirklichen, kann der Start mit einem offenen Kurs z. B. sinnvoll sein, wenn...
- ein neuer Kurs das bisherige Angebot bereichern soll und Sie nicht wissen, ob die Nachfrage ausreichend ist.
- Sie fest davon überzeugt sind, dass es nur eine Frage der Zeit ist, bis sich der Kurs etabliert hat und Sie den Kurs nicht wegen zunächst geringer TeilnehmerInnenzahl absagen möchten.

Bis ein Angebot angenommen wird, können mehrere Monate vergehen. Setzen Sie den Zeitraum in Beziehung zu einem geschlossenen Angebot. Hier ist auch nicht unbedingt zu erwarten, dass dieser innerhalb von zwei Kurszyklen gefüllt ist. Einen geschlossenen Kurs hätten Sie aber möglicherweise wegen zu geringer Teilnehmerzahl abgesagt.

Machen Sie sich klar, welche **Außenwirkung** Sie dabei haben. Negativbotschaften sprechen sich sehr viel schneller herum. Starten Sie hingegen mit einer kleinen Gruppe, bringen die TeilnehmerInnen vielleicht die schwangere Freundin mit....

Steigt die Teilnehmerzahl dann und es besteht die Gefahr, dass die Gruppengröße zu groß oder zu unübersichtlich wird, kann das Konzept geändert und in einen geschlossen Kurs umgewandelt werden.

Der offene Kurs kann im Hinblick auf die Gruppenstärke auch zu einer dauerhaften Alternative werden...
- Möglicherweise soll in einer Gegend ein Kursangebot entstehen, in der sich aufgrund der geringen Schwangerendichte ein geschlossener Kurs nicht rechnet.
- Das Angebot ist speziell und die Anzahl der neuen Frauen und derjenigen, die den Kurs abgeschlossen haben, ist ausgeglichen.

Flexibilität

! Damit ein neues Kursangebot gut angenommen wird, müssen die Rahmenbedingungen stimmen und auf die Bedürfnisse der jeweiligen Teilnehmer/Innen ausgerichtet sein.

Dies bedeutet für uns ein zunehmend großes Maß an Flexibilität und persönlicher Freiheit für Einzelne zu ermöglichen und gleichzeitig für Ausgewogenheit zwischen dem für die Gruppe und die Kursleiterin nötigen Maß an Verbindlichkeit zu sorgen.

Für einen Mehrgebärendenkurs bedeutet das z. B.
- Eine Teilnahme ist ab der 25. SSW möglich.
- Eine Babysitterin wird gegen Unkostenbeitrag zur Verfügung gestellt.
- „Kurzentschlossene" sind willkommen.
- Berufstätige Mütter, die an die Mutterschutzfristen gebunden sind, starten im Mutterschutz.
- Eine Teilnahme bis zur Geburt ist erwünscht, da die Informationen über die geschaffte Geburt inhaltlich in den Kurs eingebracht werden.
- Versäumte Stunden können nachgeholt werden, wobei eine verbindliche Teilnahme vereinbart wird, damit unter anderem ein Überblick über die Gruppengröße möglich ist.
- Zum Kurs gehören 2 Partnerabende, eine Partnergebühr von 20,00 € ist für alle fällig.

Unabhängig von der Zielgruppe (Mehrgebä-rende, Primipara, Partner) erfährt ein offener Kurs immer ein hohes Maß von Dynamik durch die ständig wechselnde Gruppensituation. Das bedeutet einerseits Unruhe, andererseits aber auch viel Abwechslung und Vielfältigkeit bei der vordergründigen Gemeinsamkeit, ein Kind zu erwarten oder Eltern zu werden. So können alle voneinander profitieren, trotz teilweise unterschiedlicher Bedürfnisse.

Kennenlernen

Frauen, die schon länger am Kurs teilnehmen, wird es leichter fallen, das Wort zu ergreifen. Diese Offenheit überträgt sich rasch auf die gesamte Gruppe und auch den neuen Frauen wird es so erleichtert, sich zur eigenen Person zu äußern. Da sich die Gruppe manchmal wöchentlich neu formiert, ist es umso wichtiger, dafür Sorge zu tragen, dass die neuen Frauen in die bestehende Gruppe integriert werden. Darum wird in jeder Kurseinheit die Möglichkeit geschaffen, etwas voneinander zu erfahren und miteinander ins Gespräch zu kommen.

Damit dies in einem vertretbaren zeitlichen Rahmen stattfinden und im Zusammenhang mit dem jeweiligen Themenschwerpunkt gebracht werden kann, **variieren die Methoden zum Kennenlernen** (z. B. soziometrische Reihung, „Aufstehen heißt dazu gehören", Erfahrungsberichte über zurückliegende Geburten)

Wiederkehrende Strukturen erleichtern die Orientierung, schaffen Sicherheit und fördern das „Wir-Gefühl" (z. B. eintragen in die Kennenlern-Matrix, Foto-Pinnwand mit neuen Infos und Portraits ergänzen, s. Kap. 13).

Kleingruppen, die inhaltlich zu einem Thema arbeiten, werden nach Gemeinsamkeiten eingeteilt, z. B. können sich kurzentschlossene Quereinsteigerinnen mit „alten Hasen" vermischen, wenn es um den errechneten Termin geht, oder Frauen, deren Kinder im gleichen Alter sind,

wenn es um die Vorbereitung der Geschwisterkinder geht. Obwohl die Gruppe stets neu gemischt wird und die Gruppenstruktur flexibel bleibt, werden die Teilnehmer so miteinander vertraut und entwickeln ein „Wir-Gefühl".

Erfahrungen sammeln und austauschen

! Durch die unterschiedlich lange Teilnahme an dem Kurs vermischen sich die Erfahrungen der „Fortgeschrittenen" mit denen der „neuen Frauen". Auch wenn man nicht von der Erfahrung anderer lernen kann, ist dies doch eine Bereicherung des eigenen Erfahrungsschatzes wenn eine **Entwicklung ersichtlich** wird.

Bei einer Übung, die zum wiederholten Male durchgeführt wird, kann die eigene Wahrnehmung mit der der anderen in Beziehung gesetzt werden (z. B. „langes Ausatmen durch den Mund fällt mir jetzt viel leichter als vor drei Wochen"). Dabei bekräftigen die Aussagen der „Fortgeschrittenen" nicht selten die der Kursleiterin (z. B. „Es ist vielleicht zunächst ungewohnt, durch die Nase ein und durch den Mund auszuatmen"). Am Beispiel der „Fantasiereise durch meine Geburt" (s. S. 417) ist auch für die „Neuen" eindrucksvoll, wie sich Bilder bei einer Wiederholung verändern können (z. B. „Beim ersten Mal konnte ich mich gar nicht einlassen, oder erlebte die letzte Geburt wieder, jetzt hatte ich eine genaue Vorstellung, wie ich mir die Geburt wünsche).

Allerdings sollte eine **Bewertung** unbedingt ausbleiben, da jede Wahrnehmung individuell ist und somit nie falsch!

Je nach Terminnähe sind die Bedürfnisse der TeilnehmerInnen möglicherweise unterschiedlich. Wünsche von Frauen in Terminnähe sollten möglichst in das Kurskonzept integriert werden.

Wünschen sich beispielsweise kurzfristige Quereinsteigerinnen eine Kurseinheit „Geschwister", obwohl dieses Thema erst vor kurzem besprochen wurde, kann die Kursleiterin z. B. einen Handzettel zu diesem Thema austeilen und die anderen KursteilnehmerInnen in der Anfangsrunde bitten, die für sie prägnantesten Eckdaten zu wiederholen. Häufig ist zu diesem Zeitpunkt der Wunsch nach praktischen Übungen zur Entspannung oder Atmung, was meist gut zu integrieren ist.

An diesem Beispiel wird deutlich, dass das Konzept eines offenen Kurses nicht starr sein kann und wie wichtig es ist, den Überblick zu behalten!

11.3 Die Nachteile offener Kurse

Je nach Perspektive können die meisten Bedenken gegenüber einem offenen Kurs entkräftet werden.

Kursgestaltung

■ Unruhe wegen ständig neuer KursteilnehmerInnen

Werden die oben genannten Punkte berücksichtigt, tritt dieses Problem in den Hintergrund. Ein Kompromiss könnte aber möglicherweise sein, die Gruppe einmal monatlich für „Neue" zu öffnen.

■ Die Neuen müssen ständig in die Gruppe integriert werden

Dieser vermeintliche Nachteil kann sehr konstruktiv genutzt werden, berücksichtigt man die Grundlagen der Erwachsenenbildung. Es liegt an uns, die TeilnehmerInnen miteinander in Kontakt zu bringen und aktiv ins Geschehen

einzubeziehen. Dann wird ihr Interesse für das Gelingen geweckt und es wird selbstverständlich, die „Neuen" mit ins Boot zu holen!

Die **wöchentliche Kennenlernrunde**, die abwechslungsreich und meist knapp gehalten ist, verschafft den TeilnehmerInnen gegenüber den Mitgliedern geschlossener Kurse eher Vorteile: Sie haben mehr und häufiger Gelegenheit, voneinander zu erfahren und sich näher kennenzulernen. So können sich leichter Kontakte auch über den Kurs hinaus ergeben, die später das soziale Netz verbessern. Es ergeben sich beispielsweise gegenseitige Kinderbetreuung oder „Fahrgemeinschaften" für die Geschwister zu Kindergarten oder Schule.

■ Ständiges Wiederholen der Abläufe für die „Neuen"

Um die Arbeitsfähigkeit herzustellen (s. Kap. 2), müssen die Neuen vorab über **Ablauf, Rahmenbedingungen und „Spielregeln"** informiert und mit den Räumlichkeiten vertraut gemacht werden. Werden diese Punkte einmal schriftlich verfasst, ist dieses Thema in wenigen Minuten erledigt und der Kopf bleibt frei für Anderes.

- In einer schriftlichen Anmeldebestätigung werden verschiedene Details mitgeteilt.
- Die wichtigsten Eckdaten sind zu Beginn jeder Stunde auf einem Flipchart-Bogen visualisiert und werden kurz vorgestellt.

Verwaltung und Organisation

■ Die Gruppengröße ist schlechter kalkulierbar

- Läuft die Gruppe sehr schleppend an, ist die Gruppengröße zunächst vielleicht sehr klein. Wie lange Ihr Atem sein muss, bis eine gute Gruppenstärke erreicht wird, ist schwer absehbar. Rechnen Sie mit mindestens 3 Monaten.
- Läuft die Gruppe sehr gut an und es gibt mehr Interessentinnen als TeilnehmerInnen,

so hat sich eine **Überschneidung von 4–5 TeilnehmerInnen** als realistische Kalkulationsgrundlage ergeben. Haben Sie also z. B. 8 Frauen im Kurs, dann können Sie noch 4–5 Plätze vergeben, sodass sich die Gruppenstärke auf ungefähr 10 Frauen einpendelt.

- Sind es mehr Interessentinnen, können Sie die Gruppe einmal monatlich öffnen und die freien Plätze in Relation mit den entbundenen Frauen setzen.
- Wird auch diese Zahl überschritten, wird sich vermutlich auch ein geschlossener Kurs füllen.

■ **Höherer Verwaltungsaufwand**

Wie in jedem anderen Kurs wird ein **Anwesenheitsnachweis** als Grundlage der abzurechnenden Stunden geführt.

- Der Passus, dass bei Nichtteilnahme der Kursplatz nicht anderweitig ersetzt werden kann, ist auf einen offenen Kurs nicht übertragbar. So ist es möglich, dass im Extremfall nur 2 Stunden abgerechnet werden können. Möglicherweise gibt es aber ein Angebot, das von den Frauen parallel genutzt werden kann, und das wie ein Paket angeboten wird. So kann z. B. als Mitbestandteil des Kurses die Teilnahme an mehreren Stunden Schwangerschaftsgymnastik vereinbart werden, die Sie oder eine Kollegin anbieten. Die Abrechnung erfolgt komplett über den offenen Kurs und kann dann als Fremdhonorar an die Kollegin gezahlt werden, sodass Ihre Buchhaltung stimmt.
- Logistisch hat es sich bewährt, **monatlich neue Listen** mit „Neuen" anzulegen. Das erleichtert den Überblick über die Entwicklung des Kurses hinsichtlich der Akzeptanz. Außerdem dienen diese Listen als große Hilfe im Zusammenhang mit der Anwesenheitsliste zur Erstellung der Rechnung.
- Werden auf der Anwesenheitsliste Abweichungen vom vorgesehenen Kurskonzept vermerkt, erleichtert dies auch den **inhaltlichen Überblick** und hilft, ungewünschte Wiederholungen zu vermeiden.

!
Nachteile umkehren – Chancen nutzen
Die Zusammenstellung dieser Informationen beruht auf Erfahrungswerten, die in mehreren Jahren gesammelt wurden. Wichtig ist zu erkennen, dass mögliche Nachteile auch konstruktiv genutzt werden und einen Kurs letztendlich bereichern können. Dafür ist die Diskussion offener oder geschlossener Kurs ein gutes Beispiel.

Liste der Anmeldungen für offene Gruppen

Kurs: Geburtsvorbereitung für . . . .

Neue Teilnehmer/innen im Monat: . . . .

Name	Tel. Nr	E.T./ Geburt wann	Anmeldung am/ bestätigt	Start am	Bemerkungen, Rechnungsnr.

Offener Kurs für Mehrgebärende

Heidi Bernard

12.1 Kurskonzept

Erfahrungsgemäß interessieren sich Mehrgebärende selten für einen Kurs mit vorwiegend Erstgebärenden. Besucht ein Paar in der Folgeschwangerschaft einen „herkömmlichen" Kurs, so erleben wir Hebammen und die anderen Kursteilnehmer/Innen dies zwar oft als bereichernd. Je nach Schwerpunkt des Kurses kommen die Bedürfnisse der Mehrgebärenden darin aber zu kurz.

Für Frauen, die ein weiteres Kind erwarten, hat sich das Leben bereits verändert:
- Sie blicken auf ein Geburtserlebnis zurück, das nicht immer positiv ist.
- Sie haben Erfahrungen als Mutter/Familie gesammelt und gehen so mit einer anderen Betrachtungsweise in die neue Geburt.
- Sie stellen das Wohl der Geschwisterkinder in den Vordergrund und wünschen sich einen behutsamen Übergang für die „Großen" in die neue Rolle.
- Sie erleben die Schwangerschaft oft „neben her" und vermissen die Muße, sich dem Ungeborenen zuzuwenden, weil sie durch den Alltag mit Geschwisterkindern von der Schwangerschaft abgelenkt sind.
- Sie vermissen häufig die Zugewandtheit des Partners und seine Unterstützung im Alltag.
- Sie erleben die Schwangerschaft vor allem bei einem kurzen Schwangerschaftsabstand oft als körperlich belastend und vermissen Erholungspausen.

Da dies auch für Frauen gilt, die einen Kaiserschnitt hatten, sind diese hier ebenfalls gut aufgehoben.

Folgende Rahmenbedingungen haben sich bewährt:
- Der Kurs findet vormittags statt (Geschwister sind in Schule oder Kindergarten)
- Das Konzept umfasst 9 Kurseinheiten nur mit Frauen (75 Min.)
- Alle 4–6 Wochen findet ein Partnerabend statt (90 Min.)
- Alternative: gemeinsamer Nachmittag mit den Partnern an einem Samstag
- Die Gruppe ist offen

Das Kursangebot für Mehrgebärende als **offenen Kurs** anzubieten, hat mehrere Vorteile:
- Bei zunächst geringer Nachfrage kann der Kurs leichter etabliert werden.
- Informationen über „Kurskinder" und den Geburtsverlauf sorgen für Lebendigkeit, positive Gruppendynamik und Identifikation.
- Mehr Flexibilität für die KursteilnehmerInnen, (z. B. ist bei Berufstätigkeit auch ein Quereinstieg möglich).

PRAXISTIPPS

Die Partnereinheiten sind wichtige Bestandteile des Kurses und sollten daher verbindlich mitgebucht werden. Bewährt hat sich hier, die beiden Einheiten an einem Samstag zusammenzulegen.

Vorteile:
- Nur ein zusätzlicher Termin für einen Babysitter
- Auch bei Quereinstieg in der Mutterschaftsfrist ist die Wahrscheinlichkeit, an einem gemeinsamen Nachmittag teilnehmen zu können, realistisch.
- Die Kursgebühr für den Partner wird bei der Anmeldung und auch bei Nichtteilnahme fällig. Das schafft Verbindlichkeit und führt mehr Väter in die Kurse!

Wiederkehrende Strukturen einzelner Kursstunden erleichtern die Orientierung und schaffen Sicherheit für KursteilnehmerInnen und die Kursleiterin. In diesem Kurskonzept wird als **Stilmittel die Assoziation zu einem Zitat** gewählt. Die Zuordnung zumindest eines Zitates zu jeder Kursstunde zieht sich wie ein **roter Faden** durch das gesamte Konzept und soll die KursteilnehmerInnen emotional auf die Stunde einstimmen.

Besonders in einer offenen Gruppe ist es wichtig, ausreichend **Gelegenheiten zum Kennenlernen** zu schaffen, um die neuen Frauen zu integrieren und die Gruppe zusammen zu bringen. Ein **„Wir-Gefühl"** und somit ein angenehmes Kursklima zu schaffen, ist eine der wichtigsten Voraussetzungen für einen erfolgreichen Kurs. Daraus ergibt sich:
- Zu Beginn jeder Kursstunde werden die „neuen Frauen" begrüßt. Informationen zum Kurs hat die Kursteilnehmerin bei der Anmeldung erhalten.
- In jeder Kurseinheit bekommen die KursteilnehmerInnen die Möglichkeit sich einander zu nähern und kennen zu lernen. Dabei hat sich die anfängliche „offene Runde" sehr bewährt.
- Eine ausführliche Vorstellungsrunde erfolgt etwa einmal monatlich oder in Abhängigkeit von der Kursgröße und der Anzahl der neuen KursteilnehmerInnen. Die Kursleiterin sollte über Besonderheiten der zurückliegenden Geburten informiert sein.

- Jede Kursteilnehmerin erhält ein Namensschild, versehen mit dem Entbindungstermin. Für Gruppen ab 7–8 Frauen eignet sich ein Digitalfoto mit ET sehr gut, da die Zuordnung visuell leichter fällt.
- Die Karten oder/und Digitalfotos werden nach der Geburt mit Kurzinfos über die Geburt versehen. Die Information kann über die Kursleiterin oder andere KursteilnehmerInnen erfolgen, das Einverständnis der Mutter vorausgesetzt.
- Alle KursteilnehmerInnen tragen sich einmalig zum individuellen Kursbeginn in die „Kennenlern-Matrix ein (s. S. 414).

PRAXISTIPPS

Fototafel: eine Korktafel, Hartschaum- oder Styroportafel mit Stoff bespannen, Fotos der TeilnehmerInnen auf Moderationskarten kleben und mit Namen und ET beschriften.

Nach der Geburt werden die Karten mit Zusatzinfos ergänzt.

Das Bild kann nach einigen Kursstunden entfernt werden.

Die Tafel ist mobil und ist nur für KursteilnehmerInnen dieses Kurses sichtbar.

■ Häufig genannte Wünsche und Erwartungen von Mehrgebärenden

- Austausch mit anderen Müttern
- Atmung auffrischen
- Entspannung
- Sich diesem Kind zuwenden
- Auf sich selbst besinnen
- Auf die Geburt einstimmen
- Den Partner durch begleitende Partnerabende auf die Geburt einstimmen
- Infos rund um die Geburt, entsprechend der Parität, Infos über Geburt nach Sectio
- Zurückliegende Geburt/en hinter sich lassen,
- Geburt und/oder Stilen „diesmal anders machen"

- Geschwisterkinder auf die Geburt vorbereiten
- Neue Familiensituation

Diese Wünsche und Erwartungen stellen die inhaltliche Basis des Kurskonzeptes dar.

Die **Moderationspläne** dienen als Arbeitshilfe für die Kursleitende Hebamme. Sie sichern den roten Faden und bieten einen schnellen Überblick über die benötigten Hilfsmittel. Außerdem helfen sie, unnötige Wiederholungen und „Endlosschleifen" zu vermeiden und tragen dazu bei, die Kursstunde effektiv zu nutzen.

Auch wenn keine Stunde ganz nach Plan verläuft, weil die KursteilnehmerInnen in das Konzept einbezogen werden und die Stunde mitgestalten, wissen Sie so, wo Sie am Ende der Stunde angekommen sein wollen.

! Nutzen Sie bei der Kursgestaltung das Wissen, die Kreativität und die Erfahrungen der KursteilnehmerInnen. Ein Mehrgebärenden-Kurs ist eine wahre Fundgrube!

12.2 Kurseinheit 1: Freiwerden für die jetzige Schwangerschaft

Tab. 12-**1** Kurseinheit Freiwerden für die jetzige Schwangerschaft

Zeit	Dauer	Lernziele	Inhalt	Methode	Medien
	10 Min.	• Ankommen, Orientieren • Begrüßung • Neue Frauen integrieren • Kurskinder begrüßen	• Willkommens-Flipchart • „Matrix" vorstellen, (neue Frauen tragen sich jetzt oder am Ende der Stunde ein) • Fototafel der KursteilnehmerInnen aktualisieren	Vortrag, Teilnehmer-aktivierung	Flipchart gestaltet, Pinnwand mit „Matrix", Staffelei mit Fototafel, Filzstifte
10	5 Min.	Einstieg ins Thema	• Motto (Zitat) • Thema des Tages	Vortrag	Flipchart mit Zitat beschriftet
15	5 Min.	• Kennenlernen der Kursteil-nehmerInnen • „Wir-Gefühl" schaffen	KursteilnehmerInnen erheben sich, wenn sie die Frage mit „ja" beantworten können: • „Wer von Ihnen bekommt das 2. Kind?" • 3. Kind ... • „Wie lange liegt die letzte Geburt zurück? Kürzer als 2 Jahre? • 2–5 Jahre/5–10 Jahre/länger als 10 Jahre? • „Wer von Ihnen hatte eine „normale" Geburt?" • „Wer von Ihnen hatte eine Geburt durch Kaiserschnitt?" • „Gibt es Frauen, die mit Saugglocke oder Zange geboren haben?"	Vorstel-lungsrunde, Teilnehmer-aktivierung	

Tab. 12-**1** Fortsetzung

Zeit	Dauer	Lernziele	Inhalt	Methode	Medien
20	20 Min.	• Erfahrungs-austausch • Zurückliegen-de Geburt erinnern	Reihenfolge durch Weitergabe eines Gegenstandes • Namen und errechneter Termin • „Wie haben Sie die zurückliegen-de Geburt in Erinnerung?" • „Gab es Besonderheiten bei der Geburt?" • „Gibt es einen konkreten Wunsch für die anstehende Geburt?"	Plenum, Teilnehmer-aktivierung	• „Fluddel" (aus bunten Kunststoff-fäden) oder anderer Gegenstand zum Weiter-geben • Flipchart-Fragen, visualisiert
40	5 Min.	• Gedanken zur Ruhe kom-men lassen • Bewusstes Atmen	• Entspannung • Atem bewusst wahrnehmen	Wahrneh-mungs-übung	Matten, Kissen, CD-Player, Ent-spannungsmu-sik, Merkblatt mit Anleitung
45	20 Min.	• Sich bereit machen für die anstehen-de Geburt • Eigene Realitäten mit Fantasie abgleichen	• Fantasiereise: „Mein Weg durch die Geburt" • Anschließend Erfahrungsaus-tausch	Wahrneh-mungs-übung	Matten, Kissen, CD-Player, Entspannungs-musik
65	10 Min.	• TN positiv stimmen • Ausblick auf die nächste Stunde	• „Metapher" zum Thema: „Das Baby zum ersten Mal sehen ist wie..." • Thema der nächsten Woche: „Was ist anders als bei der ersten Geburt?"	Teilnehmer-aktivierung	Flipchart
75		• Verabschie-dung	• Gute Wünsche zum Abschied		

Lernziele:
• Besseres Kennenlernen
• Wir-Gefühl in der Gruppe fördern
• Erfahrungsaustausch, negative und positive Eindrücke der zurückliegenden Geburt thematisieren
• Zuversicht und Vertrauen in die eigenen Fähigkeiten stärken
• Ermutigung, die Geburt aktiv zu gestalten

Begrüßung

Auf einem Willkommen-Flipchart werden die KursteilnehmerInnen vorab begrüßt. Die „neuen" Frauen werden gebeten, sich auf der „Matrix" einzutragen. So ist die Zeit bis zum Kursbeginn bereits mit Aktion und Bewegung gefüllt, was gerade den „Neuen" etwaige Unsi-cherheit nimmt.

Tab. 12-2 Kennenlern-Matrix (Beispiel)

Wir über uns					
Name	E. T.	Namen und Alter der Geschwister	Ich bin hier, weil …	Ich erhoffe mir von dem Kurs	Typisch für mich ist
Lisa Müller	31. 12.	Paul, 2 Jahre	Diese Schwangerschaft im Alltag untergeht	Zeit für mich und das Baby zu finden	Mich bringt so schnell nichts aus der Ruhe

■ **Die Kennenlern-Matrix**

Sie liefert einige persönliche Informationen, erleichtert das Kennenlernen und dient der Kursleiterin zur Orientierung bezüglich der Wünsche und Erwartungen an den Kurs (Tab. 12-2). Der Zeitaufwand ist gering. Die Matrix kann in offenen Kursen jede Stunde erweitert werden.

Durchführung
- Die Pinnwand ist vorbereitet und steht vor Kursbeginn bereit. So kann Wartezeit überbrückt und die neuen TeilnehmerInnen beschäftigt werden.
- Die Überschriften sind dem jeweiligen Kurs angepasst und die Einträge sollten die gewünschten Informationen liefern:
  – Wie heißt die Teilnehmerin?
  – Wann ist der errechnete Geburtstermin?
  – Das wievielte Kind ist dies und wie alt sind die Geschwisterkinder?
  – Was ist die Motivation, diesen Kurs zu besuchen und was sind die Wünsche der Teilnehmerin?

Die Überschrift der Spalten ermutigt dazu, etwas zur eigenen Person zu schreiben. So fällt das Kennenlernen leichter und der Focus wird auf die persönliche Ebene, weg von der Sachebene gelegt: z. B. Hobby, Lieblingsbeschäftigung, Typisches …

Nachdem die KursteilnehmerInnen begrüßt wurden, werden Informationen über die Kurskinder gesammelt. Die Informationen werden dem entsprechenden Foto zugeordnet. So werden auch die „Neuen" mit der Vorgehensweise vertraut. Der Kursteilnehmerin steht es frei, sich nach der Stunde fotografieren zu lassen oder selbst ein Foto mitzubringen.

Motto der Kurseinheit

„Wer langsam reist, dem kann die Seele folgen".
(Sprichwort)

Das gewählte Zitat soll verdeutlichen, dass etwas zum Abschluss zu bringen eine gute Voraussetzung ist, um für etwas Neues bereit zu sein. Langsam reisen kann hier auch die Dauer der Schwangerschaft symbolisieren. Alles hat seine Zeit: Die Zeit sich vor der Geburt zu fürchten und sich bereit zu machen, sich darauf einzulassen.

Kennenlernen

ÜBUNG **Warming-up: Aufstehen –**
Setzen _____

Anleitung:
Bewegung lockert die Anfangssituation auf. Die KursteilnehmerInnen werden aufgefordert, sich dann von ihrem Stuhl/Sitzgelegenheit zu erheben, wenn sie die gestellte Frage mit „Ja" beantworten können. Begonnen wird mit Fragen, die von vielen bejaht werden können. Danach werden die Fragen spezieller:
- „Wer von Ihnen bekommt das 2. Kind?"
- „Wer bekommt das 3. Kind?" (usw. bis alle erfasst sind)
- „Wie lange liegt die Geburt zurück? Alle Frauen, deren jüngstes Kind jünger als 2 Jahre ist, stehen bitte auf" (usw. bis alle erfasst sind)
- „Wer von Ihnen hatte eine „normale" Geburt?"
- „Wer von Ihnen hatte einen Kaiserschnitt?"
- „Gibt es Frauen, deren Kind mit Saugglocke oder Zange geboren wurde?"

Die Fragen, die Sie als Kursleiterin stellen, richten sich danach, welche Informationen Sie der Gruppe zugänglich machen möchten und was für den weiteren Stundenverlauf Ziel führend ist.

Diese kleine Kennenlernrunde leistet bereits einen positiven Beitrag zur Gruppendynamik. **„Aufstehen heißt dazu gehören".** Die Methode ist ab einer Gruppengröße von ca. 8 Frauen empfehlenswert, da hierdurch die anschließende Runde etwas gestrafft werden kann.

Wenn nicht für alle Frauen Sitzgelegenheiten vorhanden sind, ist die Übung auch gut stehend möglich. Die KursteilnehmerInnen werden dann gebeten, bei jedem „Ja" einen Schritt nach vorne in den Kreis zu treten (modifiziert nach Rabenstein et al. 2004).

Die zurückliegende Geburt Revue passieren lassen mit Blick nach vorne

Alle KursteilnehmerInnen haben bereits mindestens ein Geburtserlebnis hinter sich. Das Spektrum der Erfahrungen ist denkbar groß und vor allem bei Zweitgebärenden nicht selten geprägt von einer langen Geburt, negativen Eindrücken, manchmal sogar traumatisierend. Häufige Kritikpunkte sind:
- Die Rahmenbedingungen waren nicht stimmig
- Die persönliche und fachliche Betreuung war nicht so wie gewünscht
- Die Geburt selbst war überfordernd

Um sich auf die „neue" Geburt einzulassen, muss die „alte" Geburt an Dominanz verlieren. In dieser Stunde haben die Frauen die Gelegenheit, ihre Erfahrungen **mit-zu-teilen**. Positive Erfahrungsberichte machen Mut. Die Schwangeren werden ermutigt, selbstbewusst mit ihren Bedürfnissen umzugehen und aktiv die Geburt zu gestalten, mit der Gewissheit nichts falsch gemacht zu haben!

Da es sich um den Beginn des Kurses handelt und jede Frau etwas zu den zurückliegenden Geburten sagen kann und dies in der Regel auch gerne tut, dient diese Stunde auch dem besseren Kennenlernen.

Die Reihenfolge bestimmen die KursteilnehmerInnen, indem sie **einen Gegenstand weitergeben**. Die Frau, die den Gegenstand hat, hat das Wort. Es kann auch ein Wollknäuel aufgewickelt und dabei weitergegeben werden, dabei entsteht ein Netz, das die KursteilnehmerInnen miteinander verknüpft und die Zusammengehörigkeit symbolisiert.

Die Frauen nennen ihren Namen sowie den Entbindungstermin und äußern sich zu den auf einem Flipchart visualisierten Fragen:
- „Auf welche Geburt blicken Sie zurück?"
- „Gab es aus Ihrer Sicht Besonderheiten?"

- „Woran erinnern Sie sich gerne?"
- „Gibt es einen konkreten Wunsch für die anstehende Geburt?"

PRAXISTIPPS

- Da es sich um ein sehr emotionales Thema handelt, sollten Sie die Methode nach dem gewünschten Tiefgang auswählen. In diesem Konzept ist zunächst eine neutrale Form gewählt. Durch die vorgegebenen Fragen lenken Sie die Äußerungen in eine bestimmte Richtung, was zeitsparend ist und verhindert, dass die Runde zu einer Plauderrunde wird. Außerdem können Vielrednerinnen so leichter gebremst werden.
- Wenn Sie eine Methode wählen, die die Frauen emotional sehr bewegt (z. B. Assoziation zu Symbolen), müssen Sie diese Situation auch begleiten können! Bei sehr belastenden Erfahrungen ist das Angebot eines Einzelgesprächs für alle Beteiligten hilfreicher.

Entspannung als Überleitung zur Fantasiereise

Im Anschluss an die Gesprächsrunde werden die KursteilnehmerInnen aufgefordert, sich in eine bequeme liegende Position zu bringen. **Ziel** dieser Einheit ist es, die Gedanken zur Ruhe kommen zu lassen und die Aufmerksamkeit nun dieser Schwangerschaft zu schenken. Die anschließende Fantasiereise wird bereits angekündigt.

ÜBUNG ## Anleitung zur tiefen Atmung _____

Anleitung:
- Kommen Sie in eine bequeme liegende Position ein und schließen Sie die Augen.

- Gehen Sie mit der Aufmerksamkeit zum Atem und lassen Sie darüber die Gedanken zur Ruhe kommen.
- Spüren Sie, wie der Atem kommt und geht.
- Alle Aufmerksamkeit bleibt beim Atem.
- Geräusche und Gedanken sind ganz unwichtig. Sie bleiben beim Atem und überlassen sich mit jedem Ausatmen etwas mehr der Unterlage.
- Folgen Sie nun dem Weg Ihres Atems.
- Der Atem kommt durch die Nase und geht durch den Mund.
- Spüren Sie, wie der Atem durch die Nase kommt und sich dort kühl anfühlt.
- Nehmen Sie wahr, wie der Atem in einem breiten Strom durch die Kehle in den Brustkorb gelangt.
- Spüren Sie die Bewegungen, die der Atem auslöst.
- Die Schultern heben sich.
- Der Brustkorb hebt und senkt sich.
- Der Brustkorb wird weit und schmal.
- Sie spüren den Atem im Rücken und im Bauch.
- Stellen Sie sich vor, wie der Atem Sie durchströmt.
- Mit jedem Atemzug kommt ganz viel Sauerstoff in Ihren Körper
- und mit jedem Ausatmen geben Sie etwas mehr Gewicht an die Matte ab.
- Der Atem kommt durch die Nase und geht durch den Mund, ganz ohne Mühe.
- Nun ist der Atem ganz tief und ruhig.
- Legen Sie Ihre Hände auf den Bauch zum Kind.
- Spüren Sie dort Ihren Atem.
- Der Bauch hebt und senkt sich.
- Jeder Atemzug bringt ganz viel Sauerstoff zum Kind und hilft dem Baby durch die Geburt ...

ÜBUNG **Fantasiereise: „Mein Weg durch die Geburt" (nach Frauke Lippens)** _____

Übungsziele:
- Sich für die bevorstehende Geburt bereit machen
- Realität mit Fantasie abgleichen

Anmerkungen vor Beginn
Sie werden nun eine Fantasiereise durch die Geburt machen, dazu lese ich Ihnen einen Text vor. Vielleicht tauchen Bilder auf. Bilder, die Sie an die zurückliegende Geburt erinnern, die Sie aber auch so verändern können, wie Sie sich die bevorstehende Geburt wünschen. Vielleicht möchten oder können Sie sich heute nicht auf diese Bilder einlassen, das ist in Ordnung. Genießen Sie dann einfach die Ruhe und Entspannung.

Anleitung
- Wenn nötig, verändern Sie noch einmal Ihre Position. Es sollte bequem für Sie sein.
- Es ist soweit, das Baby kündigt sich an, die Wehen sind noch etwas unregelmäßig aber deutlich spürbar. Es ist Zeit genug, sich um den Babysitter zu kümmern.
- Wie fühlen Sie sich?
- Wer ist nun bei Ihnen?
- Das große Kind oder die Kinder sind nun gut versorgt. Die Wehen kommen nun regelmäßig und fordern Ihre volle Aufmerksamkeit. Sie haben eine Position gefunden, die Ihnen gut tut und in der Sie gut atmen können.
- Wie fühlen Sie sich?
- Wer ist an Ihrer Seite?
- An welchem Ort, in welcher Umgebung sind Sie?
- Die Wehen sind jetzt sehr kräftig, die Pausen zwischen den Wehen werden kürzer.
- In welcher Position sind Sie?
- Was tut Ihnen gut?
- Wie fühlen Sie sich?
- Wer ist bei Ihnen?

- Sie haben kaum noch Erholungspausen, die Wehen kommen in kurzen Abständen, und das Baby drückt schon etwas in der Wehe.
- Wie fühlen Sie sich?
- Wer ist bei Ihnen?
- Wo sind Sie?
- Das Baby will kommen, es drückt als müssten Sie zur Toilette. Sie geben dem Gefühl nach und helfen Ihrem Baby. Sie haben viel Kraft, und obwohl die Scheide stark gedehnt ist, schieben Sie Ihr Kind weiter. Stellen Sie sich diesen Druck vor.
- Wie fühlen Sie sich?
- Wer ist an Ihrer Seite?
- Was hilft Ihnen?
- Das Baby rutscht nun in der Wehenpause nicht mehr zurück, der Damm ist maximal gedehnt. Nur noch wenige tiefe Atemzüge, die Sie für Ihr Kind machen können, und noch einmal allen Mut und Kraft zusammennehmen und dem Baby heraushelfen.
- Wie fühlen Sie sich?
- Wer ist an Ihrer Seite?
- In welcher Position sind Sie?
- In der nächsten Wehe wird das Köpfchen geboren, der Druck lässt nach. In der letzten Wehe werden die Schultern geboren, und ganz mühelos gleitet das Baby nun aus Ihnen heraus. Sie sehen das Baby zum allerersten Mal.
- Stellen Sie sich diesen Augenblick vor.
- Wer ist bei Ihnen?
- Wie möchten Sie Ihr Kind begrüßen?
- Haben Sie Wünsche für die allererste Zeit mit dem Baby?

Ausklang
- Legen Sie nun Ihre Hände wieder auf den Bauch zu Ihrem Kind und machen Sie sich bewusst, dass das Baby dort noch sehr gut aufgehoben ist und mit allem versorgt, was es braucht, bis zum Tag der Geburt.
- Vielleicht gibt es etwas, was Sie dem Baby zum Abschluss noch sagen möchten ...
- Bevor Sie die Augen öffnen, bewegen Sie Hände und Füße, räkeln und strecken Sie sich, gähnen Sie ... Öffnen Sie nun die Au-

gen...und kommen Sie allmählich über die Seite hoch zum Sitzen.

Nach der Fantasiereise haben alle Frauen die Gelegenheit, über ihr Erlebnis zu berichten. Bei der ersten Reise tauchen fast immer Bilder der zurückliegenden Geburt auf. Haben wir uns in der Gesprächsrunde eher an der Oberfläche bewegt, so sind die Frauen bei der Fantasiereise oft tief bewegt, haben aber anders als in der Gesprächsrunde eher die Möglichkeit zum Rückzug. Damit sind die Eindrücke mehr auf die einzelne Kursteilnehmerin bezogen und gegenüber der Gruppe besser abgrenzbar.

Am Ende der Reise kann der Fokus in eine Richtung gelenkt werden, in der die Frau wieder aktiver werden kann (z. B. Bonding). So hat auch die Kursleiterin bei einer zurückhaltenden Gruppe einen Anknüpfpunkt, um die Frauen miteinander ins Gespräch zu bringen.

ÜBUNG **Metaphern bilden** ⸻

Anleitung:
Um die KursteilnehmerInnen zum Abschluss positiv gestimmt zu entlassen, werden alle Frauen gebeten, **eine Metapher zu bilden**. Der Anfang der Metapher ist auf dem Flipchart visualisiert, durch das Ende Fantasiereise sind die KursteilnehmerInnen bereits eingestimmt.

„Das Baby zum ersten Mal sehen, ist wie …"

Dies kann noch im Kreis sitzend mündlich geschehen. Abschließend erfolgt ein Ausblick auf die nächste Kurseinheit (visualisiert auf dem Flipchart). Nach den guten Wünschen für die Woche löst sich die Gruppe auf.

Alternativ, wenn noch 5 Minuten Zeit zur Verfügung stehen, können Sie die KursteilnehmerInnen als allerletzte Aktion auffordern, die Metapher auf dem Flipchart zu vervollständigen. Dann kann auch ein Bild oder Symbol aufgebracht werden (nach Rabenstein et al. 2004).

Eine Kursteilnehmerin vervollständigte den Satz einmal so: **„Das Baby zum ersten Mal sehen, ist wie in sich selbst sehen, ganz tief in sich selbst sehen."** Dieses Zitat ist ein Beispiel für das poetische Potenzial, das die KursteilnehmerInnen haben und eignet sich auch hervorragend als Einstiegszitat für die nächste Kurseinheit!

12.3 Kurseinheit 2: Was ist anders bei diesem Kind?

Tab. 12-**3** Kurseinheit: Was ist anders bei diesem Kind?

Zeit	Dauer	Lernziele	Inhalt	Methode	Medien
	5 Min.	• Ankommen und Orientieren • Begrüßung • Neue Frauen integrieren • Kurskinder begrüßen	• Willkommens-Flipchart • „Matrix" vorstellen (neue Frauen tragen sich jetzt oder am Ende der Stunde ein) • Fototafel der TN aktualisieren	Vortrag, Teilnehmeraktivierung	Flipchart gestaltet, Pinnwand mit „Matrix", Staffelei mit Fototafel, Filzstifte

Tab. 12-**3** Fortsetzung

Zeit	Dauer	Lernziele	Inhalt	Methode	Medien
5	5 Min.	Einstieg ins Thema	• Motto (Zitat) • Thema des Tages	Vortrag	Flipchart mit Zitat beschriftet
10	5 Min.	Kennenlernen	Cocktailparty	Teilnehmeraktivierung	keine
15	10 Min.	Austausch über die Schwangerschaft, ins Gespräch kommen	TN sammeln Stichpunkte zu den Unterschieden: • „Wie erlebe ich diese Schwangerschaft?" • „Was ist anders als beim „ersten Mal"?"	Zuruffrage	Flipchart mit Fragestellung und zum Beschriften, Filzstifte
25	5 Min.	Konzentrationsförderung	5 Minuten bewusstes Atmen	Wahrnehmungsübung	keine
30	20 Min.	• Was wird anders sein bei der bevorstehenden Geburt? • Entlastung finden und Zuversicht	TN tauschen sich in „Murmelgruppen" aus und finden Stichworte: • „Was wünschen Sie sich für die bevorstehende Geburt?" • „Welche Bedenken haben Sie, wenn Sie an die Geburt denken?"	Kleingruppe, Zuruffrage	Flipchart mit Fragestellung und zum Beschriften, Filzstifte
50	20 Min.	Entspannung und Einstimmung auf die Geburt	Bewusstes Atmen: • Nase ein/Mund aus • Lippen weich • Seifenblase • AAA • OOO • III • Dialog mit dem Kind • Mobilisieren	Wahrnehmungsübung	Flipchart gestaltet, Musik
70	5 Min.	Ausblick, Ausklang, Abschied	Gute Wünsche, vorgesehene Inhalte der nächsten Stunde	Vortrag	Mit Ausblick gestaltetes Flipchart

Lernziele:
- Die KursteilnehmerInnen emotional entlasten
- Ein Wir-Gefühl in der Gruppe fördern
- Mut machen und zur Gelassenheit beitragen
- Zuwendung für dieses Baby möglich machen

In dieser Lerneinheit soll der Fokus auf die **aktuelle Situation** gelenkt werden. Zunächst gedacht als Mutmachstunde für die Geburt, zeigt die Erfahrung, dass die KursteilnehmerInnen den Austausch in dieser Stunde sehr schätzen. Sie fühlen sich durch die festgestellten Parallelen entlastet.

Mehrgebärende plagt nicht selten das „**schlechte Gewissen**":
- Sie wenden sich dem Ungeborenen „zu selten" zu
- Sie genießen die Schwangerschaft nicht, sondern erleben diese zunehmend als belastend.
- Sie fühlen sich von ihrem Partner nicht oder zu wenig unterstützt und anerkannt in der Ausnahmesituation Schwangerschaft.
- Sie sind desillusioniert und fürchten sich vor der Geburt.

Sie sorgen sich um das Geschwisterkind und dessen Unterbringung rund um die Geburt.

Motto der Kurseinheit

„Das Baby zum ersten Mal sehen, ist wie in sich selbst sehen, ganz tief in sich selbst sehen."
(Zitat einer Kursteilnehmerin)

„Genügend gut ist gut genug."
(Sprichwort)

Das **erste Zitat** stellt einen direkten Bezug zum Erleben der KursteilnehmerInnen dar und soll diese darin unterstützen, sich Zeit für sich und

diese Schwangerschaft zu nehmen, und der Geburt positiv entgegen zu sehen.

Mit dem **zweiten Zitat** sollen die KursteilnehmerInnen entlastet werden. Dem gesellschaftlichen und durch die Medien vermittelten Anspruch, als stets strahlende Mutter und schwangere Frau durch diese anstrengende Zeit zu gehen, muss nicht entsprochen werden! Auch negative Gefühle gehören zum Leben!

Kennenlernen

ÜBUNG **Cocktailparty** _____

Anleitung:
Diese Übung ist leicht durchführbar und hilft, durch die Kombination mit Bewegung, Unsicherheiten der „Neuen" abzubauen.

Die KursteilnehmerInnen stehen in Zweier- oder Dreier-Gruppen zusammen, die sich zufällig ergeben und berichten einander, was sie an diesem Morgen auf dem Weg zum Kursort bereits erlebt haben. In der Zeit von 3–5 Minuten sollen möglichst viele Interviews erfolgen. Die Anleitung ist auf einem Flipchart visualisiert

Die Frage ermöglicht den KursteilnehmerInnen bereits den Austausch über einen kleinen Teil ihres Alltags und dient außerdem als Eisbrecher und dem guten Ankommen

(nach Rabenstein et al. [17]).

Was ist in dieser Schwangerschaft anders als beim ersten/letzten Mal?

„Wie erlebe ich diese Schwangerschaft? Was ist anders als beim letzten Mal?"

Die Beiträge der KursteilnehmerInnen werden als Zuruffrage gesammelt. Die Frage ist auf einem Flipchart visualisiert. Die gesammelten Aspekte werden von der Gruppe diskutiert und durch die Kursleiterin moderiert und falls nötig ergänzt.

PRAXISTIPPS

Das Flipchart kann hierzu witzig gestaltet sein, z. B. mit einer thronenden Schwangeren, die nichts zu tun hat, außer sich um sich selbst zu kümmern und auf die Geburt zu warten.

Die Aspekte, die von den KursteilnehmerInnen gesammelt werden, beziehen sich auf die körperliche und die Gefühlsebene. Auf der Gefühlsebene ist mit folgenden Aussagen zu rechnen:

- „Am Anfang konnte ich die Schwangerschaft genießen, war ganz gelassen und weniger ängstlich, aber jetzt bin ich nur noch froh, wenn alles vorbei ist."
- „Beim ersten Kind konnte ich mich im Mutterschutz ausruhen, jetzt sitze ich statt dessen auf dem Spielplatz."
- „Für meinen Mann hat sich durch die Schwangerschaft nichts geändert."
- „Manchmal habe ich ein ganz schlechtes Gewissen, dem Baby gegenüber, weil ich selbst so mit dem Alltag beschäftigt bin."
- „Ob meine Liebe wohl für zwei Kinder reicht?"

PRAXISTIPPS

Bei einer eher zurückhaltenden Gruppe, für die Sie sich als Kursleiterin mehr Tiefgang wünschen, eignet sich vielleicht eine **Provokation** als didaktisches Mittel, um die Frauen aus der Reserve zu locken: „Die Schwangerschaft erlebe ich viel intensiver."

Diese Aussage ist zwar neutral, regt die KursteilnehmerInnen aber auch dazu an, die negativen Aspekte in den Vordergrund zu stellen.

So kann inhaltlich auf die **Ambivalenz** eingegangen werden. Die KursteilnehmerInnen erfahren, dass sie ihre Gefühle mit den anderen Frauen teilen. Das hilft, die eigenen negativen Gefühle anzunehmen.

Die Aufgabe der Kursleiterin besteht darin, die Frauen miteinander ins Gespräch zu bringen, Ideen und Möglichkeiten zu sammeln, wie der Alltag entlastender sein kann und wie der Partner mehr einbezogen werden kann. Manchmal ist es auch möglich, den Aussagen **Positives beizumessen**, z. B. „Für meinen Mann hat sich durch die Schwangerschaft nichts geändert" drückt auch eine gewisse Gelassenheit des Partners aus.

Ob die **Mutterliebe** teilbar ist, bewegt viele Frauen. Aussagen der Drittgebärenden sind hier genauso hilfreich wie der Hinweis dass jedes Kind seinen eigenen und besonderen Platz in der Familie und aufgrund seiner Individualität auch einen eigenen Platz im Herzen findet.

Konzentrationsförderung

ÜBUNG **5 Minuten bewusstes Atmen** ⎯⎯⎯⎯⎯

Anleitung:
Die KursteilnehmerInnen sitzen aufgerichtet auf einem Stuhl.
- Denken Sie „EIN" während des Einatmens und „AUS" während des Ausatmens.
- Folgen Sie dem Weg des Atems und lassen Sie den Atem kommen wie er will, schnell oder langsam ist ganz egal, denken Sie weiter an das „EIN" und „AUS".
- Wenn Gedanken kommen, lassen Sie diese weiterziehen, bleiben Sie mit der Aufmerksamkeit beim Einatmen und beim Ausatmen, beim „EIN" und „AUS"...
- Nun kommen Sie zurück, nehmen diese Runde wieder ganz wahr, zählen von 5 rückwärts und öffnen dann die Augen.

(nach R. Sonntag [10]).

Was ist anders bei der zweiten oder dritten Geburt?

Diese Einheit kann anschließend als Zuruffrage angeboten werden. „Was wünschen Sie sich für die bevorstehende Geburt? Welche Bedenken haben Sie, wenn Sie an die bevorstehende Geburt denken?" Hier steht meistens die Geburtsdauer im Vordergrund.

Auch Frauen, die per Sectio entbunden haben, haben einen gewissen Vorsprung gegenüber Erstgebärenden. Befürchtungen bezüglich der anstehenden Elternschaft, die bei der ersten Geburt vielleicht geburtsverzögernd wirkten, fallen hier weg. Das Leben hat sich bereits geändert. Der Weg ist frei.

Je nachdem wie lange die erste Geburt war, kann hier eine individuelle Stellungnahme erfolgen und vielleicht auch thematisiert werden, „was tun, wenn das Baby überraschend zu Hause kommt?"

Ein weiterer Aspekt der Mehrgebärenden ist, je nach Alter des/der Geschwister: **Wer übernimmt die Betreuung der Geschwister** und wie schnell muss diese verfügbar sein?. Die Kursleiterin kann in dieser Diskussion z. B. empfehlen, ein Betreuungsteam zu schaffen, um den „Rufdienst" auf mehreren Schultern zu verteilen.

Wird diesem Thema innerhalb der Gruppe eine große Wichtigkeit beigemessen, erarbeiten die KursteilnehmerInnen hierzu in Kleingruppen, entsprechend dem Alter der Geschwisterkinder, **Möglichkeiten der Kinderbetreuung**.

> **!** Die Frauen müssen ihr Kind gut versorgt wissen, um sich auf diese Geburt einzulassen.

Wegen der manchmal angespannten **Partnerschaft** und der nicht geklärten Unterbringung der Geschwister erwägen die Frauen vielleicht, lieber ohne den Partner zur Geburt zu kommen.

Hier kann die Kursleiterin zu bedenken geben, dass gerade dann das gemeinsame Erleben der Geburt für die Partnerschaft sehr bereichernd sein kann und hilfreich für die Entstehung der Vater-Kind-Bindung ist.

ÜBUNG Einstimmung auf die Geburt durch bewusstes Atmen

Anleitung:
Die Anleitung zum bewussten Atmen erfolgt wie in der ersten Kurseinheit. Folgende Details werden jeweils über mehrere Atemzüge hinweg geübt:

- Die KursteilnehmerInnen werden aufgefordert, mit der Aufmerksamkeit zum Kind zu gehen.
- Der Atem kommt durch die Nase, so als würde es gut riechen.

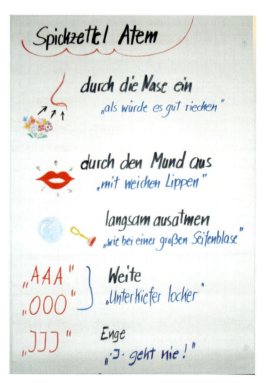

Abb. 12-1 „Spickzettel Atem": Die wichtigsten Punkte sind auf dem Flipchart visualisiert.

- Der Atem geht durch den Mund, die Lippen sind weich.
- Der Atem geht durch den Mund, so als würde man mit weichen Lippen eine große Seifenblase pusten.
- Wir atmen auf ein lautloses AAA aus.
- Wir atmen auf ein lautloses OOO aus.
- Wir atmen auf ein lautloses III aus.

- Abschließend geht die Aufmerksamkeit zum Kind, es ist Gelegenheit in einen stillen Dialog mit dem Kind zu kommen.
- Nach der Mobilisierung kommen die Frauen über die Seite hoch zum Sitzen.

12.4 Kurseinheit 3: Geschwisterkinder einbeziehen

Tab. 12-**4** Kurseinheit: Geschwisterkinder einbeziehen

Zeit	Dauer	Lernziele	Inhalt	Methode	Medien
	5 Min.	• Ankommen, Orientieren • Begrüßung • Neue Frauen integrieren • Kurskinder begrüßen	• Willkommens-Flipchart • „Matrix" vorstellen, (neue Frauen tragen sich jetzt oder am Ende der Stunde ein) • Fototafel der TN aktualisieren	Vortrag, Teilnehmeraktivierung	Flipchart gestaltet, Pinnwand mit „Matrix", Staffelei mit Fototafel, Filzstifte
5	5 Min.	Einstieg ins Thema	• Motto (Zitat) • Thema des Tages	Vortrag	Flipchart mit Zitat beschriftet
10	5 Min.	Kennenlernen	TN geben Auskunft über die familiäre Situation • Geschwisterkonstellation? • Alter der Geschwister? • Patchwork?	Plenum	keine
15	30 Min.	Starthilfe für die erste Zeit mit dem Baby Wie können Geschwister einbezogen und dem Baby ein Platz bereitet werden?	• Beispiele finden, wie dem Baby einen Platz in der Familie bereitet und wie die „Großen" einbezogen werden • Wie dem „Großen" die Schwangerschaft näher bringen? • Wie wird die erste Begegnung Ihrer Kinder sein? • Wie Sicherheit geben und Eifersucht mildern?	Kleingruppenarbeit (nach Alter der Geschwister)	Flipchart beschriftet mit Fragen, Handzettel zum Thema
45	20 Min.	Entspannung erfahren	Modifikation der progressiven Muskelrelaxation nach Jacobson	Wahrnehmungsübung psychomotorisch	Ruhige Musik, Matten und Kissen

Tab. 12-4 Fortsetzung

Zeit	Dauer	Lernziele	Inhalt	Methode	Medien
65	5 Min.	• Alle Gelenke bewegen • Wohlbefinden	„Mobile" oder „ Schlangen-tanz"	Bewegungs-übung, psychomoto-risch	Rhythmische oder „fließen-de" Musik
70	5 Min.	Ausblick/ Ausklang/ Abschied	Gute Wünsche Vorgesehene Inhalte der nächsten Stunde		Mit Ausblick gestaltetes Flipchart

Lernziele:
- Die „großen" Kinder in die Schwanger-schaft einbeziehen
- Starthilfen sammeln, „wenn das Baby da ist"
- Positive Grundhaltung untermauern

In dieser Kurseinheit stehen die **Geschwister** im Vordergrund. Der Wunsch, den „Großen" den Übergang in die Geschwisterrolle zu erleichtern und sie altersgerecht auf diese Situation vorzu-bereiten, ist nachvollziehbar.

Mit der Geburt des ersten Kindes ändert sich die Beziehung des Paares grundlegend. Zu-nächst unsicher in der Rolle als Eltern, sam-melte das Paar bereits hilfreiche Erfahrung für den Umgang mit dem neuen Baby. Neu ist aber die Situation, dass Zeit und Zuwendung geteilt werden müssen. Konflikte sind unausweichlich, aber die neue Konstellation hilft den Großen auch bei der Entwicklung sozialer Kompetenz. Die Sorge, das „arme Große" vom Thron zu sto-ßen, oder die Freude darüber, dass das „Große" nicht als Einzelkind aufwachsen muss, können hier gegenüber gestellt werden.

Motto der Kurseinheit

„Die Familie ist unsere letzte große Entdeckung. Sie ist das letzte Wunder dieser Erde."

(James McBride)

Zu Zeiten der Großfamilie kamen Kinder mit ei-nem anderen Selbstverständnis in die Familie. In unseren „modernen Zeiten" sind Eltern auf sich selbst gestellt. Bei der Geburt des zweiten Kin-des entsteht die Familie zwar nicht neu, aber die Karten werden neu gemischt und wie beim ers-ten Kind dauert es bis zu drei Monate, bis jedes Familienmitglied seinen Platz neu definiert hat.

Wie können die Geschwister in die Schwangerschaft einbezogen werden?

In einer kurzen **Kennenlernrunde** sagt jede Frau etwas zu ihrer familiären Situation. Wie ist die Geschwisterkonstellation, wie alt sind die Ge-schwister?

■ Starthilfe für die erste Zeit mit dem Baby

Das Interesse der Erstgeborenen an der Schwan-gerschaft ist sehr unterschiedlich. Sehr kleine Kinder interessieren sich erfahrungsgemäß we-niger dafür und haben auch noch kein Zeitge-fühl. So hängt der **richtige Zeitpunkt**, wann die Erstgeborenen von der Schwangerschaft erfah-ren sollen, außer von der Reife auch vom Alter des Kindes ab. J. Stark-Städele rät dazu, den Zeitraum bis zur Geburt mit für das Kind wich-tigen Ereignissen zu strukturieren: z. B. „Zuerst hat Papa Geburtstag und dann ist Karneval und dann kommt das Baby."

Wir bekommen ein Baby!

Die Schwangerschaft als gemeinsam erlebtes Ereignis in der Familie:

Beziehen Sie „das Große" in die Schwangerschaft mit ein und lassen Sie es teilhaben.

- Die Familie verändert sich mit der Geburt des Babys, aber schon in der Schwangerschaft kann **das Baby in die Familie einbezogen** werden. Es wächst ja schon jetzt sichtbar in die Familie hinein.

- Lassen Sie, vor allem wenn „das Große" noch klein ist, Ihren Bauch vom Kind fühlen und lassen Sie es an Ihrem Bauch horchen.

- Geben Sie dem Baby den Namen schon im Bauch oder ein Pseudonym.

- Die Sprache ist für eine positiv erlebte Botschaft wichtig:

- **„Mama bekommt ein Baby"** lässt nichts Gutes ahnen, sondern kündigt vielmehr den anstehenden Verlust an, sobald das Baby da ist.

- **„Wir bekommen ein Baby"** stärkt dagegen das Zusammengehörigkeitsgefühl und fördert „beim Großen" die Vorfreude und Neugierde.

- Teile der Babyausstattung, die dem Erstgeborenen gehören, sollten nicht selbstverständlich in den Besitz des Babys übergehen. Besser ist es, diese „beim Großen" auszuleihen oder schenken zu lassen. Das schafft **Mitverantwortung** und stärkt das **Zusammengehörigkeitsgefühl**.

- Eigene **Babyfotos anschauen** verdeutlicht, dass „das Große" auch mal klein war und jetzt schon so viel gelernt hat und kann.

- Das Buch „ Ein Kind entsteht" auszugsweise und altersabhängig als **Fotoalbum des Ungeborenen anschauen**.

- **Altersgerechte Bücher** mit positiver Nachricht anschauen, keine Probleme heraufbeschwören, die es noch nicht gibt.

Starthilfe für die erste Zeit mit dem Baby

Die erste Begegnung

Für die erste Begegnung der Geschwister ist es sinnvoll, dass Mutter und Baby nicht als unzertrennliche Einheit auftreten. Die Mutter kann dem „Großen" das Baby vorstellen, das zu diesem Zweck nicht in Mamas Arm, sondern z. B. im eigenen Bettchen liegt.

Dem „Großen" Starthilfe geben

Mit dem Neugeborenen wird es sicher viele Situationen geben, in denen beide Kinder gleichzeitig die Aufmerksamkeit der Mutter fordern. Auch wenn dies nicht vermeidbar ist, können einige Maßnahmen zu mehr Harmonie im Familienleben beitragen. **Hier sind auch die Väter gefordert!**

- Geschwisterkinder sind mit der Geburt des Babys manchmal auch sehr gerne wieder sehr klein. Deshalb ist die Geburt kein guter Zeitpunkt für zusätzliche Herausforderungen wie z. B. Schnuller entwöhnen, trocken werden.

- Geschwisterkinder fühlen sich schnell abgeschoben und fürchten den Verlust der Mutter. Deshalb ist es zu viel verlangt, wenn zum Zeitpunkt der Geburt auch der Platz im Elternbett geräumt werden soll, um womöglich Platz für „das Neue" zu machen.

- Auch für die Eingewöhnung in einer Kindergruppe sollte ausreichend Zeit eingeplant werden. Kindern unter drei Jahren fällt dies in der Regel besonders schwer.

- Genügend Vorlauf empfiehlt sich auch für Alltagsrituale wie Zu-Bett-gehen. Hilfreich ist es, wenn der Vater dies bereits Wochen vor der Geburt etabliert. Abends ist erfahrungsgemäß die „heiße Phase" des Tages. Das Baby will gestillt werden, das „Große" ist zu müde, um verständnisvoll nun plötzlich mit dem Vater Vorlieb zu nehmen.

- Der Weg zum Kindergarten oder zur Schule kann aufgeteilt werden. Wenn eine Begleitung nötig ist, kann zumindest ein Weg, am besten der Hinweg, delegiert werden. Morgens um 8.00 Uhr schon beide Kinder angezogen und versorgt zu haben, sollte einer Wöchnerin (bis 6–8 Wochen nach der Geburt!) nicht zugemutet werden.

- Besucher und Gratulanten können vom Erstgeborenen empfangen und zum Baby geführt werden. So wird das Erstgeborene mit einbezogen und begleitet selbst eine aktive Rolle.

- Beim Thema „Geschenke" scheiden sich die Geister. Vielleicht möchten Sie nicht, dass die Geburt des Babys im materiellen Kontext gesehen wird. Bedenken Sie, dass ein Geschenk an das Erstgeborene auch als Bestechungsversuch gewertet werden kann. Hagelt es andererseits Geschenke für das Baby, so fühlt sich „das Große" vielleicht zurückgesetzt.

- Lassen Sie „das Große" mithelfen, wo immer es geht. Sie werden staunen, wie fürsorglich es mit dem Baby umgeht.

- Loben Sie Ihr Kind dafür.

- Nehmen Sie sich Zeit zum Schmusen und Kuscheln und suchen Sie Möglichkeiten, Zeit alleine ohne das Baby mit dem Großen zu verbringen.

  Das Erstgeborene erlebt das Baby als Eindringling. Es braucht Zeit, bis das neue Familienmitglied richtig angekommen und willkommen ist. Wenn Sie sicher sind, dass Geschwister eine Bereicherung darstellen und das vermitteln können, helfen Sie Ihrem Kind, das ebenso zu sehen.

  Manchmal kommt es Ihnen vielleicht anders vor, aber Sie brauchen kein schlechtes Gewissen zu haben, weil Ihr Kind entthront wurde, sondern haben vielmehr Grund, einen Luftsprung zu machen, weil Ihr Kind jetzt nie mehr allein sein wird und sich solidarisieren kann, weil es Rücksichtnahme lernt und vieles mehr, was sich ein Einzelkind hart erarbeiten muss.

Die KursteilnehmerInnen sammeln eigene Ideen und tauschen sich darüber aus, wie sie ihr Kind bereits auf die anstehende Geburt vorbereiten und ihm die Schwangerschaft näher bringen.

Um verschiedene Entwicklungsstufen der Erstgeborenen zu berücksichtigen, werden **Arbeitsgruppen nach dem Alter der Geschwister** gebildet:

- **1- bis 2-Jährige** (Schwangerschaft zu abstrakt, konkrete Erfahrungen sind hilfreich, z. B. Bauch fühlen und hören am Bauch der Mutter)
- **2,5- bis 3,5-Jährige** (überblicken noch nicht den gesamten Zeitraum der Schwangerschaft)
- **4- bis 6-Jährige** (haben eigenen Bereich, können sich abgrenzen, Kindergartenkind)
- **Ältere Kinder** (können abstrahieren, ggf. Interesse an biologischen Vorgängen).

Folgende **Fragen** werden visualisiert und in Kleingruppen diskutiert. Die gesammelten Ideen werden der ganzen Gruppe zugänglich gemacht.

1. Welche konkreten Beispiele fallen Ihnen ein, dem Baby schon jetzt einen Platz in der Familie zu bereiten und „das Große" dabei einzubeziehen?
2. Welche Möglichkeiten haben Sie, dem „Großen" die Schwangerschaft näher zu bringen?
3. Stellen Sie sich vor, das Baby ist geboren. Wann und wo werden sich Ihre Kinder erstmalig begegnen? Was wird geschehen?
4. Eifersucht ist nicht vermeidbar und zeigt, wie wertvoll Sie Ihrem Kind sind. Wie können Sie Ihrem Kind Sicherheit geben und die Eifersucht mildern?

Die gesammelten Ideen werden anschließend durch die Kursleitung ergänzt und als Handzettel zur Verfügung gestellt (s. S. 425–427).

■ **Büchertipps für Eltern und Kinder:**

Gerne bringen die Eltern den Geschwisterkindern anhand von **Kinderbüchern** die Schwangerschaft näher. Ein Besuch in großen, „gut sortierten" Buchhandlungen macht deutlich, dass die hier verfügbaren Sachbücher meist **sehr medizinisch orientiert** sind. Nahezu immer wird vermittelt, Ultraschalluntersuchungen, einhergeht. Als einziges bildgebendes Verfahren wird dem Ultraschall hier möglicherweise eine große Bedeutung beigemessen, weil dem Kind so ein reelles Bild vom Baby vermittelt werden kann. Fast immer geht die Mutter zur Geburt ins Krankenhaus.

Das alles trifft ja auf die Mehrzahl zu. Dennoch ist es hier sehr wichtig, die Hebammen mit in den Blick zu nehmen, bzw. den medizinischen Blickwinkel nicht in den Vordergrund zu stellen.

Entspannung

ÜBUNG **Progressive Muskelrelaxation (modifziert nach Jacobson)** _____

Übungsziele:
Bei dieser Übung führt der Weg über die Anspannung, um die Entspannung leichter herbeizuführen. Bewusstes Atmen ist Mitbestandteil der Übung.

Ziel ist es, durch die willentliche Muskelentspannung zu einer geistig-seelischen Entspannung zu kommen.

Anleitung:

- Kommen Sie in eine bequeme liegende Position und schließen Sie die Augen.
- Wenn die Position während der Übung unbequem wird, verändern Sie sie.
- Falls Sie in Rückenlage beginnen und diese unbequem wird, legen Sie sich bitte auf die Seite (Vena-cava-Syndrom).
- Ich werde nun verschiedene Muskelgruppen benennen, die Sie auf meine Ansage anspannen und anschließend lockerlassen.
- Die Spannung sollte deutlich spürbar sein, aber auf keinen Fall schmerzhaft.
- Beschränken Sie die Spannung auf die benannten Muskeln, der Rest des Körpers bleibt locker, und der Atem fließt die ganze Zeit weiter.
- Spüren Sie nun Ihre Auflagefläche und korrigieren Sie ggf. die Position.
- Nun gehen Sie mit der Aufmerksamkeit zum Atem und lassen so die Gedanken zur Ruhe kommen.
- Spannen Sie jetzt den rechten Fuß an und halten Sie die Spannung (ca. 5 sec.)
- Legen Sie Ihren rechten Fuß mit dem nächsten Ausatmen schwer und entspannt zurück (ca. 10 sec.).
- Linker Fuß anspannen ... lockerlassen...
- Rechter Fuß und rechtes Bein bis zur Hüfte anspannen, die linke Seite und der Rest des Körpers bleiben unbeteiligt, der Atem fließt weiter ...
- Legen Sie das rechte Bein und den Fuß mit dem nächsten Ausatmen ganz schwer und entspannt zurück.
- Linke Seite anspannen ... lockerlassen ...
- Beide Beine liegen nun schwer und entspannt auf der Matte.
- Nun ballen Sie die rechte Hand zur Faust.
- Mit dem nächsten Ausatmen öffnen Sie die Hand legen sie entspannt zurück.
- Linke Hand anspannen ... lockerlassen ...
- Rechte Hand und rechten Arm bis zur Schulter anspannen ... lockerlassen ...
- Linke Seite anspannen ... lockerlassen ...
- Beide Hände, beide Arme sind nun ganz entspannt und schwer.

- Nun gehen Sie mit der Aufmerksamkeit durch den ganzen Körper und lösen Spannung dort auf, wo Sie sie spüren.
- Beginnen Sie bei den Füßen.
- Ganz bewusst legen Sie beide Füße ab ...
- Unterschenkel und Oberschenkel sind entspannt ...
- Die Pobacken sind weich ...
- Der Bauch ist ganz entspannt und weich ...
- Beide Hände sind geöffnet und ganz entspannt ...
- Beide Arme liegen ganz schwer und entspannt auf der Unterlage ...
- Die Schultern sinken mit jedem Ausatmen etwas mehr ...
- Nun gehen Sie zum Gesicht mit Ihrer Aufmerksamkeit.
- Die Stirn ist glatt.
- Die Augenlider sind leicht geschlossen.
- Die Zunge liegt ganz schwer im Mund, so schwer, dass Ober- und Unterkiefer keinen Kontakt miteinander haben und die Lippen etwas geöffnet sind.
- Mit jedem Ausatmen überlassen Sie sich mehr der Unterlage und genießen die Entspannung.

Gelenke bewegen

ÜBUNG „Mobile" (Schlangentanz) —

Übungsziele:
Diese knapp 5 Minuten dauernde Übung dient dazu, alle Gelenke durchzubewegen. Dazu passt „fließende" Musik, aber auch Bauchtanzmusik.

Anleitung:
Die Frauen stehen und heben den rechten Fuß etwas an.

- Den rechten Fuß im Fußgelenk kreisen
- Richtungswechsel
- Die Zehen krallen und strecken
- Seitenwechsel

- Beide Füße stehen hüftbreit, im Stand die Fußgelenke bewegen
- Nun die Kniegelenke bewegen, die Knie beugen und strecken
- Nun mit lockeren Knien das Becken kreisen
- Eine liegende 8 mit dem Becken beschreiben
- Das Becken aufrichten und kippen
- Die Bewegung, die hierbei in der Wirbelsäule spürbar ist, nach oben schlangenförmig bis zum Brustkorb fortführen
- Den Oberkörper seitlich leicht beugen
- Die Wirbelsäule bei gebeugten Knien nach vorne beugen und langsam aufrichten
- Den Blick über die Schulter gehen lassen, zur Decke und nach unten

- Nun die Schultern kreisen und alle Bewegungen ausführen, die durch die Schultergelenke ermöglicht werden, z. B. die Arme nach oben bringen.
- Die Ellenbogengelenke bewegen
- Dann die Handgelenke
- Dann die Finger
- Nachdem alle Gelenke nacheinander bewegt wurden, werden nun im Stand möglichst alle Gelenke gleichzeitig bewegt, einem Schlangentanz oder einem „Mobile" vergleichbar.

12.5   Kurseinheit 4: Wohlfühlstunde

Tab. 12-**5** Kurseinheit „Wohlfühlstunde"

Zeit	Dauer	Lernziele	Inhalt	Methode	Medien
	5 Min.	• Ankommen, Orientieren • Begrüßung • Neue Frauen integrieren • Kurskinder begrüßen	• Willkommens-Flipchart • „Matrix" vorstellen, (neue Frauen tragen sich jetzt oder am Ende der Stunde ein) • Fototafel der TN aktualisieren	Vortrag, Teilnehmer-aktivierung	Flipchart gestaltet, Pinnwand mit „Matrix", Staffelei mit Fototafel, Filzstifte
5	5 Min.	Einstieg ins Thema	• Motto (Zitat) • Thema des Tages	Vortrag	Flipchart mit Zitat beschriftet
10	10 Min.	• Verbesserung der Statik durch Arbeit an der Basis • Durchblutung fördern • Muskeltonus ausgleichen • Beschwerden im Rücken vorbeugen	Fußmassage mit Igelball	Wahrnehmungsübung	Igelbälle
20	20 Min.	Unterschied zwischen Anspannung und Entspannung wahrnehmen	Entspannung über den Weg der Anspannung: • Füße/Beine/Hände/Arme bewusst anspannen und entspannen • Bewusstes Lösen der Muskelspannung	Wahrnehmungsübung	Matten, Kissen, ruhige Musik

Tab. 12-5 Fortsetzung

Zeit	Dauer	Lernziele	Inhalt	Methode	Medien
40	20 Min.	Schulterentspannung	„Die Last von den Schultern nehmen" • Arm kreisen • Zug auf die Schulter • An Schulterblatt entlang arbeiten • Nachspüren • Seitenwechsel	Partner-übung, Wahrneh-mungs-übung	Matten, Kissen, ruhige Musik
60	10 Min.	Erfahrungsaustausch	TN geben Rückmeldung	Plenum	
70	5 Min.	• Ausblick/Abschied • Rückenschonendes Hochkommen	Vorgesehene Inhalte der nächste Stunde Richtiges Aufstehen	Vortrag, Wahrneh-mungs-übung	Mit Ausblick gestaltetes Flipchart

Lernziele:
- Verschiedene Spannungszustände fühlen
- Entspannung als aktive Erholungsphase erleben
- Eigene Ressourcen erschließen
- Standfestigkeit verbessern

Diese Unterrichtseinheit soll den KursteilnehmerInnen Gelegenheit geben, inne zu halten, sich auf sich selbst und auf das Baby zu besinnen. Berufstätige Frauen genießen in der Schwangerschaft verbriefte Rechte zum eigenen Schutz und zu dem des Ungeborenen. Hausfrauen und Mütter müssen selbst für ihr Wohlbefinden sorgen. Da sie das eigene Wohl oft hinter das der Kinder und der Familie stellen, kommen sie oft zu kurz, wirken erschöpft und ausgelaugt.

! Diese Wohlfühlstunden, in denen kein bestimmtes Thema vorgesehen ist, sollen einerseits zu mehr Wohlbefinden beitragen. Darüber hinaus soll den Frauen klar werden, dass der umsichtige Umgang mit den eigenen Ressourcen und das Auftanken von Energie letztendlich der ganzen Familie zu Gute kommen.

Motto der Kurseinheit

„Es war einmal ein Lattenzaun,
mit Zwischenraum,
um durch zu schaun."

(Christian Morgenstern)

Das Leben darf Spaß machen. Deshalb an dieser Stelle ein Zitat, das „leichtfüßig" daher kommt. Der Zwischenraum im Lattenzaun ist ein schönes Pseudonym für die Auszeit im Alltag. Außerdem erweitert das „Durchschaun" den Horizont.

Der **Kursraum** ist vorbereitet, sodass Entspannung und „Sich-Einlassen" auch in einer eher ungewohnten Umgebung leichter fällt. Vielleicht dekorieren Sie den Raum mit Kerzen und einem Blumenstrauß, einer Duftlampe oder anderen Gegenständen, mit deren Hilfe eine entsprechende Stimmung entsteht.

Diese Lerneinheit zeigt konkrete Anregungen für den Alltag. Die Übungen sind so gewählt, dass der Zugang leicht fällt und zunächst eine Idee vermittelt wird, wie unterschiedlich sich Muskeln anfühlen können. Aktive Entspannung unterscheidet sich von Schlaf. Wir sind so entspannt wie wir uns fühlen.

Entspannung ist nicht erzwingbar!
Es ist in Ordnung, wenn sich einzelne KursteilnehmerInnen nicht auf eine Übung einlassen können, sondern einfach in bequemer Position den Gedanken nachhängen. Schließlich möchten wir die Frauen motivieren, die eigenen Bedürfnisse zu erspüren und gut für sich zu sorgen.

Übungen zum Wohlfühlen und Entspannen

ÜBUNG Fußmassage mit Igel- oder Tennisball _____

Übungsziele:
„Mit beiden Beinen fest auf dem Boden" – Diese Übung zeigt, wie sich mit dem veränderten Bodenkontakt der Füße auch der Muskeltonus im Fuß ändert. Die Übung bietet auch die Gelegenheit für **Hinweise auf**:
- Fußreflexzonenmassage und Wirkung auf den ganzen Körper
- Veränderte Statik und Haltung in der Schwangerschaft
- Beschwerden im Iliosakralgelenk und an der Symphyse
- Schuhwerk

Die Massage kann auch zu Hause, z. B. beim Telefonieren, angewandt werden.

Anleitung s. Kap. 10, S. 369.

ÜBUNG Progressive Muskelrelaxation (modifiziert nach Jakobson) _____

(s. S. 428)

PRAXISTIPPS

Diese Entspannungsübung spendet schnell Energie und eignet sich gut für die Mittagsruhe oder bei Einschlafproblemen.

ÜBUNG Schulterentspannung: „Die Last von den Schultern nehmen" _____

Übungsziele:
Diese Partnerübung erscheint beim ersten Anleiten etwas kompliziert und die ausführenden Frauen sollten auf eine möglichst bequeme Position achten.

Außer dem sehr positiven Effekt auf die Schultern zeigt die Übung, wie schwer es sein kann, die Kontrolle abzugeben und sich jemanden zu überlassen.

Anleitung s. S. 176.

Nachdem die KursteilnehmerInnen über die Seite in eine sitzende Position kommen, werden die Eindrücke ausgetauscht.

ÜBUNG **Rückenschonendes**
Aufstehen _____

Übungsziele:
Abschließend werden die Frauen aufgefordert, rücken- und kniegerecht aufzustehen.

Anleitung:
* Dazu kommen die Frauen zunächst aus der Seitenlage zum Sitzen, und von dort in den Kniestand.

* Jetzt stellen sie einen Fuß auf, stützen sich mit den Händen auf den Oberschenkel des angestellten Beines, richten den Rücken auf und kommen so zum Stehen.

_____

12.6   Kurseinheit 5: Geburt und Gebärhaltungen

Tab. 12-**6** Kurseinheit Geburt und Gebärhaltungen

Zeit	Dauer	Lernziel	Inhalt	Methode	Medien
	5 Min.	• Ankommen, Orientieren • Begrüßung • Neue Frauen integrieren • Kurskinder begrüßen	• Willkommens-Flipchart • „Matrix" vorstellen, (neue Frauen tragen sich jetzt oder am Ende der Stunde ein) • Fototafel der TN aktualisieren	Vortrag, Teilnehmeraktivierung	Flipchart gestaltet, Pinnwand mit „Matrix", Staffelei mit Fototafel, Filzstifte
5	5 Min.	Einstieg ins Thema	• Motto (Zitat) • Thema des Tages	Vortrag	Flipchart mit Zitat
10	10 Min.	• Erfahrungsaustausch • Reflektion • Kennenlernen	• Welche Positionen waren mit Wehen hilfreich? • In welcher Position kam das Kind? • Wie kamen Sie zu dieser Positionswahl? • Was hat Ihnen gut getan/geholfen?	Große Runde, Einzelbeiträge	Flipchart mit Fragen
20	10 Min.	Frauen wählen intuitiv die Position, • in der das Kind den leichtesten Weg findet, • in der die Atmung erleichtert ist • in der eine aktive Unterstützung der Geburt möglich ist.	Antwort aus Fragerunde als Überleitung • „Punctum fixum – Punctum mobile" • „Autonome Atmung" • Tanzpaar als Symbol für Teamarbeit und Hingabe	Vortrag mit Moderationskarten	Vorbereitete Pinnwand mit Positionsdarstellungen

Tab. 12-6 Fortsetzung

Zeit	Dauer	Lernziel	Inhalt	Methode	Medien
30	5 Min.	„Sympathische Positionen" wählen	Jede Frau erhält 3 Punkte und markiert ihre Positionsfavoriten	Mehrpunktfrage	Grüne Klebepunkte
35	10 Min.	• Geburtsverlauf kann durch aktive Unterstützung positiv beeinflusst werden • Dies geschieht intuitiv. • Eine positive und tatkräftige Unterstützung durch den Partner ist hilfreich	• „Serpentine oder Rutsche" • „Wie wir dem Baby helfen können" • „2 € und Zifferblatt" für günstige Beckenstellung ohne unnötige Anspannung • „Omega" für geöffnete Knie • „Weinflasche mit Korken" für Bewegung von Mutter und Kind mit Unterstützung durch Wehenkraft und Atmung	Wahrnehmungsübung, psychomotorisch	Flipchart gestaltet
45	5 Min.	• Wie fühlt sich eine aufrechte Position an? • Worauf ist zu achten? • Gibt es Vorlieben für eine Seite?	• Stehende Position wird eingenommen, die Frau steht mit dem Rücken vor ihrer Partnerin • Ggf. Korrektur durch Kursleitung	Wahrnehmungsübung	
50	5 Min.	• Wie fühlt sich eine halbaufrechte Position an? • Sonst wie oben	• Eine Frau sitzt auf dem Pezziball, eine andere Frau auf Kissenerhöhung vor ihr • Sonst wie oben	Wahrnehmungsübung	Matte, Pezziball, Kissen
55	5 Min.	• Wie fühlt sich eine entlastende Position an, ohne Schwerkraft? • Positionswahl hängt von der Geburtsphase ab • Sonst wie oben	• Vierfüßlerstand • Frau kniet und lehnt sich über einen Pezziball • Sonst wie oben	Wahrnehmungsübung	Matte, Pezziball, Kissen
60	5 Min.	• „Neue Wahl treffen" • Nach dem Üben kann die Wahl anders ausfallen • Flexibilität ist gefragt	Jede Frau erhält erneut 3 Klebepunkte und trifft erneut eine Auswahl, die den gewonnen Erfahrungen entspricht	Mehrpunktfrage	3 rote Punkte (erleichtern die Unterscheidung)

Tab. 12-6 Fortsetzung

Zeit	Dauer	Lernziel	Inhalt	Methode	Medien
65	10 Min.	• Ich kann nichts falsch machen! • Ich kann mir und dem Kind den Weg erleichtern , wenn ich auf meine Intuition höre. • Kinder kommen nicht mit dem Kopf, sondern mit Hingabe! • Verabschiedung und Ausblick auf den Partnerabend	• Zusammenfassung • Gute Wünsche	Vortrag	Flipchart beschriftet mit Zusammenfassung und Ausblick

Lernziele:
• Geburtsmechanik verstehen
• Sich der eigenen Intuition klar werden
• Sich der eigenen Kraft klar werden
• Sich des eigenen Tempos klar werden
• Ermutigung, die Geburt aktiv zu gestalten

Die eigenen **Erfahrungen der Mehrgebärenden** mit Gebärpositionen, in Zeiten der freien Wahl der Gebärposition in nahezu allen Kreißsälen, sind erstaunlich. Anscheinend wünschen sich viele Frauen eine Geburt im Bett und noch immer in Rückenlage, oft mit angezogenen Beinen und Kinn auf der Brust, und immer noch mit angehaltenem Atem wie zum Tauchgang und mit klarer Ansage.

Die Vermutung liegt nahe, dass die beschriebene Positionswahl und Anleitung in der Austreibungsphase eher im Ermessen der Hebamme und Geburtshelfer liegen und nicht unbedingt den Bedürfnissen der Frau entsprechen. Die Gebärende, die sich ihrerseits vertrauensvoll in die Hände der Fachkräfte begibt, muss davon ausgehen, dass diese sicher wissen, was richtig für sie ist und traut den eigenen Empfindungen meist kaum oder nicht mehr. Zurück bleibt bei der Mutter, je nach Erfahrung, der Eindruck
• versagt zu haben,
• es ohne die tatkräftige Hilfe der Hebamme nicht geschafft zu haben,
• es falsch gemacht zu haben,
• trotz der ganz vielen angehaltenen Luft immer in den Kopf gepresst zu haben, bis hin zu petechialer Einblutung in Gesicht und Bindehaut.

In der Geburtsvorbereitung fällt uns in diesen Fällen unter anderem die Aufgabe zu, dieses Bild gerade zu rücken. Hierbei ist ein gewisses Maß an Fingerspitzengefühl nötig, denn es ist ja wichtig, dass die Frau im Kreißsaal ein Vertrauensverhältnis mit der Hebamme aufbauen kann und nicht, dass sie von vorn herein auf Konfrontation gehen muss, um sich durchzusetzen. Deshalb müssen wir die **Frauen in ihrer Eigenkompetenz stärken** und dazu ermutigen, selbstbewusst mit ihren Bedürfnissen umzugehen, in dem Selbstverständnis, „es" nicht falsch machen zu können.

Motto der Kurseinheit

„Niemand kann euch etwas eröffnen, das nicht schon im Dämmern eures Wissens schlummert."
(Khalil Gibran)

Um neue TeilnehmerInnen zu integrieren, sagen alle Frauen ihren Namen beim Beantworten der Fragen. Es fängt eine Kursteilnehmerin an, die schon mit der Gruppe vertraut ist. Einstieg in das Thema ist der **Erfahrungsaustausch** der KursteilnehmerInnen.

Folgende Fragen dienen der Reflektion der zurückliegenden Geburt:

- Welche Positionen waren Ihnen während der Eröffnungswehen angenehm?
- In welcher Position kam Ihr Baby zur Welt?
- Wie kamen Sie zu dieser Positionswahl?
- Was hat Ihnen gut getan oder geholfen?

Die Fragen sind auf einen Flipchart aufgeschrieben. Die letzte Frage eignet sich als Überleitung zum inhaltlichen Teil der Stunde. Auf die letzte Frage kommen in dieser Gruppe unter anderem immer auch diese Antworten: „Geholfen hat mir

- mich festzuhalten
- mich abzustützen
- zu stöhnen."

ÜBUNG Gebärhaltungen ausprobieren _____

Anleitung:
- Favoriten wählen: Jede Frau erhält drei Klebepunkte und markiert ihre Positionsfavoriten auf der vorbereiteten Pinnwand.

Weitere Anleitungen:
- Aufrechte Position (s. Kap. 7, S. 134)
- Halbaufrechte Position (s. S. 134)
- Entlastende Position (Vierfüßlerstand, s. S. 135)
- Neue Favoriten wählen: Jede Frau erhält 3 Klebepunkte in einer anderen Farbe und

markiert die Positionen auf der Pinnwand, die den neu gewonnenen Erkenntnissen entsprechen.

_____

■ „Serpentine oder Rutsche?"

Anhand von **Symbolen** wird verdeutlicht, wie die Frau dem Baby den Weg durch das Becken aktiv erleichtern wird, wenn sie auf die Signale, die das Baby und ihr Körper ihr senden, hört (Abb. 12-**2**).
- Die Silhouette der Frau zeigt eine Neigung zum Hohlkreuz, mit dem sie versucht, einen statischen Ausgleich für den Bauch zu finden. Der Weg, den das Kind so nehmen müsste, wäre kurvenreich und ähnelt einer **Serpentine**.
- Verändert die Frau die Beckenstellung (Symbol 2 €, Zifferblatt), wird der Weg begradigt.

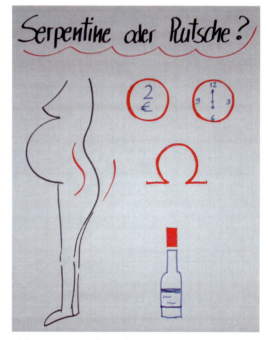

Abb. 12-**2** Darstellung des intuitiven Gebährverhaltens durch Symbole als Erklärungs- und Merkhilfe

- Wird nun zusätzlich die Beckenbodenspannung durch eine entsprechende Bein- und Rückenstellung reduziert, ist der Weg frei (Omega für geöffnete Knie).
- Nun kommt die unterstützende Wehen- und Muskelkraft bei möglichst großer Beckenmobilität und Einbeziehung der Schwerkraft (bei aufgerichteten und halbaufgerichteten Positionen) hinzu (Weinflasche mit Korken).
- Jetzt ist eine **Rutsche** entstanden, die optimale Alternative!

■ Zusammenfassung

Die Kursleiterin hat die wichtigsten Punkte auf dem vorbereiteten Flipchart zusammengefasst:

- „Ich kann nichts falsch machen, weil ich weiß, wie es geht."
- „Ich kann mir und dem Kind den Weg erleichtern, wenn ich auf meine Intuition und die Signale des Kindes höre."
- „Kinder kommen nicht mit dem Kopf, sondern mit Hingabe."

Vor der Verabschiedung erfolgt ein **Ausblick auf den Partnerabend**.

- Gibt es noch etwas von Seiten der KursteilnehmerInnen, was als Botschaft an die Männer herangetragen werden sollte?
- Gibt es Wünsche für den Abend?
- Ein Handzettel zu den Gebärhaltungen wird ausgeteilt (s. Kopiervorlage, Kap. 9, S. 303)

12.7 Kurseinheit 6: Unterstützung bei der Geburt (1. Partnerabend)

Tab. 12-**7** Kurseinheit „Unterstützung bei der Geburt" (1. Partnerabend)

Zeit	Dauer	Lernziele	Inhalt	Methode	Medien
	5 Min.	• Gutes Ankommen • Wünsche abfragen • Kennenlernen	• Programmpunkte mit 2 Klebepunkten pro Paar wählen • Konkrete Wünsche ergänzen • Namensschild schreiben	Mehrpunktfrage, Wunschabfrage, Teilnehmeraktivierung	Vorbereitetes Flipchart, Klebepunkte, Moderationskarten, Stifte und Pinsel
5	5 Min.	Einstieg ins Thema	• Motto (Zitat) • Thema des Tages	Vortrag	Flipchart mit Zitat
10	10 Min.	Kennenlernen und Vorstellen	Fragen an den Mann • „Wie konnten Sie ihre Frau bei der Geburt unterstützen?" • Warum möchten Sie bei der Geburt dabei sein?" Fragen an die Frau • „Was hat Ihnen gutgetan?" • „Warum ist Ihnen die Begleitung durch Ihren Partner wichtig?"	Gesprächsrunde	Flipchart beschriftet

Tab. 12-7 Fortsetzung

Zeit	Dauer	Lernziele	Inhalt	Methode	Medien
20	15 Min.	Bewusstes Atmen	• Atem zur Ruhe kommen lassen • Atmen in die Hände des Partners • Bauchatmung • Atmen zum Kind • Aufmerksamkeit zum Kind	Wahrnehmungsübung	Matten, Kissen, ruhige Musik, ggf. Übungsanleitung
35	10 Min.	• Unterstützende Maßnahmen durch den Partner kennen lernen • Wohltuende Zuwendung durch den Partner erfahren	Rückenmassage mit Massageöl	Entspannungsübung	Ruhige Musik, angenehmes Licht
45	10 Min.	Schulterentspannung	„Die Last von den Schultern nehmen" • Arm kreisen • Zug auf die Schulter • An Schulterblatt entlang arbeiten • Nachspüren • Seitenwechsel	Partnerübung, Wahrnehmungsübung	
55	10 Min.	• Theoretische Grundlagen verstehen • Anatomie des Beckens in Beziehung zum kindlichen Kopf verstehen • Das Baby hilft bei der Geburt mit **Genialer Plan der Natur wird erkennbar!**	• Aufbau des Beckens erklären und zeigen • Rotation, Flexion und Deflexion des Köpfchens erklären und zeigen	Vortrag	Beckenmodell, Puppe
65	15 Min.	• Logik der Gebärpositionen verstehen • Praktische Umsetzung	• „Serpentine oder Rutsche", Basisinformationen • Stehende Übung mit Partnerhilfe • Sitzende Position und Hocke mit Partnerhilfe • Vierfüßlerstand mit Partnerhilfe	• Vortrag • Partnerübungen	• Skizze „Serpentine oder Rutsche" • Positionsbilder • Matten/Kissen/Bälle

Tab. 12-7 Fortsetzung

Zeit	Dauer	Lernziele	Inhalt	Methode	Medien
80	10 Min.	• Unklarheiten klären • Abschluss finden • Ausblick auf den nächsten Partnerabend • Abschied • Feedback	• Rückmeldung und Möglichkeit, Fragen zu stellen • Zusammenfassung • Gute Wünsche • Schlusswort	Gesprächsrunde	Flipchart beschriftet mit Ausblick

Lernziele:
- Die Väter auf die Geburt einstimmen
- Atmen in die Hände des Partners
- Kontakt zum Baby ermöglichen
- Die Eltern als Team stärken
- Gebärpositionen mit dem Partner üben
- Hinweise auf die Notwendigkeit der Unterstützung (in Schwangerschaft und Wochenbett)

- Ihre Motivation ist es, sich selbst auf die Geburt einzustimmen oder der Frau einen Gefallen zu tun.
- Sie haben in der Regel wenig Interesse daran, durch diese Gruppe den Freundeskreis zu erweitern.
- Verschiedene Konstellationen in Zeiten der Patchwork-Familien bedeuten einen sehr unterschiedlichen Erfahrungshintergrund.

Mit ein Grund, den Mehrgebärendenkurs als Frauenkurs anzubieten, ist die Erfahrung, dass die Väter schwerer zur Teilnahme an einem ganzen Geburtsvorbereitungskurs zu motivieren sind. Außerdem wird die Nichtteilnahme gerne mit Zeitmangel und fehlendem Babysitter begründet.

In diesem Kurskonzept sind zwei Einheiten mit jeweils 90 Minuten als Paarabend vorbereitet. Das ist zeitlich überschaubar und kostet nicht allzu viel Überredungskunst von Seiten der Frauen. Umso wichtiger ist es, diese beiden Termine effektiv und an den Bedürfnissen aller TeilnehmerInnen orientiert zu gestalten.

PRAXISTIPPS

Schwierigen Situationen kann teilweise vorgebeugt werden, wenn man folgende Besonderheiten berücksichtigt:
- Die Männer kommen in eine bestehende Frauengruppe!

Aufgabe der Kursleiterin ist es, eine **teilnehmerorientierte Atmosphäre** zu schaffen,
- in der die Männer die gewünschte Distanz zu der Gruppe halten dürfen,
- in der auch die Männerperspektive berücksichtigt wird,
- in der sich alle TeilnehmerInnen wohlfühlen.

Daraus ergeben sich folgende **praktische Konsequenzen**:
- Wünsche werden abgefragt
- knappe Vorstellungsrunde zur allgemeinen Orientierung
- Anfangsunsicherheit wird mit entsprechender Methode entschärft
- Die kognitive Ebene sollte nicht vernachlässigt werden.

Ankommen

Die Paare werden persönlich begrüßt. Um den Männern die Anfangssituation in einer für sie fremden Gruppe zu erleichtern, werden sie direkt ins Geschehen eingebunden:

- Auf einer Pinnwand sind die vorgesehenen „Programm-Punkte" des Abends aufgelistet.
- Jedes Paar bekommt nun zwei Klebepunkte und jede/r markiert den Programm-Punkt, auf den sich jede/r am meisten freut, mit dem sie/er beginnen möchte, bzw. was sie/ihn am meisten interessiert.
- Die Vorstellungsrunde steht dabei in der Reihenfolge nicht zur Disposition.
- Das Paar erhält außerdem die Möglichkeit, konkrete Wünsche auf eine Moderationskarte zu schreiben und an die Pinnwand zu heften.
- Alternativ können durch die Kursleiterin weitere Inhalte zur Disposition gestellt werden.
- Alle TeilnehmerInnen schreiben ein Namensschild (Aufkleber) für sich.

Motto der Kurseinheit

„Wir alle tanzen nach einer geheimnisvollen Melodie, die ein unsichtbarer Spieler in den Fernen des Weltalls anstimmt."

(Albert Einstein)

Bekanntlich bevorzugen männliche Kursteilnehmer eine sachlich-rationale Herangehensweise. Wir wissen, dass Geburt nie berechenbar ist, ein Ablauf nach „Schema F" nicht zu erwarten ist. **Albert Einstein** als Mann, Naturwissenschaftler und Autor dieses Zitates, kommt die Aufgabe zu, den Bogen zwischen „dem Wissen um die Geburtsmechanik" und „der Bereitschaft zur Hingabe" zu spannen. So werden die männlichen Kursteilnehmer auf das Thema und die verschiedenen Methoden des Kursabends eingestimmt.

Kennenlernen und Vorstellen

Die Vorstellungsrunde ist bei den Männern nicht immer beliebt. Andererseits bedarf es einer gewissen privaten Atmosphäre, um sich einem so intimen Thema wie der Geburt zuwenden zu können.

Begründen Sie deshalb Ihr Vorgehen. Das schafft Transparenz und somit mehr Akzeptanz!

Bei der **klassischen Vorstellungsrunde** stellt sich jedes Paar namentlich vor, zur Orientierung für die männlichen Kursteilnehmer mit errechnetem Termin, Altersabstand und wievieltem Kind. Aufgrund der möglichen Patchwork-Familien können sich andere Konstellationen ergeben, als aus der Frauengruppe bekannt sind.

Da die Frauen mit der Gruppe eher vertraut sind, fällt es ihnen leichter, das Wort zu ergreifen. Um auch die Männer zu Wort kommen zu lassen und als Überleitung zum Inhalt des Abends passend, werden beide um eine Einschätzung gebeten:

- **Frage an die Männer**: „Wie konnten Sie Ihre Frau während der Geburt unterstützen?" oder: „Warum möchten Sie bei der Geburt dabei sein?"
- **Frage an die Frauen**: „Was hat Ihnen gut getan?" oder: „Warum ist Ihnen die Begleitung durch Ihren Partner wichtig?"

Hierbei wird festgestellt, dass es nicht große Taten waren, sondern der **emotionale Beistand**, der unersetzlich und besonders hilfreich war.

Die **Reihenfolge der einzelnen „Programm-Punkte"** richtet sich nun nach den eingangs abgefragten Wünschen aller KursteilnehmerInnen. Eine häufig gestellte Frage ist beispielsweise: „Was tue ich, wenn das Kind zu Hause kommt?"

ÜBUNG ## Bewusstes Atmen, Bauchatmung ⸻

Anleitung:

Die Frau sitzt bequem im Schoß ihres Partners. Dieser sollte sich möglichst anlehnen und seine Hände auf den Bauch der Partnerin legen können. Bei dieser Position ist auf Folgendes zu achten:

- Beide sollten bequem sitzen!
- Er kann sich anlehnen.
- Er kann seine Hände auf ihren Bauch legen.
- Ihre Halswirbelsäule ist gestreckt.
- Ihre Beine sind leicht geöffnet.
- Der Atem kann bei beiden ungehindert fließen.

Anleitung zur tiefen Atmung und Hinführen zum Kind:

- Die Hände des Partners liegen auf dem oberen Bauch der Frau.
- Gehen Sie beide mit der Aufmerksamkeit zum eigenen Atem und lassen Sie darüber die Gedanken zur Ruhe kommen.
- Spüren Sie, wie der Atem kommt und geht.
- Alle Aufmerksamkeit bleibt beim Atem.
- Gedanken und Geräusche sind unwichtig.
- Folgen Sie nun dem Weg Ihres Atems.
- Der Atem kommt durch die Nase und geht durch den Mund.
- Gehen Sie nun mit der Aufmerksamkeit zu den Händen des Partners.
- Die Frauen spüren die Wärme der Hände und die Vertrautheit.
- Die Männer spüren die Atembewegungen in ihrer Hand.
- Ganz bewusst lenken die Frauen ihren Atem in die Hände des Partners.
- Der Atem fließt ohne Mühe und wird immer tiefer.
- Nun begleiten die Männer den Atem der Frau, indem sie das Ausatmen durch leichten Druck der Hände etwas unterstützen, und die Hände beim Einatmen federleicht werden lassen, so als wollten sie den Atem locken.

- Legen Sie Ihre Hände nun auf den unteren Bauch und heben Sie diesen beim Ausatmen etwas an.
- Nun legen beide ihrer Hände auf den Bauch zum Kind. Gehen Sie beide mit Ihrer Aufmerksamkeit zum Baby.
- Versuchen Sie sich vorzustellen, wie das Baby im Bauch liegt.
- Gut versorgt mit allem, was es braucht.
- Machen Sie sich bewusst, dass das Baby Ihre Zuwendung spürt und genießt.
- Schicken Sie ihm gute Wünsche für den Abend und die Geburt.
- Vielleicht gibt es noch etwas, was Sie Ihrem Baby nun sagen möchten.
- Kommen Sie nun zurück mit Ihrer Aufmerksamkeit, hier in diesen Raum.
- Öffnen Sie allmählich die Augen und tauschen Sie sich als Paar aus.

Wohltuende Massagen

ÜBUNG ## Massage bei Wehen und Rückenschmerzen (Mann massiert Frau) ⸻

Übungsziele:

Diese direkte Zuwendung durch den Partner wird erfahrungsgemäß als sehr angenehm empfunden und dient auch als Anregung, sich zu Hause einander zuzuwenden, trotz des anstrengenden Alltags, in dem jeder seine Rolle gut gefüllt hat.

Anleitung s. S. 113.

ÜBUNG **Massage zur Schulterent-spannung (Frau massiert Mann)** ————————

Übungsziele:
Als „Geschenk nach einem anstrengenden Tag" schafft diese Paarübung eine schöne Gelegenheit, sich einander zuzuwenden. Außerdem dient sie als Anregung für die Zeit nach der Geburt, wenn die Schultern verspannt sind.

Anleitung s. S. 176.

Geburtsmechanik

Anhand eines Beckenmodells und einer Puppe demonstriert die Kursleiterin, welche Positionen das Baby einnimmt und wie es nach dem physikalischen Gesetz des geringsten Widerstandes den Weg durch das Becken nimmt und welche weiteren Möglichkeiten des Platzgewinns zur Verfügung stehen (s. S. 127 f).

Gebärpositionen mit Partner

Geübt werden Positionen im Stehen, Knien und in der tiefen Hocke, bei denen der Partner seine Frau hält (Anleitung s. S. 134 ff)

12.8   Kurseinheit 7: Schieben versus Powerpressen

Tab. 12-**8** Kurseinheit Schieben versus Powerpressen

Zeit	Dauer	Lernziele	Inhalt	Methode	Medien
	5 Min.	• Ankommen, Orientieren • Begrüßung • Neue Frauen integrieren • Kurskinder begrüßen	Willkommens-Flipchart „Matrix" vorstellen, (neue Frauen tragen sich jetzt oder am Ende der Stunde ein) Fototafel der TN aktualisieren	Vortrag, Teilnehmeraktivierung	Flipchart gestaltet, Pinnwand mit „Matrix", Staffelei mit Fototafel, Filzstifte
5	5 Min.	Einstieg ins Thema	• Motto (Zitat) • Thema des Tages	Vortrag	Flipchart mit Zitat
10	10 Min.	Erfahrungsaustausch zum Thema Austreibungsphase	• „Welche Anleitung haben Sie bei der Geburt erfahren?" • „War das hilfreich?"	Gesprächsrunde	Fragen auf Flipchart visualisiert
20	5 Min.	Unterschied zwischen „Schieben und Pressen" verstehen und erfahren	• Wie wirkt Kraft beim Schieben und beim Pressen? • „Schubkarre oder Fruchtpresse"	Frage/ Antwort, Vortrag	
25	5 Min.	• Schwerkraft wirkt unterstützend • Ausatmen bringt Kraft • Entlastung kann gut tun	• Tiefe Hocke (Vorsicht bei Zervixinsuffizienz!) • Abgestützte Seitenlage	Wahrnehmungsübung	Matten, Kissen

Tab. 12-8 Fortsetzung

Zeit	Dauer	Lernziele	Inhalt	Methode	Medien
30	5 Min.	Unterschiede erfahren zwischen Beine anziehen oder festen Stand finden	• Ausprobieren in halbsitzender Position und/ oder abgestützter Seitenlage	Wahrnehmungsübung	Matten, Kissen
35	5 Min.	• Was ist Powerpressen? • Richtige Atemmenge finden • Luft anhalten	• Einatmen wie zum Tauchgang • Fingerhut voll einatmen	Wahrnehmungsübung	Matten, Kissen
40	5 Min.	• Was war hilfreich?	• Kurzer Erfahrungsaustausch in der Gruppe	Gesprächsrunde	
45	10 Min.	• Verbesserung der Beckenbeweglichkeit • Verbesserung der Durchblutung im Becken • Vorbeugung von Rückenschmerzen	Feldenkrais-Uhr • In Rückenlage • Alternative mit Softball im Rücken an Wand sitzend • Auf Pezziball (Zifferblatt auf Beckenboden übertragen)	Wahrnehmungsübung	Matten, Kissen, ruhige Musik
55	15 Min.	Ermutigung Geburt aktiv zu gestalten	Fantasiereise „mein Weg durch die Geburt" Erfahrungsaustausch	Wahrnehmungsübung	Matten, Kissen, ruhige Musik, Textvorlage
70	5 Min.	• Mut zum eigenen Tempo • Mut zum eigenen Rhythmus • Abschluss • Ausblick	• „Steine klopfen" • Gute Wünsche mit Blick auf die nächste Stunde	Wahrnehmungsübung	2 Steine pro Frau, Flipchart beschriftet mit Ausblick

Lernziele:
• Die Frauen werden positiv eingestimmt
• in ihrem individuellen Erleben bestärkt
• nach negativen Erfahrungen entlastet

In dieser Lerneinheit wird der Unterschied zwischen angeleitetem Pressen und dem physiologischen Schieben erfahrbar gemacht. Auch hier spielen die bestehenden Erfahrungen der KursteilnehmerInnen eine zentrale Rolle.

Motto der Kurseinheit

„*Was wir vor allen Dingen nötig haben, ist, das Tempo zu verlangsamen und uns dazu zu bringen, statt zu rasen, durchs Leben zu schlendern.*"
(Alan Watts)

„*Viele Wege führen nach Rom.*" (Sprichwort)

Mit dem **ersten Zitat** soll ein Gegenpol gesetzt werden zu der Hoffnung und der Annahme, nur eine schnelle Geburt sei eine gute Geburt. Hier bietet sich der Hinweis an, dass eine behutsamere Anleitung für Mutter und Kind weniger belastend ist.

„Mut zum eigenen Tempo" und das Wissen um die eigenen Fähigkeiten werden durch das **zweite Zitat** symbolisiert.

Erfahrungsaustausch

Die Frage nach den bei der letzten Geburt gemachten Erfahrungen eröffnet die Runde.
- Welche Anleitung haben Sie bei der Geburt erfahren?
- War dies hilfreich?

> **PRAXISTIPPS**
>
> **Antworten, die uns zur Reflektion veranlassen sollten:**
> - „Ohne die klare Ansage der Hebamme hätte ich das nie geschafft!"
> - „Ich habe das total falsch gemacht, weil ich die Luft nicht lange genug anhalten konnte und in den Kopf gepresst habe."
> - „Dann kam der Arzt und hat sich auf meinen Bauch gelegt."
>
> Den Frauen hier klar zu machen, dass sie es aus eigener Kraft schaffen können und ihren eigenen Empfindungen trauen dürfen, ist eine besondere Herausforderung.
>
> Halten wir es für ein Lob, wenn die Frau sagt: „Ohne Sie hätte ich das niemals geschafft."? Oder heißt das nicht auch: der Weg der Hebamme war nicht der angemessene Weg für die Frau?

ÜBUNG **„Schieben oder Pressen"** ___

Übungsziele:
- Unterschied zwischen Schieben und Pressen verstehen und erfahren

Anleitung:
- Schieben in abgestützter Seitenlage/tiefer Hocke ausatmend
- Powerpressen tief einatmend/wenig einatmen, Luft anhalten, Beine anziehen/Druck auf den Oberschenkel in abgestützter Seitenlage

Die Frauen probieren aus, wie sich beide Anleitungen „anfühlen" (s. S. 137, 399).

ÜBUNG **Feldenkrais-Uhr** ___

S. Kap. 8, S. 208 ff.

Nach der Übung erfolgt ein **Erfahrungsaustausch**:
- Häufig wird die geübte Seite als weiter empfunden.
- Der Kreis hat am Ende einen größeren Umfang.
- Der Rücken fühlt sich leicht und warm an.
- Manchmal wird kein Unterschied wahrgenommen, auch das ist in Ordnung!

> **PRAXISTIPPS**
>
> **Schwierige Situation?**
> Eine Teilnehmerin ist sehr unruhig. Offensichtlich kann sie doch nicht auf dem Rücken liegen. Schließlich setzt sie sich auf und bricht die Übung ab.
>
> Erklären Sie bereits Eingangs eine sitzende Alternative mit Softball und halten Sie diesen bereit (die Frau sitzt im Schneidersitz und platziert den Softball zwischen Wand und Lendenwirbelsäule). So können Sie direkt reagieren, die Teilnehmerin kann an der Übung teilnehmen und die anderen werden nicht gestört.

Fantasiereise _____

Bei der Wiederholung der Fantasiereise aus der 1. Kursstunde (s. S. 417) finden die Frauen häufig Bilder für die anstehende Geburt. So ist der anschließende Austausch mit den TeilnehmerInnen, die zwischenzeitlich neu in die Gruppe kamen und erstmalig „gereist" sind, für alle bereichernd.

Steine klopfen _____

Siehe Kap. 7, S. 117

12.9 Kurseinheit 8: Beckenboden

Tab. 12-**9** Kurseinheit Beckenboden

Zeit	Dauer	Lernziele	Inhalt	Methode	Medien
	5 Min.	Ankommen, Begrüßung Einstieg ins Thema	Mottos (Zitate)	Vortrag	Flipchart mit Zitaten
5	10 Min.	Funktionen des Beckenbodens verstehen	Anatomie anhand der Modelle erklären und TN mit Fragen einbeziehen: • Woraus besteht der Beckenboden und wo befindet er sich? • Wie dick ist der Beckenboden? • Was sind die Aufgaben des Beckenboden? • Bei welcher Gelegenheit spannen Sie den Beckenboden an? • Bei welcher Gelegenheit lassen Sie Ihren Beckenboden bewusst locker?	Vortrag mit Gegenfragen (kognitiv)	Beckenbodenmodell, Beckenmodell
15	5 Min.	Beckenboden und Weiblichkeit: Interesse und Freude am eigenen Körper wecken	• Beckenboden in Beziehung zu Sexualität setzen • Gebären und Sexualität heißt auch Hingabe und erfordert die Bereitschaft, sich zu öffnen	Vortrag (affektiv)	Flipchart
20	5 Min.	Gesicht als Spiegel des Körpers verstehen : Beckenboden und Gesichtsmuskulatur arbeiten über Reflexpunkte synchron	• Sitzend auf Matte oder Hocker/Ball • Gesicht und Beckenboden gleichzeitig/getrennt anspannen und entspannen, dabei auf die Atmung achten	Spürübung (psychomotorisch)	Sitzgelegenheit: Hocker, Ball, Matte

Tab. 12-9 Fortsetzung

Zeit	Dauer	Lernziele	Inhalt	Methode	Medien
25	10 Min.	Lokalisation des Beckenbodens	• Becken ertasten • Beckenboden ertasten • Auf Kirschkernsäckchen sitzen	Spürübung (kognitiv/psychomotorisch)	Beckenmodell,, Kirschkern-säckchen
35	10 Min.	• Sensibilität für die Räumlichkeit des Beckens schaffen • Tiefes Atmen bringt Weite	• „Mund ausstreichen" • „Atem vertiefen" • „Atem in Richtung Becken schicken" • „Orientierung im Becken-raum" • „Einatmend Weite spüren"	Spürübung/ Entspan-nung (psychomotorisch)	Matten, Kissen, Entspannungs-musik
45	10 Min.	Bewusstes Anspan-nen und Entspan-nen	• „Schamlippen zwinkern" • „Schwerer/kleiner Schwamm" • „Band kurz/lang" • „Perlen sammeln"	Spürübung Entspan-nung/An-spannung (psychomotorisch)	Matten, Kissen, Entspannungs-musik
55	10 Min.	Austausch/Rück-meldung	Gibt es „kritische" Situationen im Alltag?"		Handzettel
65	5 Min.	• Gute Basis schaf-fen • Gerade Haltung wahrnehmen	• Fußmassage • Stand bewusst aufbauen, von den Füßen bis zum Scheitel	Spürübung, Abschluss-übung (psychomotorisch)	Igel- oder Tennisball
70	5 Min.	• Ausblick auf die nächste Stunde	Geburtspositionen oder Wo-chenbett		Flipchart

Lernziele:
- Bewusstsein für die Basis schaffen
- Bedeutung des Beckenboden verstehen
- Aufbau und Funktion des Beckenboden verstehen
- Sensibilität fördern (Weite und Kraft)
- Beckenbodenschonendes Verhalten im Alltag
- Gezielte Übungen erlernen

Meist ist nach einer bereits erlebten Schwangerschaft die Sensibilität für den Beckenboden größer. Die Frauen unter sich haben weniger Scham, eventuelle Beschwerden zu berichten und konkret nachzufragen. Sie haben bereits Erfahrungen gesammelt, die es der gesamten Gruppe zu erschließen gilt. So finden auch vielleicht belastende Erfahrungen einen Platz, wo sie gelassen oder geteilt werden können. Informationen zum Thema Beckenboden finden somit einen direkten Bezug zum Erleben der Frauen, können mit praktischen Erfahrungen der TeilnehmerInnen verbunden und das Thema somit besser verankert werden.

Motto der Kurseinheit

„Kräfte lassen sich nicht mitteilen, sondern nur wecken."   *(Ludwig Bücher)*

„A rose is a rose is a rose."   *(Gertrud Stein)*

„In der Ruhe liegt die Kraft."   *(Sprichwort)*

Anhand der verwendeten Zitate wird deutlich, dass es auch hier verschiedene Möglichkeiten der Herangehensweise gibt.

Die Funktion des Beckenbodens verstehen

Natürlich „funktioniert" die Beckenbodenmuskulatur wie andere Muskeln auch. Die Kenntnis der Anatomie hilft dabei, den Beckenboden zu spüren und bewusst zu kräftigen.

Zielführend für die KursteilnehmerInnen ist daher, folgende Zusammenhänge zu verstehen:
- Der Beckenboden hat seine Helfer.
- Die Kraft entsteht aus der Mitte, aus einer **stabilisierenden Kapsel**:
  - vorne Bauchmuskulatur
  - hinten Rückenmuskulatur
  - unten Beckenboden
  - oben Zwerchfell (was erklärt, warum die **Atmung** eine zentrale Rolle spielt.)

Daraus ergibt sich auch, dass eine gute **Haltung** den Beckenboden entlastet (vgl. **Gebärpositionen**, dort wählen die Frauen einen runden Rücken. Dabei wird die Spannung im Beckenboden geringer) bzw. ein kräftiger Beckenboden verbessert die Haltung (Rückbildungsgymnastik).

Die besondere Situation in der **Schwangerschaft** mit überdehnter und zur Seite gedrängter Bauchmuskulatur und der Gewichtsverlagerung vor das Becken erklärt die **vorhersehbaren Beschwerden**:
- Rückenschmerzen
- Symphysenschmerzen
- Beckenbodenprobleme

Wenn man diese Zusammenhänge versteht, kann man belastende Situationen besser erkennen und das eigene Verhalten anpassen.

Anatomisch können wir sagen, der Beckenboden muss gegensätzliche Aufgaben übernehmen: Organe und sogar das Kind halten, aber auch durchlässig sein, um Blase und Darm zu entleeren und sogar ein Kind zu gebären.

Beckenboden und Weiblichkeit: „A rose is a rose is a rose"

Schwangerschaft und Geburt als sehr intimes Ereignis schaffen die Voraussetzung, sich dem Beckenboden über die reine Funktionalität der Muskulatur hinaus zuzuwenden. Zentrale Themen sind dabei: ein Gefühl für die Mitte bekommen, sich bewusst zu machen, dass Beckenboden und **Sexualität** zusammengehören; Lust, aufnehmen, empfangen, Hingabe, gebären, loslassen, Weiblichkeit.

Dafür steht das **Bild der Rose** mit der ihr zugeordneten Schönheit, die sich in der Entfaltung der Blüte offenbart. Attribute, die dazu ermutigen sollen, sich mit Lust den Beckenboden bewusst zu machen und ihm „Gutes tun zu wollen".

In Bezug auf die **Rückbildungsgymnastik** wird hier schon Vorarbeit geleistet und die Bereitschaft verbessert, etwas für sich zu tun. Dabei liegt der Focus nicht auf einem möglichst schnellen Erreichen der alten Figur.

An dieser Stelle bietet sich ein **Austausch/Diskussion** über sensible Themen wie **Dammverletzungen, Inkontinenz oder Sex** nach der Geburt an. Frauen, die das erste Kind per Sectio geboren haben, kennen die Problematik der Dammverletzung natürlich nicht. Umso interessierter sind sie erfahrungsgemäß bei diesem Thema. Belastung und Inkontinenz sind trotz gegenteiliger Untersuchungsergebnisse durchaus ein Thema.

Eine größere Sensibilität und ein bewusster Umgang mit dem Beckenboden nach der Geburt, die Stärkung der Mitte und ein besseres Körperbewusstsein können bei dieser Diskussion herausgearbeitet werden.

PRAXISTIPPS

Didaktische Mittel:
Symbole für Vagina und Geschlechtlichkeit sind (reell oder als Abbildung)
- Rose
- Seerose
- Muschel

Beckenboden und Gesicht

Der Zusammenhang mit **Reflexpunkten** im Gesicht macht beispielhaft deutlich, wie durch die Terminologie (z. B. Mund – Muttermund oder Lippen – Schamlippen) Gesicht und Becken in Zusammenhang stehen. Der Reflexpunkt des Levator ani befindet sich am Unterkiefer. Somit gelingt der Vergleich, das Gesicht als Spiegel des Beckenbodens zu betrachten und es wird deutlich, wie ein angespanntes Gesicht auch den Weg für das Baby eng macht. Andererseits assoziieren wir weiche, lockere, etwas geöffnete Lippen auch mit Sexualität, Lust und der Bereitschaft der Hingabe.

Folgende **reflektorische Zusammenhänge** haben einen direkten Bezug zur Geburt:
- Der tiefe innere Beckenboden steht in Verbindung mit dem Unterkiefer. Das bedeutet für die Geburtsarbeit, dass eine gute Atemtechnik und ein entspannter Mund zur Entspannung des Beckenbodens beitragen.
- Der hintere äußere Beckenboden korrespondiert mit der Kehle. Praktischer Bezug ist das Beckenboden schonende Mitschieben bei geöffneter Stimmritze im Gegensatz zum Powerpressen mit angehaltener Luft.
- Der vordere äußere Beckenboden spiegelt sich in der Stirn. Ist diese glatt, kann auch der vordere Beckenboden entspannter sein.

ÜBUNG ### Zusammenhang zwischen Beckenboden und Gesicht spüren _____

Übungsziele:
- Zusammenhang zwischen Gesicht und Beckenboden durch bestehende Reflexpunkte verdeutlichen.
- Entspannter Mund und ein ruhig fließender Atem helfen, den Beckenboden zu entspannen (Gesicht als Spiegel des Körpers).

Anleitung:
- Die KursteilnehmerInnen sitzen bequem mit aufgerichteter Wirbelsäule und geschlossenen Augen.
- Die Vorstellung, die Harnblase sei voll und der Darm müsse entleert werden, was derzeit nicht möglich sei, erleichtert es, den Beckenboden bewusst anzuspannen.
- Der Hinweis, das Ganze finde in der Öffentlichkeit statt, hilft dabei, die Spannung auf den Beckenboden zu beschränken und nicht die Pobacken zusammen zu kneifen.
- Gleichzeitig wird das Gesicht angespannt, dazu ist die Stirn in Falten gelegt, die Augen sind fest verschlossen, die Zahne beißen zusammen, die Lippen sind fest geschlossen, aber weiteratmen.
- Nach einem Augenblick wird die Spannung bewusst gelöst, Beckenboden und Gesicht gelockert.
- Dann zunächst bei entspanntem Gesicht den Beckenboden anspannen und nach einem Moment die Spannung lösen.
- Abschließend nur das Gesicht zur Grimasse werden lassen und den Beckenboden ganz bewusst locker und entspannt halten.

Nachdem alle Spannung gelöst ist, werden die Augen geöffnet und die Frage gestellt, was den KursteilnehmerInnen am leichtesten fiel und welche Variante nur schwer oder gar nicht möglich war. Antwort: Beides gleichzeitig anspannen oder lockerlassen stellt keine Schwierigkeit dar. Die Trennung, egal bei welcher Variante, fällt einhellig schwer.

Lokalisation des Beckenbodens

ÜBUNG **Becken im Kniestand oder stehend ertasten und Beckenboden spüren**

Übungsziel:
- Anatomie erfahren und verstehen

Anleitung:
- Es kann bei den Darmbeinschaufeln begonnen werden, von dort geht es zunächst hinunter zur Symphyse.
- Dann von den Darmbeinschaufeln nach hinten in Richtung LWS. Die Hand liegt auf dem Kreuzbein, die Fingerspitzen zeigen nach unten. Das Iliosakralgelenk liegt seitlich der Hand.
- Der Mittelfinger zeigt in Richtung Steißbein.
- Die Frauen sitzen nun auf Hocker, Pezziball oder Matte und legen ihre Handflächen unter die Sitzbeinhöcker.
- Anschließend legen sie eine Hand von vorne nach hinten zwischen die Sitzbeinhöcker und haben einen Eindruck von der Fläche des Beckenbodens.

PRAXISTIPPS

- Als **Spürhilfe** kann auch ein **Kirschkernsäckchen** verwendet werden. Dabei bewegen sich die Frauen sitzend auf den Kirschkernsäckchen, indem sie mit der Aufmerksamkeit zu Schambein, Sitzbeinhöcker und Steißbein gehen und den Atem zum Beckenboden lenken. Nach einigen Minuten wird das Kirschkernsäckchen entfernt und der Beckenboden ist erfahrungsgemäß deutlich spürbar.

- **Zwischenfragen** an die TeilnehmerInnen erhöhen die Kommunikationsbereitschaft:
  - Kennt eine Frau Symphysenschmerzen?
  - Kennt eine Frau Rückenschmerzen oder „Ischiasprobleme"?
  - Hatte eine Frau schon einmal eine Prellung durch Sturz?

Sensibilität für die Weite des Beckens schaffen

Im Gegensatz zur Rückbildungsgymnastik steht in der Geburtsvorbereitung das Sensibilisieren für die Weite im Becken im Vordergrund. Dies schafft eine gewisse Gelassenheit, was den erforderlichen Platz für die Geburt angeht.

! Bei allen Übungen in entspannter Position sollte darauf hingewiesen werden, dass diese Position auch verändert werden darf. Sonst fällt das Einlassen auf die Übung schwer.

Die **Auswahl der Beckenbodenübungen** ist exemplarisch und stellt die Sensibilisierung und mögliche Entlastungsmöglichkeiten für das Frühwochenbett in den Vordergrund.

ÜBUNG ## Entspannung im Becken

Übungsziele:
- Die Weite im Mund-Rachenraum spüren
- Eine bewusste und tiefe Atmung verhilft zu Entspannung

Die Visualisierung und die Verbindung von Mund und Becken (über die Atmung) bringt Gefühle der Weite ins Becken und assoziiert ausreichende Platzverhältnisse für die Geburt.

Anleitung:

Um Entspannung im Becken zu schaffen, beginnen wir aus den oben genannten Gründen mit Mund und Atem.

„Mund ausstreichen":

- In entspannter, liegender Position bei geschlossenen Augen den Atem zur Ruhe kommen lassen.
- Die Aufmerksamkeit geht zum Gesicht: die Stirn ist glatt, die Augenlider sind leicht geschlossen, die Wangen entspannt.
- Wie fühlt sich der Mundraum an? Wo liegt die Zunge? Haben Ober- und Unterkiefer Kontakt? Sind die Lippen geschlossen oder geöffnet?

Die Zunge streicht den Mundraum kräftig aus:

- Zunächst streicht die Zunge über den Gaumen,
- dann über die Innenseite der oberen Zähne,
- über die Vorderseite der oberen Zähne bis hin zum Lippenbändchen,
- durch den Zungengrund,
- über die unteren Zähne, Rück- und Vorderseite,
- durch die Backentasche rechts,
- die Lippen umrunden bis hin zu den Lippenbändchen oben und unten,
- dann durch die linke Backentasche
- und über noch nicht benannte Stellen.
- Anschließend wird der Unterkiefer vor- und zurückbewegt,
- der Unterkiefer nach links und rechts geschoben.
- Abschließend bleibt er ohne Kontakt mit dem Unterkiefer, die Lippen sind leicht geöffnet, die Zunge liegt schwer im Mund.
- Der Atem kommt durch die Nase und geht durch den leicht geöffneten Mund.
- Wie fühlt sich der Mundraum nun an, eng oder eher weit?

Die Aufmerksamkeit geht zum Atem:

- Der Atemweg wird von der Nase durch den Rachen bis in den Brustkorb verfolgt.

- Atembewegungen erspüren, der Bauch wird rund.
- Den Atem ganz tief in den Bauch lenken und tiefer ins Becken, in der Vorstellung, mit jedem Einatmen entsteht mehr Weite im Becken und Platz für das Baby.
- Einen Verbindungsweg zwischen Brustkorb und Becken finden, vielleicht hilft die Vorstellung, der Atem fließe an der Wirbelsäule entlang bis tief ins Becken, vielleicht fällt der Weg über den Bauch leichter.
- Den Atem vertiefen, über die Nase ein- und über den Mund ausatmen.

PRAXISTIPPS

- Übungen, die mit Bildern verbunden werden, helfen bei der Orientierung und sorgen oft für ein Schmunzeln.
- Übungen, die sich auf unterschiedliche Seiten beziehen, sollten zunächst grundsätzlich mit rechts angeleitet werden. Dies vermeidet Versprecher und Versehen.

ÜBUNG **Orientierung im Becken**

Übungsziele:

- Lokalisation der Beckenbodenmuskulatur verdeutlichen
- Weite für knöchernen Beckenausgang erfahrbar machen

Anleitung s. Kap. 7, S. 144.

Beckenbodenschonendes Verhalten in der Schwangerschaft

Beckenbodenschonende Körperhaltung bei zusätzlicher Belastung

wie z .B. Husten, Niesen mit voller Harnblase (vgl. genau entgegengesetztes Verhalten während der Geburt: geöffnete Beine, runder Rücken):

- Haltung: das Steißbein leicht zum Schambein ziehen, Beckenboden anspannen,
- Bauchmuskulatur einsetzen: Schambein zum Bauchnabel ziehen.
- Der Blick nach oben nimmt den Druck nach unten.
- Knie zusammenbringen
- Die Beine bei langem Stehen kreuzen (auch im Wochenbett, z. B. an der Wickelkommode)

Beckenbodenschonen im Zusammenhang mit Geschwisterkindern

- Das Kind vor dem Tragen auf eine gute Höhe klettern lassen (z. B. auf Stuhl, 2 Stufen auf der Treppe)
- Geschwisterkind ggf. selbst auf die Wickelkommode klettern lassen
- Gitterstäbe am Kinderbett entfernen, niedriges Bett oder Matratze statt Kinderbett
- Statt auf den Arm lieber auf den Schoß nehmen
- Treppensteigen lassen (Konflikt im Treppenhaus aushalten)

Richtiges Tragen

Dem Beckenboden hilft, was wir aus der **Rückenschule** kennen:

- Gewicht aus dem Kniestand,
- Gewicht körpernah und gleichmäßig verteilen
- Ein Kind nicht auf der Hüfte tragen.
- Körperspannung siehe oben (Haltung)

Verhalten auf der Toilette

- **KEIN „Stakato-Pinkeln"**: Urinstrahl unterbrechen ist als Beckenbodenübung nicht geeignet, sondern schädlich!
- **KEIN Pressen bei der Stuhlentleerung**

Bewusstes Anspannen und Entspannen

ÜBUNG **Mit den Schamlippen „zwinkern"** _____

Übungsziel: Erspüren und Lokalisation einzelner Beckenbodenanteile

Anleitung s. Kap. 7, S. 145.

ÜBUNG **Einen großen, schweren Schwamm auswringen** ____

Übungsziele:
- Bewusstes Kombinieren von Atem- und Beckenbodenarbeit
- Gefühl für Weite und Platz bekommen

Anleitung s. Kap. 7, S. 145.

ÜBUNG **„Band lang/kurz werden lassen"** _____

Übungsziele:
- Erspüren und Lokalisation einzelner Beckenbodenanteile
- Differenzierung zwischen Spannung und Entspannung

Anleitung s. Kap. 7, S. 145.

ÜBUNG **Perlen einsammeln** _____

Übungsziel: Erhöhung des Muskeltonus zum Abschluss

Anleitung s. Kap. 7, S. 145.

Im Anschluss an diese Übungen haben die Frauen Gelegenheit, sich über die **Erfahrungen auszutauschen** und Fragen zu stellen. Dabei fällt auf, dass die Sensibilität sehr individuell von der Übung selbst abhängt. Manche Übungen werden als leicht empfunden, andere scheinen gar keinen Effekt zu haben. Klar ist, dass nach einmaligem Üben Unsicherheiten bleiben. Es kann in dieser Stunde nur das Ziel sein, Verständnis und Interesse für das Thema Beckenboden zu wecken.

Die wichtigsten Übungen können für die Frauen kopiert werden. Ein Handzettel über Beckenboden schonendes Verhalten im Alltag (s. S. 451) dient als Gedächtnisstütze und soll die Motivation erhöhen zu Hause „am Ball" zu bleiben.

Gerade Haltung wahrnehmen

ÜBUNG **Stehend Fußmassage mit Igel- oder Tennisball** ____

Übungsziel: Arbeit an der Basis als Voraussetzung für eine gute Statik und Körperhaltung

Anleitung s. S. 369.

ÜBUNG **Den Stand von unten nach oben aufbauen** _____

Übungsziele:
- Optimale Statik finden
- Beschwerden wie Rückenschmerzen vorbeugen
- Wohlbefinden

Anleitung:
- Das Gewicht gleichmäßig auf den Füßen verteilen. Dazu den Fuß abrollen, das Gewicht mal nach vorne, mal auf die Fersen, auf die Innen- und Außenkanten geben.

- Nun die Knie durchdrücken und anschließend entspannen.
- Spüren, wie sich dadurch auch das Becken mit bewegt.
- Spüren, dass mit durchgedrückten Knien keine Bewegung im Becken möglich ist, der Bauch wird nach vorne geschoben und ein Hohlkreuz entsteht.
- Eine Position finden, in der die Knie und Oberschenkel entspannt sind.
- Das Becken bewusst nach vorne und hinten kippen. Hohlkreuz bzw. runden Rücken vergleichen, wie verändert sich der Bauch?
- Wahrnehmen, dass der Bauch „flacher" ist und das Kind auf dem Becken und nicht davor liegt, wenn der Rücken gerade und somit entlastet ist.
- Auch hier eine gute Position finden.

- Nun die Wirbelsäule aufrichten. Lang werden, die Schultern nach unten, den Brustkorb öffnen, auch die HWS mit einbeziehen.
- Dazu den Kopf bewegen, in alle Richtungen, langsam und bewusst, wo sitzt der Kopf gut auf der HWS?
- Einen Moment nachspüren lassen.
- Ggf. abschließend zur Dehnung auffordern, dazu die Arme strecken und dabei tief durchatmen.

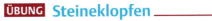

ÜBUNG **Steineklopfen**

Siehe Kap. 7, S. **117**.

12.10 Kurseinheit 9: Wohlfühlstunde

Tab. 12-**10** Kurseinheit Wohlfühlstunde

Zeit	Dauer	Lernziele	Inhalt	Methode	Medien
	5 Min.	• Ankommen, Orientieren • Begrüßung • Neue Frauen integrieren • Kurskinder begrüßen	• Willkommens-Flipchart • „Matrix" vorstellen, (neue Frauen tragen sich jetzt oder am Ende der Stunde ein) • Fototafel der KursteilnehmerInnen aktualisieren	Vortrag, Teilnehmeraktivierung	Flipchart gestaltet, Pinnwand mit „Matrix", Staffelei mit Fototafel, Filzstifte
5	5 Min.	Einstieg ins Thema	• Motto (Zitat) • Thema des Tages	Vortrag	Flipchart mit Zitat
10	5 Min.	Ressourcen auffüllen	Entspannung erfassen	Vortrag	
15	20 Min.	Eigenen Ort der Ruhe kreieren	Fantasiereise	Wahrnehmungsübung	Kerzen/Duftlampe?, Matten, Kissen, ruhige Musik, angenehmes Licht

Tab. 12-**10** Fortsetzung

Zeit	Dauer	Lernziele	Inhalt	Methode	Medien
35	10 Min.	Erinnern und Entspannung abrufbar machen	• Empfindung in Worte fassen • Fragebogen ausfüllen • Ggf. Bild malen	Einzelarbeit	Frage auf Flipchart visualisiert, Arbeitsblatt, Stifte, leeres Blatt, Kreide, Handzettel
45	10 Min.	Entspannung für den Rücken	Igelballmassage	Partnerübung, Wahrnehmungsübung	Igelbälle, ruhige Musik
55	(10 – 15 Min.)	Aufmerksamkeit zum Kind lenken	Atem zum Kind schicken	Wahrnehmungsübung	Igelbälle, ruhige Musik
65	10 Min.	Abschluss/Ausblick, Schlusswort durch die TeilnehmerInnen	• Gute Wünsche mit Blick auf die nächste Stunde • „Welchen Namen haben Sie Ihrem Ort der Ruhe gegeben?"	Gesprächsrunde	Flipchart

Lernziele:
- Weg zur individuellen Entspannung
- Zur inneren Ruhe finden
- Wohlbefinden für den Rücken
- Atem und Hinführung zum Kind

In dieser Kurseinheit geht es um konkrete alltagskompatible Möglichkeiten und Strategien, sich Auszeiten zu nehmen, aufzutanken und zu entspannen, auch wenn oft nur wenig Zeit verfügbar ist.

Eine Übung zur Linderung von Rückenbeschwerden bezieht die körperliche Ebene mit ein und lenkt die Aufmerksamkeit dorthin, wo etwas geschieht. Auch in dieser Stunde wird das Baby einbezogen.

Motto der Kurseinheit

„Friederick, warum arbeitest du nicht?" fragten sie. „Ich arbeite doch", sagte Friederick, „ich sammle Sonnenstrahlen für die kalten, dunklen Wintertage."

(Leo Lionni)

Das Managen einer Familie ist nicht selten anstrengend. Mit der bevorstehenden Geburt kommt ein Familienmitglied hinzu und die Herausforderung wächst.

Möglicherweise ist eine bessere Organisation des Alltags hilfreich, womit wir uns an dem folgenden Partnerabend beschäftigen. Heute geht es konkret um das Auftanken und auch darum, gute Strategien zu finden, um für die anstrengende erste Zeit gewappnet zu sein.

ÜBUNG „Meine eigene Quelle der Ruhe und der Kraft" (nach R. Sonntag)

Übungsziele:
- Einen eigenen Ort der Ruhe schaffen

Anleitung:
Zunächst wollen wir einen **persönlichen Ort der Ruhe und Entspannung** erschaffen, der sich an den individuellen Bedürfnissen orientiert. Einmal erschaffen, haben wir jederzeit orts- und zeitunabhängig die Möglichkeit, diesen Platz zum Auffüllen der eigenen Energie aufzusuchen. Das funktioniert, weil das Gehirn nicht immer in der Lage ist, Fantasie und Realität zu unterscheiden.

Die KursteilnehmerInnen nehmen liegend eine bequeme Position ein, Kissen als Lagerungshilfen stehen zur Verfügung, vielleicht ist eine Duftlampe mit einem entspannenden Öl aufgestellt (z. B. Lavendel), leichte leise Musik läuft im Hintergrund.

Zur Vorbereitung:
- Die Auflagefläche erspüren und die Position ggf. korrigieren
- Der Atem fließt ganz ruhig, gleichmäßig und ohne Anstrengung
- ....
- Mit jedem Ausatmen mehr Spannung an die Unterlage abgeben
- Das Gesicht als Spiegel des Körpers ist ganz entspannt: die Stirn ist glatt, die Augenlider sind leicht geschlossen.
- Die Zunge liegt ganz schwer im Mund, sodass Ober- und Unterkiefer keinen Kontakt miteinander haben und die Lippen vielleicht etwas geöffnet sind.
- Alle Geräusche sind ganz unwichtig.
- Arme und Beine liegen ganz schwer auf der Unterlage, fühlen sich ganz warm und wohlig an, so als würden sie von der wärmenden Sonne beschienen.

Den Ort finden:
- Suchen Sie nun in Ihrer Erinnerung einen Ort, der für Sie ein Symbol für Ruhe und Kraft darstellt.
- Es ist ein Ort in der Natur, an dem Sie gerne wären, wenn Sie Ruhe und Kraft suchen.
- Was macht diesen Ort zu einem Symbol für Ruhe und Kraft?
- Was gibt Ihnen dieser Ort?
- Was sehen Sie an diesem Ort?
- Was riechen Sie an Ihrem Platz?
- Welche Geräusche gibt es hier?
- Wie fühlen Sie sich an Ihrem Ort der Ruhe und Kraft?

Kraft tanken:
- Wenn Sie möchten, korrigieren Sie Ihre Position, es sollte jederzeit bequem für Sie sein.
- Stellen Sie sich nun vor, wie Sie an Ihrem Platz der Ruhe und Kraft ankommen.
- Ein wohliger Duft umgibt Sie.
- Schauen Sie sich in Ruhe um, erkennen Sie Ihren Platz wieder.
- Die Geräusche sind beruhigend und angenehm.
- Machen Sie es sich ganz bequem und spüren Sie, wie der Atem noch ruhiger wird.
- Spüren Sie, wie sich eine wohlige Ruhe in Ihnen ausbreitet.
- Stellen Sie sich vor, wie jeder Atemzug Sie wie in einem breiten Strom durchfließt und mit Energie und Sauerstoff versorgt.
- Genießen Sie diesen Zustand.
- Lassen Sie sich mit jedem Atemzug mehr ein.
- Hier an diesem Ort ist der Alltag unwichtig, mit jedem Atemzug tanken Sie Energie.
- Zu diesem Platz hat kein anderer Zugang, Sie sind völlig ungestört.

Zurückkommen:
- Sie können diesen Platz jederzeit besuchen.
- Stellen Sie sich nun vor, wie eine angenehme kühle Brise Sie umgibt.
- Sie fühlen sich frisch und ausgeruht wie nach einem erholsamen Schlaf.

Arbeitsblatt „Den Ort finden"

Meinem Ort der Ruhe und Kraft gebe ich den Namen:

• Suchen Sie in Ihrer Erinnerung einen Ort, der für Sie ein Symbol
  für Ruhe und Kraft darstellt.

• Was macht diesen Ort zu einem Symbol für Ruhe und Kraft?

• Was gibt Ihnen dieser Ort?

• Was sehen Sie an diesem Ort?

• Was riechen Sie an diesem Ort?

• Welche Geräusche gibt es hier?

• Wie fühlen Sie sich an Ihrem Ort für Ruhe und Kraft?

• Wenn Sie Ihrem Ort Farben zuordnen oder ihn zeichnen möchten, nutzen Sie
  die bunte Kreide und ein weiteres Blatt Papier. Suchen Sie zu Hause einen
  Platz für Ihr Bild, an dem Sie gerne an Ihren Ort erinnert werden möchten.

Entspannungshilfe

„Kraft tanken an meinem Ort namens . . . .“

Jederzeit können Sie an Ihren Ort der Ruhe und Kraft gehen.

Die folgende Anleitung erleichtert Ihnen die Wiederholung. Mit etwas Übung und mithilfe Ihrer genauen Beschreibung Ihres persönlichen Ortes wird es Ihnen leichter fallen, auch in Stresssituationen die Entspannung abzurufen.

- Suchen Sie sich eine bequeme sitzende oder liegende Position.

- Stellen Sie sich nun vor, wie Sie an Ihrem Platz der Ruhe und Kraft ankommen.

- Ein wohliger Duft umgibt Sie.

- Schauen Sie sich in Ruhe um, erkennen Sie Ihren Platz wieder?

- Die Geräusche sind beruhigend und angenehm.

- Machen Sie es sich ganz bequem und spüren, Sie wie der Atem noch ruhiger wird.

- Spüren Sie, wie sich eine wohlige Ruhe in Ihnen ausbreitet.

- Stellen Sie sich vor, wie jeder Atemzug Sie wie in einem breiten Strom durchfließt und mit Energie und Sauerstoff versorgt.

- Genießen Sie diesen Zustand.

- Lassen Sie sich mit jedem Atemzug mehr ein.

- Hier an diesem Ort ist der Alltag unwichtig, mit jedem Atemzug tanken Sie Energie.

- Zu diesem Platz hat kein anderer Zugang, Sie sind völlig ungestört.

- Zurückkommen: Sie können diesen Platz jederzeit besuchen.

- Stellen Sie sich nun vor, wie eine angenehme kühle Brise Sie umgibt.

- Sie fühlen sich frisch und ausgeruht wie nach einem erholsamen Schlaf.

- Räkeln und strecken Sie sich, gähnen Sie und öffnen Sie allmählich die Augen.

- Sie halten die Augen weiterhin geschlossen, bewegen Hände und Füße, räkeln und strecken sich. Vielleicht gähnen Sie.
- Nachdem Sie von 5 an rückwärts gezählt haben, öffnen Sie die Augen.
- Kommen Sie nun allmählich über die Seite hoch zum Sitzen.

Erinnern und Entspannung abrufbar machen

Die KursteilnehmerInnen erhalten nun ein Arbeitsblatt (s. S. 456) und Schreibzeug, um ihren Platz zu erinnern und möglichst genau zu beschreiben. Die Aufgabe ist auf einem Flipchart aufgeschrieben. Bunte Kreide und ein leeres Blatt erweitern die Möglichkeiten und lassen Raum für Kreativität.

ÜBUNG Igelballmassage für den Rücken

s. Kap. 9, S. 294 f

ÜBUNG Den Atem zum Kind lenken

Übungsziele:
- Jetzt wird die Aufmerksamkeit zum Kind geführt und zum stillen Dialog eingeladen.

Anleitung
- Kommen Sie in eine bequeme liegende Position und schließen Sie die Augen.
- Gehen Sie mit der Aufmerksamkeit zum Atem und lassen Sie darüber die Gedanken zur Ruhe kommen.
- Spüren Sie, wie der Atem kommt und geht.
- Alle Aufmerksamkeit bleibt beim Atem.
- Geräusche und Gedanken sind ganz unwichtig, Sie bleiben beim Atem und überlassen

sich mit jedem Ausatmen etwas mehr der Unterlage.
- Folgen Sie nun dem Weg ihres Atems.
- Der Atem kommt durch die Nase und geht durch den Mund.
- Spüren Sie, wie der Atem durch die Nase kommt und sich dort kühl anfühlt.
- Nehmen Sie wahr, wie der Atem in einem breiten Strom durch die Kehle in den Brustkorb gelangt.
- Spüren Sie die Bewegungen, die der Atem auslöst.
- Die Schultern heben sich.
- Der Brustkorb hebt und senkt sich.
- Der Brustkorb wird weit und schmal.
- Sie spüren den Atem im Rücken und im Bauch.
- Legen Sie Ihre Hände auf den Bauch zum Kind.
- Spüren Sie dort Ihren Atem.
- Der Bauch hebt und senkt sich.
- Jeder Atemzug bringt ganz viel Sauerstoff zum Kind und hilft dem Baby durch die Geburt.
- Nehmen Sie Ihr Kind ganz bewusst wahr.
- Spüren Sie seine Bewegungen oder wie es ganz ruhig ist.
- Ihr Kind hat schon jetzt ganz viel Anteil an Ihrem Leben und spürt, wenn Sie sich ihm zuwenden.
- Ihr Kind ist sicher aufgehoben und gut geschützt.
- Es ist mit allem versorgt, was es braucht.
- Es wird Sie unter der Geburt unterstützen und helfen, das Richtige zu tun.
- Vielleicht gibt es etwas, was Sie Ihrem Kind jetzt sagen möchten.
- Kommen Sie nun zurück in diesen Raum mit Ihrer Wahrnehmung.
- Lassen Sie die Augen noch einen Moment geschlossen
- Bewegen Sie Arme und Beine.
- Dehnen und strecken Sie sich.
- Zählen Sie dann von 5 an rückwärts und öffnen Sie dann die Augen.
- Kommen Sie nun über die Seite hoch zum Sitzen.

Nach einem Ausblick auf die nächste Kurseinheit Stillen haben die TeilnehmerInnen das Schlusswort: „Welchen Namen hat Ihr persönlicher Ort erhalten?" „An welchem Platz zu Hause lassen Sie sich daran erinnern?

Gebärpositionen mit Partner

Wie bereits in der 5. Lerneinheit erarbeitet, werden die drei wesentlichen Informationen anhand einer Skizze erklärt. Besonderes Augenmerk in der gemischten Gruppe liegt auf den einwirkenden Kräften: „Punctum fixum, Punctum mobile" mit dem Vergleich der zu verkorkenden Weinflasche (s. S. 436).

Geübt werden Positionen im Stehen, Knien und in der tiefen Hocke, bei denen der Partner seine Frau hält (Anleitung s. S. 134 ff).

Abschluss des ersten Partnerabends

Nachdem nun noch die Möglichkeit besteht, Fragen loszuwerden, erfolgt ein Ausblick auf die zweite Kurseinheit mit Partner, in der das Familienleben und eine Zeit füreinander im Vordergrund steht.

Abschließend und als gleichzeitiges Feedback werden alle KursteilnehmerInnen gebeten, **ein letztes Schlusswort** zu geben, das ihre Zufriedenheit mit dem Kursabend wiedergibt oder die Stimmung, mit der sie diesen Kursabend verlassen.

12.11 Kurseinheit 10: Wochenbett und Stillen

Tab. 12-**11** Kurseinheit Wochenbett und Stillen

Zeit	Dauer	Lernziele	Inhalt	Methode	Medien
	5 Min.	• Ankommen, Orientieren • Begrüßung • Neue Frauen integrieren • Kurskinder begrüßen	• Willkommens-Flipchart • „Matrix" vorstellen, (neue Frauen tragen sich jetzt oder am Ende der Stunde ein) • Fototafel der KursteilnehmerInnen aktualisieren	Vortrag, Teilnehmeraktivierung	Flipchart gestaltet, Pinnwand mit „Matrix", Staffelei mit Fototafel, Filzstifte
5	5 Min.	Einstieg ins Thema	• Motto (Zitat) • Thema des Tages	Vortrag	Flipchart mit Zitat
10	20 Min.	Entlastungsmöglichkeiten für die Wochenbettzeit finden	Ideen für einen stressfreien Start zu Hause suchen: • Lange Verweildauer im Krankenhaus, Pro und Contra • Vorbereitungen für das „Königinnengefühl" zu Hause • Vorbereitungen im Vorfeld • Wünschenswerte Entlastungsmöglichkeiten	Murmelgruppen	Gestaltete Pinnwand, ggf. mit Cartoon oder Symbol, Moderationskarten, Stifte, Pins

Tab. 12-11 Fortsetzung

Zeit	Dauer	Lernziele	Inhalt	Methode	Medien
30	15 Min.	Positive Einstellung zum Stillen fördern	Erfahrungsaustausch • Stillerfahrung/Stilldauer • Fragen • Tipps zur Organisation(z. B. Stillen und gleichzeitig für Geschwister da sein)	Gesprächsrunde	
45	10 Min.	Entlastung des Beckenbodens im Wochenbett	Übungen in entlastender Position • „Pinsel" • „Strahler" • „Der ängstliche Hund"	Wahrnehmungsübung	Matten, Kissen, ruhige Musik, Übungsanleitung, Handzettel
55	15 Min.	Entspannung	„Mein Ort der Ruhe und Kraft"	Entspannungsübung	Matten, Kissen, ruhige Musik
70	5 Min.	Ausblick und Abschluss	Text	Vortrag	Flipchart mit Ausblick

> **Lernziele:**
> • Wochenbett als eine wichtige Zeit der Erholung sehen
> • Konkrete Entlastungsmöglichkeiten finden
> • Praktische Tipps zur Erleichterung des Alltags sammeln
> • Praktische Tipps für eine positive Stillerfahrung sammeln
> • Übungen zur Schonung des Beckenbodens

Anders als nach der ersten Geburt wird bei dem bevorstehenden Wochenbett der Alltag die Frauen in der Regel schneller einholen.
• Haushalt und Geschwisterkind/er wollen versorgt werden.
• Die Wöchnerin fühlt sich wahrscheinlich von der Geburt nicht so mitgenommen und neigt eher dazu, sich zu überfordern.
• Der Vater nimmt die zweite/weitere Geburt eher auch etwas lockerer und plant eine kürzere berufliche Auszeit ein.

Aber auch beim zweiten/weiteren Kind müssen Schwangerschaft und Geburt verkraftet werden und der Körper braucht eine ausreichende Erholungszeit. Hier investieren die Frauen in ihre gesundheitliche Zukunft. Das Risiko der Harninkontinenz nach Überlastung macht die Frauen hellhörig.

Konkret bedeutet das aber auch: **Entlastungsmöglichkeiten** zu schaffen und bereits im Vorfeld ein tragfähiges soziales Netz zu flechten. Auch der Anspruch auf eine Haushaltshilfe kann im Vorfeld geklärt, die entsprechenden Formulare vorbereitet und eine geeignete Hilfskraft gesucht werden.

Die Frauen haben außerdem ihre Erfahrungen mit dem Stillen gesammelt und eine klare Einstellung dazu gefunden. So kann in dieser Stunde ganz konkret auf Fragen eingegangen werden, wobei die Stillerfahrungen der Gruppe sehr hilfreich sein können.

Motto der Kurseinheit

„Alles, alles und jedes ist von Bedeutung: Und nichts, was gut ist, geschieht schnell."

(Indianische Weisheit)

Mit diesem Zitat wird deutlich, wie wichtig die Wochenbettzeit nach jeder Geburt ist. Geburt und Schwangerschaft wollen verkraftet werden, das geht nicht von heute auf morgen.

Erfahrungsaustausch und Ideensammlung zur Entlastung im Wochenbett

Die Verweildauer im Krankenhaus nach der Geburt wird häufig als angemessene Erholungszeit betrachtet, in der die Mutter sich ausschließlich um sich und das Neugeborene kümmert. Zu Hause angekommen, wird auch das Geschwisterkind Aufmerksamkeit fordern, die die Mutter im Krankenhaus dem Baby ungeteilt geben konnte. Andererseits wird der Übergang für Geschwister in die neue Situation emotional leichter, wenn die Trennung möglichst kurz bleibt.

Da die wenigen Tage tatsächlich keinen angemessenen Zeitraum für die Erholung darstellen, werden Ideen gesammelt, wie eine Entlastung zu Hause aussehen sollte. So sind die Frauen für den Partnerabend vorbereitet und können dort konkrete Wünsche äußern, die das Paar später gemeinsam umsetzen kann.

Die Frauen bilden Murmelgruppen und finden Antworten und Ideen zu folgenden Fragen, die auf einer Pinnwand visualisiert sind. Die Ideen werden auf Moderationskarten geschrieben, die später auf die Pinnwand geheftet werden.
- Was spricht für eine möglichst lange Verweildauer im Krankenhaus nach der Geburt?
- Was spricht dafür, möglichst schnell nach der Geburt wieder nach Hause zu kommen?
- Welche Vorbereitungen können im Vorfeld erfolgen, damit es zu Hause wie in einem gemütlichen Nest wird, in dem Sie sich wie eine Königin fühlen können und das Sie mit Ihrem Baby nicht verlassen müssen?
- Welche Entlastung wünschen Sie sich, was wäre hilfreich, wie ist das umzusetzen?

Stillen

Nachdem die Ideen zusammengetragen und ggf. ergänzt wurden, können nun Fragen zum Stillen gestellt werden. Um ins Gespräch zu kommen, gibt jede Frau in knapper Form Auskunft über die Stilldauer und etwaige Probleme bei den früheren Geburten.

Häufig gestellte neue Fragen sind:
- Wie finde ich trotz Geschwisterkind Ruhe zum Stillen? (Mögliche Lösungen: den Stillplatz im Kinderzimmer einrichten, gleichzeitig ein Bilderbuch anschauen).
- Was tun, wenn das Geschwisterkind am Busen trinken will? (Die Option zu haben, sie dürfen, wenn sie wollen, reicht den Geschwistern meistens. Erfahrungsgemäß wollen die Großen nur einmal probieren. Es scheint ihnen nicht mehr zu schmecken, oder sie kommen mit der Technik nicht zurecht oder haben dann doch kein Interesse mehr).

Aus der Wochenbettbetreuung Mehrgebärender wissen wir, dass das Stillen beim zweiten Kind weniger Anfangsprobleme macht. Die Erfahrung kommt den Frauen zu Gute. Die weniger dogmatische Herangehensweise, was Stillzeiten und -rhythmus angeht, vereinfacht die Situation außerdem.

Entlastung des Beckenbodens im Wochenbett

Da die Schonung im Wochenbett gerade für den Beckenboden obligatorisch ist, gehen wir nun zum praktischen Teil der Stunde über. Dabei wird die Wichtigkeit hervorgehoben, den Beckenboden zu entlasten. Drei Übungen, die im

Entlastende Beckenbodenübungen für das Frühwochenbett

Entlastend ist, was, der Schwerkraft folgend, den Druck aus dem Becken nimmt.

1. „Pinsel"
Knie-Ellenbogenlage

- Stellen Sie sich vor, Sie haben auf Ihren Sitzbeinhöckern Pinsel befestigt. Mit diesen Pinseln schreiben Sie Ihren Vornamen in schöner (macht die Bewegung langsam) Schreibschrift (macht die Bewegung rund) auf eine imaginäre Wand hinter Ihnen.
- Ist Ihr Name kurz, nehmen Sie Ihren Nachnamen dazu.
- Achten Sie darauf, dass die Bewegung aus dem Becken kommt. Sie bewegen sich nicht vor und zurück, denn dann verlieren die Pinsel den Kontakt zur Wand. Der Rücken bleibt gerade.
- Sie spüren Spannung, vielleicht auch im Bauch.
- Nehmen Sie Ihren Beckenboden bewusst wahr.

Es können auch Kreise gemalt werden.

Dabei kann variiert werden: große, kleine Kreise, mit wechselnder Richtung und Farbe.

2. „Strahler"
Knie-Ellenbogenlage

- Stellen Sie sich vor, Sie haben auf Ihren Sitzbeinhöckern Strahler installiert, mit denen Sie die Wand hinter sich anstrahlen.
- Zunächst strahlen Sie die Wand ungefähr in der Mitte an.
- Sie leuchten nun langsam in Richtung Decke und spüren dabei, dass Sie ganz leicht ins Hohlkreuz kommen.
- Dort strahlen Sie nun die Kante entlang bis zur rechten Ecke.
- Von dort geht es langsam nach unten in Richtung Fußleiste.
- Der Rücken wird wieder gerade und unten angekommen, spüren Sie den Beckenboden deutlich.
- Sie strahlen nun die Fußleiste entlang bis in die andere Ecke.

Von hier geht es langsam wieder in Richtung Decke und in die Mitte der Wand.

3. „Der ängstliche Hund"
Vierfüßlerstand, Knie hüftbreit, Arme schulterbreit geöffnet, Rücken gerade.

- Stellen Sie sich vor, Sie seien ein Hund mit einem langen Schwanz in Höhe des Steißbeins.
- Der Hund zieht seinen Schwanz ein, so als hätte er Angst.
- Sie spüren, wie sich der untere Rücken etwas bewegt und gedehnt wird und der hintere Beckenboden sich anspannt.
- Bleiben Sie einen Moment in dieser Position.
- Nun lösen Sie die Spannung und stellen Sie sich zum Ausgleich vor, der Hund freut sich und wedelt mit seinem Schwanz.

Wochenbett sehr hilfreich sind, werden vorgestellt und die Übungsanleitung als Handzettel (s. S. 462) ausgeteilt.

Sollte es neue TeilnehmerInnen im Kurs geben, wird der Beckenboden vorab lokalisiert und kurz beschrieben.

ÜBUNG **„Mein Ort der Ruhe und Kraft" (nach R. Sonntag)** ___

Pausen nutzend und auch im Wochenbett anwendbar ist die Fantasiereise, die in der 9. Lerneinheit vorgestellt wurde. Vielleicht hat sich die eine oder andere Frau in der Zwischenzeit mit dieser Übung zu Hause entspannt. Für die anderen TeilnehmerInnen wird diese Entspannungsmöglichkeit wieder in Erinnerung gerufen.

Anleitung s. S. 455.

Gestärkt nach Hause gehen

Nach einem kurzen Ausblick auf den Partnerabend kann die Kursleiterin zum Abschluss noch einen kurzen Text vortragen, der Stärke vermittelt, z. B.:

„Mit einem Baby leben, ist anstrengend, bei aller Freude, die es macht. Wie viele Stunden am Tag trägt eine Mutter ihr immer schwerer werdendes Kind? Wie viele Kilometer legt sie tagtäglich in der Wohnung und draußen zurück? Wie viele Entscheidungen trifft sie jeden Tag, die das Wohlbefinden der Kinder betreffen? Wie häufig wird aus der Fürsorge für das Kind eine Sorge um das Kind?
Grund genug, abends müde zu sein, aber auch Grund genug, sich auf die Schulter zu klopfen: **Das hast du gut gemacht!"**

(aus: M. Klein, M. Weber: „Das tut mir gut nach der Geburt", 1998).

12.12 Kurseinheit 11: Familienleben – Familie leben (2. Partnerabend)

Tab. 12-**12** Kurseinheit „Familienleben – Familie leben" (Partnerabend)

Zeit	Dauer	Lernziele	Inhalt	Methode	Medien
	5 Min.	• Ankommen, Orientieren • Begrüßung	• Willkommens-Flipchart	Vortrag, Teilnehmeraktivierung	Flipchart gestaltet
5	5 Min.	Einstieg ins Thema	• Motto (Zitat) • Thema des Tages	Vortrag	Flipchart mit Zitat beschriftet
10	5 Min.	• Sich als Paar nähern • Positive Stimmung aufbauen • Gutes Ankommen in der Gruppe	„Worüber habe ich mich heute gefreut?"	Murmelrunde, Vorstellungsrunde	Visualisiert an Pinnwand oder Flipchart

Tab. 12-12 Fortsetzung

Zeit	Dauer	Lernziele	Inhalt	Methode	Medien
15	10 Min.	• Geschwister wahrnehmen • Festes Bild und etwaige Vorbehalte überdenken	• Nomen est Omen: • Attribute zuordnen, die mit den Anfangsbuchstaben des Geschwisterkindes beginnen • Anschließend miteinander vergleichen	Partnerarbeit	Pinnwand oder Flipchart, Papier und Stifte, ruhige Musik
25	15 Min.	Bewusstes Atmen • In vorgegebene Richtung • Guten Rhythmus finden	• Atem zur Ruhe kommen lassen • Atmen in die Hände des Partners • Atmen zum Kind • Aufmerksamkeit zum Kind	Wahrnehmungsübung	Matten, Kissen, ruhige Musik
40	15 Min.	• Aufgabenverteilung in der Familie sichtbar machen • Entlastungsmöglichkeiten suchen • Freiräume für das Paar schaffen	• Zeit erfassen: • Wochenroutine im Zeitkorridor eintragen und vergleichen • Konkrete Haushaltsaufgabe zuordnen und für die Wochenbettzeit umverteilen • Dritte einbeziehen	Einzel- und Partnerarbeit	Arbeitsblätter, Stifte, Pinnwand oder Flipchart
55	10 Min.	Liebevolle Zuwendung	Gegenseitige Handmassage	Paarübung, Wahrnehmungsübung	Massageöl, Papiertücher
65	20 Min.	Wünsche und Hoffnungen formulieren	Gegenseitiger Brief • „Was ich an dir schätze in deiner Rolle als Mutter/Vater" • „Was mir wichtig ist für unsere gemeinsame Zukunft als Paar"	Paarübung	Schreibblock, Stifte, Briefumschläge, ruhige Musik
85	5 Min.	• Abschluss • Feedback	Klebepunkte werden als Rückmeldung auf ein vorbereitetes Flipchart geklebt	Punktabfrage	Flipchart mit Skalierung

---

Lernziele:
- Reflektion der eigenen Rolle in der Familienstruktur (ich, wir als Paar, wir als Eltern)
- Sich einander und dem Baby zuwenden
- Verschnaufpause und Ermutigung, diese im Alltag zu etablieren

---

Da wir uns an diesem Abend weniger mit der Geburt als vielmehr mit dem Leben innerhalb der Familie befassen, steht die Kommunikation im Vordergrund. Der Abend sollte entsprechend angekündigt sein, um falschen Erwartungen vorzubeugen.

Die Idee dahinter ist, dass auch für die Männer diese erneute Schwangerschaft eher nebenher läuft. Außerdem gerät die Familienstruktur durch das zusätzliche Kind zusehends in die klassische Rollenverteilung. Der Vater steht noch mehr in der Verantwortung des Ernährers, während die Frau die Rolle der Hausfrau und Mutter mehr und mehr ausfüllt.

Wie auch immer die Zukunft geplant ist, das **Ziel** sollte **ein hohes Maß an persönlicher Zufriedenheit** sein, egal ob in beruflicher, familiärer oder partnerschaftlicher Hinsicht. Strukturen, die dabei sind, sich vielleicht unbewusst zu festigen, werden an diesem Abend beleuchtet und dienen der Anregung, sich als Paar miteinander auseinander zu setzen.

Gutes Ankommen

Nach der persönlichen Begrüßung der Teilnehmer werden Namensschilder ausgeteilt, die beschriftet werden. Prospekte und Infozettel mit Kursangeboten auch für Väter oder andere Ideen für Unternehmungen für die Familie, Entlastungsmöglichkeiten oder andere zum Thema passende Infos liegen aus. Neben der nützlichen Information sind die Teilnehmer so bis zum Kursstart beschäftigt.

Motto der Kurseinheit

„Bei der Geburt jeden Kindes wird einem bewusst, dass ab jetzt nichts mehr so sein wird wie zuvor.“
(Peter Ustinov)

Liebe besteht nicht darin, dass man sich anschaut, sondern dass man gemeinsam in eine Richtung blickt.“
(Antoine de Saint-Exupéry)

Auch wenn sich das Leben nicht mehr so gravierend ändert, wie nach der Geburt des ersten Kindes, so werden doch mit jedem Kind die Karten neu gemischt. Jedes Kind ist einzigartig und bringt seine eigene individuelle Dynamik in die Familie.

Mit dem zweiten Zitat rückt das Paar in den Vordergrund. Wenn aus Paaren Eltern werden, ist ein gemeinsamer Schulterschluss für ein gutes Gelingen nötig. Seite an Seite fällt es leichter, den Blick in eine gemeinsame Zukunft zu richten.

„Worüber hast du dich heute gefreut?“

Jedes Paar beantwortet sich diese Frage gegenseitig (3–5 Min.). In der anschließenden großen Runde mit namentlicher Vorstellung berichtet das Paar mit wenigen Sätzen, worüber sich jede/r gefreut hat. Wir müssen davon ausgehen, dass beide einen anstrengenden Tag hinter sich haben, wahrscheinlich einen Babysitter organisieren mussten und sich vielleicht hetzen mussten, um an dieser Stunde teilzunehmen. Deshalb soll dieser Abend das Paar positiv stimmen.

Nach einem anstrengenden Tag rücken die schönen Momente in den Vordergrund, das Paar kommt in Kontakt, kommuniziert miteinander. Die anschließende Vorstellungsrunde dient der Orientierung in der Gruppe.

ÜBUNG „Nomen est Omen"
(nach R. Richter und
M. Verlinden) _____

Übungsziel:
Im Familienzusammenleben etablieren sich, oft unbemerkt, anscheinend typische Persönlichkeitsmerkmale, die wir einander zuschreiben. Hier werden diese sichtbar gemacht und bieten Anlass zum Nachdenken.

Anleitung:
Schreibmaterial ist verteilt und an einem Flipchart ist die Aufgabe wie folgt visualisiert:
- Schreiben Sie senkrecht den Vornamen Ihres Kindes auf das gesamte Blatt.
- Finden Sie Attribute, die Sie typisch für Ihr Kind finden und die mit dem jeweiligen Anfangsbuchstaben beginnen.
- Denken Sie dabei an eine schöne Situation, die Sie kürzlich mit Ihrem Kind erlebt haben.

C clever	**L** laut
L laut	**E** einfühlsam
E empfindsam	**O** ordentlich
M machtorientiert	**N** neugierig
E eitel	**A** aufmerksam
N naturlieb	**R** reserviert
S selbstbewusst	**D** dickköpfig

Dann vergleicht das Paar die zusammengetragenen Eigenschaften. Sind sich beide einig? Ist das Kind einem Elternteil besonders ähnlich? Möglicherweise gibt diese Reflektion Anlass, dem eigenen Kind wieder mit mehr Neugier und Offenheit zu begegnen und ihm so bei den anstehenden Veränderungen mehr Verständnis entgegenzubringen. Die Ergebnisse können der Gruppe mitgeteilt werden.

ÜBUNG Atmen in die Hände
des Partners _____

Übungsziele:
Mit dieser Wahrnehmungsübung stimmt sich das Paar auf die anstehende Geburt ein und wird mit der Aufmerksamkeit zum Kind geführt.

Anleitung s. S. 242.

Aufgabenverteilung und Entlastung schaffen

Mit fortschreitender Schwangerschaft wird die körperliche Belastung für die Frau stärker. Familie kennt in der Regel keinen Mutterschutz, dem Alltag ist nicht zu entrinnen. Um die Belastung überschaubar zu halten und auch im Wochenbett eine ausreichende Entlastung zu ermöglichen, werden in dieser Kurseinheit konkrete Möglichkeiten gefunden, den Alltag entsprechend zu organisieren und eine Art **„Carepaket für besondere Lebenslagen"** zu schnüren.

Dabei wird auch die besondere **Situation des Partners** sichtbar gemacht. Einerseits zunehmend in der Rolle des Versorgers wird gleichzeitig eine größere Erwartung an ihn als Vater gestellt. So kann Entlastung für die Frau bedeuten, dass der Partner mehr Aufgaben als Vater übernimmt und andererseits entlastend für beide, Aufgaben an „Außenstehende" delegiert werden.

ÜBUNG Zeit-Korridor
(nach R. Richter und
M. Verlinden) _____

Anleitung:
- Zunächst wird die Wochenroutine beider Partner auf einem **„Zeit-Korridor"** erfasst (s. Arbeitsblatt S. 467):

Die Zeit erfassen

Geprägt durch den Alltag mit Kindern verläuft unser Leben meist in festeren Strukturen als in einer Zweierbeziehung oder als Single. Die Tage sind ausgefüllt und oft wissen wir nicht, wo die Zeit geblieben ist. Tragen Sie deshalb hier Ihre **Wochenroutine** in einen **„Zeit-Korridor"** ein und machen Sie so Ihre Zeit sichtbar. Machen Sie sich bewusst, dass sich mit der bevorstehenden Geburt Verschiebungen ergeben. Vielleicht können Sie diese ja sogar für Verbesserungen zum Anlass nehmen.

Eine Woche hat 168 Stunden. Wie ist diese Zeit bei Ihnen verteilt?

Wie viel Zeit verbringen Sie mit:
Schlaf, Weg zur Arbeit, Arbeit, Haushalt, Freunde und Hobby, Fernsehen/PC, Zeit zur eigenen freien Verfügung, Zeit gemeinsam als Paar, Spiel mit dem Kind, Zeit als Familie.

Füllen Sie einen eigenen Bogen aus und vergleichen Sie diesen mit dem Ihrer Partnerin / Ihres Partners.

Zeit in Stunden	
1 h	168 h

- Wie viel Zeit wird verbracht mit Schlaf, Weg zur Arbeit, Arbeit, Haushalt, Freunde und Hobby, Fernsehen/PC, Zeit zur eigenen freien Verfügung, Zeit gemeinsam als Paar, Spiel mit dem Kind, Zeit als Familie etc. verbracht.
- Jede Person füllt einen eigenen Bogen aus. Das Paar vergleicht den Bogen miteinander.
- Aufgaben die bei einer Umverteilung zur allgemeinen Entlastung beitragen können, werden gesondert aufgelistet. Diese exemplarische **Liste wiederkehrender Aufgaben** kann von dem Paar erweitert oder verändert werden. Das Paar füllt den Bogen gemeinsam aus. Dabei wird erfasst, wer für welche Aufgabe zurzeit zuständig ist, wie eine Umverteilung auch unter Mithilfe Dritter möglich ist. Helfer von außen sollten möglichst konkret benannt werden.

An dieser Stelle weist die Kursleiterin auf die Sondersituation „Wochenbett" hin, während der eine Entlastung besonders wichtig ist.

! Entlastung muss aber auch geschehen dürfen und erfordert von den Frauen die Bereitschaft, den eigenen Perfektionismus nicht als Maßstab für die Erwartungen an den Partner zu nehmen.

■ **Entlastung planen**

Wenn das Baby geboren ist, wird eine neue Verteilung der Aufgaben nötig sein. Die Arbeitsblätter auf S. 470–471 enthalten eine Reihe wiederkehrender Aufgaben, die zu Hause anstehen. Bitte finden Sie eine Zuordnung:

- Wer ist zurzeit für diese Aufgaben zuständig?
- Welche Aufgaben sollten spätestens nach der Geburt umverteilt werden?
- Welche Aufgaben können an Dritte delegiert werden?
- Wen konkret können Sie unterstützend einbinden?

Sinn und Zweck ist es, zu erfassen, wie eine Umverteilung zur allgemeinen Entlastung der Frau beitragen kann, sodass beide Partner zufrieden sind. Diese exemplarische Liste wiederkehrender Aufgaben kann erweitert oder verändert werden.

Die Partner füllen diesen Bogen gemeinsam aus und schaffen durch Delegieren an Dritte Freiräume, die sie als Paar miteinander nutzen können.

ÜBUNG **Hand- oder Fußmassage (Paarübung)** ———————

Übungsziele:
Durch eine Massage der Hände und der Füße erreichen wir über die Reflexpunkte den ganzen Körper. Wegen der vielen Nervenenden sind sie sehr sensibel und eine Massage wohltuend. Eine ernst gemeinte Massage bietet außerdem eine gute Möglichkeit, sich einander zuzuwenden. An dieser Stelle ist Zeit und Gelegenheit dafür.

Anleitung:
Notwendige Hilfsmittel: Massageöl und Tücher, um überschüssiges Öl anschließend abzuwischen (s. Kap. 7, S. 164).

ÜBUNG **Briefe schreiben** ———————

Übungsziele:
- Wünsche und Hoffnungen formulieren

Anleitung:
Das Paar schreibt sich gegenseitig einen Brief mit dem Inhalt:
- „Was ich an dir schätze in deiner Rolle als Mutter/Vater"
- „Was mir wichtig ist für unsere gemeinsame Zukunft als Paar"

Die Briefe der einzelnen Partner kommen in einen Briefumschlag, werden an das Paar adressiert und verschlossen bei der Kursleiterin abgegeben und nach dem Wochenbett verschickt. Jetzt muss der Alltag mit einem weiteren Kind gemanagt werden und eigene Wünsche geraten dabei rasch in den Hintergrund, dürfen aber nicht in Vergessenheit geraten.

! Die gegenseitige Wertschätzung erleichtert dem Paar die anstrengende Anpassungszeit der ersten Monate.

Haben die Paare bereits beim ersten Kind einen Brief aneinander geschrieben, ist dies oft der Anlass, diesen wieder rauszukramen oder sich zumindest daran zu erinnern.

Abschied

Die Paare werden mit guten Wünschen für die bevorstehende Geburt und einen guten Start in die neue Familienkonstellation verabschiedet.

Feedback: Auf der vorbereiteten Flipchart steht die Aussage: „Der Kurs hat mir Spaß gemacht. Ich nehme hilfreiche und neue Ideen mit nach Hause."

Die Paare erhalten Klebepunkte, die sie auf einer Skala von 0–10 anbringen können (10 = volle Zustimmung).

Literatur

1. Vogel, Thea o. J. „Familienbegleitung; Anregungen zur Gestaltung von Eltern-Kind-Kursen im ersten Lebensjahr", Gesellschaft für Geburtsvorbereitung BZgA
2. Lippens, Frauke, 2006 „Geburtsvorbereitung – eine Arbeitshilfe für Hebammen", Staude Verlag
3. Heller, Angela, 1998 „Die Methode Menne-Heller", Thieme Verlag
4. Heller, Angela, 2002 „Nach der Geburt – Wochenbett-Rückbildung", Thieme Verlag
5. Fischer, Hanna, 2003 „Atlas der Gebärhaltungen", Hippokrates Verlag
6. Klein, M./Weber, M, 1998 „Das tut mir gut nach der Geburt", rororo
7. Stark-Städele, Jeannette, 2006 „Mein Geschwisterchen", urana Verlag
8. Schaeffle, Stefanie, 2003 „Was mit dem Zweiten anders wird…", Süd West Verlag
9. www.beebie.de/service/Erziehung/geschwister.htm
10. Sonntag, Robert, 2005 „blitzschnell entspannt", Trias Verlag
11. Richter, Robert, Verlinden, Martin „Vom Mann zum Vater" Praxismaterialien für die Bildungsarbeit mit Vätern, Votum 2000
12. Richter, R., Schäfer, E., 2005 „Das Papa Handbuch", Gräfe und Unzer
13. Weidenmann, Bernd, 2003 „100 Tipps & Tricks für Pinwand und Flipchart", Beltz Verlag
14. Weidenmann, Bernd, 2004 „Erfolgreiche Kurse und Seminare", Beltz Verlag
15. Wallenwein, Gudrun F., 2003 „Spiele: der Punkt auf dem i", Beltz Verlag
16. Seifert, Josef W., 2001 „Visualisieren, Präsentieren, Moderieren", Jokers edition
17. Rabenstein, Reichel, Thanhoffer, 2004 „Das Methoden-Set" AGB-Arbeitsgemeinschaft für Gruppen-Beratung, Ökotopia

Arbeitsblatt: Entlastung im Haushalt planen

Aufgabe	Seine	Ihre	Veränderungs-wünsche → Delegieren an
Kinderzimmer aufräumen			
Übrige Wohnung aufräumen			
Wohnung putzen			
Kleidung waschen			
Wäsche aufhängen/ trocknen			
Kleidung bügeln/ falten			
Kleidung wegräumen			
Schuhe putzen, auch Kinderschuhe			
Tageseinkauf			
Vorratseinkauf			
Kochen			
Tisch decken			
Küche in Ordnung bringen			
Pflanzen pflegen			

Arbeitsblatt: Entlastung bei der Kinderbetreuung

Aufgabe	Seine	Ihre	Veränderungs-wünsche
Kind beim Anziehen helfen			
Frühstücken/ Zähneputzen			
zum Kindergarten/ Schule begleiten			
aus Kindergarten/ Schule abholen			
Essen zubereiten			
Begleitung zum Spiel-platz/ Schwimmbad/ Turnen/Musikschule/ Freunden oder…			
Begleitung bei ande-ren Freizeitaktivitäten			
Für Mittagsschlaf sorgen			
Abendbrot			
Kind baden/waschen			
bettfertig machen und Abendrituale			
Zu Bett bringen			

© DHV – Geburtsvorbereitung, Hippokrates Verlag 201

Wochenendkurs für Familien

Claudia Knie

13.1 Kurskonzept

> **Ziele des Kurses:**
> - Freitagabend: Rückerinnerung und Aufarbeitung vorausgegangener Geburtserlebnisse
> - Samstagvormittag: Integration des/der Geschwisterkindes/r in die Familienkonstellation, Beschreibung des Geburtsgeschehens
> - Samstagnachmittag: Vorbereitung auf die bevorstehende Geburt

Bei Paaren, die bereits ein oder mehrere Kinder haben, ist die Rückerinnerung und Aufarbeitung der vorausgegangenen Geburtserlebnisse meiner Erfahrung nach mindestens ebenso wichtig, wie die Wiederholung der Geburtsvorbereitung. Ich erlebe bei den Paaren oft eine Verdrängung der alten Geburtserlebnisse. Wenn sie darauf angesprochen werden, zeigt es sich, dass die gespeicherten Erfahrungen, einschließlich der Ängste, oft mehr Macht und Gewicht besitzen als die Wünsche und Visionen zur bevorstehenden Geburt. Spätestens wenn sich bei der Geburt ein ähnliches Körpergefühl einstellt oder ein ähnlicher Geburtsverlauf entsteht, überschattet die Erinnerung die innere Freiheit und Offenheit für das Neue und Unbekannte, das sich nun entwickeln will.

Wenn sich die Paare aber an die Momente der Angst und Ohnmacht der vorangegangenen Geburten erinnern und diese voreinander aussprechen und mit der Kursleiterin ebenso wie mit den anderen KursteilnehmerInnen besprechen, entsteht bereits Erleichterung.

Nicht von einer Hebamme, sondern **von anderen Eltern zu hören**, dass es anderen Paaren ähnlich ergangen ist oder dass es hätte noch schlimmer kommen können, oder dass eine Geburt auch positiv erlebt werden kann, sind wichtige Erfahrungen dieser Kurseinheit. Zusätzlich können Ideen entwickelt werden, wie man mit einer ähnlichen Situation anders umgehen kann.

So öffnet sich in den Paaren der Raum für die nächste Geburt, die sicherlich anders als die vorangehende sein wird, und damit auch das Bewusstsein dafür, dass **jede Geburt einzigartig** ist. Entspannung und eine positive Neugier auf das nächste Abenteuer „Geburt" können auf dieser Basis leichter entstehen.

Die **Integration des Geschwisterkindes** in die Familienkonstellation ist für Eltern von großer Bedeutung, weil diese Aufgabe für sie, zumindest beim zweiten Kind, neu ist. Auch hier wird der Austausch der Paare untereinander als sehr hilfreich empfunden.

! Die meisten Eltern, die sich zu einem „Familienkurs" anmelden, haben sich dafür entschieden, weil es ihnen besonders wichtig ist, die Geschwisterkinder in die Vorbereitung auf das „neue" Baby mit einzubeziehen.

Die **Vorbereitung auf die jetzt anstehende Geburt** beantwortet das Bedürfnis vieler Eltern, die wichtigsten Inhalte des früheren Geburtsvorbereitungskurses wieder aufzufrischen. Das Interesse für diese Inhalte ist oft viel größer als bei den Erstgebärenden, weil die Paare sich entweder noch erinnern können, dass ihnen z. B. die Atmung so gut geholfen hat oder weil sie jetzt konkret für eine Situation, die sie erlebt haben, z. B. „Presswehen veratmen zu müssen", eine Anleitung erlernen möchten, um damit besser zurecht zu kommen.

Auch ist die **Offenheit** der Paare untereinander oft größer, weil alle schon eine Geburt erlebt haben. Dies schafft Verbundenheit. Außerdem vereint die Paare mit schon geborenen Kindern das Bedürfnis danach, endlich einmal Zeit für dieses neue Kind zu haben. Bei fast allen Eltern ist ein „schlechtes Gewissen" oder eine Wehmut darüber zu spüren, dass die zweiten oder dritten Kinder deutlich weniger Aufmerksamkeit in der Schwangerschaft von den Eltern bekommen als das Erstgeborene.

Zeitplan

Kurszeit insgesamt: 9 Stunden	
Freitagabend:	19.00 – 22.00 Uhr (Paare)
Samstagvormittag:	10.00 – 13.00 Uhr (Paare und Kinder)
Samstagnachmittag:	15.30 – 18.30 Uhr (Paare)

Mit dieser Zeitaufteilung bleibt den Familien noch der Sonntag am Wochenende frei, was dem ausdrücklichen Wunsch vieler Paare entspricht. Auch die **Betreuung der Kinder** ist relativ problemlos möglich. Für den Samstagnachmittag lässt sich gut eine Kinderbetreuung in einem Nebenraum organisieren, denn die Kinder haben sich am Vormittag ja schon kennengelernt und die Familie wird nicht so stark wieder „auseinandergerissen".

Geschwisterkinder im Alter von zwei oder drei Jahren sind häufig sehr schüchtern in der großen Gruppe und werden früher müde. Wenn **ältere Kinder**, z. B. ab vier Jahren dabei sind, bekommt der Samstagvormittag meist eine intensivere Färbung, denn diese Kinder verfolgen das Angebot mit großem Interesse und ziehen die Kleineren mit.

PRAXISTIPPS

Das Singen von Liedern bringt alle Kinder und Eltern wieder zu einer Gruppe zusammen und hat sich als erfolgreichste Methode zur Herstellung einer angenehmen Gruppendynamik bewährt.

Teilnehmerzahl

Eine erfahrene Kursleiterin kann mit fünf Paaren und fünf Kindern ganz gut zurechtkommen. Wenn aber mehrere Paare zwei oder drei Kinder haben, bzw. mehr als fünf Familien angemeldet sind, empfiehlt es sich, eine zweite Leitungsperson für den Samstagvormittag zu suchen. Das kann z. B. auch eine Hebammenschülerin oder eine Praktikantin sein.

13.2   Freitagabend: Kurseinheit 1: Rückbesinnung auf die vorangegangene(n) Geburt(en) (Paare)

Tab. 13-**1** Kurseinheit Rückbesinnung auf die vorangegangene/n Geburt/en

Zeit	Dauer	Lernziele	Inhalt	Methode	Medien
	5 Min.	Begrüßung	• Vorstellung des Kurskonzeptes • Adressenliste erstellen • Vorstellung der Räumlichkeiten	Vortrag	Formular für die Adressenliste
5	15 Min.	Kennenlernen der TN, Erwartungen abfragen	Vorstellungsrunde: Welche Wünsche habe ich für diesen Kurs?	Große Runde	Zettel zum Mitschreiben
20	10 Min.	Rückbesinnung auf das vorherige Geburtserlebnis	Visualisierung zur letzten Geburt oder Bilderkatalog	Visualisierung oder Assoziationen	Bilderkatalog
30	90 Min.	Austausch über die Geburtserlebnisse	Rückmelderunde	Große Runde	Zettel zum Mitschreiben
120	10 Min.	Pause			
130	25 Min.	• Entspannung • Sich gegenseitig Gutes tun	Rückenmassage: Perlenkette	Partnerübung mit Rollentausch	Kissen, Musik im Hintergrund
155	20 Min.	Integration des Geschwisterkindes	Vorbereitung des Geschwisterkindes auf die Ankunft des Babys	Vortrag, Austausch	
175	5 Min.	Ausblick und Abschied	Ausblick auf den nächsten Tag	Vortrag	

Lernziele:
- Persönliche Erinnerung an die erlebte/n Geburt/en
- Kennenlernen der Paare untereinander
- Kennenlernen der Geburtserlebnisse der einzelnen TeilnehmerInnen, um später konkret darauf eingehen zu können
- Gemeinsames Einstimmen auf die Geburt
- Antworten auf die Frage: „Wie bereite ich das/die Geschwisterkind/er auf die Geburt des „neuen" Babys" vor?

Kennenlernen

Nach dem Erstellen der Adressenliste mit den teilnehmenden Familien stellt die Kursleiterin die Räumlichkeiten und das Kurskonzept vor. Dann werden in der großen Runde zum Kennenlernen folgende Themen erörtert:

- Welche Wünsche habe ich an diesen Kurs?
- Welche Erfahrungen aus dem/n letzten Kurs/en haben mir bei der Geburt geholfen?
- Was möchte ich gerne wieder auffrischen?

Die Kursleiterin schreibt die Wünsche mit, um sich spätestens am Samstagnachmittag auf die gewünschten Themen beziehen zu können.

Rückbesinnung auf das vorherige Geburtserlebnis

Die Rückbesinnung kann entweder über eine Visualisierung oder mithilfe eines Bilderkatalogs erfolgen.

ÜBUNG ## Visualisierung zur vorangegangenen Geburt ___

Allgemeine Hinweise zu Visualisierungen:
s. Kap. 8, S. 233

Die Paare, die auf mehr als eine Geburt zurückblicken, konzentrieren sich zunächst auf die letzte Geburt. Wenn aber Bilder oder Gefühle von den anderen Geburten hochkommen, ist das ganz in Ordnung. Jeder sollte einfach das nehmen, was kommt, ohne zu meinen, es müsse sortiert oder logisch sein.

Als Entspannungstext zu Beginn der Visualisierung eignet sich eine Körperreise (s. S. 233).

Anleitung:
- „Gehen Sie wie auf einem Zeitstrahl zurück zu dem Tag, an dem die Geburt Ihres Kindes begonnen hat.

Sie erinnern sich an die Jahreszeit, an das Wetter an diesem Tag.
- Wie war es, als Sie merkten, dass die Geburt jetzt vielleicht beginnen wird? Wie haben Sie sich gefühlt?
- Jetzt sind Sie schon eine Weile gemeinsam zu Hause. Sie haben die ersten Wehen miteinander erlebt. Wie fühlen Sie sich? Was ist gut? Was hätten Sie sich gewünscht? Haben Sie Kontakt zu Ihrem Kind? Wie ist Ihr Kontakt untereinander?
- Sie erinnern sich an den Moment, an dem Sie Ihre Hebamme angerufen haben oder ins Krankenhaus gefahren sind. Was fühlen Sie? Was tut Ihnen gut? Was hätten Sie gebraucht?
- Die Zeit vergeht weiter. Die Wehen werden stärker. Sie fahren zum Geburtsort. Wie fühlen Sie sich jetzt? Sie sind nun in Begleitung der Hebamme? Wie ist Ihr Kontakt untereinander?
- Die Geburt geht weiter. Sie kommen an den Punkt, an dem Sie das Gefühl haben, es geht nicht mehr. Wie fühlt sich das an? Was tut Ihnen gut? Was hätten Sie gebraucht? Haben Sie Kontakt zu Ihrem Kind?
- Das Ende der Geburt ist nah.
  Welche Gefühle können Sie wahrnehmen? Was ist gut? Was gibt Ihnen Kraft?
- Und nun ist ihr Kind geboren.
  Endlich! Sie können es sehen, riechen, anfassen. Erinnern Sie sich mit all Ihren Sinnen an die ersten Minuten mit Ihrem Kind.
- Die Plazenta wird geboren.
  Sie machen sich allmählich bereit, den Geburtsraum zu verlassen. Wie fühlen Sie sich? Was ist gut? Was wünschen Sie sich?
- Sie kommen mit Ihrem Kind zurück nach Hause. Als neue Familie betreten Sie gemeinsam Ihre Wohnung.
  Welche Gefühle können Sie wahrnehmen? Zu Ihrem Kind? Zu Ihrem Mann? Oder zu Ihrer Frau?
- Die ersten zwei Wochen mit Ihrem Kind vergehen.
  Was fühlen Sie? Was war schön? Was war nicht so schön? Was hätten Sie gebraucht?

- Nun verabschieden Sie sich langsam wieder von dieser Reise. Sie verabschieden sich von der vergangenen Zeit und gehen den Zeitstrahl wieder nach vorne zum heutigen Tag.
- Sie nehmen zwei tiefe Atemzüge und spüren den Boden unter sich. Sie spüren das Ein- und Ausströmen Ihres Atems.
- Sie gehen mit Ihrer Konzentration langsam wieder zurück hierhin, in diesen Raum, in dem Sie jetzt liegen.
- Sie verabschieden sich von der Körperreise und kommen ganz zurück. Vielleicht mögen Sie Ihre Hände zu Fäusten ballen und mit Ihren Füßen wackeln. So kommen Sie zurück in Ihren Körper. Und lassen Sie sich Zeit, Ihre Augen zu öffnen."

PRAXISTIPPS

Der Übergang von der Rückerinnerung in den Wachzustand muss langsam erfolgen, weil die Erinnerung, je nach Geburtserlebnis, sehr tiefe und intime Gefühle hervorrufen kann.

ÜBUNG **Bilderkatalog** _____

Anleitung:
- Die Kursleiterin legt ca. 40 Bilder in der Mitte des Raumes aus. Das können Bilder aus Zeitschriften, Kalendern oder Fotos sein, die ein Gefühl vermitteln, eine Aussage haben oder Assoziationen unterschiedlichster Art wachrufen können.
- Die TeilnehmerInnen schließen einen Moment ihre Augen und kehren in Gedanken zu dem Tag zurück, an dem ihr Kind geboren ist, oder zu den Tagen, an denen ihre Kinder geboren sind. Sie können die Geburt wie einen schnellen Film noch einmal vor ihrem inneren Auge ablaufen lassen.
- Dann stehen sie auf und laufen um die in der Mitte ausgelegten Bilder herum, so lange, bis sie ein Bild gefunden haben, das sie an-

spricht. Sie brauchen nicht zu verstehen, warum, sondern sollen sich einfach nur überraschen lassen, welches Bild sie ansprechen wird, wenn sie gerade mit der Erinnerung an die Geburt ihres/r Kindes/r gefüllt sind.
- Dann nehmen sie sich dieses Bild und setzen sich wieder an ihren Platz.
- Nun beginnen alle für sich zu verstehen, warum sie gerade dieses Bild ausgesucht haben.

■ Rückmelderunde: Austausch über die Geburtserlebnisse

In einer offenen Runde berichten alle Paare von ihrem Geburtserlebnis. Die Männer jeweils zuerst. Die Kursleiterin kann Vorgaben machen:

„Wenn Sie jetzt von der Geburt Ihres Kindes erzählen, versuchen Sie bitte, die Geschichte nicht nur an den äußerlichen Dingen, wie lange es gedauert hat und ob alles gut gegangen ist, festzumachen. Vielleicht kann es gelingen, dass Sie sich darüber klar werden, wie Sie sich gefühlt haben in den einzelnen und sehr unterschiedlichen Momenten der Geburt.
- Was oder wie haben Sie sich gefühlt?
- Was hat Ihnen gutgetan, was hat Sie unterstützt?
- Was hat Sie gestört? Und was hätten Sie da gebraucht?

Wir können viel voneinander über das Ereignis der Geburt lernen. Und wir können jetzt, nachdem Sie mindestens schon eine Geburt erlebt haben, viele Ideen sammeln, was Sie beim nächsten Mal anders machen wollen oder was Sie auf jeden Fall wieder so machen wollen, wo Ihre Stärken liegen und wo es schwierig war. Je ehrlicher und offener Sie jetzt in der großen Runde sind, um so wertvoller wird dieser Abend für uns alle sein.

Das Mitschreiben der Kursleiterin ist sehr wichtig. Nur so kann sie am Ende der Runde und/oder am nächsten Tag auf die Erlebnisse eingehen. Für die TeilnehmerInnen ist es wichtig, wenn sie merken, dass sie mit ihren Erlebnissen ernst genommen werden. Auch ist die Aufmerksamkeit der TeilnehmerInnen deutlich erhöht, wenn sie erkennen, dass es um ihre Erfahrungen, nicht um das vorgefertigte Konzept der Kursleiterin geht.

ÜBUNG ## Rückenmassage: Perlenkette

Übungsziele:
- Entspannung
- Sich gegenseitig etwas Gutes tun

Anleitung:
s. S. 212

Vorbereitung des Geschwisterkindes auf die Ankunft des Babys

Wenn die Zeit für dieses Thema nicht mehr ausreicht, beginnen wir damit am nächsten Tag.

Die Kursleiterin fragt die Eltern, die ihr drittes oder viertes Kind erwarten, wie sie das Geschwisterkind vorbereitet haben und welche Erfahrungen sie damit gemacht haben. In der großen Runde wird gesammelt, welche Ideen die Eltern zu diesem Thema entwickelt haben. Die Kursleiterin ergänzt diese mit weiteren Ideen:

Mit dem Kind gemeinsam einen Platz für das Baby schaffen, z. B. die Wiege vorbereiten, evtl. ein Kinderzimmer neu einrichten oder Platz schaffen in einem Zimmer, in dem die Wiege stehen wird. Wo liegt das Baby tagsüber?

Zugrunde liegende Idee: Schon jetzt wird ein Raum im Haus freigemacht, der dann vom Baby besetzt werden kann, ohne dem Geschwisterkind Raum wegzunehmen.

Die Freude über die Geburt des Babys verknüpfen mit einem Festcharakter, in den das Geschwister mit seinen Bedürfnissen mit einbezogen wird, z. B.
- Planung eines Ausflugs, auf das sich das Geschwisterkind freuen wird und bei dem das Baby gut mitgenommen werden kann.
  Idee: „Wenn das Baby da ist, wird etwas passieren, was du jetzt schon kennst, und worauf du dich freuen kannst."
- **Größere Kinder bekommen neue Aufgaben, auf die sich freuen können.**
  Idee:„Wenn das Baby da ist, bist du ja unser großes Kind. Ich zeige dir, wie du den Tisch zum Abendessen decken kannst (wie du Nudeln kochen kannst), dann kannst du das schon ganz alleine für uns alle machen. Oder dann darfst du abends etwas länger aufbleiben."
- **Bitte an die Besucher**: Wenn sie kommen, um das Baby zu sehen, sollen sie **ein Geschenk** nicht nur für das Baby, sondern auch **für die ganze Familie** oder das Geschwisterkind mitbringen. Eine Kleinigkeit genügt, um deutlich zu machen, dass dies ein freudiges Ereignis auch für die Geschwister ist. (Das Geschwisterkind hat zunächst keinen Grund, sich darüber zu freuen, dass noch ein Kind in die Familie einzieht. Als Beispiel: Wenn ich davon ausgehe, dass sich das Geschwisterkind über das Baby freut, dann müsste ich auch davon ausgehen, dass ich mich freue, wenn mein Mann eines Abends nach Hause kommt und eine Frau mitbringt mit den Worten: „Das ist Else, sie wohnt ab heute auch bei uns. Und ich habe sie genauso lieb wie dich.")

! Die stärkste Empfindung des Geschwisterkindes, wenn ein Baby geboren wird, ist der Verlust von Sicherheit.

Vorschläge, um **dem Kind möglichst viel Sicherheit geben** zu können:

* Einhaltung oder Einführung von Ritualen/Strukturen im täglichen Tagesablauf: z. B. beim Essen, ins Bett bringen, draußen spielen oder spazieren gehen.
* Eine **Rangordnung unter den Familienmitgliedern** finden. Sicherheit für das Geschwisterkind kann es nur geben, wenn die Eltern Sicherheit haben. Oft gibt es aber keine klare Vorstellung, wie die Eltern reagieren wollen, wenn beide Kinder gleichzeitig etwas wollen und dann noch das Telefon klingelt.

Bert Hellinger (Psychoanalytiker, bekannt durch seine Arbeit in der System- und Familientherapie) schlägt folgende Rangordnung vor: Die Eltern stehen gleichberechtigt an der Spitze der Familienstruktur.

Danach kommt das erstgeborene Kind, dann das Zweitgeborene usw.

So begrüßt der Vater z. B. zuerst seine Frau, wenn er nach Hause kommt, dann das älteste Kind und erst dann das Baby.

Wem die Rangordnung von Bert Hellinger nicht sinnvoll erscheint, kann selbstverständlich eine andere finden. Ohne eine Ordnung ist es schwierig, den älteren Kindern die Sicherheit zu geben, die sie gerade jetzt so nötig brauchen.

Ausblick auf den nächsten Tag

Am nächsten Tag sollten die Eltern Folgendes mitbringen:

* Knabbereien und etwas zu trinken für ihr Kind
* Das Kind soll etwas von sich mitzubringen, was es gerne zeigen mag (Puppe, Stofftier)
* 2 große Handtücher, auf die sich die Mutter legen kann, während ihr Bauch bemalt wird.
* Ein altes T-Shirt, das die Mutter anzieht, sodass sie die Farbe nicht noch im Kurs abwaschen muss, sondern auf dem Bauch lassen kann. Die Farben gehen beim Waschen teilweise nicht mehr vollständig aus der Kleidung heraus.
* Fotoapparat

13.3   Samstagvormittag: Kurseinheit 2: Die ganze Familie

Tab. 13-**2** Kurseinheit „Die ganze Familie"

Zeit	Dauer	Lernziele	Inhalt	Methode	Medien
	5 Min.	Begrüßung	Lied: „Das Lied über mich"	Vortrag, Singen mit Bewegung	Liedtext
5	15 Min.	Kennenlernen der Kinder	Vorstellungsrunde, Lied: „Ich habe eine Maus geseh`n"	Gespräch, Singen mit Bewegung	Tier oder Puppe , Liedtext
20	30 Min.	Beschreibung des Geburtsgeschehens	• Geschichte einer Geburt • Lied: „Jani Joni"	Vortrag mit Zeigen am Modell und Fragen-Dialog mit den Kindern, Singen	Modell: Gebärmutter mit Fruchtblase, Plazenta und Baby, Liedtext

Tab. 13-**2** Fortsetzung

Zeit	Dauer	Lernziele	Inhalt	Methode	Medien
50	15 – (30) Min.	Erfahrung machen, dass es eine anstrengende Sache ist, geboren zu werden	• Die Kinder ahmen die Geburt nach • Lied: „Jani Joni"	Übung	Wolldecke
65	15 Min.	Pause			
80	20 Min.	Raum schaffen für das Baby in der Familie	• Lied: „Das Lied über mich" • Gemeinsames Bild malen	Singen mit Bewegung, Malen	Liedtext, Papier, Stifte, Kreiden
100	15 Min.	Ich kann meinem Geschwisterbaby etwas schenken	• Lied: „Ich habe eine Maus geseh`n" • Basteln: Perlenkette oder Knetwachs	Singen mit Bewegung, Eltern helfen dem Kind	Liedtext, Schnur und Perlen, Knetwachs
115	10 Min.	Fühlen, wie das Baby im Bauch liegt	• Anleitung zum Erspüren der Lage des Kindes im Bauch • Verbildlichung mit dem mitgebrachten Stofftier	Körperübung	Mitgebrachtes Tier oder Puppe
125	50 Min.	Gemeinsamer kreativer Umgang mit der schwangeren Mutter	Bemalen des „Baby-Bauches"	Bodypainting	Körpermalfarben, Handtücher, Taschentücher, Wasserbecher, Fotoapparat
175	5 Min.	Verabschiedung	• Lied: „ Das Lied über mich"	Singen mit Bewegung	Liedtext

Die **Zeitangaben** und auch die **Auswahl der einzelnen Elemente** dieser Lerneinheit sind variabel. Es soll Raum sein, die Gruppe da abzuholen, wo sie gerade ist. Spontaneität und Kreativität sind gefragt.

Das übergeordnete Ziel dieses Vormittags ist, den Kontakt zu den Kindern aufzubauen und zu behalten. Die Gruppendynamik und das Vermögen der Kinder bei den einzelnen Elementen mitzumachen, ist sehr unterschiedlich, je nach Alter und Persönlichkeit der Kinder.

Lernziele:
- Integration der Kinder in die Geburtsvorbereitung der Eltern
- Beschreibung des Geburtsgeschehens
- Bewusstsein der Eltern dafür stärken, dass das ungeborene Kind seine Persönlichkeit in das Geburtsgeschehen mit einbringt (am Beispiel der Geburtsnachahmung des Geschwisterkindes)
- Bildlich einen freien Raum im Haus für das Baby schaffen
- Ein Geschenk für das Baby basteln
- Kreativer Umgang mit dem schwangeren Bauch der Mutter

Begrüßung

Zur Begrüßung singen wir gemeinsam „Das Lied über mich" von Volker Rosin (1). Während des Singens machen die Eltern und Kinder bestimmte Bewegungen, passend zum Text, mit. Diese Art Lieder bietet sich besonders gut an, weil wir mit dem gemeinsamen Singen und Bewegen alle Kinder zu einer Gruppe zusammenführen können.

Vorstellungsrunde der Kinder

Ich begrüße die Kinder und bin ganz neugierig, wen oder was sie mitgebracht haben. (z. B. Kuscheltier, Puppe, Lieblingsspielzeug). Wenn ein Kind schon herzeigt, wen es mitgebracht hat, gehe ich direkt darauf ein und frage nach, wer das ist und was sie zusammen machen und so weiter. Wenn kein Kind (mehr) von selbst den Impuls hat, sich und seinen Begleiter vorzustellen, dann hole ich mein Stofftier/Puppe heraus (Abb. 13-**1**).

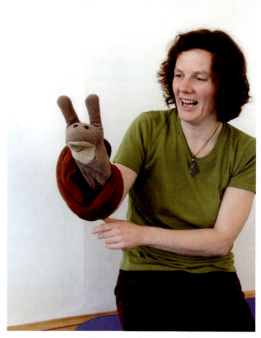

Abb. 13-**1** Vorstellungsrunde mit Stofftier

PRAXISTIPPS

Ich nehme eine Handpuppe oder ein Tier mit, das ich mit den Fingern bewegen kann. So wird es lebendiger und zieht die Kinder stärker in den Bann.

Oft ist Goofy, so heißt meine Schnecke, die ich mitnehme, die Brücke, über die ich manche Kinder erreiche, die sonst zu schüchtern blieben.

Goofy ist auch sehr schüchtern. Versteckt sich lieber in seinem Schneckenhaus, und traut sich nicht so wirklich heraus. Manchmal kommt eines der Kinder zu Goofy, um ihn zu streicheln oder auf andere Weise herauszulocken. Dann kann Goofy seine Schüchternheit übernehmen und das Kind hat sie damit überwunden.

So geht die Vorstellungsrunde weiter, bis ich jedes Kind begrüßt habe, seinen Namen weiß und es die Gelegenheit hatte, zu zeigen, was es mitgebracht hat.

■ Lied: „ Ich habe eine Maus geseh'n"

//: „Ich ha-be ein-e Maus geseh'n, die wollt auf Er-den-reise geh'n,
Sie packt in ihren Koffer ein, was man so braucht als Mäu-se-lein://
Käs' und Sekt, Sekt, Sekt kommt ins Ge-päck, -päck, -päck,
Käs' und Sekt, Sekt, Sekt kommt ins Gepäck.
Freude im Herz, Herz, Herz gegen den Schmerz, Schmerz, Schmerz,
Freude im Herz, Herz, Herz gegen den Schmerz.
Dazu noch Mut, Mut, Mut, denn der tut gut, gut, gut,
dazu noch Mut, Mut, Mut, denn der tut gut."
                    (modifiziert nach Volker Rosin [2])

Geschichte einer Geburt

Jetzt erzähle ich die Geschichte über das Geborenwerden. Die Kinder können sich dabei gemütlich an Mama und Papa kuscheln. Ich stecke die **Strickgebärmutter** unter mein T-Shirt.

- „Nun habe ich einen dicken Bauch bekommen, so wie deine Mama auch einen dicken Bauch bekommen hat, und eigentlich alle Frauen hier in diesem Raum einen dickeren Bauch haben als sonst. Ihr wisst auch vielleicht schon, warum der Bauch der Mama dick geworden ist?

- Genau, weil darin ein kleines Baby wohnt. Und das kleine Baby war am Anfang so klein, dass wir es gar nicht sehen konnten. Und nun wächst es, jeden Tag ein bisschen, und je mehr es wächst, um so dicker wird Mamas Bauch. Denn wenn das Baby größer wird, braucht es mehr Platz in Mamas Bauch. Genau wie ihr, als ihr noch so klein gewesen seid. Da habt ihr auch in Mamas Bauch gewohnt, und der Bauch ist immer größer geworden.

- Bis eines Tages das Baby im Bauch findet, nun sei es aber zu eng in Mamas Bauch. Und außerdem wird das Baby langsam sehr neugierig, auf die Welt. Es will seine Geschwister kennenlernen. Und Mama und Papa will es sehen können. Also entschließt es sich, herauszukommen aus dem Bauch der Mama.

- Kann sich eine/r von euch noch darin erinnern, wie es im Bauch gewesen ist? Da haben sich alle Geräusche anders angehört als jetzt. Das Licht war dunkelrot. Um euch drumherum war überall die Mama. Wenn also das Baby Lust hat, auf die Welt zu kommen und die Mama auch Lust hat, das Baby zu sehen und anzufassen, dann beginnt die Geburt."

Nun hole ich meine Strickgebärmutter unter meinem T-Shirt heraus.

- „Und für die Geburt brauchen wir das hier: die Gebärmutter. Oder auch das Kinderzimmer vom Baby. Im Bauch deiner Mama nämlich ist nicht nur das Baby, sondern auch ein großer, starker Muskel, der Gebärmutter heißt. Und darin wohnt das Baby. Genauer gesagt, darin schwimmt das Baby. Wusstest du das? Als du ein kleines Baby warst, im Bauch drin, war überall um dich herum schönes warmes Wasser. Kannst du dich erinnern?

- Wenn die Geburt beginnt, dann fängt dieser Muskel, das Kinderzimmer, an zu arbeiten. Es zieht sich oben ganz fest zusammen und drückt damit das Baby nach unten, da wo die Öffnung der Gebärmutter, die Tür des Kinderzimmers, ist. Es drückt immer eine Zeitlang, und dann ist wieder Pause. Dann drückt es wieder, und dann ist wieder Pause, damit sich alle ausruhen können.

- Und immer wenn es drückt, das nennen wir dann eine Wehe, kann sich die Tür vom Kinderzimmer ein ganz klein wenig öffnen. Das geht nur ganz langsam, denn diese Tür muss ja jetzt die ganze Zeit, in der das Baby wächst, im Bauch gut verschlossen bleiben, damit das Baby nicht aus Versehen zu früh auf die Welt kommt. Dann ist es noch zu klein, um das Atmen und Trinken aus eigener Kraft zu schaffen.

- Immer, wenn die Gebärmutter das Baby nach unten drückt, dann wird die Tür, wir sagen Muttermund dazu, ein klein wenig weiter geöffnet, und das Öffnen der Tür, also des Muttermundes, tut der Mama weh.
- Sie muss sich dann ganz doll konzentrieren und tief ein und aus atmen, damit sie das Öffnen der Tür geschehen lassen kann. Wenn die Mama dann gerade etwas mit dir machen will, kann es sein, dass sie plötzlich damit aufhört, ohne etwas zu sagen, und laut atmet, bis die Wehe wieder vorbei ist.
- Das Baby bewegt sich meistens auch nicht mehr, wenn die Gebärmutter sich zusammenzieht und es mit dem Kopf vor den Muttermund drückt. Das ist zu aufregend und anstrengend, um noch irgendetwas anderes dabei zu tun.
- Und dann werden Mama und Papa die Hebamme anrufen, also zum Beispiel mich. Wir Hebammen haben schon ganz vielen Müttern und Babys bei dem „Geboren werden" geholfen, und darum kommt dann eine von uns zu euch. Wir fühlen, wie weit der Muttermund schon geöffnet ist. Oder Mama und Papa fahren direkt in ein Krankenhaus, zu den Hebammen.
- Vielleicht bist du dann schon von Oma und Opa oder jemand anderem abgeholt worden oder sie kommen euch besuchen. Weißt du schon, zu wem du gehst, wenn das Baby kommt?
- Mama und Papa fahren ins Geburtshaus oder ins Krankenhaus, um sich ganz auf die Geburt zu konzentrieren. So, wie sie es auch damals gemacht haben, an dem Tag, an dem du auf die Welt gekommen bist.
- Die Geburt geht dann weiter so, dass sich die Gebärmutter für einen Moment zusammenzieht, das Baby nach unten zum Muttermund drückt und dann wieder Pause macht."

Ich zeige **am Modell**, wie sich der Muttermund öffnet.
- „Hier könnt ihr sehen, wie sich der Muttermund öffnet und immer mehr vom Baby zu sehen ist. Und nun, wenn die Tür ganz geöffnet ist, dann seht ihr hier etwas, diese Haut. Wer von Euch hat eine Idee, was das sein könnte? – Das ist die Fruchtblase. Es ist eine ganz dünne, glatte Haut. In dieser Hautblase ist das Fruchtwasser, in dem das Baby schwimmt.
- Wenn jetzt der Muttermund geöffnet ist und eine Wehe wieder drückt, dann platzt die Fruchtblase auf, so, wie ein Luftballon platzt, wenn man ihn zu fest drückt. Nur knallt es zum Glück nicht so laut, wenn die Fruchtblase platzt. Und es tut auch nicht weh. Nur das Wasser läuft jetzt heraus aus der Gebärmutter, und das Baby merkt jetzt endgültig, dass sich alles verändert im Bauch und dass es Zeit wird, auf die Welt zu kommen.
- Nun schiebt die Gebärmutter das Baby mit jeder Wehe ein wenig tiefer hinein und durch das Becken hindurch. Das Becken ist hier (ich zeige es an meinem Körper) zwischen dem Bauch und den Beinen. Das Baby schiebt sich mit seinem Hinterkopf voran."

Ich zeige es **mit der Puppe**, aber auch mit meinem eigenen Kopf. Dazu nehme ich jetzt die Puppe und halte sie an mein Becken, zwischen die Oberschenkel.
- „Das Baby dreht sich ein wenig, denn so passt es etwas leichter durch das Becken hindurch. Es ist gerade Platz genug im Becken der Mama, sodass das Baby sich hindurchdrücken kann, aber es ist auch anstrengend für beide. Oft stoßen sich die Babys mit den Füßen oben an der Gebärmutter ab. Und die Mamas helfen auch mit beim Drücken. Und dann kann man es sehen, wie es unten, am Ende des Beckens, ankommt."

Ich halte meine Hände so an das Köpfchen der Puppe, dass meine Hände die Schamlippen nachahmen.
- „Wenn die Gebärmutter, die Mama und das Baby drücken, kann man schon viel vom Baby sehen, und wenn alle eine kleine Pause machen, zieht es sich wieder zurück. Beim nächsten Drücken kommt es ein wenig weiter heraus, zieht sich wieder zurück, bis es

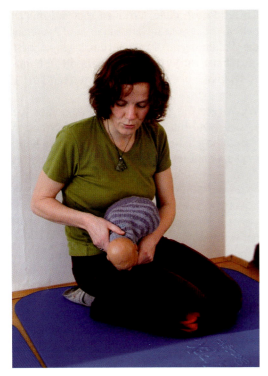

Abb. 13-**2** Die Geschichte einer Geburt wird mithilfe einer Puppe erzählt

sich endlich so weit vorangeschoben hat, dass es ganz heraus schaut."

Ich mache beim Erzählen alles mit dem **Modell** nach.
- „Jetzt ist das Köpfchen des Babys schon geboren, und wenn die nächste Wehe kommt, dann dreht sich das Baby ganz heraus aus dem Bauch. Puh! Jetzt ist es geboren.
- Und die Mama nimmt das Baby zu sich auf den Arm, damit die beiden sich wieder fühlen und es schön warm für das kleine Baby ist und es sich langsam an die Welt gewöhnen kann. Auch der Papa spricht mit dem Baby und streichelt es, damit es sich sicher fühlen kann.
- Das war ganz schön anstrengend für das Baby. Vielleicht ist es so müde, dass es gar nicht so richtig atmen mag. Das ist auch gar

nicht schlimm, denn es gibt ja noch etwas hier."

Ich zeige auf die **Nabelschnur**.
- „Wer weiß denn, was das ist? Und wofür ist das gut? – Genau, durch die Nabelschnur kommt Essen, Trinken und Luft zu dem Baby. Und wenn es sich genug ausgeruht hat von der anstrengenden Geburt, dann probiert es zu atmen und sucht nach etwas zum Essen oder Trinken. Was isst oder trinkt denn das Baby? – Genau, es trinkt Milch an der Brust von der Mama.
- Und dann braucht das Baby die Nabelschnur nicht mehr. Wir können sie abschneiden, und in den nächsten Tagen trocknet der Rest der Schnur und fällt von alleine ab, sodass ein Bauchnabel übrigbleibt, so wie ihr einen habt. Wer mag denn seinen Bauchnabel mal zeigen? Da war deine Nabelschnur dran, als du geboren wurdest."

Wenn sich kein Kind traut, zeige ich meinen Bauchnabel oder frage, ob wir uns den Bauch einer Puppe oder eines Stofftieres ansehen können, das die Kinder mitgebracht haben. Dann zeige ich auf die Gebärmutter mit der herausguckenden Nabelschnur.
- „Aus der Gebärmutter schaut jetzt noch die Nabelschnur. Das soll aber so nicht bleiben. Was ist denn jetzt noch drin in der Gebärmutter? Hat eine/r eine Idee von Euch? – Der Mutterkuchen. Er hat nämlich die ganze Schwangerschaft über das Baby mit Essen versorgt. Und der wird jetzt auch noch geboren.

Ich zeige am Modell den Mutterkuchen und die Fruchtblase.
- Das Baby legen wir jetzt mal hin, damit es sich ausruhen kann. Wer hilft mir, ein Bettchen aus den Kissen und Decken zu bauen, die wir hier haben?"

Mit den Kindern zusammen legen wir das Baby ins Bett.

Oft kommt irgendwann ein Kind, um nach dem Baby zu sehen, oder es mitzunehmen. Dann kann ich gut erklären, mit den anderen Kindern zusammen, worauf sie achten müssen, wenn sie es tragen wollen. Und wie sie es gut auf ihren Schoß setzen können.

Lied: „Jani Joni" (südamerikanisches Lied über die Geburt)

Die Kinder ahmen die Geburt nach

Die Kinder probieren aus, wie es ist, geboren zu werden.
- „Ihr habt jetzt gehört, wie ihr euch damals bei eurer Geburt angestrengt habt, um aus dem engen Bauch, durch das Becken, hinaus in die Welt geboren zu werden. Aber ihr könnt euch nicht mehr daran erinnern. Ihr könnt es alle noch einmal ausprobieren, wie es sich anfühlt. Wer hat von euch Lust, wer traut sich?
- Wir machen aus dieser Wolldecke eine Gebärmutter nach, und ihr macht euch erst einmal ganz klein, so klein, wie ihr glaubt, dass die Babys im Bauch sind. Wie liegen die Babys denn im Bauch? Was glaubt ihr? Haben sie ihre Arme und Beine ausgestreckt? Nein, sie machen sich ganz klein, rollen sich zusammen zu einem kleinen Päckchen."

Wenn sich kein Kind zeigt, das es versuchen möchte, überzeuge ich Goofy, mein Plüschtier, die „Übung" als Erster zu machen. Goofy legt sich hin, und ich lege die Wolldecke über ihn, sodass sein Kopf noch ein wenig frei bleibt. Das ist die Gebärmutter. Ich drücke die Wolldecke fest um Goofy herum.
- „Na, Goofy? Wie fühlst du dich in der Gebärmutter?"

Ich bitte noch einen Vater zu mir, um mir zu helfen, sodass wir unsere Hände und Arme auf die Wolldecke, um Goofy herum, legen können.
- „Kannst du jetzt spüren, dass du fest umschlossen bist von der Gebärmutter?"

Wir wiegen ihn ganz leicht hin und her, sodass er sich wohl fühlen kann in der Gebärmutter. Nun ziehe ich die Decke ganz über seinen Kopf.
- „So, Goofy, jetzt kannst du mal fühlen, wie es ist, wenn die Gebärmutter noch verschlossen ist. Keine Sorge, du bekommst genügend Luft."

Ich lasse immer ein kleines Loch für die Luft, denn sonst wird es sehr stickig. Wenn die Decke dunkel ist, ist das Loch auch wichtig für das Licht, das dadurch hereinfällt, damit die Kinder keine Angst bekommen. Jetzt singen wir gemeinsam das Geburtslied: Jani Joni
- „Die Geburt beginnt. Wir singen weiter das Lied."

Ich mache jetzt die Gebärmutter nach und schiebe immer mal für eine Minute am hinteren Ende der Wolldecken-Gebärmuter das Baby nach unten. Vorne am Kopf ist die Tür der Gebärmutter, also der Muttermund. Den halte ich zusammen mit meinem Helfer ein wenig zu, sodass das Kind von innen schon dagegen arbeiten muss, damit sich die Decke langsam öffnet.

Wir singen weiter das Lied und begleiten so die Geburt von Goofy (oder dem Kind, das gerade unter der Decke liegt) und beobachten die Geburtsdynamik. Das Kind soll sich aus eigener Kraft aus der Wolldecke herauszwängen. Und von Kind zu Kind ist das sehr unterschiedlich. Ist das Kind geboren, begrüßen wir es alle und applaudieren ihm für die gelungene Geburt.

Wenn einige Kinder die „Übung" mitmachen, wird für alle Eltern deutlich, dass auch das Kind, das geboren werden will, seinen Teil zum Verlauf der Geburt beiträgt. Im anschließenden Gespräch und Austausch darüber hebe ich hervor, dass die Mutter gemeinsam mit dem Kind die Geburt gestaltet. Nicht nur die Mutter ist zuständig für das „Gelingen" der Geburt. Das Gefühl der Schuld, das viele Frauen auf sich geladen haben, wenn die Geburt nicht „normal" verlaufen ist, kann so abgemildert werden. Es zeigt sich, dass die Babys, die geboren werden, auch schon ihre eigene Persönlichkeit haben und dass ein gemeinsamer Weg gefunden werden muss.

Gemeinsam ein Bild malen

Lied: „Das Lied über mich" (Volker Rosin [1])

Jede Familie bekommt ein großes Blatt (mindestens DIN A3) und Stifte (dicke Buntstifte oder Wachsmalstifte, Ölmalkreide). Nun malen alle zusammen ihre Familie. Wenn sie Lust haben auch das Haus mit den Zimmern. Zum Schluss wird auch das Baby dazugemalt. So kann bildlich schon ein Platz für das neue Familienmitglied entstehen.

Wenn die meisten Bilder fertig sind, darf jedes Kind, oder seine Eltern, der ganzen Runde das Bild zeigen und erklären.

Ein Geschenk für das Baby basteln

Lied: „Ich habe eine Maus geseh'n" (Volker Rosin [2])

Die Kinder fädeln eine Perlenkette auf für das Baby. Die Kette kann dann z. B. an der Wand hängen, an der die Wiege steht. Oder sie formen eine Figur mit Knetwachs für das Baby.

Wie liegt das Baby im Bauch der Mama?

Die Frauen legen sich jetzt bequem hin und machen ihren Bauch frei, sodass Vater und Kind gemeinsam nach dem Baby fühlen können. Wenn die Familie gemeinsam eine Idee hat, wie das Baby im Bauch liegt, können sie mit dem mitgebrachten Stofftier oder der Puppe die Haltung des Babys nachmachen, um es sich besser vorstellen zu können.

ÜBUNG **Bemalen des Bauches**

Übungsziele:
- Gemeinsamer kreativer Umgang mit der schwangeren Mutter

Anleitung:
Die Frauen liegen jetzt auf ihren großen mitgebrachten Handtüchern. Jede Familie hat einen Becher mit Wasser und in der Mitte sind die Körpermalfarben. Die Kinder tauschen dann untereinander die Farben aus. Sie malen mit ihren Händen und Fingern (Abb. 13-**3**).

Die „Aquacolor"-Nassschminke von der Fa. Kryolan ist abwaschbar und absolut hautverträglich.

Zum Abschied singen alle gemeinsam noch einmal „Das Lied über mich" (1).

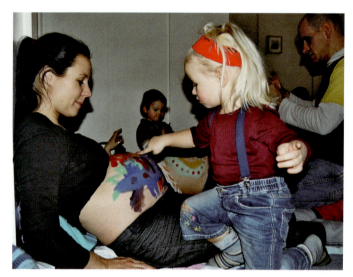

Abb. 13-**3** Bemalen des Bauches

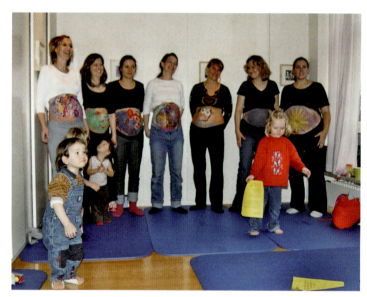

Abb. 13-**4** Familienkurs

13.4 Samstagnachmittag: Kurseinheit 3: Vorbereitung auf die kommende Geburt (Paare)

Tab. 13-3 Kurseinheit „Vorbereitung auf die kommende Geburt"

Zeit	Dauer	Lernziele	Inhalt	Methode	Medien
	10 Min.	Vorbereitung auf die Geburt (ab 36. SSW)	• Erholung, Einstimmung • Beckenbewegung • Brustwarzen, Teesorten • Dammmassage	Vortrag	Handzettel: Pflanzliche Mittel in der Schwangerschaft
10	10 Min.	Beckenboden bewusst wahrnehmen	Den Beckenboden erspüren	Spürübung	Skizze oder Modell des Beckenbodens
20	20 Min.	Optimale körperliche Bedingungen (Haltung) für die Geburt schaffen	• Das Tragen des Kindes • Beckenkreisen	Partnerübung	
40	5 Min.	Geburtsbeginn wiederholen	• Wehen • Vorzeitiger Blasensprung • Blutung	Vortrag	Evtl. Becken und Puppe als Modell für den Blasensprung
45	15 Min.	Was ist zu tun bei den ersten Wehen?	• Spazieren gehen, baden • Beckenkreisen, runder Rücken	Vortrag, Übung	Bildtafel über die Geburt
60	15 Min.	Auflösung des gesellschaftlichen Drucks: Jeder Vater solle bei der Geburt dabei sein	• Was unterstützt die Frau bei der Geburt? • Welche Rolle kann oder will der Mann bei der Geburt einnehmen?	Brainstorming, Austausch des Paares, Vortrag	
75	15 Min.	Pause			
90	25 Min.	Atmung wiederholen	• Atemraum am Rücken spüren • Gemeinsam den Atem spüren • Atmung in der Wehe • Atemhilfen	Paarübung	
115	35 Min.	Unterstützung durch den Mann bei den Wehen	• Das Becken ausstreichen • Wiegen des Kindes • Spüren des Beckenbodens	Paarübung	Beckenmodell, Puppe, evtl. Musik
150	20 Min.	Gebärhaltungen kennenlernen	Vorstellung und Ausprobieren von Gebärhaltungen	Haltungen ausprobieren	Pezziball, Gebärhocker, Seil
170	10 Min.	• Rückblick auf den Kurs • Verabschiedung	Feedback-Runde	Große Runde	

Lernziele:
- Vorbereitungen in den letzten 4 Wochen
- Beckenboden erspüren
- Bewusstsein für die Körperhaltung: Rücken, Becken, Hohlkreuz
- Möglichkeiten des Geburtsbeginns erklären
- Austausch über die Rolle des Vaters bei der Geburt
- Wehenbegleitung: Atmen und Massagen

Vorbereitung in den letzten vier Wochen vor der Geburt

„Der Körper beginnt in der 36. Schwangerschaftswoche, also vier Wochen vor der Geburt, sich auf die Entbindung vorzubereiten. Klassischer Weise erkennen wir das an den Senkwehen, die oftmals beim zweiten oder dritten Kind nicht immer pünktlich sind und manchmal auch gar nicht bewusst wahrgenommen werden.

Das Hormonsystem allerdings stellt sich in dieser Zeit so um, dass das Bindegewebe, vor allen Dingen der Muttermund weicher wird. Es ist günstig, wenn sich das Kind schon in das Becken gesenkt hat, denn durch den Druck des Köpfchens auf den Muttermund wird er auch weicher.

Deshalb ist es gut, wenn sich die Frau auch vier Wochen vor der Geburt auf die Geburt einstellt.
- Das bedeutet, sich bewusst von der Zeit der Schwangerschaft mit diesem Kind zu verabschieden.
- Das bedeutet, sich zu erholen und Kräfte zu sammeln für die Geburt.
- Das bedeutet, durch viel Beckenbewegung sowohl die Muskulatur im Becken einzuladen, sich zu entspannen und weicher zu werden, als auch dem Kind die optimalen

Bedingungen zu geben, sich tief ins Becken „einzuruckeln."

PRAXISTIPPS

Dabei spreche ich die Frauen, die ein verstärktes Hohlkreuz haben, besonders an und ermuntere sie, in dieser Zeit Übungen zu machen, um das Hohlkreuz auszugleichen.

Und es bedeutet, sich körperlich auf die Geburt vorzubereiten, z. B. mit
- verschiedenen Teesorten (s. S. 194), Brustwarzenvorbereitung
- Dammmassage (s. S. 261)
- Einfühlen in den Beckenboden (s. S. 224 f).

Den Beckenboden erspüren

s. Kap. 8, S. 224 f

Verbesserung der Körperhaltung

ÜBUNG Das Tragen des Kindes _____

s. Kap. 8, S. 197 f

ÜBUNG Beckenkreisen _____

s. Kap. 8, S. 251

Geburtsbeginn

Mögliche Zeichen:
- Wehen
- Vorzeitiger Blasensprung
- Schmierblutung/starke Blutung.

In diesem Zusammenhang wird die Frage nach dem „richtigen" Zeitpunkt besprochen: Wann die Hebamme rufen, bzw. ins Krankenhaus fahren?

Maßnahmen beim Auftreten der ersten Wehen:
- Spazieren gehen
- Baden
- Beckenkreisen
- Runder Rücken anstatt Hohlkreuz

PRAXISTIPPS

Hier zeige ich eine Bildertafel mit Bildern über den Geburtsprozess, um deutlich zu machen, warum es schon in der Anfangsphase und in der Geburtsphase so wichtig ist, dass sich die Frauen um ihre Position, also Hohlkreuz oder runder Rücken, kümmern.

Der Vater bei der Geburt

Brainstorming:
- **Frage an die Frauen**: Was haben Sie durch die Begleitung Ihres Partners bei der Geburt bekommen? Was hat er Ihnen gegeben? Und was wünschen Sie sich von ihm für die bevorstehende Geburt?
- **Frage an die Männer**: Was glauben Sie, wozu sind Sie bei der Geburt da? In welchen Situationen während der Geburt haben Sie sich gut, in Ihrer Kraft, gefühlt?

Zu diesen Fragen gibt es einen kurzen **Austausch des Paares** untereinander. Wenn genügend Zeit bleibt, ist es sehr interessant, den Männern und Frauen die Gelegenheit zu geben, sich in der **großen Runde** darüber weiter auszutauschen.

Es wird in der heutigen Zeit von jedem Vater erwartet, bei der Geburt dabei zu sein. Aber was genau seine Aufgabe dabei ist, ist oft weder den Frauen noch den Männern klar. Oft ist der Mann für die Frau bei der Geburt derjenige, der

ihr **Vertrautheit und Intimität** gibt. Und er bedeutet **Sicherheit** für die Frau: „Wenn ich nicht mehr kann, ist mein Mann da, der sich um alles in meinem Sinne kümmern kann."

Das bedeutet, dass der Mann sich sehr gut um sich selbst kümmern muss. Er muss gut essen, er muss zusehen, dass er genügend Schlaf bekommt, sodass er in seiner Kraft bleiben kann. Eventuell bedeutet das auch, dass er die Frau während der Geburt allein lassen muss, um sich außerhalb des Geburtsraumes zu regenerieren.

Männer sind natürlich genauso unterschiedlich und individuell wie Frauen. Wir gehen immer davon aus, dass jeder Mann seine Frau bei der Geburt begleiten soll, ohne danach zu fragen, wie leicht oder schwer es ihm fällt. Ein Mann, der beispielsweise zu viel Mitleid mit seiner Frau empfindet, etwa weil er ihren Schmerz und ihr Schreien nicht ertragen kann, oder der zu viel Angst um seine Frau und sein Kind hat, kann nicht mehr seinem eigentlichen Auftrag, nämlich Sicherheit, Kraft und Vertrauen zu vermitteln, nachkommen. Er ist dann keine gute Unterstützung, sondern eine zusätzliche Belastung für die Frau und damit für die Geburt.

So wie wir den Frauen erlauben, sich ihren Gefühlen hinzugeben, wie auch immer sie sind, sollten wir auch dem Mann die Erlaubnis geben, er selbst zu sein. Jeder Mann hat den Wunsch und die Bereitschaft, bei der Geburt sein Bestes zu geben. Wie er das tun kann, wird so unterschiedlich sein, wie auch die Frauen sich bei der Geburt sehr unterschiedlich verhalten. Es gibt viele kreative Möglichkeiten, wie Männer ihre Frauen unterstützen können, auch wenn sie nicht bei der Geburt dabei sein wollen.

Wenn es den Frauen sehr wichtig ist, eine Begleitperson immer bei sich zu haben, lohnt es sich, jetzt zu überlegen, wer noch infrage käme, um der Frau bei der Geburt beizustehen.

> **!** Frauen brauchen bei der Geburt Menschen, die zuversichtlich sind, dass sie ihr Kind gut gebären können. Und wenn diese Zuversicht in den begleitenden Menschen nicht mehr vorhanden ist, sind sie keine guten Begleiter mehr.

Atmung wiederholen

ÜBUNG Den Atemraum am Rücken spüren _____

s. Kap. 8, S. 240

_____

ÜBUNG Gemeinsam den Atem spüren _____

s. Kap. 8, S. 242

_____

ÜBUNG Atmung in der Wehe _____

s. S. 242

_____

ÜBUNG Atemhilfen _____

s. S. 244 f

_____

Unterstützung durch den Partner bei den Wehen

ÜBUNG Das Becken ausstreichen ___

s. Kap. 8, S. 220

_____

ÜBUNG Wiegen des Kindes _____

s. Kap. 8, S. 221

_____

ÜBUNG Spüren des Beckenbodens _

s. Kap. 8, S. 224 f

_____

Gebärhaltungen

Die Kursleiterin stellt Gebärhaltungen vor, die die Paare nun ausprobieren.

s. S. 134 ff

Feedback-Runde und Abschied

Die Fragen für die **Feedback-Runde** lauten:
* Wie fühlen Sie sich jetzt?
* Was hat Ihnen besonders gut gefallen oder besonders gutgetan?
* Was hätten Sie sich anders gewünscht?

Während sich die Paare mündlich äußern, mache ich mir Notizen über die wichtigsten Punkte, damit ich sie bei der Vorbereitung des nächsten Familienkurses berücksichtigen kann.

Zum **Abschluss des Kurses** stelle ich die Möglichkeit vor, sich noch einmal zu treffen, wenn alle Babys geboren sind. Die Organisation dieses Treffens gebe ich an die Gruppe ab.

Literatur

1. „Das Lied über mich": Rosin, Volker (2006), Turnen macht Spaß, Moon-records-Verlag
2. „Die Maus auf Weltraumreise": Rosin, Volker (2006), Turnen macht Spaß, Moon-records-Verlag

Sachverzeichnis

A

Akzeptanz 4
Angst 75, 84
– extreme 82
Ängstlicher Hund 462
Angst-Spannung-Schmerz-Kreislauf 118
Ankommen 24
Äpfel schütteln 253
Arbeit mit Situationskarten 181
Arbeitsfähigkeit 39ff, 107
– Störung 39
Arme halten 392
Atem 77, 83, 86, 88
– Irritationen spüren 238
– Spickzettel 422
– spüren, gemeinsam 242
– und Beckenboden 387
– zum Kind lenken 458
– – Kreuzbein leiten 398
Atemarbeit 380ff
Atembeobachtung im Sitzen 119
Atemfluss spüren 237
Atemhilfen 244
Atemorgane, Wahrnehmung 298
Atempause 297
Atemraum 239, 298
– am Rücken spüren 240
Atemrhythmus 298
Atemübungen 71f, 313
– geführte 381
Atmen, bewusstes 421f, 441
– in die Hände des Partners 466
Atmosphäre, angenehme 25
– Arbeitsatmosphäre 22
– Lernatmosphäre 36
Atmung 78, 83f, 88; 115ff, 235ff, 297, 380ff
– Anatomie und Physiologie 240
– Anleitung zur tiefen 416
– beim Mitschieben 264
– Eröffnungsphase 248
– in der Wehe 72, 121f, 242, 256, 298, 313, 331, 340
– Kerzenatmung 32
– mit leichter Beckenbewegung 244
– – Luft anhalten 266
– phonetische 313
– Wahrnehmung 298
– zur Lungenspitze 238
Aufmerksamkeitsförderung 25f
Aufnahmefähigkeit 24
Aufstehen, rückenschonendes 433
Aufwärmen 322
Aufzugsübung 225
Ausdauer 72, 87ff
– Übungen 72
Ausstellung: Die Sinne des Neugeborenen 341
Austreibungsphase 260, 340, 349, 389
Auswirkung der Worte spüren: Pressen,
    Drücken, Schieben, Aaaa 262
Autonomie 100
Autorität (s. auch Führungsstil) 39

B

Balaskas, Jane 61
Band lang und kurz werden lassen 145
Bauchatmung 237, 441
Bauchmassage 330, 334
Bauchpresse 399
Beamer 20
Becken, Anatomie 127
– ausstreichen 220
– bewegen 221
– Entspannung 449
– erkunden 370
– Orientierung im 144f
Beckenbeweglichkeit fördern 198, 377
Beckenboden 69f, 223, 262, 310, 384f, 445ff
– Anatomie und Physiologie 310
– Bedeutung 142
– Funktion 447

– – im Alltag 146
– Lokalisation 449
– Übungen für das Frühwochenbett 462
– und Gesicht 448
– und Weiblichkeit 447
– Wahrnehmung mit Softball 144
Beckenbodenschicht, mittlere 225
Beckenbodenschonendes Verhalten im Alltag 313
– – in der Schwangerschaft 451
– – nach der Geburt 147
Beckendrehung auf dem Ball 210
Beckenfühlübung 126
Beckenkreisen 251
Beckenschale, Kind in der 198
– spüren 242
Beckenuhr nach Feldenkrais 206ff, 248, 373
– Vorübung 207
Beine ausstreichen 219
– und Becken dehnen 378
Bemalen des Bauches 485
Berührung, Anleitung 75
– Partner 69
Berührungsentspannung 355
Beschwerden, schwangerschaftsbedingte 70, 82
Bewegungsübungen 23, 70, 73, 86f
Bild malen 485
Bilderkatalog 476
Bildungsprogramme, spezifische 7
Blitzlichtumfrage 43
Blockaden 74
Blutungen 271
Bodypainting 485
Bonding 76, 159ff, 343ff
Brainstorming 150
Briefe schreiben 467
Brustmassage 315
Brustwarzen vorbereiten 195
Büchertipps für Eltern und Kinder 428

C

Cocktailparty 419f
Co-Leiter, männlich 101,139, 148f

D

Dammmassage 261, 314
Dammschnitt 231
Dammverletzungen 143
Delegieren 24
Depression, postpartale 7
Diaprojektor 21
Didaktik 10f
Didaktische Reduktion 18
Drücken 262
Durchfall 271
Durchhalten erfahren 392

E

Eigenkompetenz 14, 77f, 81
Eisenmangel 194
Eltern werden 100
Elternsein 178ff
Empathie 30
Entlastung bei der Kinderbetreuung 471
– der Kursleitung 23f
– im Haushalt planen 470
– planen 467
– schaffen 466
Entlastungsplan, individueller 325
Entspannung 26, 72f, 77, 84, 428
– aktive 336
Entspannungshilfe 457
Entspannungsübung Lächeln 182
Entstauung der Beine 291
Erdung 201
Ernährung, gesunde 325
Eröffnungsphase 230, 253, 302, 313, 348, 389
Eröffnungswehen 293
Erwachsenenbildung 10

F

Fachkompetenz 14
Familienbildung 101f
Familiengesundheit 2
Familienleben 463ff
Fantasiereise 73
– Auftanken 326
– Mein Kind ist da 159
– – Weg durch die Geburt 417
Feedback 185, 468
Feedback-Fragebogen 34, 187

Fell abziehen 239

Fischer, Hanna 62

Flankenatmung 238

Flipchart 20, 27

Flügelatmung 244

Frauenkurse 76
- mit Schwerpunkt Selbstvertrauen fördern 365ff

Frauen- und Paarkurs mit Schwerpunkt Stillförderung 280ff

Frequently Asked Questions 148

Frontalunterricht 24

Fruchtwasser 270

Führungsstil, autoritärer 10ff
- demokratischer 10, 12ff
- kooperativer 10, 12ff
- Laissez-faire 11ff
- passiver 11ff

Füße und Beckenboden, Zusammenhang spüren 371

Fußmassage 200, 334, 467
- mit Igelball 369, 432
- – Tennisball 432

Fußübung mit Kirschkernsäckchen 291

G

Gaskin, Ina May 61

Gebärcode 101

Gebärhaltungen 69, 70, 72, 76, 78, 89, 133ff, 272f, 302, 389f, 436
- abgestützte Seitenlage 138
- Beine anziehen 139
- Druck auf den Oberschenkel geben 139
- Grundlagen 107ff
- Herangehensweise, rational 108
- im Knien, über einen Pezziball oder Kissen gelehnt 389
- – Liegen 390
- – Sitzen 134, 390
- – Stehen 134, 389
- tiefe Hocke in der Austreibungsphase 137
- Vierfüßlerstand 135
- Vorteile der aufrechten 303

Gebrauchsanleitung Stillen 351

Geburt aus männlicher Perspektive 149
- einer Familie 277

- engste Stelle 196
- Grundlagen 108ff
- Pathologie 232
- Phasen 388
- und Sexualität 394
- zurückliegende 415

Geburtsbeginn 230, 388

Geburtserlebnis, Austausch 475f
- Zufriedenheit 6

Geburtsort, Wahl 67

Geburtsphase 231, 259ff

Geburtsphysiologie, Grundlagen 292

Geburtsschmerz 391f
- 3 Ebenen 393
- Entstehung 393
- Linderung 333

Geburtsverlauf 230

Geburtsvorbereitung, einzeln 82
- Themenliste 205

Geburtsweg 260
- des Kindes erspüren 263

Geburtswehen 294

Gegen-Sätze zulassen 151

Gelenke bewegen 429

Generalprobe Geburt 402

Geschenk für das Baby basteln 485

Geschichte einer Geburt 481

Geschwister 278
- Vorbereitung auf die Ankunft des Babys 477

Geschwisterkinder einbeziehen 423ff

Gesellschaft für Geburtsvorbereitung 61

Gesundheitsförderung 2

Gesundheitsforschung 64

Gewalt, Erfahrungen 62

Grundbedürfnisse 75, 80

Grüppchen bilden 368

Gruppe, geschlechtshomogen 101

Gruppenbildung, Unterstützung 383

Gruppendynamik 26, 45

H

Haltung s. Körperhaltung
- Bedeutung der 146

Handling 360

Handmassage 164, 467

Haptonomie-Übung 264

Haptonomisch die Oberschenkel ausziehen 255
Haselnuss 312
Haufenweise Wünsche gewichten 289
Hebammenarbeit, evidenzbasierte 3
Hebelarmwirkung 127
Hecheln 244
Heller, Angela 62
Herztöne des Kindes hören 223
Heublumensitzbad 195
Hilfsmittel, didaktische 28
Hirnforschung 63
Hocken üben 377
Hohlwarzen 314

I

Igelballmassage für die Füße 369, 432
Instinkte 69f
Intimität („privacy") 63, 79
Intuition, weibliche 130
Ischiasbeschwerden 322f

K

Kaiserschnitt 69, 82, 233
Kamelritt 373
Kennenlernen 24, 105, 289, 367, 406, 415, 420, 440, 475
– Lernmethode 102
– Organisation 102
– Räumlichkeit 102f
– soziometrische Reihung 105f
Kennenlern-Matrix 103, 105, 414
Kerzenatmung 332
Kind im Bauch ertasten 330
– schaukeln 222
– vorstellen 329
Kinder ahmen die Geburt nach 484
Kirschkernwäsche 114
Kitzinger, Sheila 60
Klagemauer 24, 107
Klein, Margarita 62
Kliniktasche 300
Knie lockern 369
Kommunikation 25
Kommunikationsform 22
Kompetenz 64, 78, 80, 87
– eigene 68

– mangelnde 40
Kompetenzgefühl, ausgeprägtes 6
Konflikte, Gruppe 81
Konfliktlösung 39
Kontrollverlust 107
Konzentrationsförderung 421
Körperarbeit 63, 67, 79f, 83
– Geschichte 60
– Grundlagen 60
– Sinn 64
– Ziele 64f, 84f
Körperhaltung 69, 87, 146, 371, 377
– und Haltungsaufbau 369
– – Stand 291f
Körperkommunikation: Rücken an Rücken 202
Körperpsychotherapie 62
Körperreise 73
– „Beckenblüte" 266
– (10 Minuten) 233
– (20 Minuten) 257
Körperübungen, Übungsübersicht 89ff
Körperwahrnehmungsübung 291
Krampfadern 195
Kreißsaalführung 337
Kreuzbeinatem als Belastungsübung 398
Kreuzbeinbeschwerden 323
Kreuzbeinmassage als Paarübung 375
Krise, Verhalten 80
Kristellern 233
Kuh – Katze 372
Kuntner, Liselotte 62
Kurse, Erwartungen und Wünsche 106, 289, 402
– offene 404ff
– – Anmeldungsliste 408
– – für Mehrgebärende 410ff
– Organisation 102, 407
Kurseinheit für Männer 149
– Gestaltung 15, 26
– lebendige 20
Kurskonzept 100, 188f, 280, 365, 410, 472
Kursleiterin 30ff
– positive Autorität 30
– Rolle 30ff
– Vorbildfunktion 31
Kursmappe 284
Kursprofil 36

Kursteilnehmer, Aufgaben 24
– Austausch 16
– Erwartungen 24
– Mitverantwortung 37
– Teilnehmeraktivierung 19, 24ff
– Teilnehmerkompetenz 10
– Verhalten 80
– Wünsche 13f, 24, 30, 196, 289, 368, 402

L

Lamaze, Ferdinand 60
Last von den Schultern nehmen 176
Leboyer, Fréderick 61
Leitfaden durch die Geburt 157
Leitungskompetenz 32
Leopoldsche Handgriffe 320
Lernbarometer 155f
Lernebene 17ff, 28
– affektive 18, 28
– kognitive 18, 28
– psychomotorische 18, 28
Lernen, multisensorisch 18
Lernerfolg 11
– leiterzentriert 12
– teilnehmerzentriert 12f, 24
Lippens, Frauke 62
Loslassen und vertrauen 396
Luft nehmen 264

M

Massage 76, 79
– gegen Blähungen 277
– im Bereich des Beckens 334
- Innenseite der Oberschenkel 218
- Michaelis-Raute 249, 335
– während der Geburt 334
Massagetechnik 217
Mehrgebärende, Kurs für 410ff
Menne, Ruth 62
Metaphern bilden 418
Methoden, Lernmethode 19f
– Wahl 28
– Wechsel 25
Methodenkompetenz 14
Michaelische Raute 249
– Akupressur 250
– Massage 250, 335

Mitgestaltung, aktiv 20, s. a. Teilnehmer-
   aktivierung
Mitschieben 264, 399
Mobile (Schlangentanz) 429
Moderation 22
Moderationsplan 27ff
Mund ausstreichen 144, 450
Mundraum, Entspannung 312
Murmelgruppe 43
Musik 77, 87
Muskelrelaxation, progressive nach Jacob-
   son 428
Mütter 101, 170

N

Nachgeburtsphase 341, 347, 349
Nachgeburtswehen 294
Nackenmassage 294
Namenlernen 383
Netz, soziales 102
Netzwerk schaffen 189
Netzwerkaufbau für Stillende 315
Nichtteilnahme, Gründe 5
Nomen est Omen 466
Nutella-Test 352

O

Ödeme 194
Odent, Michel 61
Ort der Ruhe 455
Overheadprojektor 21
Oxytocin 76

P

Paarbeziehung 100f
– veränderte 278
Paare für Partnerübungen finden 383
– zusammenstellen 368
Paarkurse 72
– mit Schwerpunkt Beziehungsaufnahme zum
   Kind 188ff
Paarübung „Sich überlassen" 396
Partner-Interview 106, 193
– mit Memorykarten 289
Partnerschaft 100
Pausen 26
Periduralanästhesie 6

Perlen einsammeln 145
Perlenkette 212
Pferdeatmung 245
Pinsel 462
Pinwand 20, 27
Plazentalösung 232
Position s. Gebärhaltung
Präsentation 15ff, 20
Pressen contra Schieben 136, 262, 399, 444
Professionalität 13f
Profil, soziodemografisches 4
Pudel, begossener 181
Punctum fixum 132
– mobile 132

Q
Quelle der Ruhe und der Kraft, meine
    eigene 455

R
Rahmenbedingungen 15f
Räumlichkeiten 103
Rausatmen der Wehe 265
Read, Grantley Dick 60
Regeln aufstellen 25, 107, 290
Reich, Wilhelm 62
Reise zum Becken 386
Rektusdiastase 83
Ressourcen 30, 81, 324
Rituale 347
Rolle, negative 23
Roter Faden 17, 28
Rückbildungsgymnastik 147
– Bedeutung 314
Rückbildungstee 195
Ruckeln alleine auf dem Stuhl 253
Rücken ausstreichen 220
Rückenbeschwerden 322
Rückendehnung 305
Rückenmassage 294, 334
– wehenentlastende 113
Rückenrubbeln 383

S
Saugglocke 233
Säuglingspflege 360
Saugverwirrung erfahren 173

Scham 78, 83
Schamlippen zwinkern 145, 224
Schieben 263
– contra Pressen 136, 262, 399, 444
Schleimpfropf 271
Schlupfwarzen 314
Schmerz 6, 71, 75, 77, 88
– Bewältigungsstrategien 84, 89, 118, 332,
    392
Schmerzbekämpfung, medikamentöse 6
Schuckeln 213
– auf dem Ball 254
– im Vierfüßlerstand 252
Schulterentspannung 176
Schultermassage 334
Schwamm, großen schweren auswringen 145
Schwangerschaft 228ff
– pflanzliche Mittel in der 194
– Veränderungen in der 321
Schwangerschaftstee 194
Schwangerschaftswehen 293
Schwierige Situation 36ff
– Beispiele 37f
– Einzelaussteiger 40
– Grüppchenbildung 40
– Gruppenkultur 40
– Herangehensweise 39, 42
– Krisenmanagement 41, 43f
– Situationsanalyse 40, 43
– Strategie 41
Scrabble zum Thema Wellness 320
Seidenpapier unter den Füßen 371
Selbstfürsorge 77
Selbstkontrolle 33
Selbstmassage 77, 325
Selbstreflexion 33
Selbstregulation 68, 71, 78, 84, 89
– Kräfte 64
Senkwehen 229, 293, 299
Sensibilisierungsübung 312
Serpentine oder Rutsche 436
Signale, nonverbale 22
Singen 245
Sinne des Neugeborenen 342
Sitzen, bewusstes 201
Skalierung im Raum 179
Sodbrennen 194

Solution Line 179
Soziale Kompetenz 14
Soziometrische Reihungen 106, 368
Spielregeln 43
Spürübung 196
Stand von unten nach oben aufbauen 452
Starthilfe für die erste Zeit mit dem Baby 426
Stehen, falsches 199
– richtiges 199
Steine klopfen 117
Stichwortkarten 27
Stillbeginn, guter 362
Stillcafé 317
Stilldauer 7
Stillen 7, 171ff, 401ff, 461
– Basics für Eltern 174
– Physiologie 351
– Pro- und Contra-Diskussion 401
– richtiges Anlegen des Kindes 353
– Vorbereitung 314, 316
– – auf einen guten Stillbeginn 361
– – Material 285
– – Ziele 281
Stillpositionen 175, 353
Stillquiz 305f
Still-Smileys 401
Stillutensilien 361
Stoffwechselanregung 291
Strahler 462
Stress, Alltagssituationen 67
– Bewältigung 64
– postpartaler 7
Studien, prospektive, randomisierte kontrol-
    lierte 3
Studiendesign, experimentelles 4
– quantitatives 3
Stüwe, Marion 62

T
Tasche packen 269
Teilnehmeraktivierung 19, 24ff, 43
Teilnehmerinnen, Situation 103
Themenausstieg 17f
Themeneinstieg, Möglichkeiten 16f
Toleranz 41f
Tönen 71f, 87f, 122, 245, 388
Tragen des Kindes 197

U
Überatmen 266
Überfliegen 266
Übergangsphase 113, 230, 254, 331, 349, 389
Überraschungssack 358
Urvertrauen 346

V
Vaginalgeburt, nach vorangegangenem Kaiser-
    schnitt 7
Väter 79f, 101, 170, 489
Vena-cava-Syndrom 83
Venenentlastung 379
Verantwortung 12, 23ff, 40ff
Verspannungen 74
Vertragsbedingungen 36
Vertrauensbildung 396
Video/DVD 21
Visualisierung 20, 26f, 142
– der Geburt aus kindlicher Sicht 273
– zur vorangegangenen Geburt 475
Vorbereitung, inhaltliche 27
– methodische 27
Vorlagen 27
Vorstellungsrunde der Kinder 480
– klassische 440
Vortrag 18f, 43
Vorturnen 78
Vorwehen 299, 348

W
Wadenmuskelpumpe aktivieren 292
Wahrnehmungsübung mit Kirschkernsäck-
    chen 311
Warming-up, Aufstehen – Setzen 289, 415
Wegweiser durch die Geburt 348
Wehen 88, 110, 270, 272
– Verarbeitung 86
Wehenatmung 72, 120, 242, 256, 298, 313, 331,
    340
Wehenkraft 130
Wehenschmerz 333
Wehensimulation 72, 245, 340
Wehenzirkel AP 341
Wiegen des Kindes 221

Wirbelsäule als Verbindung zwischen Kopf und
  Becken 206
– Beweglichkeit fördern 322
– Dehnung 323
– schräge Dehnung 211
Wirkung, eigene 21
Wochenbett 163ff, 357, 461ff
– Entlastung des Beckenbodens 461
– Gebote 359
Wochenbettkorb 164f
Wochenbettwehen 294
Wochenbettzeit 277
Wochend-Paarkurs 100ff
Wochenendkurs für Familien 472ff
Wohlfühlstunde 430ff, 453ff
Wünsche für das Kind 331
Wunschzettel 183

Z
Zange 233
Zeitarrangement 28
Zeit-Korridor 466
Zeitkuchen 180
Zeitmanagement für Eltern 180, 324
Zeitplan 27f
Zugewandtheit 100
Zweier-Bob 263
2-€-Übung 128
Zwinkern, äußere Beckenbodenschicht 145,
  224
Zwischenbilanz 155, 335

Die Autorinnen

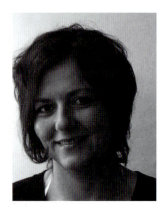

Heidi Bernard
Hebamme und Pflegewissenschaftlerin

1987	Hebammenexamen in Mainz
Seit 1987	Als Hebamme im Kreißsaal des Krankenhauses der Augustinerinnen, Köln, tätig
Seit 1991	Ausbau der Freiberuflichen Arbeit in den Bereichen Wochenbettbetreuung, Geburtsvorbereitung und Rückbildungsgymnastik
1996	Mitbegründerin des Hebammennetzwerkes Köln
1998–2000	Mitarbeit in einer Hebammenpraxis
Seit 2001	Schwangerenvorsorge in einer gynäkologischen Praxisgemeinschaft
Seit 2005	Fortbildungen für Hebammen zum Thema Geburtsvorbereitung, Schwerpunkt Methodenkompetenz
Seit 2006	Aufbau und Leitung der Elternschule im Krankenhaus der Augustinerinnen in Köln
2010	B. Sc. Pflegewissenschaft

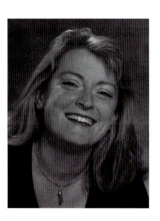

Andrea Birk
Hebamme, Still- und Laktationsberaterin (IBCLC)

1995	Hebammenexamen in Mainz
Seit 1995	Als Hebamme im Kreißsaal in Kaiserslautern tätig
Seit 1996	Freiberufliche Tätigkeit mit den Schwerpunkten Geburtsvorbereitung, Stillberatung und Akupunktur
1998	Ausbildung zur Mentorin
Seit 1999	Still- und Laktationsberaterin (IBCLC)
2003–2004	Teilnahme an der 1. BDH-Weiterbildung Geburtsvorbereitung/Rückbildung

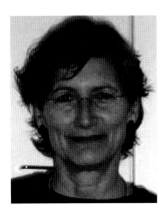

Viresha J. Bloemeke

Hebamme, Körper- und Traumatherapeutin (HP)

1981	Hebammenexamen in Hamburg
1981–1984	Als Hebamme im Kreißsaal in Hamburg tätig
1984–1994	Freiberufliche Arbeit als Hausgeburtshebamme in Hamburg
bis 2001	Mutter-Kind-Gruppen, Geburtsvorbereitungskurse für Paare und für Zweitgebärende
Seit 1988	Beratung und Körperarbeit bei Schwangerschaftsbeschwerden und postpartalen Problemen
Seit 1992	Arbeit in der Erwachsenenbildung, Fortbildungen für Hebammen
Seit 2003	Traumatherapeutin und Heilpraktikerin für Psychotherapie

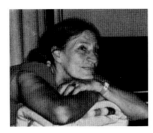

Erika Goyert-Johann

Hebamme und Krankenschwester

1976	Hebammenexamen in Freiburg i. Br.
1976–1978	Als Hebamme im Kreißsaal in Gelsenkirchen tätig
1977–1979	Fortbildungen in Geburtsvorbereitung bei Frau von Staehr, Angela Heller u.a.
Ab 1983	Haptonomie-Ausbildung bei Frans Veldman sen. und jun.
1984–1996	Freiberufliche Hebammenarbeit im Bergischen Land mit Hausgeburten, Beleggeburten, Vor- und Nachsorge
1994	Heilpraktikerprüfung
Seit 1987	Als Beleghebamme im Krankenhaus St. Antonius in Wuppertal tätig, daneben eigene Hebammenpraxis mit Schwangerenvorsorge, Geburtvorbereitung, Einzelvorbereitung, Risikoschwangerenbegleitung, Wochenbettbetreuung

Zusätzliche Ausbildungen u.a. in Visualisierungen (Angelika Koppe), Homöopathie und Begleitung bei Übergängen durch Rituale.

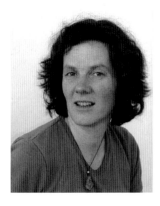

Claudia Knie
Hebamme

1989	Hebammenexamen in Wuppertal, Fortbildungen in Geburtsvorbereitung bei Erika Goyert-Johann, Erika Pichler und der Gesellschaft für Geburtsvorbereitung
1989–1994	Freiberufliche Hebammenarbeit mit Geburtsvorbereitung, Beleggeburten und Wochenbettbetreuung
1992–1995	Ausbildung in klassischer Homöopathie an der Clemens von Bönninghausen-Akademie
1993	Heilpraktikerinnen-Prüfung
1995	Gründung des Geburtshauses in Wuppertal mit 5 Kolleginnen, freiberufliche Hebammenarbeit u.a. mit Begleitung von Hausgeburten, Geburtshaus- und Beleggeburten in einer Klinik
1995–1996	Haptonomie-Ausbildung bei Frans Veldmann
2000–2002	Ausbildung in körperorientierter Visualisierungsarbeit bei Angelika Koppe
Seit 2001	Fortbildungen für Hebammen zum Thema Geburtsvorbereitung gemeinsam mit Erika Goyert-Johann
Seit 2003	Geburtsvorbereitung für Familien

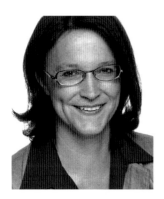

Astrid Krahl
Hebamme und Dipl.-Pflegewirtin (FH)

1984–1996	Angestellte und Beleghebamme in Ahlen und Münster
1996–1998	Geburtshaus Hamburg e. V.
1998–1999	Gesundheitsamt Hamburg-Eimsbüttel, Projektleitung Projekt: Neugeborenenanschlussbetreuung, Arbeitsschwerpunkte: Aufbau und Durchführung des Projektes
1999	Auslandsaufenthalt England, Berufserkundung mit dem Schwerpunkt: Hebammengeleitete Kreißsäle
1999–2002	Angestellte Hebamme in Lengerich, häusliche Schwangeren- und Wochenbettbetreuung
2002–2006	Beleghebamme in Münster, häusliche Schwangeren- und Wochenbettbetreuung

Studium

09/2000 – 07/2004	Studium der Pflegewissenschaft an der Fachhochschule Osnabrück, Fakultät WiSo Abschluss Dipl.-Pflegewirtin (FH)
Seit 2004	Fachhochschule Osnabrück, Verbund Hebammenforschung: Wissenschaftliche Mitarbeiterin in verschiedenen Projekten

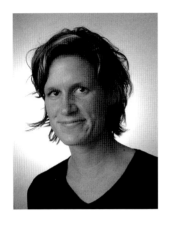

Katja Krauß

Hebamme

1996	Hebammenexamen am Städtischen Klinikum in Karlsruhe
1996–1997	Arbeit als Kreißsaalhebamme im Kreiskrankenhaus Bruchsal, parallel dazu freiberufliche Mitarbeit in der Hebammenpraxis „Geburt und Leben", Geburtsvorbereitungskurse und Wochenbettbetreuung
1998–2001	freiberufliche Tätigkeit in der anthroposophisch orientierten Geburtsabteilung des Kreiskrankenhauses in Germersheim
Seit 2001	Als freiberufliche Hebamme im Kreis Ludwigsburg tätig, Kurse rund um die Geburt und Wochenbettbetreung, Schwangerenvorsorge in Zusammenarbeit mit zwei Gynäkologinnen
2003–2004	Teilnahme an der 1. BDH- Weiterbildung Geburtsvorbereitung/Rückbildung

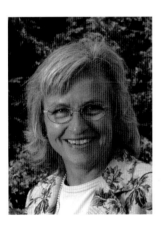

Sabine Krauss-Lembcke

Hebamme und Supervisorin

1979	Hebammenexamen in Tübingen
1979–1992	Arbeit als Klinikhebamme in Verden/Achim
Seit 1993	Arbeit als freiberufliche Hebamme in Verden/Aller (Schwangerenvorsorge, Geburtsvorbereitung, Hausgeburtshilfe, Wochenbettbetreuung)
Seit 1995	Fortbildungen für Hebammen zu den Themen Geburtsvorbereitung, Beratung und Bindungsentwicklung
1998–2006	1. Vorsitzende der Hebammengemeinschaftshilfe e.V. (HGH)
1999–2003	Mitarbeit im Projekt „Hebammenkreißsaal" in Bremerhaven
Seit 2001	zusätzlich als Supervisorin (EAS) tätig
Seit 2006	Mitherausgeberin der Zeitschrift „Die Hebamme"

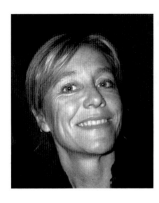

Ana Schneider

Hebamme

1989	Hebammenexamen in Erlangen
1989–1990	Arbeit im Kreißsaal des Städt. Krankenhauses in Fürth
1991–1992	Freiberufliche Hebammtätigkeit im Landkreis Freising mit Schwerpunkt Geburtsvorbereitung für Paare
1995–2000	Arbeit als freiberufliche Hebamme (Hebammenpraxis) im Landkreis Rosenheim, Schwerpunkt Geburtsvorbereitung für Paare, Ausbildung in Akupunktur
1997–2000	Zusätzlich freiberufliche Tätigkeit im Kreißsaal der Frauenklinik Prien
Seit 2000	Arbeit als Hebamme im Geburtshaus Rosenheim (Gründungsmitglied)

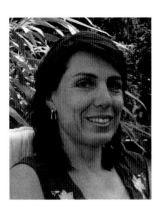

Dagmar Stapper

Hebamme

1987	Hebammenexamen in Paderborn
1987	Als angestellte Hebamme im Kreißsaal in Köln tätig
1988	Zusätzlich freiberufliche Arbeit in der Wochenbettbetreuung
1991	Einstieg in die Geburtsvorbereitung
1997–1999	Yogaausbildung in Köln und Beginn der Yoga-Kurse für Schwangere
2003	Einstieg in die Schwangerenvorsorge
2003–2004	Teilnahme an der 1. BDH-Weiterbildung Geburtsvorbereitung/Rückbildung
Seit 2005	Leitung von Fortbildungsseminaren für Hebammen zum Thema Geburtsvorbereitung
Seit 2006	Mitarbeit im Aufbau und der Organisation einer Elternschule im Krankenhaus der Augustinerinnen in Köln

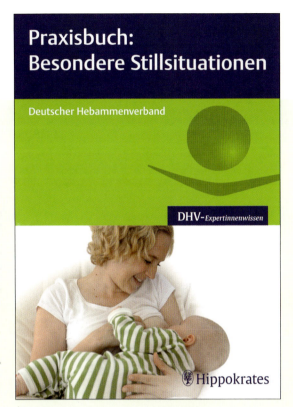
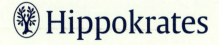

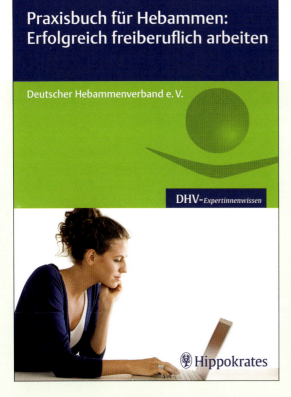